全国中医药行业高等教育"十四五"规划教材
全国高等中医药院校规划教材（第十一版）

中药商品学

（供中药学、药学、中药制药、药事管理、
国际经济与贸易等专业用）

主　编　闫永红　蒋桂华

中国中医药出版社
·北京·

图书在版编目（CIP）数据

中药商品学/闫永红，蒋桂华主编 .—北京：中国中医药出版社，2023.12

全国中医药行业高等教育"十四五"规划教材

ISBN 978-7-5132-8529-2

Ⅰ.①中⋯ Ⅱ.①闫⋯②蒋⋯ Ⅲ.①中药材—商品学—中医学院—教材 Ⅳ.①F762.2

中国国家版本馆 CIP 数据核字（2023）第 210153 号

融合出版数字化资源服务说明

全国中医药行业高等教育"十四五"规划教材为融合教材，各教材相关数字化资源（电子教材、PPT 课件、视频、复习思考题等）在全国中医药行业教育云平台"医开讲"发布。

资源访问说明

扫描右方二维码下载"医开讲 APP"或到"医开讲网站"（网址：www.e-lesson.cn）注册登录，输入封底"序列号"进行账号绑定后即可访问相关数字化资源（注意：序列号只可绑定一个账号，为避免不必要的损失，请您刮开序列号立即进行账号绑定激活）。

资源下载说明

本书有配套 PPT 课件，供教师下载使用，请到"医开讲网站"（网址：www.e-lesson.cn）认证教师身份后，搜索书名进入具体图书页面实现下载。

中国中医药出版社出版

北京经济技术开发区科创十三街 31 号院二区 8 号楼

邮政编码　100176

传真　010-64405721

三河市同力彩印有限公司印刷

各地新华书店经销

开本 889×1194　1/16　印张 18　字数 492 千字

2023 年 12 月第 1 版　2023 年 12 月第 1 次印刷

书号　ISBN 978-7-5132-8529-2

定价　68.00 元

网址　www.cptcm.com

服 务 热 线　010-64405510　　微信服务号　zgzyycbs
购 书 热 线　010-89535836　　微商城网址　https://kdt.im/LIdUGr
维 权 打 假　010-64405753　　天猫旗舰店网址　https://zgzyycbs.tmall.com

如有印装质量问题请与本社出版部联系（010-64405510）
版权专有　侵权必究

全国中医药行业高等教育"十四五"规划教材
全国高等中医药院校规划教材（第十一版）

《中药商品学》编委会

主　编

闫永红（北京中医药大学）　　　　蒋桂华（成都中医药大学）

副主编

黄海波（广州中医药大学）　　　　解军波（天津中医药大学）
李西林（上海中医药大学）　　　　叶耀辉（南昌医学院）

编　委（以姓氏笔画为序）

于　丹（黑龙江中医药大学）　　　王汉卿（宁夏医科大学）
王柳萍（广西中医药大学）　　　　王添敏（辽宁中医药大学）
乐　巍（南京中医药大学）　　　　曲中原（哈尔滨商业大学）
李　娟（湖北中医药大学）　　　　李　硕（甘肃中医药大学）
李宝国（山东中医药大学）　　　　杨冰月（陕西中医药大学）
杨青山（安徽中医药大学）　　　　杨晶凡（河南中医药大学）
连　艳（成都中医药大学）　　　　肖井雷（长春中医药大学）
张　洁（云南中医药大学）　　　　陈　红（福建中医药大学）
罗　容（首都医科大学）　　　　　赵　婷（北京中医药大学）
钟　可（贵州中医药大学）　　　　徐海燕（新疆医科大学）
曹　岚（江西中医药大学）　　　　龚力民（湖南中医药大学）
康　帅（中国食品药品检定研究院）景松松（河北中医药大学）
税丕先（西南医科大学）　　　　　谢国勇（中国药科大学）
裴香萍（山西中医药大学）　　　　管家齐（浙江中医药大学）
潘英妮（沈阳药科大学）

《中药商品学》
融合出版数字化资源编创委员会

全国中医药行业高等教育"十四五"规划教材
全国高等中医药院校规划教材(第十一版)

主　编

闫永红（北京中医药大学）　　　　　蒋桂华（成都中医药大学）

副主编

黄海波（广州中医药大学）　　　　　解军波（天津中医药大学）
李西林（上海中医药大学）　　　　　叶耀辉（南昌医学院）

编　委（以姓氏笔画为序）

于　丹（黑龙江中医药大学）　　　　王汉卿（宁夏医科大学）
王柳萍（广西中医药大学）　　　　　王添敏（辽宁中医药大学）
乐　巍（南京中医药大学）　　　　　曲中原（哈尔滨商业大学）
李　娟（湖北中医药大学）　　　　　李　硕（甘肃中医药大学）
李宝国（山东中医药大学）　　　　　杨冰月（陕西中医药大学）
杨青山（安徽中医药大学）　　　　　杨晶凡（河南中医药大学）
连　艳（成都中医药大学）　　　　　肖井雷（长春中医药大学）
张　洁（云南中医药大学）　　　　　陈　红（福建中医药大学）
罗　容（首都医科大学）　　　　　　赵　婷（北京中医药大学）
钟　可（贵州中医药大学）　　　　　徐海燕（新疆医科大学）
曹　岚（江西中医药大学）　　　　　龚力民（湖南中医药大学）
康　帅（中国食品药品检定研究院）　景松松（河北中医药大学）
税丕先（西南医科大学）　　　　　　谢国勇（中国药科大学）
裴香萍（山西中医药大学）　　　　　管家齐（浙江中医药大学）
潘英妮（沈阳药科大学）

全国中医药行业高等教育"十四五"规划教材
全国高等中医药院校规划教材(第十一版)

专家指导委员会

名誉主任委员
余艳红(国家卫生健康委员会党组成员,国家中医药管理局党组书记、局长)

主任委员
张伯礼(天津中医药大学教授、中国工程院院士、国医大师)
秦怀金(国家中医药管理局党组成员、副局长)

副主任委员
王永炎(中国中医科学院名誉院长、中国工程院院士)
陈可冀(中国中医科学院研究员、中国科学院院士、国医大师)
严世芸(上海中医药大学教授、国医大师)
黄璐琦(中国中医科学院院长、中国工程院院士)
陆建伟(国家中医药管理局人事教育司司长)

委　员(以姓氏笔画为序)
丁中涛(云南中医药大学校长)
王　伟(广州中医药大学校长)
王　琦(北京中医药大学教授、中国工程院院士、国医大师)
王耀献(河南中医药大学校长)
石学敏(天津中医药大学教授、中国工程院院士)
田金洲(北京中医药大学教授、中国工程院院士)
仝小林(中国中医科学院教授、中国科学院院士)
匡海学(教育部高等学校中药学类专业教学指导委员会主任委员、黑龙江中医药大学教授)
吕晓东(辽宁中医药大学党委书记)
朱卫丰(江西中医药大学校长)
刘松林(湖北中医药大学校长)
孙振霖(陕西中医药大学校长)
李可建(山东中医药大学校长)

李灿东（福建中医药大学校长）
杨　柱（贵州中医药大学党委书记）
余曙光（成都中医药大学校长）
谷晓红（教育部高等学校中医学类专业教学指导委员会主任委员、北京中医药大学教授）
冷向阳（长春中医药大学校长）
宋春生（中国中医药出版社有限公司董事长）
陈　忠（浙江中医药大学校长）
季　光（上海中医药大学校长）
赵继荣（甘肃中医药大学校长）
郝慧琴（山西中医药大学党委书记）
胡　刚（南京中医药大学校长）
姚　春（广西中医药大学校长）
徐安龙（教育部高等学校中西医结合类专业教学指导委员会主任委员、北京中医药大学校长）
高秀梅（天津中医药大学校长）
高维娟（河北中医药大学校长）
郭宏伟（黑龙江中医药大学校长）
彭代银（安徽中医药大学校长）
戴爱国（湖南中医药大学党委书记）

秘书长（兼）
陆建伟（国家中医药管理局人事教育司司长）
宋春生（中国中医药出版社有限公司董事长）

办公室主任
周景玉（国家中医药管理局人事教育司副司长）
张峘宇（中国中医药出版社有限公司副总经理）

办公室成员
陈令轩（国家中医药管理局人事教育司综合协调处副处长）
李秀明（中国中医药出版社有限公司总编辑）
李占永（中国中医药出版社有限公司副总编辑）
芮立新（中国中医药出版社有限公司副总编辑）
沈承玲（中国中医药出版社有限公司教材中心主任）

全国中医药行业高等教育"十四五"规划教材
全国高等中医药院校规划教材（第十一版）

编审专家组

组　长

余艳红（国家卫生健康委员会党组成员，国家中医药管理局党组书记、局长）

副组长

张伯礼（天津中医药大学教授、中国工程院院士、国医大师）

秦怀金（国家中医药管理局党组成员、副局长）

组　员

陆建伟（国家中医药管理局人事教育司司长）

严世芸（上海中医药大学教授、国医大师）

吴勉华（南京中医药大学教授）

匡海学（黑龙江中医药大学教授）

刘红宁（江西中医药大学教授）

翟双庆（北京中医药大学教授）

胡鸿毅（上海中医药大学教授）

余曙光（成都中医药大学教授）

周桂桐（天津中医药大学教授）

石　岩（辽宁中医药大学教授）

黄必胜（湖北中医药大学教授）

前　言

为全面贯彻《中共中央 国务院关于促进中医药传承创新发展的意见》和全国中医药大会精神，落实《国务院办公厅关于加快医学教育创新发展的指导意见》《教育部国家卫生健康委 国家中医药管理局关于深化医教协同进一步推动中医药教育改革与高质量发展的实施意见》，紧密对接新医科建设对中医药教育改革的新要求和中医药传承创新发展对人才培养的新需求，国家中医药管理局教材办公室（以下简称"教材办"）、中国中医药出版社在国家中医药管理局领导下，在教育部高等学校中医学类、中药学类、中西医结合类专业教学指导委员会及全国中医药行业高等教育规划教材专家指导委员会指导下，对全国中医药行业高等教育"十三五"规划教材进行综合评价，研究制定《全国中医药行业高等教育"十四五"规划教材建设方案》，并全面组织实施。鉴于全国中医药行业主管部门主持编写的全国高等中医药院校规划教材目前已出版十版，为体现其系统性和传承性，本套教材称为第十一版。

本套教材建设，坚持问题导向、目标导向、需求导向，结合"十三五"规划教材综合评价中发现的问题和收集的意见建议，对教材建设知识体系、结构安排等进行系统整体优化，进一步加强顶层设计和组织管理，坚持立德树人根本任务，力求构建适应中医药教育教学改革需求的教材体系，更好地服务院校人才培养和学科专业建设，促进中医药教育创新发展。

本套教材建设过程中，教材办聘请中医学、中药学、针灸推拿学三个专业的权威专家组成编审专家组，参与主编确定，提出指导意见，审查编写质量。特别是对核心示范教材建设加强了组织管理，成立了专门评价专家组，全程指导教材建设，确保教材质量。

本套教材具有以下特点：

1. 坚持立德树人，融入课程思政内容

将党的二十大精神进教材，把立德树人贯穿教材建设全过程、各方面，体现课程思政建设新要求，发挥中医药文化育人优势，促进中医药人文教育与专业教育有机融合，指导学生树立正确世界观、人生观、价值观，帮助学生立大志、明大德、成大才、担大任，坚定信念信心，努力成为堪当民族复兴重任的时代新人。

2. 优化知识结构，强化中医思维培养

在"十三五"规划教材知识架构基础上，进一步整合优化学科知识结构体系，减少不同学科教材间相同知识内容交叉重复，增强教材知识结构的系统性、完整性。强化中医思维培养，突出中医思维在教材编写中的主导作用，注重中医经典内容编写，在《内经》《伤寒论》等经典课程中更加突出重点，同时更加强化经典与临床的融合，增强中医经典的临床运用，帮助学生筑牢中医经典基础，逐步形成中医思维。

3.突出"三基五性",注重内容严谨准确

坚持"以本为本",更加突出教材的"三基五性",即基本知识、基本理论、基本技能,思想性、科学性、先进性、启发性、适用性。注重名词术语统一,概念准确,表述科学严谨,知识点结合完备,内容精炼完整。教材编写综合考虑学科的分化、交叉,既充分体现不同学科自身特点,又注意各学科之间的有机衔接;注重理论与临床实践结合,与医师规范化培训、医师资格考试接轨。

4.强化精品意识,建设行业示范教材

遴选行业权威专家,吸纳一线优秀教师,组建经验丰富、专业精湛、治学严谨、作风扎实的高水平编写团队,将精品意识和质量意识贯穿教材建设始终,严格编审把关,确保教材编写质量。特别是对32门核心示范教材建设,更加强调知识体系架构建设,紧密结合国家精品课程、一流学科、一流专业建设,提高编写标准和要求,着力推出一批高质量的核心示范教材。

5.加强数字化建设,丰富拓展教材内容

为适应新型出版业态,充分借助现代信息技术,在纸质教材基础上,强化数字化教材开发建设,对全国中医药行业教育云平台"医开讲"进行了升级改造,融入了更多更实用的数字化教学素材,如精品视频、复习思考题、AR/VR等,对纸质教材内容进行拓展和延伸,更好地服务教师线上教学和学生线下自主学习,满足中医药教育教学需要。

本套教材的建设,凝聚了全国中医药行业高等教育工作者的集体智慧,体现了中医药行业齐心协力、求真务实、精益求精的工作作风,谨此向有关单位和个人致以衷心的感谢!

尽管所有组织者与编写者竭尽心智,精益求精,本套教材仍有进一步提升空间,敬请广大师生提出宝贵意见和建议,以便不断修订完善。

国家中医药管理局教材办公室
中国中医药出版社有限公司
2023年6月

编写说明

《中药商品学》是全国中医药行业高等教育"十四五"规划教材之一，是在国家中医药管理局宏观指导下，由国家中医药管理局教材办公室组织建设，全国各高等医药院校及相关机构联合编写而成。

本教材分为上、中、下三篇。上篇为总论，重点论述中药商品学的概念、任务、形成与发展，中药商品品种，中药商品质量与管理，中药商品经营与管理等内容。中篇为中药材和饮片商品，分为植物药类、动物药类、矿物药类三章，共收载中药材和饮片商品88种。每味药材和饮片介绍其别名、来源、采制、产地、商品特征、质量评价（包含经验评价、检查、含量测定）、性味功能、产销简述、商品安全、贮藏等内容。下篇为中药提取物与中成药商品，收载中药提取物3种，介绍其制法、商品特征、鉴别、检查、含量测定和贮藏等内容；收载中成药7种，介绍其处方、制法、规格、商品特征、鉴别、检查、含量测定、功能主治、用法用量、贮藏和剂型衍变等内容。

本教材的编写认真贯彻落实党的二十大对教材建设与管理做出的新部署、新要求，将课程思政内容融入其中，在保持上版基本结构的基础上，本着保留传统、突出特色、与时俱进的原则，对内容进行了适当的修订，对数字资源做了合理的补充和完善。

本教材的编写分工：闫永红负责第一章、第二章、第五章第一节、大黄、牛膝、龙胆、黄连、板蓝根、甘草、枸杞子、黄芪、人参、西洋参、三七、白芷、当归、羌活、防风、柴胡的编写，同时负责全书统稿、定稿、校对；参加编写的编委有赵婷、王汉卿、杨冰月、李硕、陈红。蒋桂华负责第三章第一、二节、第五章川芎、附子、川贝母、丹参、黄芩、地黄、桔梗、党参、白术、泽泻、半夏、北沙参、浙贝母、麦冬、冬虫夏草、天麻的编写，同时负责全书统稿定稿、校对；参加编写的编委有连艳、杨青山、王柳萍、景松松、康帅。李西林负责第三章第三、四节、第五章茎木类、皮类、叶类、花类、五味子、补骨脂、苦杏仁、枳壳等中药的编写；参加编写的编委有罗容、钟可、税丕先、管家齐、乐巍。叶耀辉负责第四章第一节至第四节、第五章陈皮、吴茱萸、酸枣仁、山茱萸、连翘、马钱子、砂仁、白芍、全草类等中药的编写；参加编写的编委有曲中原、潘英妮、谢国勇、张洁。解军波负责第四章第五、六节、山药、茯苓、灵芝、树脂和其他类、第六章第一节、第二节鹿茸前中药的编写；参加编写的编委有杨晶凡、王添敏、徐海燕、肖井雷、裴香萍。黄海波负责第四章第七至十节、第六章牛黄、羚羊角、第七章、第八章、第九章的编写；参加编写的编委有于丹、李娟、曹岚、龚力民、李宝国。

尽管反复斟酌并数易其稿，但因编者水平所限，教材中的疏漏及不妥之处在所难免。请读者将问题和建议反馈给我们，以便再版时修订完善。

《中药商品学》编委会
2023 年 10 月

目 录

上篇 总 论

第一章 绪论 ………………… 3
第一节 中药商品学的概念 3
　一、中药商品学的定义 3
　二、中药商品学的目的与意义 4
第二节 中药商品学的任务 5
　一、中药商品学的研究对象 5
　二、中药商品学的主要任务 6
　三、中药商品学的研究方法 7
第三节 中药商品学的形成与发展 7
　一、商品学的形成与发展 7
　二、中药商品学的形成与发展 8

第二章 中药商品品种 ………………… 10
第一节 中药商品品种概述 10
　一、中药商品品种的概念 10
　二、中药商品的规格与等级 11
　三、中药商品品种演化 13
第二节 中药商品的命名 15
　一、中药材商品的命名 16
　二、中药饮片商品的命名 18
　三、中成药商品的命名 19
第三节 中药商品分类及编码 20
　一、中药商品分类 20
　二、中药商品代码与编码 25

第三章 中药商品质量与管理 ………………… 30
第一节 中药商品质量的内涵及影响因素 30
　一、中药商品质量的内涵 30
　二、影响中药商品质量的主要因素 34
第二节 中药商品质量标准与检验 40
　一、中药商品质量标准 41
　二、中药商品检验 45
第三节 中药商品质量管理 50
　一、质量管理 50
　二、中药商品质量管理 50
第四节 中药商品质量监督与质量认证 56
　一、中药商品质量监督 56
　二、中药商品质量认证 57
　三、道地药材地理标志产品保护认证 58
　四、绿色中药产品认证 59
　五、有机中药产品认证 61

第四章 中药商品经营与管理 ………………… 63
第一节 中药商业机构 63
　一、行政管理和监督机构 63
　二、中药商业企业 65
第二节 中药商业的经营特点 65
第三节 中药商品的流通环节及管理 66
　一、中药商品的流通环节 66
　二、中药商品流通环节的管理 67
第四节 中药市场 68
　一、中药市场的形成与发展 68
　二、中药市场的管理 68
　三、中药材专业市场 69
　四、中药商品市场的调查与预测 71
第五节 中药商品包装与贮藏 71
　一、中药商品的包装 71

扫一扫，查阅本书数字资源

二、中药商品的商标	75
三、中药商品的贮藏	77
第六节 中药价格	81
一、中药价格制定的依据与原则	81
二、中药价格的分类与作用	83
三、中药价格的管理	84
第七节 中药商品广告	84
一、广告的作用与策划	85
二、药品广告的管理及相关法规	85
第八节 中药商业的竞争	87
一、中药商业竞争的范围	87
二、中药商业竞争的策略	88
第九节 中药商品的国际贸易	88
一、中药商品国际贸易历史	88
二、国际市场对中药贸易的规定	89
三、国际市场中药贸易概况	90
第十节 中药经营管理法规	91
一、《中华人民共和国药品管理法》（2019年）	91
二、《药品管理法实施办法》（1989年）	92
三、《药品经营质量管理规范》（2016年）	93
四、《医疗用毒药、限制性剧毒药管理规定》（1988年）	93
五、《麻醉药品管理方法》（2016年）	93
六、《药品进口管理办法》（2004年）	93
七、《互联网药品信息服务管理办法》（2017年）	93
八、《药品网络销售监督管理办法》（2022年）	94

中篇　中药材和饮片商品

第五章　植物类中药商品 ……… 97

第一节 植物类中药商品的特性	97
一、植物类中药商品的品种及分类	97
二、植物类中药商品的质量要求	97
三、植物类中药商品的包装、储运和销售要求	98
第二节 常用植物类中药商品	98
一、根及根茎类中药商品	98
大黄	98
牛膝	101
附子	102
白芍	104
黄连	106
板蓝根	108
甘草	110
黄芪	113
人参	114
西洋参	120
三七	123
白芷	126
当归	127
羌活	129
防风	131
柴胡	132
川芎	134
北沙参	135
龙胆	137
丹参	138
黄芩	140
地黄	141
桔梗	143
党参	145
白术	147
泽泻	149
半夏	151
川贝母	152
浙贝母	154
麦冬	156
山药	156
天麻	158
二、茎木类中药商品	160
鸡血藤	160
沉香	161

三、皮类中药商品　　162
　　牡丹皮　　162
　　厚朴　　164
　　肉桂　　166
　　杜仲　　168
　　黄柏　　169
四、叶类中药商品　　171
　　大青叶　　171
　　番泻叶　　171
五、花类中药商品　　172
　　金银花　　172
　　款冬花　　174
　　菊花　　175
　　红花　　177
　　西红花　　178
六、果实种子类中药商品　　179
　　五味子　　179
　　补骨脂　　180
　　苦杏仁　　181
　　枳壳　　183
　　陈皮　　184
　　吴茱萸　　185
　　酸枣仁　　187
　　山茱萸　　188
　　连翘　　189
　　马钱子　　190
　　枸杞子　　191
　　砂仁　　192
七、全草类中药商品　　194
　　麻黄　　194
　　淫羊藿　　196
　　广藿香　　198
　　薄荷　　199
　　肉苁蓉　　200
　　穿心莲　　202
　　茵陈　　203
　　石斛　　204
　　铁皮石斛　　207

八、藻菌地衣类中药商品　　208
　　冬虫夏草　　208
　　茯苓　　210
　　灵芝　　212
九、树脂类及其他类中药商品　　214
　　乳香　　214
　　血竭　　215
　　冰片　　216
　　五倍子　　217

第六章　动物类中药商品　　219
第一节　动物类中药商品的特性　　219
　　一、动物类中药商品的分类及品种　　219
　　二、动物类中药商品的质量要求　　220
　　三、动物类中药商品的包装、储运和销售要求　　220
第二节　常用动物类中药商品　　221
　　地龙　　221
　　全蝎　　222
　　蟾酥　　223
　　哈蟆油　　225
　　蛤蚧　　226
　　金钱白花蛇　　227
　　麝香　　228
　　鹿茸　　229
　　牛黄　　232
　　羚羊角　　233

第七章　矿物类中药商品　　235
第一节　矿物类中药商品的特性　　235
　　一、矿物类中药商品的分类　　235
　　二、矿物类中药商品的化学成分　　235
　　三、矿物类中药商品的质量要求　　236
　　四、矿物类中药商品的贮藏与养护　　236
第二节　常用矿物类中药商品　　236
　　朱砂　　236
　　雄黄　　237
　　赭石　　238
　　石膏　　239

芒硝　239

下篇　中药提取物与中成药商品

第八章　中药提取物　243

第一节　中药提取物概述　243
一、中药提取物的概念　243
二、中药提取物的分类　244
三、中药提取物的质量要求　246

第二节　常用中药提取物　246
银杏叶提取物　246
人参总皂苷　247
广藿香油　248

第九章　中成药商品　249

第一节　中成药商品概述　249

一、中成药商品的基本概念与特性　249
二、中成药商品的分类及各剂型特点　249
三、中成药商品的质量要求　252
四、中成药商品的包装、储运和销售要求　254

第二节　常用中成药商品　256
安宫牛黄丸　256
川贝枇杷糖浆　257
复方丹参滴丸　257
藿香正气水　258
六味地黄丸　258
双黄连口服液　259
云南白药　260

主要参考书目　263

上篇
总 论

第一章 绪 论

扫一扫，查阅本章数字资源，含PPT、音视频、图片等

第一节 中药商品学的概念

一、中药商品学的定义

商品（commodity）是指能够满足人们需要的、用来交换的劳动产品。商品是价值和使用价值的统一体。商品生产者有目的的具体劳动，形成商品的使用价值，而抽象劳动则形成商品的价值。商品的使用价值是指商品具有能够满足人或社会需要的能力，即商品的有用性，是由商品所具有的属性决定的。商品的属性是多方面的，可概括地划分为自然属性和社会属性两类。一切商品皆有自然属性，包括商品的形态、结构、成分和化学、物理、生物学性质等。商品的社会属性不是生来就有，是人们后来赋予它的，包括经济、文化、政治和其他社会属性。在商品使用价值形成过程中，起直接和主导作用的是商品的自然属性，它是商品社会属性存在的前提与基础。商品学是研究商品使用价值及其变化规律的学科。因此，商品学研究商品的使用价值，就要从商品的自然属性入手，并以此为基础，联系商品的某些社会属性，研究与商品使用价值实现、提高有关的一系列问题。

中药（Chinese medicines）是指在中医药理论指导下用于临床防治疾病的药物，广义的中药包括中药材、饮片及中成药。中药材（Chinese medicinal materials）是指未经加工或仅经过简单加工的中药原料，亦称"药材"，通常分为植物、动物和矿物三大类。根据治疗疾病的需要，将药材净制、切制或炮炙后入药的加工品称之为饮片（decoction pieces of Chinese medicinal materials），饮片既可供调配中医临床处方，也可作为生产中药制剂的原料药。中成药（Chinese patent medicine）是以饮片为原料，根据临床处方的要求，采用相应的制备工艺和加工方法，制备成可以应用的某种剂型。中成药具有固定的形式和特性，包括丸剂、片剂、注射剂等40余种剂型。

中药商品（commodity of traditional Chinese medicines）是医药市场流通、交换和经营中的特殊商品。国家及有关药品标准中规定使用的中药均可作中药商品。研究中药商品的学科称为中药商品学（commodity science of Chinese medicines）。

中药商品学是一门以中药商品质量和经营管理为核心内容来研究其商品特征和使用价值的应用学科。它是商品学的分支，属于中药学与商品学的交叉学科，是研究在中药商品流通领域中如何保证质量、提高经营管理水平的学科。

中药商品学研究的范围包括商品名称与来源、药材产地、采制或生产工艺、商品特征、质量

要求、贮藏、商品安全、产销情况等。通过对上述内容的研究，分析和阐明中药商品的适用性，监测商品在流通和使用过程中质量的变化规律，制订商品的质量标准和检验方法，以利于对中药商品的质量全面管理。

中药商品是应用于医疗保健的物质，属于特殊商品，具有如下特点。

1. 商品来源充足 多数中药材商品为来源于自然界的天然药物，野生资源丰富、品种复杂、规格繁多，许多常用大宗药材资源来自人工生产，少数来自进口，可以满足医疗市场需要。中成药商品绝大多数是由中药材加工炮制、配伍并制剂而成，商品多达9300余种，其中较常用的基本药物有2000多个品种。

2. 生产工艺独特 目前，中药材商品生产有野生、人工生产两种方式。中药材从古至今都讲"道地"性，植物、动物药材的生产大都需要适宜的生态环境、严格的采收时间，常常是一地生产、供应全国，一季生产、供应全年。同时，中药材的加工、炮制、中成药的组方及生产具有悠久的历史、独特的工艺及严格的标准，特色突出，技术丰富，还不断将科学技术最新发展融入其中，使得中药商品的生产加工兼具传统特色与时代特点。

3. 严控"毒副"作用 首先，大多数中药材含有多种复杂成分，其中个别作用剧烈的成分通常含量较低，且各种成分协同发挥作用，初步制约了其"毒副"作用。同时，有毒的中药多强调外用，内服时要经过炮制减毒，且规定了严格的用量与配伍禁忌。其次，中药多数为复方用药，合理配伍、科学筛选工艺、严格加工而成的剂型，不仅使有毒中药的含量进一步降低，还受到其他药物的制约，使中药的毒副作用得到了严控，不易造成药源性疾病。

4. 经营管理严格 中药商品的经营活动与中药质量、大众健康密切相关。国家对药品的生产、经营与使用等制定了一系列法令法规，在经营中必须严格执行，坚持社会效益重于经济效益。

5. 坚持质量第一 中药作为特殊的商品，自古就有"是药三分毒"的说法，具有与其他商品不同的两重性；为了更好发挥治疗作用、降低不良反应，中药还需在医生指导下严格掌握用药时间与剂量；同时，中药的使用价值体现在一定时间之内，即有效期。因此，中药质量不仅要重视其有效性，还要关注安全性、稳定性。质量不合格的中药，不但误病，还能害人。中药商品管理过程中要坚持质量第一，严格执行相关管理制度，保障临床用药安全有效。

二、中药商品学的目的与意义

中药商品学具有中药与管理等多学科交叉、综合的特点，是了解中药行业、从事中医药事业的重要桥梁。

1. 准确了解消费需要，组织适销对路的中药商品 不同的中药商品，有不同的临床功效；同一种中药商品，除供中医临床使用外，也有其他的用途；中药商品的消费市场还会受疾病谱或季节的变化而发生变化。中药商品品种较多，经营管理者只有熟悉中药商品属性，才能进行科学的预测和决策，按照市场的客观需求，购进适销对路的中药商品，更好地满足消费者的需要。

2. 科学包装和储运，保护中药商品质量 中药商品在流通、使用领域中，每年由于商品变质所造成的经济损失较大，其原因之一是经营管理及使用者缺乏中药商品理论知识。通过学习，掌握中药商品属性及相关理论，可依据中药商品质量变化的原因和特点，对其进行科学包装、储存和运输，从而使商品质量得到保护，减少或避免中药商品变质现象的发生。

3. 客观评价中药商品质量，保护消费者利益 中药商品学所研究的中药商品属性、中药质量标准和检验方法等理论知识和实践技能，为中药质量评价奠定了基础，从而可以更好地贯彻产品质量法、标准化法、药品管理法和合同法，客观地评价中药商品质量，把好中药商品质量关，确保提供质价相符的中药商品，切实保护消费者的利益。

4. 正确指导消费，充分发挥中药商品作用 中药商品的使用方法，与其本身属性密切相关。经营管理者通过对中药商品理论知识的学习，系统地掌握商品的属性，科学地使用各种中药商品，其使用价值才能得到充分地发挥，起到它应有的作用。

5. 及时反馈中药商品信息，促进商品生产发展 流通环节销售商品的显著特点是点多面广，直接接触广大消费者，对商品质量、规格等级、品种、包装等情况，以及需求走势等信息的了解最直接、最全面。经营管理者懂得中药商品理论知识，则可准确、及时地将消费者的意见反馈给中药生产、经营部门，从而更好地促进商品生产的发展。

6. 科学规范分类，利于中药商品经营管理现代化 信息化是现代社会的客观趋势，也是对商品流通的必然要求。中药商品的分类是商品经营管理信息化的基础，经营管理者通过对分类理论知识的学习，在对商品进行科学分类的基础上，对中药商品实行信息化、智能化管理，实现中药商品经营管理的现代化。

第二节 中药商品学的任务

一、中药商品学的研究对象

中药商品学是建立在商品学理论基础上的学科，商品学的研究对象是商品的使用价值。因此，中药商品学是研究中药商品的使用价值及其变化规律的学科。中药商品学研究的客体是中药商品。

中药商品的使用价值是由人的需要和中药商品的属性两者之间的作用形成的。中药商品的属性与人的需要的吻合程度或一致程度，决定了其使用价值的大小。可以说，人或社会的需要是中药商品使用价值的前提，离开人或社会的需要，中药商品就没有使用价值可言。中药商品本身的属性是中药商品使用价值形成的客观基础。中药商品属性多种多样，可分别满足人或社会的不同需要，从而形成不同的使用价值。不同的中药商品有不同的使用价值，同一种中药商品也可以有不同的使用价值。如珍珠具有安神定惊、明目消翳、解毒生肌的功能。它是由珍珠本身的属性所决定的，而珍珠的功效又取决于珍珠的结构和化学成分；但珍珠仅有功能还不足以满足消费者的需要，还必须是安全的。另外不同产地、不同规格的珍珠，不同粒径的珍珠粉，不同包装的珍珠商品又满足不同消费者的需要。此外，珍珠除药用外，还具有装饰等使用价值。中药商品种类较多，这决定了其使用价值属性的复杂性，这些属性归结起来有外观性状、组织结构、物理性质、化学成分、化学性质和生物学性质等自然属性。上述属性综合反映了中药商品使用价值的大小，是衡量其使用价值的尺度。为此，中药商品学必须通过这些属性去研究中药商品的使用价值。

中药商品学必须研究中药的全面使用价值。它自始至终处于社会中，其使用价值是社会的使用价值；具有交换使用价值和消费使用价值二重性；使用价值是相对的、动态的、发展的；使用价值与价值既对立又统一。中药商品使用价值的上述特征，决定了中药商品学是从自然科学、技术科学、社会科学与经济管理科学等相交叉、相结合的角度，系统研究中药商品使用价值的开发、形成、维护、评价和实现过程规律的一门学科。

二、中药商品学的主要任务

中药商品学的研究内容是由其研究对象决定的，中药商品的使用价值及其变化规律是其研究对象。

根据中药商品学的研究对象，其研究内容以中药商品客体为基础，以中药商品－人－环境为系统，以商品使用价值在质和量上的表现形式——中药商品质量和中药商品品种为中心，以中药商品属性不断满足中药商品交换和临床预防、治疗、诊断疾病的需要及其他社会需要为主线。在质的方面，其内容主要是通过中药质量来体现，是指某一品种的中药商品满足人或社会需要的特性总和；在量的方面，其内容主要是通过中药商品品种（规格、形式等）来体现，中药商品品种一般是指中药商品群体满足人或社会需要的特征总和，中药商品品种结构合理、规格丰富齐全且适销对路，才能满足不同消费结构、消费层次和消费水平的要求。具体研究任务如下。

1. 研究中药商品生产经营规律　中药商品学通过中药资源和中药商品市场的调查与预测、中药商品需求研究等手段，为政府部门实施中药商品（产品）的结构调整、发展规划、科学分类、进出口管理与质量监督管理、环境管理以及制定中药商品标准及政策法规等提供决策的科学依据。通过对中药商品各种属性的研究，不仅可以促进对中药商品品种使用价值内容的把握，也可促进对中药商品群体使用价值构成的了解，从而为中药经营、使用单位提供有效的中药商品需求信息，提出对中药商品的质量要求和品种要求，指导中药商品质量改进和新中药商品开发，促进高新技术成果的商品化，提高经营管理水平，保证市场上的中药商品适销对路。

2. 完善中药商品质量评价标准　中药商品学通过中药检验与鉴定手段，保证中药商品品种和质量符合规定的标准或合同，维护正常的市场竞争秩序，保护买卖双方的合法权益，创造公正、平等的商品交换环境。另一方面，通过中药形态、组织结构、成分、理化性质分析及药理药效评价等，探讨与研究中药商品质量特性和检验中药商品质量的方法，更好地为制定、修订中药商品质量标准和检验标准提供依据，从而为评价中药商品使用价值高低奠定良好的基础。

3. 健全中药商品质量保证体系　中药商品学通过确定适宜的商品包装、运输、贮藏、养护条件和方法，防止中药商品变质而造成损失；同时要研究中药商品质量变化的类型及其表征，更重要的是分析其质量变化原因，并从中找到抑制中药商品质量劣变的有效方法。还可以通过采用现代化的电子与信息技术，提高中药商品开发、生产、流通对市场需求的快速反应能力，防止中药商品因贮藏期过长失去应用价值而造成损失，保证中药商品交换的正常进行。

4. 促进中药商品使用价值的实现　中药商品学一方面通过中药商品市场、中药商品信息、中药商品广告、中药商品使用心理等方面的研究，推动中药商品交换使用价值的实现；另一方面中药商品经营管理者学习研究中药商品学，不仅可掌握中药商品的有关理论知识，经营管理好各种中药商品，实现中药商品使用价值的交换，还可通过大力普及中药商品知识和使用知识，使消费者认识和了解中药商品，学会科学地选购和使用商品，掌握正确的消费方式和方法，由此促进中药商品消费使用价值的实现与提高。

由于商品的使用价值具有二重性（物质性和社会性），人们所需要的中药商品，不仅具有特定的功效，同时也具有美化功能。现代商品观念要求，商品生产经营者不仅要注意满足人们的物质需要，同时还要注意满足人们的精神需要。因此，中药商品美学、中药新药的开发、中药商品信息与预测、中药商品文化、中药商品消费需求等内容都是中药商品学的研究范畴。此外，中药商品学研究使用价值的目的是为中药商品经济的发展提供决策依据。为此，必须从系统角度分析中药商品与人、中药商品与自然、中药商品与社会、中药商品与技术、中药商品与经济效益等结合面上的问题，处理好局部与全局的关系，实现系统的整体优化。

三、中药商品学的研究方法

由于中药商品的使用价值是中药商品的自然有用性和社会适用性的统一，因此，中药商品学按照研究的具体内容采用不同的研究方法。

1. 经验评价法 中药专家依靠经过历史检验、丰富的经验，以眼观、手摸、鼻闻、耳听、口尝、水试、火试等方式，对中药商品的质量作出评价的方法。这种方法历史悠久，经验总结丰富，结果可靠，简便易行，但其准确程度受专家技术水平和人为因素的影响，适用于中药商品初步质量评价。

2. 仪器检验法 在实验室或试验场所，运用一定的实验仪器和设备，对中药商品的形态特征、组织结构、化学成分、功效、性能等进行定性、定量及生物学评价的方法。仪器检验法在实验室或设定的条件下进行，易于控制条件和观察全过程，所得的结论正确可靠，是分析中药商品成分，鉴定中药商品真伪优劣、研制中药新产品的常用方法。

3. 技术指标法 对具体的中药商品，根据中药的有效性、安全性、稳定性要求，在对市场上该中药商品大量样品分析实验的基础上，根据国内或国际生产力发展水平，确定中药的质量技术指标，以供生产者、消费者及管理者共同评价中药商品质量的方法。

4. 社会调查法 中药商品的使用价值是一种社会性使用价值，全面考察中药商品的使用价值需要进行各种社会调查，特别是在经济、社会生活不断改进的今天，人们对中药商品的需求也在不断变化，这方面的调查显得更加实际和重要。社会调查法具有双向沟通作用，在实际调查中既可以将生产信息传递给消费者又可将消费者的意见、要求反馈给生产者。社会调查法主要有现场调查法、调查表法、直接面谈法、定点统计调查法等。

5. 对比分析法 是将不同时期、不同地区、不同国家的中药商品资料收集整理，加以比较研究，从而分析评价这些不同来源的中药商品质量。运用对比分析法，有利于经营部门正确识别中药商品和促进生产部门改进中药质量，实现商品的升级换代，更好地满足广大消费者的需要。

第三节 中药商品学的形成与发展

一、商品学的形成与发展

商品学是随着商品生产和商品交换的出现，以及商品经济和贸易工作的实际需要，逐渐形成的一门独立的学科。在商品学诞生之前，商品研究是商学研究的一个重要组成部分。据考证，西方第一本包括商品学内容的商学书籍是阿拉伯人阿里·阿德·迪米斯基编著的《商业之美》（1175年出版）。此后，欧洲的商业中心意大利也出版了许多包括商品知识的商学书籍。例如，FR. B. 佩戈罗弟编著的《商品贸易指南》，书中详细论述了从意大利输入中国的商品及其性质、质量、品种规格、贸易方法等。1553年，意大利 F. 波那费德教授首次在帕多瓦（Padua）大学开设了"生药学"课程，讲授的内容主要包括生药的名称、产地、分类、性质、成分、鉴别、用途和保管等知识。为便于教学和科学研究，他还于1594年创建了药材商品教研室。17世纪，在法国百科全书学者的影响下，J. 萨瓦里（1622—1690年）于1675年编著出版了《商业大全》，书中详细论述了纤维制品、染料等商品的产地、性能、包装、储存保管、销路方面的知识。

商品学最早产生于德国。18世纪初，德国的工业迅速发展，将进口原材料加工成出口工业品，从而扩大了原材料与工业商品的贸易。这就要求商人必须具有系统的商品知识，否则难以胜任贸易工作。因此，当时对商业教育提出了系统讲授商品知识的要求，以提高青年商人的业务素质。18世纪后期，在商人和学者的努力下，德国的大学和商业院校开始讲授商品学课程，并开展商品学研究。商品学一词就来自德文 Warenkunde，译成英文为 commodity science & technology。

德国的约翰·贝克曼教授在其教学和科研的基础上，于1793～1800年编著出版了《商品学导论》。该书分为两册：第一册主要是商品生产技术方法、工艺学等方面的知识；第二册主要叙述商品的产地、性能、用途、质量规格、分类、包装、鉴定、保管和主要市场等。贝克曼还在该书中指出了商品学作为一门独立学科的任务：①研究商品的分类体系。②商品的鉴定和检验。③说明商品的产地、性质、使用和保养及最重要的市场。④阐述商品的制造方法和生产工艺。⑤阐明各商品品种的价格和质量。⑥介绍商品在经济活动中的作用和意义。由于该书创立了商品学的学科体系，明确了商品学的研究内容，贝克曼被誉为商品学的创始人。他所创立的商品学体系被称为"贝克曼商品学"或"叙述论的商品学"。目前人们认为商品学产生于18世纪末，即是以该书的出版时间为依据的。

商品学自19世纪起相继传入意大利、俄国、日本、中国，以及西欧和东欧的一些国家，得到了迅速发展，商品学教育和研究也不断深入、广泛。1902年我国商业教育中开始把商品学作为一门必修课。商品学由德国传入各国后，在其发展过程中产生了两个研究方向：一个是从自然科学和技术科学角度研究商品使用价值，研究的中心内容是商品质量，称为技术论商品学；另一个是从社会科学、经济学角度，特别是从市场营销和消费需求方面研究与商品适销品种和经营质量相关的问题，称为经济论商品学。随着现代科技和经济的高速发展，商品的"商"和"品"两重性受到人们的重视。人们感到，真正的商品学应该由研究"商"为主的经济型商品学与研究"品"为主的技术型商品学融合而成。于是，20世纪80年代起，世界商品学开始步入技术型与经济型相互交融的现代商品学时代。

二、中药商品学的形成与发展

中药在我国应用已有几千年的历史，中药作为商品在市场上进行交换，亦有几千年的历史。我国中药商品学的发展，大体上也经历了中药知识汇集、中药商品学诞生和中药商品学发展三个阶段。在古代，随着商品生产的发展，商品交换不断扩大，出现了商人和都会市场。一方面商人在招揽生意和辨别货物真伪时深感商品经营知识有用，将散落的关于商品知识的只言片语逐步汇集成书；另一方面随着药材商品交易市场的不断扩大，商业的逐步繁荣，为确保流通领域药材商品的品种和质量，政府组织人员或传统医药从业人员编写出版了大量的本草著作，为临床用药和药材商品流通提供指导。

《周礼》记载有"五药"（草、木、虫、食、谷）。《诗经》记载有菟丝子、远志、泽泻等几十种药材。西汉时期，在南北商品的交流中，有柑橘、荔枝、龙眼等药材商品的记载。东汉武帝时（前140～前88年），张骞出使西域带进了西红花等药材，开始了中药的国际贸易。《后汉书》中记载了韦彪、张楷等著名的采药、卖药人。东汉桓帝时（147～167年），霸陵人韩康（字伯休）常采药于名山，在长安市上卖药达30多年。东汉末到三国时期的名医华佗既行医又售药，安徽亳州至今还保留其故居"元化堂"，东厢"益寿轩"是其诊病的场所，西厢"有珍斋"是专门藏药的地方。据清江县志记载，三国时期，樟树已设立药圩，建立了药材当圩（集市）赶集制度，构建了小规模的中药交易场所。随后由圩设店，并扩展到行、庄、批发号等，还成立了"药业会馆"，有"药不过樟树不齐，药不过樟树不灵"之谚语。可见中药的商业活动，在当时已逐步发展并形成固定的行业。

两晋、隋唐是中医药学发展的鼎盛时期，唐代鉴真和尚曾将龙脑、乳香等中药带到日本。据载，唐大中十三年（859年）九月九日在四川梓州开始出现药市。每年于九月初，天下卖药者都云集梓州城，进行药材贸易。

到了宋代，中药商业已相当发达，出现了官营和民营的两种形式。1076年，北宋太医局在京城（今河南开封）设"卖药所"，经营配方和成药。1103年又增设两个专事成药制造的"修合药所"，1114年将"卖药所"改称"惠民局"，"修合药所"改称"和济局"。当时宋朝廷下令各地，凡有集市都应设置卖药机构，仅开封就有许多民营药铺。南宋迁都临安（今浙江杭州），有正式牌号的民营药铺就有20余家，并有生药铺、熟药铺及"川广生药市"之分，说明当时的中药商业活动已有明显分工，出现了经营川广道地药材的批发商。

明、清时期，中药商业继续发展，继河北的祁州（今河北安国）之后，河南的百泉、江西的樟树、湖南的湘潭先后发展成为全国闻名的中药交易市场。商品的经营方式逐渐多样化，据祁州中药志记载，仅安国就有主要经营邦货和道地药材的"生药行"、既销药材又售饮片的"拆货棚"、专营饮片的"片子棚"、经营炮制品和中成药的"熟药行"、专门生产和销售中成药的"成药业"等，流通渠道多样。与此同时，与中药贸易紧密相连的银号、钱铺、行栈、刀坊、加工厂及打包、装卸、运输等行业也都相应发展起来。

20世纪初期，对中药商品的科学管理工作进一步推进，由于受到国外学术思想的影响，出现了用生药学、现代植物学、药物化学等理论和方法对传统的本草学进行整理研究的实例，开始了专门的中药教学和研究工作。

中华人民共和国成立后，中药事业得到了空前的发展。20世纪50年代开始相继出现了众多的以中药材商品为主要内容的学术著作，如《中药材手册》《中药志》《药材学》《药材资料汇编》等书籍，分别从中药材商品来源、鉴别特征、质量标准、商品流通等方面进行了研究和探讨，为中药商品学的形成奠定了基础。至20世纪70年代初期，我国中等医药专业学校和专科学校相继开设了《药材商品学》课程并作为专业课。20世纪80年代后期，我国部分高等中医药院校相继开设了《药材商品学》和《中成药商品学》课程，并有部分中药商品知识方面的著作陆续出版。到了20世纪90年代中期，出版了一批与中药商品学相关的学术专著，如《中国常用药材》《中国药材商品学》等，在此期间，各大院校采用自编讲义授课。进入21世纪，全国高等中医药院校组织编写了《中药商品学》等相关教材。

第二章 中药商品品种

扫一扫，查阅本章数字资源，含PPT、音视频、图片等

商品品种是指按某种相同特征划分的商品群体，或者是指具有某种（或某些）共同属性和特征的商品群体。商品品种概念泛指产品种类，它是一个宏观的概念，反映一定商品群体的整体使用价值或社会使用价值。中药商品品种是由不同品种、规格和等级的中药构成，共同属性是用中医药术语表述其功能，具有四气五味、性味归经、升降浮沉、毒性等的一类商品群体。研究中药商品品种是实现中药商品使用价值的前提和基础，是中药商品学的核心任务之一。

第一节 中药商品品种概述

一、中药商品品种的概念

（一）中药商品品种

中药商品品种是指市场流通的中药商品的总称，由不同品种、规格和等级的中药构成，以满足中医药预防、治疗疾病和保健的需要，中药商品品种是在不断发展和变化的。

中药商品品种不同于"中药品种"，也不同于现代生物学中植物、动物的"品种"或"物种"。它们之间有如下的关系：①中药资源品种（药用植物、动物品种）新鲜或干燥的药用部位形成中药材品种，在此基础上因产地、物种、采收时间、产地加工方法、外部形态等不同形成中药材各规格或等级等具体的中药材商品体，药材商品群体总称"中药材商品品种"。中药材品种有时具体、直接表现为商品体，有时抽象地通过商品规格或等级等具体形式表现出来。②同一处方的中成药，由于生产厂家不同、原药材不同、剂型不同，形成了不同品牌、规格的中成药商品，该商品群体总称"中成药商品品种"。中药商品品种的构成和质量直接影响到中医药临床和治疗，关系到中医药事业的可持续健康发展，中药商品学要研究决定中药商品品种发展和变化的规律。

（二）中药品种

中药的应用已有数千年的历史。广义的"中药"包括中药材、饮片和中成药，现将中药提取物也纳入中药范畴。

1. 中药材及饮片 中药材品种一般是指中药药味种类或物种而言。前一层表述从药材角度强调，与中药材具体商品体关联；而目前中药材品种的内涵以后一种表述为主，更强调药材的基原，即所属原植物、动物的物种，实际上应属中药材资源品种范畴。中药材资源品种有单一的，

也有多源的。单一品种,则常常就是指单一物种而言,有时也可能指种以下的某一单位,如亚种、变种或变型等。多源性的品种往往是复杂品种,如黄连来源于黄连属的三个物种,贯众品种则是指蕨类多个不同科属物种等。所以,中药材"品种"不同于现代生物学中的"品种",不能混淆。本教材"中药材品种"主要是指药味种类。

同一物种不同的药用部位可形成不同的药材品种,如桑科植物桑 *Morus alba* L. 的干燥叶为"桑叶"、干燥根皮为"桑白皮"、干燥嫩枝为"桑枝"、干燥果穗为"桑椹"。不同的物种相同的药用部位可以形成同一药材品种,如黄连药材为毛茛科黄连 *Coptis chinensis* Franch.、三角叶黄连 *Coptis deltoidea* C. Y. Cheng et Hsiao 或云连 *Coptis teeta* Wall. 的干燥根茎,水蛭药材为水蛭科动物蚂蟥 *Whitmania pigra* Whitman、水蛭 *Hirudo nipponica* Whitman 或柳叶蚂蟥 *Whitmania acranulata* Whitman 的干燥全体。同一物种相同的药用部位不同的采收时间可形成不同的药材品种,如鹿科动物梅花鹿 *Cervus nippon* Temminck 或马鹿 *Cervus elaphus* Linnaeus 雄鹿未骨化密生茸毛的幼角为"鹿茸",已骨化的老角为"鹿角"。因此,药材品种、中药品种、植物或动物品种(物种)是三个不同概念,注意其内涵的区别。

由于各地区用药习惯不同,药名称谓不同,同名异物、同物异名的情况较多,导致了中药材品种混乱。中药材品种混乱和复杂的原因主要:①同名异物,是指药材来源不同,成分、疗效也有差别,但在不同地区却同称一个药名且当作同一种药材使用。②同物异名,是指一种药材在不同地区作不同药材使用,有不同名称。③一药多名,是指同一药材各种文献和全国各地的名称很多,有些药材的异名竟多达百余个,闻其名,令人难以知其物。④本草记载不详,造成后世品种混乱。⑤有的药材在不同的历史时期品种发生了变迁。⑥人为的弄虚作假、以伪乱真和药材外形相似而错采、错认等。

遵循中医药理论、根据调配或制剂的需要,对产地加工的净药材进一步切制、炮炙加工而成的成品称为中药饮片,可直接用于中医临床。中药饮片包括部分经产地加工的中药切片、原形药材饮片及经过切制、炮炙加工的饮片。前两类品种的特点类似中药材,只是根据中医药理论在配方、制剂时作饮片理解;后两类品种因炮制工艺、加工方法不同分为不同的品种规格,如普通中药饮片、中药精制饮片(也称小包装饮片)、中药免煎饮片(又称单味中药配方颗粒)等。

2. 中成药及中药提取物 中成药由于其工业化生产的特点及国家的大力整治,品种混乱的问题已逐步解决,已基本实现一方一名,解决了同名异方、同方异名问题;对名不符实、组方不合理、临床疗效不确切、安全性差的中成药进行全面的评价与梳理。

中药提取物是对中药材或中药复方进行提取、分离加工而成的一种中药产品,具有相对明确药效的物质基础、严格的质量标准,是国际天然医药保健品市场上一种新的产品形态,是植物药制剂的主要原料,并可广泛应用于天然健康品。按照提取物的性质可以分为四类:单味中药提取物(应用不同的提取方法),如甘草浸膏、银杏叶提取物等;复方中药提取物,如补中益气汤、逍遥散等;中药单体如银杏黄酮、银杏内酯、大豆异黄酮、灵芝多糖、虫草素等;中药提取物的衍生物,如青黛加工的靛红。

二、中药商品的规格与等级

中药既有药用性,又有商品性。为了适应商品性的要求和临床用药,需要划分规格、等级,以制定相应的销售价格,体现按质论价的特点,在市场上进行商品交换。中成药商品只划分规格,明确标示剂型及含量即可。中药材商品由于生产特点、使用目的等原因,需要划分规格与等级。但由于绝大多数中药材有效成分等现代质量评价标准还不够完善,同时也为了易于推广,便于掌握使用，在制定中药材商品规格、等级标准时，现仍以传统的外观质量和性状特征为主。因此，目前的中药材的规格、等级是传统习惯结合现代标准制定的品质外观标志。

（一）中药材商品规格与等级制定的原则

在中药材商品中，因产地、采收期、生产方式（野生与人工生产）或加工方法等的不同，质量与疗效确有明显差异的，需划分规格，适当区分等级。药材的规格等级也属于质量标准。但由于各地传统划分方法不一，目前仅有76种中药材商品有全国统一的规格等级标准，其他药材的统一标准正在制定中。

中药材商品规格与等级制定的基本原则如下。

1. 按质论价原则 为达到商品按质论价要求，以体现中医药理论特点为前提，以国家药品标准和地方药品标准为依据，以保障药材的质量与疗效为目标，制定中药材商品的规格与等级标准。

2. 利于促进优质药材生产原则 为满足医疗需求，保障市场供应，对中药材商品划分规格与等级，采取优价收购优质药材的手段，有利于不断改进生产与加工技术，促进优质药材的生产。

3. 便于量化原则 在划分规格等级时，不同规格等级之间要有明确的量化指标，如大小（长短、厚薄、直径）、重量（单个重量或每千克的个数等）或有效成分的差异等，以便标准的推广与实施。

4. 力求简化原则 在中药材商品中，对质量稳定或不同产地生产的同种药材，只要质量相同或接近，以简化为原则，应统一规格，不划分等级，统装（统货）即可。

5. 不断修订与完善原则 在不影响中药材商品质量和流通的前提下，对不合理或过于繁杂、不便推广的现有标准部分，要不断地修订与完善。同时新标准的制定，要对加工方法的改革、生产成本的降低等，起到积极的引导作用。

6. 试用原则 对新制定或修订的标准，要留有一段时间的试用期，以不断地修订与补充，使之合理、完善，再正式实行。

（二）中药材商品规格与分等划分的依据与方法

目前，中药材商品规格与等级划分的主要依据仍然是传统的性状评价指标。在此基础上，逐步建立符合中药材商品规格、等级特点的系统评价质量标准。

1. 中药材规格的划分 药材规格划分的依据各有不同，目前常用的方法如下。

（1）根据药材的基原划分 一些中药材商品的基原植物或动物不止一种，不同来源的药材质量有差异，据此划分出不同的规格。如麻黄分为"草麻黄""中麻黄"和"木贼麻黄"。鹿茸分为"花鹿茸"和"马鹿茸"。

（2）根据药用部位成熟程度划分 药材的成熟程度不同，其质量也不同，有些甚至不能药用。如连翘分为"青翘"和"老翘"。又如花鹿茸，按茸角的老嫩、分叉的多少划分成"二杠"和"三岔"等规格。

（3）根据药材采收季节划分 一般药材的采收期只有一个，个别的药材有多个。同一产地，同种药材，采收期不同，质量差异较大，据此划分出不同的规格。如三七分为"春三七"和"冬三七"。天麻分为"春麻"和"冬麻"。

（4）根据药材入药部位划分 有的药材，药用部位不同，疗效有别，据此划分出不同的规格。如当归分为"全归""归头""归尾"等。

（5）根据药材产地加工方法与净度不同划分 有的药材，因产地加工方法不同引起质量的差异，因而据此划分出不同的规格。如带表皮的山药称为"毛山药"，除去表皮、搓光揉直等方法加工后称为"光山药"。如附子分为"盐附子"和"附片"两类，其中附片又按加工时放入的辅料不同而划分为"白附片""黑顺片"等多种规格。也有按加工净度不同划分规格的情况，如知母分为"毛知母""知母肉"。

（6）根据药材产地划分　如白芍产于浙江的称"杭白芍"，产于安徽的称"亳白芍"，产于四川的称"川白芍"。又如甘草，主产于内蒙古西部等地称为"西草"，主产于内蒙古东部等地称为"东草"。

（7）根据药材生产方式（人工或野生）划分　如牛黄分为"（天然）牛黄""人工牛黄"。人参分为"野山参""园参"等。

（8）根据药材的外部形态来划分　有的药材外部形态或完整程度不同，其商品质量不同。如浙贝母，依据外形特点可分为"大贝（元宝贝）""珠贝"。

2. 中药材等级的划分　中药材的等级是指同种规格或同一品名的药材按形状、色泽、大小、重量等特征，制定出若干标准，每一个标准即为一个等级。通常以质量最优者为一等品，最次者（符合药用标准的）为末等品，一律按一、二、三、四等……的顺序排列，一般不以"特等"或"等外"的字样来分等。

中药材的等级标准较规格标准更为具体。分等级的依据各有不同，主要有如下几种，也有的综合以下几种指标进行分等。①以单个药材的大小和重量分等，如"筒朴"。②以单个药材的重量分等，如"山参"。③以单位重量中所含的药材个数分等，如"蛋片吉""春三七"。在三七药材等级划分时，以"头"作为表示三七大小的等级单位，特指质量为500g的干燥三七主根个数。如春三七的一等为每500g 20头以内，长不超过6cm；四等为每500g 60头以内，长不超过4cm；五等为每500g 80头以内，长不超过3cm。④以表面色泽和饱满程度分等，如五味子。⑤以纯净程度分等，如金银花。

（三）统货

统货是对既无规格也无等级的中药材的通称。在商品药材中，对品质基本一致或部分经济价值低、优劣差异不大、不影响生产加工者，均列为"统货"。

目前的规格、等级标准是在传统习惯的基础上，结合产地现状制定，其中也有不甚合理之处，有待以后逐步修订。药材购销的原则是"以质论价"，要求从业人员必须熟知商品规格、等级标准，把好药材质量关。

三、中药商品品种演化

（一）中药商品品种的发展规律

中药商品品种及其结构和中医药临床预防、治疗疾病需要及其结构之间的关系是以一定的对应形式存在的。中药商品的发展也具有一定的规律，与一般商品品种的发展规律相似。中药商品的发展规律主要是：①商品品种多样性与统一性规律。②商品品种合理增长的规律。③商品品种新陈代谢的规律。

但是，作为药品这一特殊商品，中药商品品种发展又有特殊规律性，包括中药商品品种更新的速度较慢，不同品种量的需求存在较大差异，其品种发展受自然、人为因素及科学技术发展水平的影响较大等。

（二）中药品种的变迁与发展

1. 中药品种概况 中药种类是随着劳动人民与疾病作斗争的经验总结而不断发展的。据专家推论，《五十二病方》是迄今为止我国发现的最早的医学方书，其中载有 247 种药物，收载了丸、散等古老的成药剂型。成书于战国时期的《黄帝内经》是现存最早的中医经典著作，书中不仅提出了"君、臣、佐、使"的概念，而且还记载了 13 首方剂，其中有 9 种是成药，包括了丸、散、膏、丹、药酒等剂型，说明当时中成药的应用已经比较普遍。汉代的《神农本草经》为我国已知最早的药物学专著，它总结了汉代以前的药物知识，载药 365 种。张仲景编撰的《伤寒杂病论》及《金匮要略》，共载方 269 首，收载成药 60 余种，所用剂型有丸剂、散剂、酒剂、洗剂、浴剂、熏剂、滴耳剂、灌鼻剂、软膏剂、肛门栓剂、阴道栓剂等 10 余种。梁代的《本草经集注》是陶弘景以《神农本草经》和《名医别录》为基础编撰而成，载药 730 种。唐代的《新修本草》（又称《唐本草》）是我国最早、也是世界上最早的一部由国家颁布的具有国家药典性质的本草，载药 850 种，新增 114 种药物。孙思邈集唐以前医方 5300 首，撰写成《备急千金要方》。王焘著《外台秘要》载方 6000 余首。这两部书中都收载了治疗内、外、妇、儿、五官等科疾病的大量成药，其中紫雪丹、磁朱丸、乞力伽丸（即苏合香丸）等，至今仍是常用的中成药。宋代的《证类本草》是现存最完整的本草，载药 1746 种，新增药物 500 余种。《太平惠民和剂局方》收载成药 788 种。明代的《本草纲目》是对药学贡献最大的本草著作，载药 1892 种，其中新增药物 374 种，附方 11096 首。朱橚等著《普济方》载方 61739 首，为众方书之冠，是研究中成药的宝贵资料。清代的《本草纲目拾遗》为拾遗补正李时珍的《本草纲目》而作，载药 921 种，其中新增药物 716 种，如冬虫夏草、西洋参、浙贝母、鸦胆子、银柴胡等均系初次记载。

中华人民共和国成立之后，党和政府极为重视祖国医药学遗产，为中草药的继承、整理、发掘、提高做了大量的工作，先后进行了四次全国中药资源普查，第三次普查结果表明我国有中药资源品种达 12807 种。此外大型工具书在编撰过程中对我国中药品种进行了系统的整理与研究，如《中药大辞典》收载药物 6008 种，《全国中草药汇编》共收中草药 2200 种左右。《中华本草》收载药物达 8980 种，是迄今为止收载药物种类最多的一部本草专著，代表了我国当代中医药研究的最高和最新水平，在其"民族药卷"中，分有"藏药卷""蒙药卷""维吾尔药卷"和"傣药卷" 4 卷，分别收载临床上常用、疗效确切的民族传统药材 396 味、422 味、423 味和 400 味。目前市场流通的药材品种在 500～1100 种之间，其余多为民间药物或民族药物。《丸散膏丹集成》收载了历代中成药 2782 种。《全国中药成药处方集》收载了中成药 2624 种。《全国中成药产品集》收载中成药 2026 种。2020 年版《中华人民共和国药典》（以下简称《中国药典》）收载药材和饮片 616 种，植物油脂和提取物 47 种，成方制剂和单味制剂 1607 种。

2. 中药品种的变迁 个别早期本草所收载的药物，后世本草虽然亦载有同样的药名，但实际品种却产生了变化。有的种类未变，但药名变更，而作另一种药物处理，其所载主治应用也发生了相应变化，均称为中药品种的变迁。主要有：①被淘汰。早期本草所收载的某些药物，由于疗效不甚确实或受其他因素影响等，以致逐步被淘汰或湮没。历代本草中不少"有名未用"的品种，大多属于此情况。现代随着对药品不良反应的全面监测，一些产生严重不良反应的药品也将被淘汰，如关木通、青木香、广防己等。此外，珍稀濒危野生动植物药材有的也被淘汰，如犀角、虎骨等。②被取代。部分品种因疗效不佳，被优质品种所取代，如汉代的枳实（枸橘），到了宋代以后，就被酸橙枳实所取代。因描述不详被后世新兴品种所取代，如巴戟天。原属外来药物被国产种所取代，如早期进口的胡椒科荜澄茄，后世以国产山苍子的果实取代之，沉香被白木香取代。因采伐过度,资源短缺,被同属近缘品种所取代。③同名异物的变迁。在不同时期,同一品名的不同品种所形成的药材,主次地位有的发生改变,例如白附子中的关白附和禹白附。另外,不同的本草文献对同一药材名所指品种可能不同。④同物异用的变化。在不同时期,对同一品种在不同本草文献中作不同品名药材处理。如瑞香科狼毒,《神农本草经》《名医别录》中均称"狼毒",而《滇南本草》则作"绵大戟"用。⑤品种范围的变化。不同本草文献对某些药材品种的范围界定不同。早期本草书籍将来源于同科不同属的药材混而为一,后世本草书籍予以区分;早期本草书籍将来源于同属不同种的药材混而为一,后世本草书籍予以区分;早期本草书籍将来源于同科不同属的种类作不同的药材处理,后世本草书籍又将其混为一谈;不同本草书籍对近似药材的归类处理不同。⑥今人无依据的误用。如以苘麻子作冬葵子用。另外某些本草著作中对有些品种的讹传与讹释等,更增加了中药品种问题的复杂性。

3. 中药品种的发展 中药品种在历史演变的过程中不断地发展。主要有以下途径:①广集民间用药经验,新增拾遗品种。如唐代陈藏器拾《新修本草》之遗692种,清代赵学敏拾《本草纲目》之遗716种。②中外交流,舶来新品。如乳香、没药、丁香等均不产自中国,由国外传来。③扩大药用部位。一种药用植物有几个不同的药用部位分别入药,而且各有其不同品名者,屡见不鲜。如藕节、荷梗、荷叶、莲房、莲须、莲子、莲子心其原植物均为睡莲科植物莲 Nelumbo nucifera Gaertn.,而药名则根据药用部位不同而异。④长期栽培,产生变异。野生地黄其根茎细瘦如指,而长期栽培的怀地黄,则块根肥壮。薄荷、柑橘因栽培杂交而产生了多种栽培变种、变型。⑤摆脱依附,独立新品。如中药银柴胡为石竹科植物,在古本草中,原先依附于伞形科的柴胡,到了清代才明确独立为新品种。⑥寻找近缘优质品种。随着现代科学技术的发展,植物分类学、动物分类学、植物化学、分析化学、药理学等学科知识在中药学中得到广泛应用,也产生了一些新的交叉学科,使得从亲缘关系相近的生物中寻找新的药材成为中药品种发展的重要途径之一。而且,通过成分分析、药理试验等研究,对中药材的质量优劣加以阐明;甚至可人工合成新的药材,如人工牛黄、人工麝香等。

随着大众对健康认识水平的提升、对药品要求的提高、疾病谱的变化,中药饮片、中成药及中药提取物的品种不断发生变化。

综上所述,历代本草文献随着时代的变迁,受种种因素的影响,其所载中药品种在不断地发生变化。就中药商品总数而论,绝大多数中药由于其疗效确切而被沿袭应用,一部分品种则被淘汰,也有相当数量的新品种被增补进来,这是中药品种变迁和发展的必然趋势。

第二节 中药商品的命名

由于中医药的历史演变、地域分布、行业交叉、民族用药习惯、地区性方言、错别字传抄和用字不规范等因素,导致中药商品的名称具有多样性和复杂性,同名异物、同物异名、一药多名的现象较为普遍。中药商品名称的不规范,是造成了中药市场品种混乱的主要因素之一,故应对中药商品的命名方法和名称进行必要的整理和研究。

中药名称包括中文名、汉语拼音名及拉丁名(中成药均不注拉丁名称)。命名应明确、简短、科学,不用容易误解和混淆的名称。命名不应与已有的药品名称重复。药品一般不另起商品名,以避免一方多名,影响临床用药。

一、中药材商品的命名

中药材指用于中药饮片、中药提取物原料的植物、动物和矿物。中药材名称应包括中文名、汉语拼音和拉丁名。

（一）古代中药材商品名称的由来

1. 根据药材的产地或集散地命名　如党参产于山西上党（今长治地区），故称"上党人参"，后简称党参。又如巴豆产于四川，秦艽产于古代秦国（今陕西、甘肃），皆因产地而得名。中药因产地不同，其质量差异很大，为了强调临床用药佳品，常在药材名前冠以地名，以示优质品，如辽细辛、怀地黄等。

2. 根据药材形状命名　如钩藤因其茎枝上有弯曲的钩，乌头形如乌鸦头，故名。

3. 根据药材的颜色命名　丹参因其色紫红，紫草因其色紫，黄柏因其色黄，玄参因其色黑而得名。

4. 根据药材的气味命名　五味子因其果皮酸、甜，种子苦、辛又有咸味而得名。苦参因其味极苦，甘草因其味甜，故名。

5. 根据药用植物的生长特性命名　夏枯草因生长到夏至枯萎，款冬花因至冬才开花，故名。半夏指其立夏至夏至之间即完成生长周期。

6. 根据药用部位命名　如桂枝是肉桂的嫩枝，鹿角是鹿骨化的角。

7. 根据功效命名　如防风能防治诸风邪，泽泻能渗湿利水肿，远志能益智强志，伸筋草能舒筋通络。

8. 根据进口药材名的译音命名　如诃子原名"诃黎勒"，产自印度、缅甸，音译而来。胡黄连、胡椒均原产于印度、尼泊尔等国，其胡字是印度番语之意。

9. 根据人名命名　如何首乌、刘寄奴、杜仲、徐长卿、使君子等都是为纪念最早发现此药的人而得名。

10. 根据传说故事而命名　如女贞子、相思子、牵牛子等。

（二）现代中药材商品的命名

1. 中文名命名方法

（1）一般根据全国多数地区习用的名称命名。

（2）各地习用名称不一致，或难以定出比较适合的名称时，可选用植物名命名。

（3）申请新药前虽已有名称，但因不符合命名原则需改用新名称者，可将其原名作为副名，并加括号暂列中文名后，在标准转正时撤销副名。

（4）除特殊情况外，一般不加药用部位名。若采用习用名，其中已包括药用部位者，则仍可保留药用部位名，如芥子、金钱草等。

（5）药材的主要成分与化学药品一致，应以药材名为正名，化学名为副名，如芒硝（含水硫酸钠）。

（6）从国外引种的进口药材，如来源、质量与国家制定的进口药标准的规定完全一致，可沿用原名，如西洋参；若有差异，则名称应有区别。

（7）药材的人工方法制成品、制取物，其名称应与天然品的名称有所区别，如培植牛黄、人工麝香等。

2. 中文名类型

（1）正名　是各级药品标准记载的法定名称。一种中药只允许有一个正名，有些记载中药的书籍中采用的正名与药品标准中的名称不一致，使用时应以药品标准的名称为准。

（2）别名　是除正名以外的名称，又称为"副名"和"异名"。一种中药常常有多个别名。正名和别名不是固定不变的，如龟板在1985年版《中国药典》中为正名，而1990年版则改用"龟甲"作正名，此后，"龟板"就成了别名。中药别名可依其使用范围大致分为若干类型。①处方名。处方名是医生开药方时经常使用的别名，它的主要特点是体现了医生对药物的要求。如"炙甘草"是对炮制加工的要求；"霜桑叶""鲜茅根"是对采收、贮藏的要求；"川黄连""绿升麻"是对药材品种、产地、性状诸方面的要求等。处方别名常因地而异，如"山茱萸"，北方医生惯写成"萸肉"，南方医生则习用"枣皮"。有的医生常把几个药名并成一个，如"乳没"（指乳香和没药）、"二冬"（指天冬和麦冬）、"三仙"（指神曲、麦芽和山楂）等。有时处方中还会出现一些很少见的古药名，如"安南子"（胖大海）、"红蓝花"（红花）等。②地方名。地方名是各地民间流传的药材别名，又称"土名"或"俗名"。它的特点是数量多、地方性强、使用范围小。有的流传于某一地区，如人参在东北地区有"棒棰"之名。目前，出版的中药文献虽收载了不少地方名，但流传于民间未见文字记载的仍有相当多。地方名称在中医处方中及中药商业单位内部一般不用，但从事中药材收购工作的人员则必须了解当地的土名，因不少边远地区的群众只知某些地产药材的土名而不知其正名。③商品规格名。商品规格名是在中药商业行业内部使用的别名，是全国通用的"行话"。如"冬麻"（天麻商品的一种规格）、"二杠"（鹿茸商品的一种规格）、"蛋吉"（大黄商品的一种规格）等。它们的特点是能够体现同一中药在质量、价格等方面的差异。在中药营销工作中，常用规格名代替正品名，故可视为别名。④植物栽培品种名。它是中药材进入商品流通领域之前的别名，仅在药材生产者之间使用。如"大马牙"（人参）、"金状元"（地黄）、"红叶臭头"（苏薄荷）等都是种植药材的栽培品种名。栽培品种名不同的药材在质量、商品鉴别特征等方面都存在着明显的差异。因此，了解此类名称对从事中药经营管理、质量鉴定、物价控制等工作均有益处。⑤古名。指古代文献有记载而现在已经不使用的药名，如"地精"（人参）、"鬼督邮"（天麻）等。这些名称主要记载在古代本草中，可供中药本草考证之用。

3. 中药材汉语拼音名　按照中国文字改革委员会的规定，中药材拼音名第一个字母需大写，并注意药品的读音习惯。如阿胶 Ejiao、阿魏 Awei。如在拼音中有的与前一字母合并能读出其他音的，要用隔音符号。药名较长（一般在5个字以上），按音节尽量分为两组拼音。

4. 中药材拉丁名　为了使中药材的名称统一化、标准化，有利于国际贸易和交流，中药商业中也广泛使用拉丁文名称，其命名原则如下。

（1）植物类药材与动物类药材命名的方法基本相同。除少数中药材可不标明药用部位外，这两类中药材命名时多数需要标明药用部位，其拉丁名先写药材名，用第一格；后写药用部位，用第二格。如有形容词，则列于最后［《中国药典》（2020年版）一部收载的药材拉丁名格式］。如大青叶 ISATIDIS FOLIUM、羚羊角 SAIGAE TATARICAE CORNU、苦杏仁 ARMENIACAE SEMEN AMARUM、淡豆豉 SOJAE SEMEN PRAEPARATUM。

（2）一种中药材包括两个不同药用部位时，把主要的或多数地区习用的药用部位列在前面，用"ET"相连接。如甘草 GLYCYRRHIZAE RADIX ET RHIZOMA。

（3）一种中药材的来源为不同科、属的两种植（动）物，需列出并列的两个拉丁名。如山慈菇 CREMASTRAE PSEUDOBULBUS、PLEIONES PSEUDOBULBUS，马勃 LASIOSPHAERA、CALVATIA。

（4）中药材的拉丁名一般采用属名或属种名命名。①以属名命名。在同属中只有一个品种作为药用，或这个属有几个品种来源、但作为一个中药材使用的。如白果 GINKGO SEMEN（一属只一个植物种作药材用）、麻黄 EPHEDRAE HERBA（一属有几个植物种作同一药材用）。有些植（动）物中药材虽然同属中有几个植物品种作不同的中药材使用，但习惯已采用属名作拉丁名的，一般不改动。应将来源为同属其他植物品种的中药材，加上种名，使之区分。如黄精 POLYGONATI RHIZOMA、玉竹 POLYGONATI ODORATI RHIZOMA。②以属种名命名。同属中有几个品种来源，分别作为不同中药材使用的，按此法命名。如当归 ANGELICAE SINENSIS RADIX、独活 ANGELICAE PUBESCENTIS RADIX、白芷 ANGELICAE DAHURICAE RADIX。③以种名命名。为习惯用法，应少用。如石榴皮 GRANATI PERICARPIUM、柿蒂 KAKI CALYX、红豆蔻 GALANGAE FRUCTUS。④以有代表性的属种名命名。同属几个品种来源同作一种中药材使用，但又不能用属名作中药材的拉丁名时，则以有代表性的一个属种名命名。如辣蓼，有水辣蓼 *Polygonum hydropiper* L. 与旱辣蓼 *P. fiaccidum* Meisn 两种，而蓼属的药材还有何首乌、水炭母等，不能以属名作辣蓼的药材拉丁名，故以使用面较广的水辣蓼的学名为代表，定为 POLYGONI HYDROPIPERIS HERBA。⑤以前置词短语说明药材的特征、性质，应用时将前置词 in（在……内，呈……状）和 cum（含，带，同）所组成的前置词短语置于后。如竹茹 BAMBUSAE CAULIS IN TAENIAS（呈带状）、胆南星 ARISAEMA CUM BILE（含胆汁）。⑥药材来源与国外相同，且国际上已有通用拉丁名名称的，可直接采用。如全蝎 SCORPIO，不用 BUTHUS；芥子 SINAPIS SEMEN，不用 SEMEN BRASSICAE。但亦有例外，如阿魏在国际上用 ASAFOETIDA，而我国产的品种来源不同，所以改用 FERULAE RESINA。⑦矿物类药材的命名主要有两种形式。一是用矿物所含的主要化学成分的拉丁名或化学成分拉丁名加形容词，如芒硝 NATRII SULFAS、玄明粉 NATRII SULFAS EXSICCATUS（干燥的）。二是用原矿物的拉丁名，如炉甘石 CALAMINA。

二、中药饮片商品的命名

中药饮片名称应包括中文名、汉语拼音和拉丁名。

1. 中文名命名方法

（1）一般生用的饮片，使用原药材名称。

（2）具有毒性或生熟品功效差异较大时，在生品的药材名字前常加"生"字，以引起注意，如生川乌、生地黄。

（3）临床上直接使用新鲜药材加工的饮片，常在药材名称前冠以"鲜"字，如鲜石斛。

（4）中药炮制品常在药材名字前冠以炮制的方法、辅料的名称或在药材名字后缀以炮制后的形态，如煅石膏、酒白芍、巴豆霜、川芎片等。

2. 中药饮片汉语拼音名　中药饮片汉语拼音名命名原则同中药材。

3. 中药饮片拉丁名　中药饮片的名称多数与中药材名称一致，其拉丁名命名原则也与中药材一样。经过炮制的中药饮片的拉丁名由三部分构成，包括药物基原、药用部位和附加词。附加词多为形容词，表示这种药材是用什么方法炮制的，如煅法、灸法、炭制、炒焦等。基本格式为：先写药用动、植物学名，用第一格，后写药用部位，用第二格，最后为附加词（形容词）。如法半夏 PINELLIAE RHIZOMA PRAEPARATUM、制何首乌 POLYGONI MULTIFLORI RADIX PRAEPARATA、制川乌 ACONITI RADIX COCTA。

三、中成药商品的命名

中成药指以中药材、中药饮片或中药提取物及其他药物，经适宜的方法制成的各类制剂。中成药名称包括中文名、汉语拼音名，单味药制剂还有拉丁名。中成药汉语拼音名称的命名原则同中药材。下面重点介绍其中文名称的命名规则。

（一）古代中成药商品名称的由来

历史上，中药复方命名各具特点，主要如下。
1. 使用处方中主要药物的缩写名，如香连丸。
2. 用君药名称、方剂中药味的数量或主要功能命名，如六味地黄丸。
3. 根据处方中药物之间的剂量比例或剂量限度命名，如六一散、七厘散。
4. 用君药和服用方法结合，如川芎茶调散。
5. 用功效与剂型等综合命名，如除痰止嗽丸。
6. 用成方的原始文献与主要功能结合命名，如金匮肾气丸、普济回春丸等。
7. 用成药的性状命名，如紫金锭、一捻金等。
8. 用中医术语或主要功能、主治命名，如通宣理肺丸、利胆片等。
9. 用古代哲理命名，如左金丸。
10. 用炮制方法命名，如九制大黄丸。
11. 用君药或在君药前冠以复方二字命名，如天麻丸、复方丹参片。
12. 药名前冠以产地，如云南白药、广东蛇药片等。
13. 用成方创始人名或与君药、主要功能结合命名，如李占标膏药、万氏牛黄清心丸、华佗再造丸等。
14. 用假借或比喻的方法命名，如六神丸、二仙膏等。

（二）现代中成药商品的命名

2017年，国家食品药品监督管理总局（现国家市场监督管理总局，下同）发布了《关于发布中成药通用名称命名技术指导原则的通告》，同时下发了《关于规范已上市中成药通用名称命名的通知》。两个文件的发出，既体现对中成药命名所具有的传统文化特色的尊重，又使中成药的命名科学规范。文件明确提出中成药命名要坚持科学简明、避免重名，规范命名、避免夸大疗效，体现传统文化特色的原则。要求中成药的命名要坚持如下原则：①"科学简明，避免重名"原则。名称应科学、明确、简短、不易产生歧义和误导，避免使用生涩用语；一般字数不超过8个字；不应采用封建迷信或低俗不雅用语；名称中应明确剂型，且剂型应放在名称最后；名称中除剂型外，不应与已有中成药通用名重复，避免同名异方、同方异名的产生。②"必要、合理"原则。一般不采用人名、地名、企业名称命名，也不应用代号命名；不应采用固有特定含义名词的谐音；一般不应含有濒危受保护动、植物名称。③"避免暗示、夸大疗效"原则。避免采用可能给患者以暗示的有关药理学、解剖学、生理学、病理学或治疗学的药品名称。如名称中含"降糖、降压、降脂、消炎、癌"等字样。不应采用夸大、自诩、不切实际的用语。如名称含有"宝""灵""精""强力""速效"等用语；"御制""秘制"等溢美之词。④"体现传统文化特色"原则。将传统文化特色赋予中药方剂命名是中医药的文化特色之一，因此，中成药命名可借鉴古方命名充分结合美学观念的优点，使中成药的名称既科学规范，又体现一定的中华传统文化底蕴。但是，名称中所采用的具有文化特色的用语应当具有明确的文献依据或公认的文化渊源，并避免暗示、夸大疗效。在上述原则指导下，中药制剂的具体命名方法有以下两类。

1. 单味制剂命名 一般应采用中药材、中药饮片、中药有效成分、中药有效部位加剂型命名。如花蕊石散、丹参口服液、巴戟天寡糖胶囊等。也可采用中药有效成分、中药有效部位与功能结合剂型命名。

2. 复方制剂命名 中成药复方制剂根据处方组成的不同情况可酌情采用不同方法命名。由于古代中成药商品命名法的第 11～14 种中出现了"复方"、成方创始人名、产地名称，以及假借或比喻等，与现代命名原则不符，需谨慎使用外，其中的第 1～10 种，目前仍可使用。还可以采用以药物颜色加剂型命名，如桃花汤；以服用时间结合剂型命名，如鸡鸣散；儿科用药可加该药临床所用的科名，如小儿消食片。

第三节 中药商品分类及编码

中药商品的品种繁多，为了便于学习、研究、管理和应用，必须根据不同的使用目的对中药商品加以科学地分类及编码。分类及编码的方法随着时代的发展和新药的发现也在不断地改进完善。

一、中药商品分类

（一）古代中药材及饮片分类法

1. 药物分类产生的背景

（1）古代动植物分类 我国古代对动植物分类的萌芽可追溯到 3000 年前。从商代（前 16 世纪～前 11 世纪）象形甲骨文中记录的动植物名称可知，那时已分植物为草、木两类，分动物为虫、鱼、鸟、兽四类。周至春秋时期辑成的《诗经》《山海经》，记录了大约 200 种植物名称和 100 多种动物名称。春秋战国时期，动植物分类的雏形更为明显。根据《周礼·地官》记载，当时已将生物区分为植物和动物两大类。在《周礼·考工记》中，又将动物分为大兽和小虫两大类，大兽相当于如今的脊椎动物，小虫相当于以昆虫为主的无脊椎动物，即早期传统中药分类中的虫类。秦、汉之际（约公元前 3 世纪），释经的辞书《尔雅》，根据生物形态特征，载有"释草""释木""释虫""释鱼""释鸟""释兽"诸篇，记述植物 200 余种、动物 100 余种。每类之下，按其共同特征归类。如草类有菌类、藻类、葱蒜类、蓬蒿类；木类有榆类、桑类、楝类；虫类有蝉类、蚊类、蚕类；鸟类有雉鸥、枭类；兽类有马属、牛属、鼠属等。当时已提出"四足而毛谓之兽""二足而羽谓之禽""有足谓之虫，无足谓之豸"的分类概念，并使用了"乔木"（主干上部具分枝）与"灌木"（丛生而无主干）的名称。

我国古代对动植物分类知识的积累，为早期中药分类创造了条件。

（2）药物的三品分类法 药物出现得很早，在《周礼·天官》中有"五药养民病"（"五药"，汉·郑玄注为草、木、虫、石、谷）的记载；在《吕氏春秋·孟夏记》中，有"聚蓄百药"的记载。从"五药"到"百药"，体现了药物品种的日益增多。先秦成书的《山海经》中，收录了上百种药物名称，并有简单的类别、形态、产地和效用记载。随着使用临床药物种类的增加，对药物进行分类以便应用，已是十分必要的。

现在从古代医药典籍中见到的最早药物分类方法是《神农本草经》的三品分类法。该书载药 365 种，大体按玉石、草木、虫兽、果菜、米谷的顺序排列，其中植物药 252 种、动物药 67 种、矿物药46种，并把这些药物按上、中、下三品分类。《神农本草经》在序例中阐明其三品分类的纲领是："上药一百二十种为君，主养命以应天，无毒，多服久服不伤人，欲轻身益气不老延年者，本上经。中药一百二十种为臣，主养性以应人，无毒有毒，斟酌其宜，欲遏病补虚羸者，本中经。下药一百二十五种为佐使，主治病以应地，多毒，不可久服，欲除寒热邪气破积聚愈疾者，本下经。"

2. 药物分类的形成与发展 从梁·陶弘景撰《本草经集注》到清末的1400年中，是本草不断发展的时期，也是药物分类系统和分类方法形成与发展的时期。药物分类方法，已由粗略到精细，由简单到多样，由低级到高级，逐步成为有比较完整体系的、独具特色的分类方法。在这个历史过程中，药物形成了两大分类系统，即药物自然属性分类系统和药物功效分类系统，两种分类系统各自独立并交互运用，成为药物分类的主流。同时还出现了其他一些各具特点的药物分类方法。

（1）药物自然属性分类 由陶弘景在其编撰的《本草经集注》中首创。从该书序录"七情表"（药物七情畏恶）等有关资料可以看出，它将药物分为玉石、草木、虫兽、果、菜、米谷6类，各类又分为上、中、下三品，第一次出现中药的二级分类方法。在按药物自然属性分类的前提下，同时保留了《神农本草经》三品分类格局。另外，附设了"有名无实"类，把一些药物基原不甚明确或已不常用的药物载录备考。这种分类方法是一个卓越的创造，较三品分类方法大为进步，它体现了药物自身在种类、性状上的相似或区别。

李时珍的《本草纲目》是划时代的本草著作，其对药物的分类方法，标志着传统的自然属性分类方法已达到成熟阶段，提出了"不分三品，惟逐各部；物以类从，目随纲举""从微至巨""从贱至贵""标正名为纲，附释名为目"等一套分类纲领。将药物分为水、火、土、金、石、草、谷、菜、果、木等16部，每部下又分60类，如草部又分为山草、芳草、隰草、毒草、蔓草、水草、石草、苔草、杂草9类。《本草纲目》在药物分类乃至动植物分类方面，作出了重大贡献。主要表现在：①建立了较完整的相当先进的分类系统。②对药物名称和分类，进行了全面的"辨疑订误"，澄清了药物名称和分类方面的混乱和谬误。③据前人经验和自己的实践总结，把一些在外部形态上具有明显共同特征的植物类群，即现代所称相同科属的植物，汇集排列在一起，从一定程度上揭示了物种的自然类群，成为近代自然分类的先驱。

药物自然属性分类方法，从南北朝时期到清代，一直是本草学家使用的主要分类方法。至近代，由于植物、动物自然分类系统的建立，原来的药物自然属性分类方法就很少有人采用了。

（2）药物功效分类 药物按功效分类的方法，从广义的角度说，在《神农本草经》三品分类中已有萌芽。但药物功效分类方法的形成，经过了较长的历史过程，其间产生过一些过渡形式，包括梁·陶弘景创立的"诸病通用药"分类法和唐·陈藏器创立的"十剂"分类法等。到明、清时期才逐渐形成较系统的药物功效分类方法。它形成较晚是由于对药物的功效确定，需要经过长期、反复的临床实践验证。这是深层次上的药物分类，难度比较大，不像自然属性分类那样直观。但药物功效分类法是最能体现药物分类特色的一种分类方法。

药物功效分类方法在明代初现雏形。明·王纶撰《本草集要》，收药455种，本书下部将药物分为12门，即治气、寒、血、热、痰、湿、风、燥、疮、毒、妇人、小儿，各门又按药性、功效细分，如治气门分为补气清气温凉药、行气散气降气药、温气快气辛热药、破气消积气药4类，各类分列相应药物，简述药性。明·杨崇魁撰《本草真诠》，收药1050种，其上部仿《本草集要》，按药性、功效归类药物。

至清代，按药物功效分类的方法有较大发展，出现了逐渐取代传统中药自然属性分类方法的趋势。这种分类方法的代表作是《本草求真》。该书指出了一般本草著作按药物形质即自然属性分类存在的缺点，即"形质虽同，而气味不就一处合编，则诸药诸性又分散各部而不可以共束"。为弥补这一缺点，该书的编次，"悉从药性气味类载，如补火则以补火之药一类，滋水则以滋水之药一类，散寒则以散寒之药一类，泻热则以泻热之药一类，以便披阅"。为了使"气味既得依类而处，而形质亦得分类合观"，对于一药而兼有数性者，选择其主要气味为主归类，其余则采取加注的办法，即在药名之下注明是草、是木、是金、是石之类的自然属性，注出顺序编号。其卷后附有一个新收药物目录，按草、木、果、谷、菜、金、石、水、土、禽、鳞、鱼、介、虫、人等自然属性分类药物，实现其"分类合观"的编写宗旨。这种分类方法，突出药性、药理和功效，实用性强，是临床应用本草分类的范例，对以后的中药功效分类影响很大。

由于本草学家不断吸取前人对中药功效分类的经验，所以分类逐渐趋于精细、准确。清代按药物功效分类的方法已相当流行，特别是一些临床应用类本草著作，大都采用了这种分类方法。其共同特点是收载常用药，分类简明，内容扼要，切合实用，为近代和现代中药功效分类奠定了基础。

（3）传统中药分类方法的多样化探索　药物的自然属性分类和功效分类，是传统药物分类系统的两大主流。但在我国本草发展史上，还出现过一些其他分类方法，它们是传统药物分类的旁支和补充。主要有按藏象、病因分类，按经络分类，按药物四性分类，按脉象分类等。

（二）现代中药材及饮片分类法

现代中药材及饮片分类方法是在继承传统和吸收现代新学科成果基础上发展起来的。一系列中药新学科的建立，包括药用植物学、中药鉴定学、中药品种学、中药材学、中药化学和中药药理学等，使中药学科的分支增多，分类范围扩大，突破了传统中药分类的模式。兹将现代中药材及饮片分类方法简述如下。

1. 按中药功能分类　现代采用的中药功能分类是传统中药功能分类方法的继承和发展。一般按中药功能将药物分为解表药、清热药、泻下药、祛风湿药、利水渗湿药、温里药、理气药、活血药、止血药、消导药、驱虫药、化痰止咳平喘药、安神药、息风药、开窍药、补益药、固涩药、涌吐药和外用药等。各类又分若干子项，如解表药又分为辛温解表药和辛凉解表药，清热药分为清热泻火药、清热燥湿药、清热凉血药、清热解毒药和清虚热药等。现今的中药学专著、中药学教材、中药临床手册及普及性中药参考书等各类著作大多采用这种分类方法。但各家分类大同小异，子项划分亦有多寡。这种分类方法的特点是比较全面、细致，概念明确，同传统中药功效分类一样，能突出中药的药性、药理作用和功效，且临床实用性更强。

2. 按药用部位分类　按药用部位分类，主要用于植物类药物。即根据药用植物的入药部位（器官），分为根及根茎类、茎木类、皮类、叶类、花类、果实及种子类、全草类、树脂类等。有的类下又分若干子项。现代中药鉴定学、药材学和某些中药志等著作，多采用这种分类方法。这种分类方法是随着近代生药学的兴起而逐步形成的。它保留着某些传统分类的痕迹，同时吸取了现代植物形态学、解剖学等成果。其特点是便于研究药材的形态和显微特征，利于对药材品种、质量的比较鉴别，同时在中药材商品学中应用较广泛。

3. 按中药的原植物分类　中药的原植物分类，即将中药原植物按现代植物分类学的分类系统归类。这种分类系统把植物分为藻类、菌类、地衣植物门、苔藓植物门、蕨类植物门、种子植物门。其中种子植物门又分为裸子植物亚门和被子植物亚门。各门通常又分为纲、目、科、属、种各阶元。原植物除中文名外，按国际植物命名法规统一使用拉丁学名，并编制和应用植物分类检索表。现代的药用植物学、药用植物志、药用植物图鉴等类著作，多采用此种分类法，某些中草药学、药材学、生药学、中药鉴定学和综合性中药著作等，也有采用这种分类方法的。它已成为现代中药的一个重要分类方法，应用比较广泛。其特点是通过规范的学名和精确而系统的分类，解决中药同名异物等复杂品种问题，并根据植物类群间的亲缘关系，开辟扩大中药资源途径。

4. 按中药的原动物分类 药用动物专著与教材多采用现代动物学分类系统，将动物中药按原动物分为原生动物门、海绵动物门、腔肠动物门、扁形动物门、线形动物门、环节动物门、软体动物门、节肢动物门、棘皮动物门、脊索动物门等。门下又分纲、目、科、属、种各阶元。动物中药的原动物大部分分布于昆虫纲、鱼纲、两栖纲、爬行纲、鸟纲和哺乳纲。这与传统动物中药按虫、鳞、介、禽、兽等归类是基本一致的。

动物中药亦有按入药器官进行分类的，如分为心类、胆类、血类、角类、骨类、皮类、油类、鳞甲类等，这种分类方法在藏族、彝族等民族药著作中比较常见。

5. 矿物中药分类方法 矿物类中药，在一般中药学中亦按功能分属于各类中。现代矿物中药专著，有的根据矿物中主要化合物的阳离子种类分类，分为汞化合物类、铁化合物类、铜化合物类、钙化合物类、钠化合物类、砷化合物类等；或根据阴离子种类分类，分为硫化物类、氧化物类、碳酸盐类、硫酸盐类等。这种分类方法有利于吸取现代药物化学的成果，促进对矿物中药的鉴定分析和开发应用。

6. 按中药所含化学成分分类 中药化学是一门新兴学科，中药化学成分的分离和结构测定技术发展迅速。化学分类以生物化学成分及其合成途径的特征为依据，从分子水平研究生物类群的特性、起源、亲缘关系和系统发育等。现代中药化学一般按中药的化学成分结构类型分类，主要分为氨基酸类、生物碱类、糖和苷类、醌类、黄酮类、木脂素类、香豆素类、萜类、挥发油类、甾体类、鞣质类、生物大分子类等，各类又分为若干子项。中药化学成分分类，不仅对中药有效成分的研究具有重要意义，而且运用化学分类学的原理和方法，为中药的原植（动）物分类、鉴定提供证据，并常应用于中药品种、品质的分析鉴定和扩大中药资源、新药开发的研究。

7. 按药名汉字首字笔画或汉语拼音字母顺序分类 此种分类方法多在中药书籍中采用，便于学习和查阅。

此外，为了适应中药商品的购销储运工作，也可按照道地产区将药材分为川汉类、西怀类、山浙类等。有时按照管理要求分为贵细药、毒麻药、常规药。按照销售的要求可分为大路货和备路货、长线商品和短线商品。按照加工的需要可分为个子货、切片、炮制品。切片根据生产要求和形态特征常分为圆片（又称"顶头片"）、斜片、直片、肚片、丝条片、刨片、段子、骨牌片、骰子（丁子）、粉末、劈块、剪片等。

8. 其他 近年来，随着科技的发展，为便于患者携带、服用中药，并提高中药工作者的工作效率，市场出现了多种新型饮片。因此，中药饮片除上述方法分类外，还可根据加工、技术分为传统中药饮片、新型中药饮片两大类。下面简要介绍新型中药饮片的主要种类。这些新型饮片具有方便、卫生、稳定的优势，但临床使用尚属推广期，其标准、药效与安全性等均需开展进一步研究。

（1）小包装饮片 中药小包装饮片是指将加工炮制合格的中药饮片，根据临床常用剂量用一定的包装材料封装，由药师直接调配、无须称量的一种饮片包装方式。其主要特点是：①计量准确、配方效率高、缩短患者取药时间。②易于储存保管，有利于饮片质量的提高。③改善工作环境。④降低饮片损耗。⑤提高消费透明度，尊重患者知情权。存在的问题：①包装致使透明度不高，透气性差，增加质量隐患。②规格多，占地空间大。③无法完全满足临床需要，如需要"用时捣碎"的饮片给付困难。④一药多名，标签不准确易引起患者误会。

（2）单味中药配方颗粒 又称单味中药浓缩颗粒、免煎颗粒，即是以符合炮制规范的中药饮片为原料，经提取浓缩制成的、供中医临床配方用的颗粒。其主要特点：①质量标准统一，疗效稳定。②减轻调剂人员劳动强度，提高调剂环境质量。③单味药定量包装，剂量相对准确。④临床使用可随证组方，使用方便。⑤便于携带、调配、保管、服用。⑥实现了中药饮片的机械化和现代化，有利于走向国际市场。存在的问题：①中药配方颗粒失去了中药饮片原有的性状和鉴别特点，需制定符合其特点的标准。②传统中药饮片合煎时，成分间发生增溶、助溶、吸附、沉淀等物理反应，引起成分含量的改变，以及药物成分间水解、氧化、还原作用产生的新物质，而中药配方颗粒缺失了合煎的过程，对其药效、毒性等的变化缺乏系统研究。③配方颗粒尚存在品种和规格不全、溶解度差、价格较高及包装物污染等问题。

（3）定量压制饮片 采用物理压制方法将花类、全草类、叶类及部分质轻或不规则饮片，在不改变饮片外观形状及其内在质量、不添加任何辅料情况下，压制成一定形状，制成定量压制饮片，再用一定的包装材料封装，做成无须称量，可直接调配的一种新型饮片。其主要特点：①压制后的中药饮片体积大幅缩小，具有便于携带、运输、仓储、调剂、机械化包装、煎煮等优点。②由于增加了饮片的密度，使饮片在浸泡、煎煮时更易浸入水中，避免了饮片漂浮于液面，更有利于饮片浸润及成分溶出。存在的问题：①定量压制饮片改变了原有饮片性状，无法直观鉴别出饮片的真伪优劣。②定量压制饮片多数质地较轻，饮片在煎药过程中一般要求后下，而制备成定量压制饮片后由于其密度的增加，煎药时入药方式是否需要调整，尚需进一步研究。

（4）颗粒型饮片 将中药材净选后，根据其质地制成一定粒度的颗粒，经干燥灭菌，然后按不同规格包装，供临床调配入药。其主要特点：①单味药定量包装，计量准确，配方效率高。②饮片洁净度高，不易被微生物污染，且制粒后节省空间，更利于保管贮存。③表面积大，煎出率高。④有利于实现中药饮片加工的机械化和管理、配方的现代化。存在的问题：①颗粒型饮片具有一定的局限性，不适用于所有中药品种。含糖、黏液质、淀粉较多的药材，如天冬、生地黄、熟地黄、山药等，难以制粒成型。另外，一些种子类药材及含挥发油成分的药材，制成粗颗粒会破坏原有组织，造成挥发性成分损失。②中药饮片制成颗粒会损伤其性状等外观特征，导致药物鉴别特征不明显，不易于性状鉴别。③传统饮片制备颗粒过程中，会出现易粉碎的部位直接制成粉末，而不易粉碎的纤维达不到规定粒度的情况等，这些部位是否包装入药及如何包装入药需要进一步研究探讨。

（5）超微粉饮片 是利用超微粉碎细胞破壁技术，将药材制成超微粉末，按不同的规格剂量分装在密封的包装袋里，可以按照医生用药的不同分量需要，很方便地加入处方里，使用时只要打开包装倒入水中，几秒钟内就可以溶解服用的一种剂型。通过超微粉碎，能将原生材料的中心粒径从150～200目提高到300目以上，该细度条件下的细胞破壁率大于95%。其主要特点：①明显提高药物体外溶出指标及其提取率，利于难溶性成分的溶出。②提高药物生物利用度，增强药效。③降低服用量，充分利用中药资源，可以节省50%～80%的药材。④降低劳动强度，提高环境质量。存在的问题：①不同药材粉碎粒度的研究尚待深入，超微粉化并不适用于所有中药品种。②中药微粉存在易团聚、难分散、相容性差等问题，导致分装剂量不能保持准确性和稳定性。③中药饮片超微化后，外观性状和显微鉴别特征被破坏，且稳定性较差，易氧化，挥发性成分易损失，因此必须制定相关质量标准。④生产成本高，价格升高。⑤缺乏规范的安全性研究和临床验证。

（6）直接口服粉末饮片 是指药品标准中明确使用过程无须经过煎煮，可直接口服或冲服的中药饮片，即标准中允许打粉服用的饮片，包括部分贵细饮片（如三七粉、羚羊角粉、川贝母粉、鹿茸粉等）；或药食同源及可用于保健食品的品种（如灵芝孢子粉、山楂粉、黄芪粉、山药粉、葛根粉等）；或部分动物类药材（如熊胆粉、水蛭粉等）。其主要特点：①能够保留药材的有效成分。②服用方便。③剂量精确，节约贵细饮片。④溶出快，生物利用度高，提高难煎难煮药物的疗效。存在的问题：①直接口服饮片仅适用于药品标准中规定的部分品种。②部分药物直接口服对胃肠刺激性较大。③外观性状和显微鉴别特征被破坏，鉴别难度大，需更新标准。

（三）中成药分类方法

中成药商品的分类方法相对简单。古代本草中，如《五十二病方》《黄帝内经》《伤寒论》等都收载了丸、散、丹、药酒等多种剂型，主要依据剂型分类；《伤寒论》的处方多以"病、证、症、方、药、量、疗效"七者之一作为归类标准。目前中成药常用的分类方法有：按剂型分为丸剂、片剂、颗粒剂等，此种分类方法便于商品的研究、生产、检验、贸易、运输与贮藏；按主要功能分类，如解表剂、补益剂等，此种分类方法便于调剂、零售与临床用药。在实际工作中，也可参照和借鉴药材及饮片的部分分类方法。

二、中药商品代码与编码

（一）商品代码与商品编码的概念

商品代码是指某种或某类商品的一个或一组有序的符号排列，目的是便于人或计算机识别与处理。商品代码具有分类、标识和便于信息交换的功能。依照代码所表示的信息内容与用途的不同，可以进一步划分为商品分类代码和商品标识代码两类。依其所用符号组成不同，分为全数字型、全字母型和数字-字母混合型三种类型，目前使用普遍的是全数字型商品代码。

商品编码是编制商品代码的过程，是指赋予某种商品（某类商品）以某种代表符号的过程。对某一类商品赋予统一的符号系列称为商品编码化或商品代码化。符号系列可由字母、数字和特殊标记组成。商品编码化具有标识唯一性、分类功能、排列功能和特定含义。

（二）商品编码的基本原则

商品编码可使品种繁多的商品便于记忆，简化手续，提高工作效率和可靠性，有利于计划、统计、管理等业务工作，并为利用计算机进行自动化管理打下基础。

1. 商品分类代码的编制原则　商品的科学分类是合理编码的前提，商品分类编码是商品分类体系商品目录的一个重要组成部分，是进行科学商品分类的一种手段。商品分类和编码是分别进行的，分类在先，编码在后。商品编码必须遵循以下原则。

（1）唯一性　代码结构必须保证每一个编码对象仅有一个唯一的代码，也就是说，一个代码应与指定的类目一一对应。

（2）可扩展性　在代码结构体系里应留有足够的备用码，以适应新类目增加和旧类目删减的需要，使扩充新代码和压缩旧代码成为可能，从而使分类和编码可以进行必要的修订和补充。

（3）简明性　代码应尽可能简明，即尽可能使代码的长度最短，这样既便于手工处理，减少差错率，也能减少计算机的处理时间和存储空间。

（4）稳定性　代码必须稳定，不宜频繁变动，否则将造成人力、物力、财力的浪费。因此，编码时就要考虑到代码尽可能地少变化，一旦确定后不要随意变更。

（5）层次性　代码要层次清楚，能清晰地反映商品分类体系和分类目录内部固有的逻辑关系。

（6）统一性和协调性　商品编码要同国家商品分类编码标准相一致，与国际通用商品分类编码制度相协调，以利于实现信息交流和信息共享。

（7）自检能力　商品编码必须具有检测差错的自身核对性能，以适应计算机的处理。

2. 商品标识代码的编制原则　企业为商品项目编制标识代码，必须遵循下列原则。

（1）唯一性原则　编码时要严格区分商品的不同项目。基本特征不同的商品要视为不同的商品项目，要分配不同的商品标识代码。避免出现同一个商品项目有多个代码（称作"一物多码"）或同一个代码对应多个商品项目（称作"一码多物"）的错误编码。

（2）无含义原则　指商品标识代码中的每一位数字不表示任何与商品有关的特定信息，即既与商品本身的基本特征无关，也与厂商性质、所在区域、生产规模等信息无关。厂商在编制商品项目代码时，最好使用无含义的流水号，即连续号，这样能够最大限度地利用商品项目代码的编码容量。如果厂商生产的商品数量很少，也允许进行有含义的编码。

对于一些商品，在流通过程中可能需要了解它的附加信息，如生产日期、有效期、批号及数量等，此时可采用应用标识符（AI）来满足附加信息的标注要求。应用标识符（2～4位数字）用于标识其后数据的含义和格式。

（3）稳定性原则　商品标识代码一旦分配，只要商品的基本特征没有发生变化，就应保持不变。若商品项目的基本特征发生了明显的、重大的变化，则必须分配一个新的商品标识代码。但要考虑行业的特点，如医药保健行业，只要商品的成分有较小的变化，就必须分配不同的商品标识代码。但在其他行业，就要尽量保持代码的稳定性。

（三）商品编码方法

1. 商品分类代码的编制方法　商品分类代码是有含义的代码，代码本身具有某种实际含义。此种代码不仅作为编码对象的唯一标识，起到代替编码对象名称的作用，还能提供编码对象的有关信息（如分类、排序等信息），在全部商品代码中占有最重要的地位，商品核算、经营分析、统计报表等都需要使用商品分类代码进行处理。商品分类编码常用的方法有顺序编码法、系列顺序编码法、层次编码法、平行编码法（特征组合编码法）等方法。

2. 商品标识代码的编制方法　商品标识代码是指由国际物品编码学会（GSI）的全球统一标识系统（也称 EAN·UCC 系统）所规定并用于标识商品的数字型代码。其编码体系是 GSI 全球统一标识系统的核心，包括流通领域中所有的产品与服务（贸易项目、物流单元、资产、位置和服务关系等）的标识代码及附加属性代码（应用标识符），如图 2-1 所示，但附加属性代码不能脱离标识代码而独立存在。为了便于快速识读和处理，商品标识代码常用条、空模块组合的条码符号来表示。商品条码由条码符号及其对应的标识代码组成，其中条码符号供条码扫描设备识读，而标识代码则供人直接识读或者通过键盘向计算机输入数据使用。

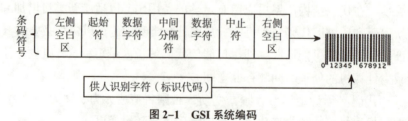

图 2-1　GSI 系统编码

（四）商品条码

1. 商品条码的概念及类型　商品条码是由国际物品编码协会（EAN）与统一代码委员会（UCC）规定的，用于表示零售商品、非零售商品、物流单元、位置的标识代码的条码。条码是由一组规律排列的条、空组合及其对应的供人识别字符组成的标记,用于表示一定的信息。商品条码中,其条、空组合部分称为条码符号,其对应的供人识别字符也就是该条码符号所表示的商品标识代码。商品条码的基本构成如图2-2所示。

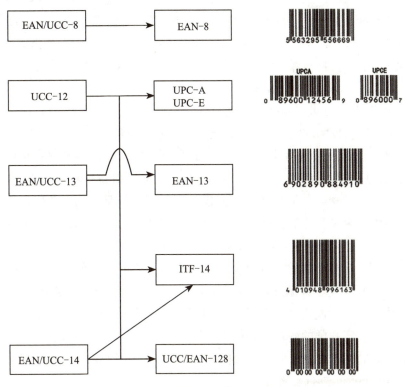

图2-2　商品条码的基本构成

从上述定义可以看出,商品标识代码和商品条码既有区别又有联系。商品标识代码是用来标识商品的一组数字,对不同的商品赋予不同的代码。而商品条码是用于表示商品标识代码的条码,即条码符号。商品标识代码和条码符号的对应关系如图2-3所示。

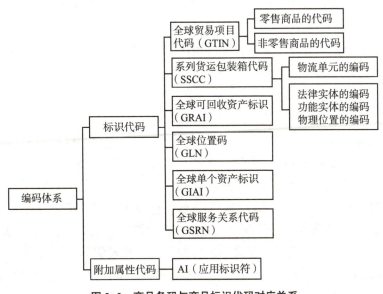

图2-3　商品条码与商品标识代码对应关系

从以上商品标识代码和条码符号的对应关系可以知道，要想用条码符号对不同的商品进行表示，首先要按照商品标识代码的编码规则对商品进行编码，然后用商品条码的符号结构来表示商品标识代码。

商品条码主要有 EAN/UPC、ITF-14、UCC/EAN-128 三种类型。其中 EAN/UPC 又有 EAN-13 商品条码和 EAN-8 商品条码、UPC-A 商品条码和 UPC-E 商品条码。零售商品的条码标识主要采用 EAN/UPC 条码。非零售商品的条码标识主要采用 ITF-14 条码或 UCC/EAN-128 条码，也可使用 EAN/UPC 条码。物流单元的条码标识主要采用 UCC/EAN-128 条码。厂商的物理位置、职能部门等位置的条码标识也采用 UCC/EAN-128 条码。

商品条码最早出现于 20 世纪 40 年代，但其得到实际应用和迅速发展还是在近 20 年。条码技术是随着计算机与信息技术的发展和应用而诞生的，它是集编码、印刷、识别、数据采集和处理于一身的新型技术。商品条码的编码遵循唯一性原则，以保证商品条码在全世界范围内不重复，即一个商品项目只能有一个代码，或者说一个代码只能标识一种商品项目。不同品种、不同规格、不同包装、不同价格、不同颜色的商品需使用不同的商品代码。条码作为一种及时、准确、可靠、经济的数据输入手段在工业发达国家已经普及应用，并已成为商品独有的世界通用的"身份证"。同时，条码作为一种自动识别技术，提供了快速、准确地进行数据信息采集输入的有效手段，解决了由于计算机数据输入速度慢、错误率高等造成的瓶颈难题，现已成为商品流通业、供应链管理，特别是电子数据交换（EDI）和国际贸易的一个重要基础。中国自 1991 年加入国际物品编码协会以来，制定并发布了一系列有关条码的国家标准。1991 年制定的商品条码国家标准 GB12904，规定我国的商品条码结构与国际物品编码协会推行的 EAN 商品条码结构相同，即在我国推行 EAN-13 商品条码和 EAN-8 商品条码。该标准根据条码的发展状况，分别于 1998 年、2003 年和 2008 年进行了修订。

商品条码一般直接印刷在商品包装容器或标签纸上（如药品、食品等），或者制成挂牌悬挂在商品上（如服装、首饰等），或者制成不干胶粘贴在商品上（如化妆品、油脂制品等）。

2. 编码与条码的应用 中国物品编码中心成立以来，在颁布《商品条码管理办法》的同时，还致力于物品编码与自动识别技术的推广应用。商品条码等自动识别技术在物流、管理等方面也越来越多地得到广泛应用。我国目前使用物品编码标识产品达 300 多万种，包括零售业、制造业、交通运输、邮电通信、物资管理、仓储、食品安全、医疗卫生、工商、海关、金融、军工等诸多行业和领域。物品编码与自动识别技术应用作为我国信息化建设的重要基础，一直得到国务院相关部门、各地方政府和社会各方面的关注和支持。

2003 年 7 月，国家质量监督检验检疫总局正式批准实施了"条码推进工程"，在医疗领域，该中心编写了《医疗卫生领域条码应用指南》，组织分支机构完成条码在医药价格监管和结算、中药材种植产地溯源、医药物流等方面的推广应用，为大力推广以物品编码为基础的全球统一标识系统在我国医疗卫生行业的应用，提高医疗卫生行业供应链管理效率和服务水平发挥了重要作用。如将条码技术用在中药材种植产地追溯监管系统中，可以记录下田间管理、采购、质量控制及生产加工等信息，通过扫描最后的药材成品批号，可以对药材种植的历史信息进行追溯查询。成品一旦出现问题，可以及时追回所有相关成品，从而挽回不必要的损失。2015 年，中国国家标准委和国家中医药管理局联合发布了《中药方剂编码规则及编码》《中药编码规则及编码》和《中药在供应链管理中的编码与表示》等 3 项中医药国家标准。这三项标准的实施标志着我国将实施统一的中药、中药方剂、中药供应链编码体系。《中药方剂编码规则及编码》规定了中药方剂的分类与代码结构，并对 1089 首中药方剂进行了分类编码，适用于中药方剂的临床用药、科研教学、统计和监督管理，以及中药方剂、中药处方、电子处方、电子病历、中医病历等工作的信息处理、信息交换与互联互通。《中药编码规则及编码》规定了中药的编码规则，适用于中药材、中药饮片、中药配方颗粒、中药超微饮片、中药超微配方颗粒的分类编码，还可以用于中药的生产经营、采购、储藏、养护、科研教学、监督管理、中药供应链（物流）、统计的信息处理、信息交换与互联互通。《中药在供应链管理中的编码与表示》规定了中药产品贸易项目、产地、单位、等级、生产日期、批次号、系列号、数量等产品标识内容信息的编码与表示，适用于中药供应链管理、监督管理流程中的信息处理和中药物流、资金流、信息流的交换、处理与互联互通。

如今，现代社会已离不开商品条形码。我国高度重视中药商品编码工作和自动识别技术的开展与应用。目前实施的药品电子监管就是运用信息技术、网络技术和编码技术，给药品最小包装赋予一个电子监管码。通过电子监管码给每个药品一个合格的身份证，即"一件一码"，这是我国政府对药品实施电子监管、为每件产品赋予的标识。利用中国药品电子监管码管理系统，可实现对药品从生产到流通过程的全程监管，确保公众用药安全。

第三章 中药商品质量与管理

扫一扫，查阅本章数字资源，含PPT、音视频、图片等

质量第一是中药商品的重要特点。作为商品的中药材、饮片及中成药，质量不合格就没有使用价值，其商品交换就无法进行，其消费使用价值就不能实现。因此，研究中药商品，必须研究中药商品质量及管理方法，这是中药商品学的重点内容。同时，商品质量也是消费者最为关心的问题，加强质量管理对于提高中药商品质量、保护使用价值、防止伪劣商品流入市场、维护消费者利益、增强企业在国内外市场的竞争力都具有十分积极的作用。

第一节 中药商品质量的内涵及影响因素

一、中药商品质量的内涵

（一）质量概念

人们对质量的认识源于其质量实践活动，并且随着人类生产、科技、文化和其他社会活动的不断进步而逐渐变化。由于人们从不同的实践角度来观察和体验质量的本质和内涵，并且对质量本质和内涵的认识也随着时代进步而不断地发展和变化，这就使得国内外专家关于质量的定义视角各异，说法不同。但总体来说，质量的定义可以归为以下几种代表类型。

1. 质量是"符合规范或要求" 美国著名质量管理专家克劳斯比（P. B. Crosby）认为，质量并不意味着好、卓越、优秀等，只代表着对于规范或要求的符合。谈论质量只有相对于特定的规范或要求才有意义，合乎规范或要求就意味着具有了质量，反之不合格就意味着缺乏质量。这种符合质量的概念，通常以符合现行标准或技术要求的程度作为衡量依据。这种说法实用而易被接受，但其局限性也非常突出。因为作为规范的标准或技术要求有先进和落后之别，并且现行标准或技术要求也很难准确反映客户的全部要求，尤其是潜在的和变化着的需求。因此，在这种传统的"静态"质量观念指导下，一旦质量符合了规范或要求，就可能停止任何改进质量的努力。

2. 质量是"适用性" 世界著名质量管理专家朱兰（J. M. Juran）从用户的角度出发，提出了质量即适用性的著名观点。他指出："所谓适用性是指产品在使用期间能够满足用户的需求。"他认为"适用性"普遍适用于一切产品或服务，是由用户所要求的产品或服务特性决定的，适用性的评价也是由用户做出的，而不是由产品制造商或者服务提供商做出的。朱兰的质量观念体现了质量最终决定于产品或服务的消费过程及用户的使用感受、期望和利益的本质，成为用户型质量观的一种代表性理论，得到了世界的普遍认同。

3. 质量是"社会总损失最小" 日本著名质量管理专家田口玄一认为，质量是指产品上市后

给社会带来的总损失最小，由功能本身所产生的损失除外。例如，酒能醉人是它的一种功能，因酗酒而蒙受的损失属于由功能本身产生的损失，不属于酒本身的质量问题，应属于酗酒者饮用不当的问题。至于社会允许何种功能的商品，属于文化、法律范畴的问题，不是技术问题。他将"总损失"定义为产品上市后所产生的"功能波动损失""弊害项目损失"及"使用成本"这三部分损失之和。田口玄一的质量观念仍然属于用户型质量观的理论描述，但从逆向的损失角度来描述质量概念无疑是一种创新，它为质量的定量化提供了方便。

4. 质量是"满足顾客期望的各种特性综合体" 世界著名质量管理专家费根鲍姆（A. V. Feigenbaum）在《全面质量管理》中提出："产品或服务质量可以定义为：产品或服务在营销、设计、制造、维修中各种特性的综合体，借助于这一综合体，产品和服务在使用中就能满足顾客的期望。衡量质量的主要目的在于，确定和评价产品或服务接近于这一综合体的程度或水平。有时也用可靠性、售后服务能力、可维修性等术语来定义产品质量。但很显然这些术语只是构成产品或服务质量的个别特性。在确定某一产品的'质量'关键要求时，要在经济上综合平衡，即权衡各种个别质量特性的得失。"

根据费根鲍姆对质量的定义，质量是由顾客来判断的，而不是由设计师、工程师、营销部门或管理部门来确定的。顾客根据其对某种产品或某项服务的实际经验同他的需要对比而作出判断。

5. 质量是"固有特性满足要求的程度" 国家标准 GB/T 19000-2016/ 国际标准 ISO 9000:2015《质量管理体系 基础和术语》对质量的定义是："一组固有特性满足要求的程度。"从定义中可以知道：质量的内涵是由其载体的一组固有特性组成，并且这些固有特性能够不同程度地满足顾客及其他相关方的要求。随着科技进步和社会经济发展，质量载体内涵（从"产品"到"产品、过程、体系"）和固有特性内涵都会随着顾客及其他相关方要求的改变而发生变化，因而质量不是静态的，而是动态的，还具有广义性、时效性和相对性。

（二）中药商品质量

商品质量是指商品的一组固有特性满足明确规定的和通常隐含的需求或期望的程度。这里，"明确规定的"指在法律、法规、技术标准、合同、承诺、图样、使用说明标签或标志、使用说明书等文件中明确提出的要求；"通常隐含的"是指那些人们公认的、应该遵从的、不必明确的要求，如习惯要求或沿用惯例等。商品要想能够符合明确规定和隐含要求，只靠一两个特性是无法满足这种复杂或综合要求的，通常要靠若干个即一组质量特性才能达到目标。其满足程度决定于质量特性组合的优化程度，并最终决定商品质量的好坏。

人们对商品质量的认识和理解是随着社会生产和经济发展而变化的。随着科技的进步、人们生活方式和观念的改变，顾客的需求和期望越来越丰富，质量的内涵也随之不断变化。这是一个动态的过程。现代商品质量观更是一个整体的概念，它包含自然质量、无形质量、社会质量三个层次。自然质量是指商品满足消费者明确和潜在需求的各种物质性特性，如化学特性、物理特性、功能等。无形质量是指与商品有关的各种服务，如售前、售中、售后服务等。社会质量是指商品从生产、流通、消费、废弃整个生命周期满足全社会利益所必需的特性，如不污染、不破坏自然环境、节约能源、废弃后容易处置、不违背法律和社会道德等。

中药商品遵循商品的基本规律，具有商品的共有特点；同时，它又是一类特殊商品，是用于预防、治疗、诊断人体的疾病，有目的地调节人的生理功能，并规定有适应证、用法和用量的物质，属于特殊管理的药品类，具有质量控制的严格性。随着商品质量观的变化，中药商品质量的内涵也更加丰富，即社会对药品有效性严格要求的同时，对其安全性、便捷性、稳定性等要求不断提高。对中药商品相关企业来说，要求既要生产"优质、稳定、安全、均一、经济"的产品，又要考虑社会的整体利益和长远利益，把商品的自然质量、无形质量、社会质量有机地结合。

（三）中药商品的质量特性

商品的质量特性是指商品与要求有关的固有特性。一般来说，商品不止有一种质量特性，常常有几种、十几种，甚至更多。每种质量特性对商品质量都有一定的贡献，但其重要程度却不同，而且因使用目的或用途不同而发生变化。因此，在商品质量评价和管理过程中，应该依据其用途权衡轻重，尽量简化，选择少数对商品质量起决定作用的质量特性（一般以 3～5 种为宜），按其重要程度分别赋予不同的权重，加权综合，形成消费者需求或期望的质量，以提高商品质量评价的效率和经济效益。中药商品的质量特性主要指真实性、安全性、有效性和稳定性。

在大多数情况下，真正的质量特性是难以定量的，尤其是依据现有的测量技术来选定质量特性时，往往非常困难。这就要求对产品进行综合的或个别的试验研究，确定某些技术参数以间接地反映商品的质量特性，国外称之为代用质量特性。不论是直接定量的、还是间接定量的质量特性，都应准确地反映顾客和相关方对商品质量的客观要求。把反映商品质量特性的技术经济参数明确规定下来，形成技术文件，这就是商品质量标准或称技术标准。商品标准中所选用的质量特性大多数是代用质量特性，它们是商品质量管理不可缺少的手段。这样就使得商品质量标准与实际质量要求常常存在着既相互适应又相互矛盾的地方，因此要定期或不定期地根据消费者不断变化的需要，对质量标准进行必要的调整和修改，尽可能使质量标准符合消费者的实际质量要求。近年来，作为国家级中药质量标准的《中国药典》，就是每 5 年修订一次。

（四）中药商品质量基本要求

1. 基于药品特性的中药商品质量基本要求 基于药品特性的中药商品质量基本要求归纳起来，可以概括为专属有效性、安全卫生性、限时使用性、环境友好性、审美性、经济性、信息性和可追溯性。

（1）**专属有效性** 是指中药商品为满足特定的使用目的所必须具备的专属有效性能，它是构成商品使用价值的基本条件，是最基本的质量要求，突出表现在其不可替代的特殊属性，即什么病就得使用什么药，如治疗风寒发热要用麻黄而不能用薄荷。

（2）**安全卫生性** 是指中药商品在储存、流通和使用过程中保证人身安全和健康不受伤害的能力。要求中药必须符合卫生学要求，同时其中的有毒有害成分不得超过标准规定的限度。许多中药具有两重性，它们既有防病治病的一面，又有毒副作用，用之得当，能达到使用目的，用之不当，失之管理，会危害身体健康，乃至生命。

（3）**限时使用性** 是指中药商品只是治疗疾病或为了达到某种预防目的才服用，要求有病早治疗，及时、按时、按要求对症用药；同时，中药商品都有有效期，要求在规定的时间内合理使用。

（4）**环境友好性** 是指中药商品在生产、流通、使用的整个周期内对自然生态环境和人体健康的危害尽可能减至最低程度，即在生产中要对自然生态环境破坏小，生产及使用后废物要处理得当。

（5）**审美性** 是指中药商品能够满足人们审美需要的属性，包括中药本身的形状、色泽及包装等。现代社会人们对商品质量的追求已转向物质方面的实用价值与精神方面的审美价值的高度统一。商品的审美性已成为提高商品的市场竞争能力的重要手段之一。

（6）经济性　是指商品的生产者、经营者、消费者都能用尽可能少的费用获得较高的商品质量，从而使企业获得最大的经济效益，消费者也会感到物美价廉。即经济性包括两方面的内容，一是在"物美价廉"基础上的最适质量，二是商品价格与使用费用的最佳匹配。离开经济性孤立地谈质量，没有任何意义。其中最适质量是指商品的质量性能与获得该种性能所需费用的统一，即优质与低成本的统一。

（7）信息性和可追溯性　中药商品的信息性是指依据药品有关质量法规或强制性标准，商品生产者、经销者有责任和义务通过其商品或包装的规定标识及包装内必备的有关文件，向消费者提供有用的质量信息。商品或其包装上的规定标识及文件主要有：商品名称；生产者的名称和地址；商品的规格与等级；适应证或者功能主治、用法用量、不良反应、禁忌证；商品主要技术指标或所用原料的成分名称及其含量；商品运输、储存、使用与养护的方法和注意事项；商品的生产日期和有效使用期（保质期）；商品所执行的国家标准、行业标准或企业标准的编号；商品质量检验合格证明（合格证书、合格标签和合格印章）；商标及生产许可证、卫生许可证的编号、药品批准文号；商品的认证标志等。

可追溯性是指根据记载的标识，追踪中药商品的原材料、加工历史、应用情况、商品出厂后的分布和位置等的能力。如前所述，以商品条码、物品编码及射频等识别技术为核心的全球统一标识系统（GSI）为实现自动化追踪提供了有效的手段。我国开展中药追溯体系建设始于2012年，2019年修订的《药品管理法》对中药饮片追溯做出了规定。随后，国家有关部门相继出台政策，支持推进覆盖中药全产业链的追溯体系建设。2019年，中共中央、国务院《关于促进中医药传承创新发展的意见》提出：加强中药质量安全监管。以中药饮片监管为抓手，向上下游延伸，落实中药生产企业主体责任，建立多部门协同监管机制，探索建立中药材、中药饮片、中成药生产流通使用全过程追溯体系，用5年左右时间，逐步实现中药重点品种来源可查、去向可追、责任可究。2020年，国家药监局《关于促进中药传承创新发展的实施意见》提出：强化技术支撑体系建设。加强"智慧监管"建设，创新利用大数据、互联网、云计算等现代信息技术，推进药品追溯信息互通互享。推动相关部门共同开展中药材信息化追溯体系建设，进一步提高中药材质量安全保障水平。稳步推进中药生产企业建立药品追溯体系，对中药产品赋码、扫码，逐步在药品生产流通全过程实现可追溯。2023年，国家药监局印发《进一步加强中药科学监管促进中药传承创新发展若干措施的通知》，要求规范中药饮片生产和质量追溯。遵循中药饮片炮制特点，结合传统炮制方法和现代生产技术手段，研究完善中药饮片生产质量管理规范，探索建立中药饮片生产流通追溯体系，逐步实现重点品种来源可查、去向可追和追溯信息互通互享。发布实施《中药饮片包装标签管理规定（试行）》及相关配套技术文件，规范中药饮片标签的标识内容。

目前，我国中药行业已出台了《国家中药材流通追溯体系建设规范》《国家中药材流通追溯体系主体基本要求》《国家中药材流通追溯体系统一标识规范》《国家中药材流通追溯体系设备及管理要求》及《国家中药材流通追溯体系技术管理要求》等参考文件。许多专家致力于研究建立中药商品质量追溯体系，已初步研制出"基于物联网感知技术的道地中药材追溯系统"等。由商务部建立"国家重要产品追溯体系"已上线运行，其中18个省市的"中药材流通追溯体系"已可使用。这些都为实现中药商品的可追溯性提供了保障。

2. 基于服务（无形商品）的中药商品质量基本要求　服务是一种无形商品，它主要是指服务组织提供的各种服务，如商业、卫生、文化、运输、仓储等组织提供的服务。由于服务内涵的延伸，有时也包括有形商品的售前、售中、售后服务，以及生产企业内部上道工序对下道工序的服务。

对服务商品的质量要求主要有功能性、经济性、安全性、时间性、舒适性和文明性。

（1）功能性　是指服务实现的效能和作用。如运输的功能是将药材按时送达目的地；养护的功能是采用适当技术与方法防治中药质量变化。能否使顾客得到这些服务功能是对服务的基本要求。

（2）时间性　是指服务的速度，能否及时、准时、省时地满足服务需求的能力。对中药商品服务来说，时间性更重要，也就是说，只能药等人，不能人等药。

（3）文明性　不仅仅是指对顾客要笑脸相迎，还包括对顾客的谦逊、尊重、信任、理解、体谅及与顾客有效的沟通，是满足顾客精神需求的程度。这是服务质量中最难把握但却非常重要的质量特性。

（4）安全性　是指服务供方在对顾客进行服务的过程中，保证顾客人身不受伤害、财物不受损害的能力。即没有任何风险、危险和疑虑。安全性的提高或改善与服务设施、环境有关，也与服务过程的组织、服务人员的技能和态度有关。

（5）舒适性　是指服务对象在接受服务的过程中感受到的舒适程度。舒适性与服务设施是否适用、方便、舒服，服务环境是否清洁、美观、有秩序等有关。

（6）经济性　是指为得到相应服务顾客所需费用的合理程度。这与有形商品质量的经济性是类似的。

二、影响中药商品质量的主要因素

中药商品是我国传统医药学的重要组成部分，是防病、治病的物质基础，其质量的优劣直接影响中医的临床疗效。而中药商品（有形商品与服务）质量受到了诸多相关因素的影响，包括人、自然多方面的因素，贯穿了商品生产、流通、消费全过程。为了能够对中药商品质量实施控制并得到预想的商品质量，就要分析和控制商品质量的影响因素。

（一）生产过程中影响中药商品质量的因素

中药商品的主要形式有中药材、中药饮片和中成药。中药材商品质量影响饮片质量、饮片质量又影响中成药的质量。另外，每一类商品的生产过程对商品质量也将产生很大影响。中药材又分为植物药、动物药及矿物药，绝大多数来自自然界。植物、动物药材商品的生产规律类似于农、林、牧、渔等产业的天然商品，其质量取决于品种的选择、栽培或饲养技术、生长的产地及自然环境、生长年龄、收获季节及方法、药用部位、产地加工、包装等因素。对于中药饮片、中成药等工业生产商品来说，生产过程中的原料质量、生产工艺和设备、质量控制、成品检验及包装等环节都会影响其质量。

1. 中药材的品种与种质　品种是影响中药质量的重要因素之一。《中国药典》收载的中药中，一药多基原情况普遍存在。同一药材，即便是同属植（动）物，品种不同其质量也有差异，甚至是很大差异。如厚朴与凹叶厚朴，其厚朴酚与和厚朴酚的含量可相差5倍以上；如果是属（如水蛭）甚至科（如小通草）都不同，其有效成分的类别、含量均有很大差别。中药疗效的物质基础有显著差别的品种，当其被作为同一药材使用时，其质量常难以控制，临床疗效也难以保证。

种质（germplasm）是指决定生物遗传性状，并将丰富的遗传信息从亲代传递给后代的遗传物质总体。遗传物质是决定生物能否产生活性物质的前提，是决定中药材品质的内在因素，种质的优劣对中药材的产量和质量有决定性的影响。各种中药材含有的活性成分不同，其性味功能不同，都与其具有的不同种质有关。因此，中药材优良种质的筛选和优良品种的培育是保障和提高中药材质量的重要措施。

2. 中药材的生产　当前中药材的生产主要有两种途径，即野生和栽培（养殖）。我国有近200种常用大宗药材为栽培品，这对减少中药对野生资源的需求、实现中药资源可持续利用具有重要意义。但是，目前我国许多栽培药材仍主要靠药农分散生产，栽培技术粗放，种质不佳，品种混杂，种质特性退化的情况较为严重。如牛膝的种质退化引起牛膝的根越种越小，防风根的分枝变异及黄芪的木化变异等。据统计，已培育出优良品种并在生产上推广应用的药材不超过10种。另外，在栽培中滥施农药、生长激素、除草剂，过量使用化肥等，造成药材中农药及生长激素残留和重金属含量偏高，影响药材的安全性和有效性。栽培中的这些问题已成为影响中药材质量的重要因素之一。

中药材生产是中药商品研制、开发、生产和应用整个产业链的源头。只有首先抓住源头，逐步改变分散的、落后的种植模式，形成规范化、规模化、集约化生产，才能得到质量优良、稳定、均一、有害物质不超标的药材，为形成中药安全、有效、稳定、可控的质量体系奠定基础，从根本上解决中药的质量问题和使中药走向标准化、现代化、国际化。因此，国家大力提倡规范化种植中药材，于2002年6月1日起正式施行《中药材生产质量管理规范（试行）》（中药材GAP），对药材生产从种质、栽培、采收、加工、贮藏、运输等全过程实施全面质量管理，这有助于提升中药材的质量。2022年3月17日新版《中药材生产质量管理规范》GAP正式发布，这意味着我国中药行业高质量发展的进程开启了新的阶段。

3. 中药材的产地　药材质量的优劣除与药材的品种、种质、栽培密切相关外，其有效成分在药用动、植物体内的形成和积累与其产地关系亦很密切，药材的产地对药材质量优劣影响很大。李时珍曰："性从地变，质与物迁"，强调产地与药材质量的密切关系，即同种药材，产地不同，质量不尽相同。我国许多常用中药材产地广布，但因产地东、西、南、北、中各不相同，其地势、土壤、气候（气温、光照、降雨）、水质、生态环境各异，造成不同产地的同种药材质量上的差异，有时这种差异甚至是巨大的。如甘草（甘草 *Glycyrrhiza uralensis* Fisch. 的干燥根）中甘草酸的含量因产地不同，从1.16%～6.11%，相差5倍多；青蒿（黄花蒿 *Artemisia annua* L.）广布北半球的亚热带至温带，我国从海南岛至黑龙江均有产，据报道，其抗疟有效成分青蒿素从北到南，含量差异巨大，从痕量～0.9%，相差5～6个数量级；再如防风［防风 *Saposhnikovia divaricata*（Turcz.）Schischk. 的干燥根］，原产东北及内蒙古，引种到南方栽培后，其药材常分枝，且木化程度增高，与原有的性状特征相差甚远。这些药材质量的差异必然导致临床疗效的差异。

由于产地与中药材质量的密切关系，我国从古至今强调"道地药材"和"道地产地"。将那些历史悠久、品种优良、产量宏丰、疗效显著、具有明显地域特色的中药材称为道地药材。道地药材具有明显的地域性和品种、质量的优良性。在特定的生产区域内，受气候、土壤、水质和生态环境的影响，加上优良的种植、采收、加工技术，生产出品种优良、质优效佳的中药材，因此，道地药材从古至今也是一个质量的概念。据统计，我国现在比较公认的道地药材有200多种。道地药材的区划，根据不同的研究目的有不同的划分方法，本教材采用按照我国地形地貌的自然特点和民族医药体系的中心来划分道地药材产区的方法，将我国划分为15个药材区，现择要介绍如下。

（1）川药　主要起源于巴、蜀古国，现指产于四川、重庆的道地药材。如川贝母、川芎、黄连、附子、川乌、麦冬、丹参、干姜、郁金、姜黄、白芷、半夏、天麻、川牛膝、川楝子、川楝皮、花椒、乌梅、黄柏、厚朴、金钱草、青蒿、五倍子、冬虫夏草、银耳、麝香等。

（2）广药　主要指南岭以南，广东、广西和海南所产的道地药材。如砂仁、广藿香、穿心莲、广金钱草、粉防己、槟榔、益智、肉桂、苏木、巴戟天、高良姜、八角茴香、胡椒、荜茇、胖大海、马钱子、罗汉果、陈皮、青蒿、石斛、钩藤、蛤蚧、金钱白花蛇、穿山甲、海龙、海马、地龙等。

（3）云药　主要指产于云南的道地药材。如三七、木香、重楼、茯苓、萝芙木、诃子、草果、金鸡纳、儿茶等。

（4）贵药　主要指产于贵州的道地药材。如天冬、天麻、黄精、白及、杜仲、吴茱萸、五倍子、朱砂等。

（5）怀药　主要指"四大怀药"等河南所产的道地药材。如怀地黄、怀牛膝、怀山药、怀菊花、天花粉、瓜蒌、白芷、辛夷、红花、金银花、山茱萸、全蝎等。

（6）浙药　主要指"浙八味"等浙江所产的道地药材。如浙贝母、白术、延胡索、山茱萸、玄参、杭白芍、杭菊花、麦冬、温郁金、莪术、栀子、乌梅、乌梢蛇、蜈蚣等。

（7）关药　是指山海关以北、东北三省及内蒙古自治区东北部地区所产的道地药材。如人参、细辛、防风、五味子、龙胆、平贝母、升麻、桔梗、牛蒡子、灵芝、鹿茸、鹿角、哈蟆油等。

（8）秦药　是指古秦国，现陕西及其周围地区所产的道地药材。地理范围为秦岭以北、西安以西至"丝绸之路"中段毗邻地区，以及黄河上游的部分地区。如大黄、当归、秦艽、羌活、银柴胡、枸杞子、南五味子、党参、槐米、槐角、茵陈、秦皮、猪苓等。

（9）淮药　是指淮河流域及长江中下游地区（鄂、皖、苏三省）所产的道地药材。如半夏、葛根、苍术、射干、续断、南沙参、太子参、明党参、天南星、牡丹皮、木瓜、银杏、艾叶、薄荷、龟甲、鳖甲、蟾酥、斑蝥、蜈蚣、蕲蛇、石膏等。

（10）北药　是指河北、山东、山西及陕西北部所产的道地药材。如党参、柴胡、白芷、北沙参、板蓝根、大青叶、青黛、黄芩、香附、知母、山楂、连翘、酸枣仁、桃仁、薏苡仁、小茴香、大枣、香加皮、阿胶、全蝎、土鳖虫、滑石、赭石等。

（11）南药　是指长江以南，南岭以北地区（湘、赣、闽、台等地）所产的道地药材。如百部、白前、威灵仙、徐长卿、泽泻、蛇床子、枳实、枳壳、莲子、紫苏、车前、香薷、僵蚕、雄黄等。

（12）蒙药　是指内蒙古自治区中西部地区所产的道地药材，也包括蒙古族聚居地区蒙医所使用的药物。如锁阳、黄芪、甘草、麻黄、赤芍、肉苁蓉、淫羊藿、金莲花、郁李仁、苦杏仁、刺蒺藜、冬葵果等。

（13）藏药　是指青藏高原所产的药材，也包括藏族聚居区藏医使用的药材。如甘松、桃儿七、胡黄连、藏木香、藏菖蒲、藏茴香、雪莲花、余甘子、广枣、波棱瓜子、毛诃子、木棉花、翼首草、冬虫夏草、麝香、熊胆、硼砂等。

（14）维药　是指新疆维吾尔自治区所产的道地药材，也包括维吾尔族聚居地区维医所使用的药物。如雪莲花、伊贝母、阿魏、紫草、甘草、锁阳、肉苁蓉、孜然、罗布麻等。

（15）海药　主要是指沿海大陆架、中国海岛及河湖水网所产的道地药材。如珍珠、珍珠母、石决明、海螵蛸、牡蛎、海龙、海马等。

4. 中药材的采收　药材质量的好坏与其所含有效成分的多少密切相关。有效物质含量的高低除取决于药用植物种类、种质、药用部位、产地、栽培外，药材的采收年限、季节、时间、方法等直接影响药材的质量、产量和收获率。如甘草在生长初期甘草酸的含量为6.5%，开花前期为10.5%，开花盛期为4.5%，生长末期为3.5%。中药材的适时采收是生产优质药材的重要环节。确定药材的适宜采收期应建立在对该药材充分研究的基础上，需要考虑多种因素，其中主要是要把有效成分的积累动态与药用部分的单位面积产量变化结合起来考虑，以药材质量的最优化和产量的最大化为原则，确定其最适宜的采收期。各类药材的特点不同，一般采收原则也不同。

（1）植物类药材　药用植物的根、茎、叶、花、果实和种子等不同部位在不同生长期所含有效成分的种类和含量是不同的，故采收时间应根据中药的品种和入药部位不同而有所不同。

根及根茎类中药材一般在秋冬季节植物地上部分将枯萎时及春初发芽前或刚露苗时采收，此时根或根茎中贮藏的营养物质最为丰富，通常含有效成分和产量均比较高。有些药用植物枯萎期较早，如半夏、太子参、延胡索等，则应提前在其植株枯萎前采收。

茎木类中药材一般在秋、冬两季采收，此时通常有效物质积累较多。

皮类中药材一般在春末夏初采收，此时树皮养分及液汁增多，形成层细胞分裂较快，皮部和木部容易剥离，伤口较易愈合。少数皮类药材在秋冬两季采收，如苦楝皮此时有效成分含量较高。肉桂则在春季和秋季各采一次。

叶类中药材多在植物光合作用旺盛期、叶片繁茂、颜色青绿、开花前或果实未成熟前采收，此时往往有效成分含量和产量均高。

花类中药材多在含苞待放时采收，如金银花、辛夷、丁香、槐米等。在花初开时采收的有红花、洋金花等；在花盛开时采收的有菊花、番红花等。对花期较长、花朵陆续开放的植物，应分批采摘，以保证质量。一般不宜在花完全盛开后采收，开放过久几近衰败的花朵，不仅影响药材的颜色、气味，而且有效成分的含量也会显著减少。

果实种子类中药材多在自然成熟或将近成熟时采收。少数采收幼果，如枳实、青皮等。种子类药材需在果实成熟时采收。

全草类中药材多在植株充分生长、茎叶茂盛时采割，如穿心莲、淡竹叶等；有的在花盛开时采收，如青蒿、荆芥、香薷等。而茵陈有两个采收期，春季采收的药材习称"绵茵陈"，秋季采收的药材习称"花茵陈"。

藻、菌、地衣类中药材的药用部位不同，采收时间不一，如茯苓立秋后采收较好，冬虫夏草在夏初子座出土孢子未发散时采收，海藻在夏秋二季采捞，松萝全年均可采收。

（2）动物类药材　因原动物种类和药用部位不同，采收时间也不相同。

昆虫类中药材中，入药部分含虫卵的，应在虫卵孵化前采收，如桑螵蛸应在深秋至次年3月中旬前采收，过时卵已孵化，质量降低。以成虫入药的，均应在活动期捕捉，如土鳖虫等。有翅昆虫，宜在清晨露水未干时捕捉，因此时不易起飞，如斑蝥等。两栖类、爬行类多数宜在夏秋两季捕捉，如蟾蜍、各种蛇类。亦有在霜降期捕捉的，如中国林蛙等。脊椎动物类中药材大多数全年均可采收，如龟甲、鸡内金、牛黄等。但鹿茸需在5月中旬至7月下旬锯取，过时则骨化；麝香活体取香则多在10月进行。

（3）矿物类药材　全年均可采收，大多结合开矿采掘。

在中药材采收中，要注意采收的机械、器具应保持清洁、无污染，存放在无虫鼠害和禽畜的干燥场所。同时，应根据药材的性质，选择适宜的机具进行采收。采收中要体现综合利用，减少浪费。不少中药材除传统的药用部位外，其他部位也含有相同的成分，有的含量还比较高，为充分利用资源，应开展综合利用。同时，还要注意保护野生药材资源，要坚持：①按需采药。防止过量采挖造成资源的浪费和生态的破坏。不少中药材，久贮易失效，应防止因积压造成的浪费。采收时采大留小，采密留稀，分期采集，合理轮采，只用地上部分的要注意留根，以利资源的再生。②轮采、野生抚育和封育。为保护中药的生物多样性，保持生态平衡，在中药材资源的天然生长地，因地制宜实行野生抚育、轮采、采育结合，封山育药，以利生物的繁衍，保持物种种源与资源更新，中药材野生抚育将野生药材采集与家种药材栽培有机结合。

5. 中药材的产地加工 中药材采收后，除少数要求鲜用外，如生姜、鲜石斛等，绝大多数首先要经过产地加工。产地加工的目的包括：①除去杂质及非药用部位，保证药材的纯净度；进行加工或修制，使药材尽快灭活，干燥，保证药材质量。②对需要鲜用的药材进行保鲜处理，防止霉烂、变质；降低或消除药材的毒性或刺激性，保证用药安全。有的药材毒性很大，通过浸、漂、蒸、煮等加工方法可以降低毒性，如附子等。有的药材表面有大量的毛状物，如不清除，服用时可能刺激口腔和咽喉黏膜，引起发炎或咳嗽，如狗脊、枇杷叶等。③有利于药材商品规格标准化。通过加工划分规格等级，使商品规格标准化，有利于药材的国内外交流与贸易。④有利于包装、运输与贮藏。

经过产地加工，可使药材性状符合商品要求，色泽好，香气散失少，有效成分含量高，水分含量适度，纯净度高，保证药材的质量和用药的安全。常用的产地加工方法有多种，包括拣、洗、切片、蒸、煮、烫、发汗、揉搓、干燥等。对每一种药材来说，是否选择了合适的加工方法并按操作要求完成，也是影响其质量的重要因素。

6. 中药质量检验与包装 产品或服务的质量检验是保证商品质量的主要手段之一。检验是对既定结果而言，具有事后把关的意义。但在质量的形成和实现的过程中，每个环节的检验对于下一个环节又是事前的控制，因而它又具有事前预防的意义。质量检验结果取决于检验或考核的方法质量和手段的质量。提供准确、真实可靠的检验数据，对于人们掌握产品或服务的质量状况和变化规律，进而改进工艺、加强管理、提高质量具有重要作用。

产品包装既能减少或防止外界因素对产品内在质量的不良影响，又能装饰和美化产品，从而便于产品的储运、销售和使用。包装已经成为产品不可缺少的附加物，包装质量直接影响着产品质量。

（二）流通过程中影响中药商品质量的因素

1. 运输装卸 是中药商品进入流通领域的必要条件。商品在运输过程中会受到冲击、挤压、颠簸、震动等物理机械作用，也会受到气候因素如温度、湿度、风吹、日晒、雨淋等的作用，在装卸过程中还会发生碰撞、跌落、倒置、破碎、散失等问题，这些都会导致中药商品损耗或质量下降。运输对中药商品质量的影响与运程的远近、时间的长短、运输的气候条件、运输路线、运输方式、运输工具、装卸工具等因素有关。

2. 仓库储存 是中药商品脱离生产领域，尚未进入消费领域之前的存放。在储存期间质量变化除了与中药商品本身的性质有关，还与仓库内外环境条件（如温度、湿度、氧气、水分、臭氧、尘土、微生物、害虫等）、储存场所的适宜性、养护技术与措施、储存期的长短等因素有关。通过采取一系列保养和维护仓储产品质量的技术和管理手段，可以有效地控制储存环境因素，减少或减缓外界因素对仓储产品质量的不良影响。

例如，中药材、饮片容易发生虫蛀、生霉、变色、走油、风化、自燃等变质现象。其原因有中药自身所含的成分、水分等内在因素，也有日光、空气、温度、湿度及微生物等外在因素及时间因素。因此，在中药商品贮存的过程中，首先要加强仓库的管理，贮藏时要坚持"发陈出新"

和"先进先出"的原则,并根据中药的特性分类保管。如剧毒药与非毒性药材分开,中药材与中药饮片分开,专人管理;容易吸湿霉变的药材应特别注意通风干燥;容易自燃的药材不能堆垛太高,注意通风干燥;含淀粉、蛋白质、糖类等营养成分容易虫蛀的药材,应贮存于容器中,放置干燥通风处,并经常检查;少数贵重药材、饮片也应与一般药材、饮片分开,专人管理;有效成分不稳定的不能久储。还可选择经验贮藏、冷藏、高温处理、气调贮藏(气调养护)、除氧剂密封储存等养护技术。

3. 销售服务 销售服务过程中的进货验收、入库短期存放、提货搬运、装配调试、消费指导、包装服务、送货服务、维修和退换服务等项工作质量是最终影响消费者所购中药商品质量的因素。

(三)使用过程中影响中药商品质量的因素

中药在经历了数千年临床实践的基础上,逐渐形成了自己独特的使用规律和临床用药理论。其中包括复方配伍、配伍禁忌、用药禁忌、剂量和用法等主要内容,这些都是临床用药时必须注意的,也是确保中药商品发挥功能的基本要素,这些要素将影响中药商品使用价值的实现,从而影响中药商品质量。

1. 中药的配伍 中医临床用药可选取单味中药,亦可根据病情的各种复杂状况和临床辨证情况而使用两味或两味以上中药所组成的复方。复方用药是中医临床用药的主要形式,药物间的配伍既具有很强的规律性,又具有极其复杂的可变性。人们将药物单味使用及复方配伍的关系总结为"七情",即单行、相须、相使、相畏、相杀、相恶、相反七个方面。

"七情"中,除"单行"者外,其他六个方面的变化关系可概括为:①有些药物配合应用后因产生协同作用而增进疗效,这是临床用药时要充分利用的。②有些药物配合应用后却可能因相互拮抗而抵消或削弱原有功效,用药时应加以注意。③有些药物配合后由于相互作用,能减轻或消除原有的毒性或副作用,在应用毒性药或峻烈药时可以选用。④另一些本来单用无害的药物,却因配合后的相互作用而产生毒性反应或强烈的副作用,此类属于配伍禁忌,原则上应避免合用。

当然,从用单味药治疗疾病到对药物之间的配伍关系的认识和应用,是前人通过漫长的临床实践,逐渐积累、总结而日益丰富而来的,是中药学知识宝库中的重要组成部分。其中的原理和规律亟待人们不断探究。药物的配伍应用是中医用药的主要形式,也是中医辨证论治的物质手段。将药物按照一定的法度组合在一起,并确定一定的剂量比例,制成适宜的剂型,即为方剂。方剂是药物配伍应用的发展和高级形式。

2. 中药的用药禁忌 中药的用药禁忌主要包括配伍禁忌、妊娠用药禁忌及服药食忌等三个方面。

(1)配伍禁忌 历代对中药配伍禁忌的认识不断发展,至金元时期将其概括为"十八反"和"十九畏"。

十八反:乌头反贝母、瓜蒌、半夏、白蔹、白及;甘草反甘遂、大戟、海藻、芫花;藜芦反人参、沙参、丹参、玄参、细辛、芍药。

十九畏:硫黄畏朴硝,水银畏砒霜,狼毒畏密陀僧,巴豆畏牵牛,丁香畏郁金,川乌、草乌畏犀角,牙硝畏三棱,官桂畏赤石脂,人参畏五灵脂。

但是,"十八反"和"十九畏"中有一部分同临床实际应用存在差异,这在古时就已发现。历代医家均有所论及,证明某些相反或相畏的药物仍然可以合用。如在感应丸中将巴豆与牵牛子同用；甘遂半夏汤中将甘草与甘遂同用；海藻玉壶汤中将甘草和海藻同用；十香返魂丹中将丁香与郁金同用。虽然存在这些临床用药案例，但临床上仍要遵守配伍禁忌规律，对于其中的药物，若无充分根据和临床应用经验，仍须避免盲目配合应用。

（2）妊娠用药禁忌　妊娠期的子宫对某些药物特别敏感，误服可致流产（如红花、麝香）。凡能引起胎动不安、滑胎、堕胎的药物，临证时都应注意。根据药物对孕妇和胎儿危害程度的不同，分为禁用和慎用两类。

禁用药：一般为毒性大或刺激性强，对胎儿发育有影响的药。如破血通经药三棱、莪术、水蛭、虻虫；开窍走窜药麝香、蟾酥、穿山甲、蜈蚣、蛇蜕、皂荚；逐水药甘遂、大戟、芫花、商陆、牵牛子；涌吐药瓜蒂、藜芦；攻下药巴豆、芦荟、番泻叶等。

慎用药：凡破气破血、活血祛瘀、辛热、滑利、沉降的药均应慎用。如大黄、芒硝、枳实、桃仁、红花、蒲黄、五灵脂、王不留行、附子、干姜、肉桂、牛膝、牡丹皮、茅根、瞿麦、薏苡仁、半夏、南星、常山、代赭石、磁石等。

凡是属于禁用的药物，绝对不能使用；属于慎用者，应该根据孕妇患病的情况，斟酌使用。但若没有特殊必要时，应尽量避免，以防发生意外。

（3）服药食忌　服药食忌即是服药期间的饮食禁忌，又称为忌口。根据中医理论，在服中药期间有些食物不宜食用。古代医药文献中有很多这方面的记载，如服黄连时忌食猪肉，服人参时忌食萝卜，薄荷忌鳖肉，茯苓忌醋等。有关这方面的实验研究罕见报道。但有些饮食禁忌通则却很有道理，如服发汗药时禁生冷，服调理脾胃药忌油腻，服消肿理气药禁豆类，服止咳平喘药禁食鱼腥，高烧患者应忌油等。

3. 中药的剂量　用药量，也称为剂量。首先是指每一味药的成人一日量（以干燥生药入汤剂计算）；其次是指在方剂中药与药之间的比较分量，即相对剂量。在确定剂量的时候，要根据患者的年龄、体质强弱、病程久暂、病势轻重，以及所用药物的性质和作用强度等具体情况来进行综合考虑。

4. 中药的用法　中药的临床用法主要可分为外用和内服。

汤剂是临床最常用的中药口服剂型，其用法包括煎法和服法。正确的煎药方法是先将药物放入容器内，加冷水漫过药面，浸泡约半小时后再煎煮，这样有效成分易于煎出。煎药火候的控制，主要取决于不同药物的性质和质地。服法是否正确，对疗效也有一定影响。服药时间必须根据病情和药性而定，如根据病情，有的可以一天数服，有的亦可以煎汤代茶，不拘时服。

5. 废弃处理　使用过的中药商品及其包装物作为废弃物被丢弃到环境中，有些废弃物可回收利用；有些废弃物则不能或不值得回收利用，也不易被自然因素或微生物破坏分解，成为垃圾；还有些废弃物会对自然环境造成污染，甚至破坏生态平衡。目前，世界各国越来越关注环境问题，不少国际组织建议把商品废弃物对环境的影响纳入其质量指标体系。因此，中药商品及其包装的废弃物是否容易处理是否对环境有害，将成为决定中药商品质量的重要因素之一。

第二节　中药商品质量标准与检验

在中药商品的研究、生产、经营、流通与使用等各个环节中，为了加强对中药商品的监督管理，确保中药商品质量，使中药市场有序、健康发展，维护消费者的合法权益，国家制定了一系列标准与法律、法规。

一、中药商品质量标准

(一) 商品标准

1. 标准的概念 国际标准化组织（International Organization for Standardization，简称 ISO）对"标准"的定义为：标准即由各有关方根据科学技术成就与先进经验，共同合作协商起草，并取得一致或基本上同意的技术规范或其他公开文件。由标准化团体批准，其目的在于促进最佳的公众利益。

国家标准《标准化工作指南 第1部分：标准化和相关活动的通用术语》（GB/T20000.1-2014）中对标准作了如下定义："通过标准化活动，按照规定的程序经协商一致制定，为各种活动或其结果提供规则、指南或特性，供共同使用和重复使用的文件"，同时还进一步注明："标准宜以科学、技术和经验的综合成果为基础。"

我国的标准由行业主管机构批准，以特定形式发布，作为共同遵守的准则和依据。

2. 商品标准的概念 商品标准是指为保证商品能满足人们的基本需要，对商品必须达到的某些或全部要求所制定的标准。主要有标准名称与编号、规范性引用文件、术语和定义、要求、抽样、试验方法、分类和标记、标志标签和包装、规范性附录等内容。

商品标准是商品生产、质量验收、监督检验、贸易洽谈、储存运输等的依据和准则，也是对商品质量争议作出仲裁的依据。对保证和提高商品质量，提高商品生产、流通和使用的经济效益，维护消费者和用户的合法权益等都具有重要作用。

3. 商品标准的分类

（1）按照标准的实施方式或约束性，商品标准分为强制性标准和推荐性标准 强制性标准是指由法律、行政法规规定的，强制实行的标准。推荐性标准是指除强制性标准以外，自愿采用、自愿认证的标准，又称自愿性标准。《中华人民共和国标准法》（简称《标准化法》）规定，国家标准、行业标准分为强制性标准和推荐性标准。凡涉及保障人体健康，人身、财产安全的标准及法律、行政法规规定强制执行的标准均为强制性标准，其余标准为推荐性标准。

（2）按照标准的表达形式，商品标准可分为文件标准和实物标准 文件标准是指用特定的规范文件，通过文字、表格、图样等形式，表述商品的规格、质量、检验等技术内容的统一规定。一般包括封面、目次、前言（或引言）、标准名称与编号、范围、规范性引用文件、术语和定义、符号与缩略语、要求、抽样、试验方法、分类和标记、标志标签与包装、参考文献、索引等。文件标准是一般的表达方式。

当文件标准有些情况下难以描述某种商品质量及其有关方面的内容时，则采用实物标准，将其作为文件标准的补充。实物标准亦称样品标准，通常是指对某些难以用文字准确表达的质量要求，如色、香、味、形、手感等，由标准化机构或行业或订货方用实物做成与文件标准规定的质量等级要求或部分相同的标准样品，常用作评定商品质量等级的依据。

4. 商品标准的分级 根据《标准化法》的规定，我国的标准划分为国家标准、行业标准、地方标准和企业标准四级。国务院印发的《深化标准化工作改革方案（国发〔2015〕13号）》，改革措施中指出，政府主导制定的标准由6类整合精简为4类，分别是强制性国家标准和推荐性国家标准、推荐性行业标准、推荐性地方标准；市场自主制定的标准分为团体标准和企业标准。政府主导制定的标准侧重于保基本，市场自主制定的标准侧重于提高竞争力。同时建立完善与新型标准体系配套的标准化管理体制。

（1）国家标准　国家标准是指由国家标准化主管机构批准发布，对国家经济、技术发展有重大意义，必须在全国范围内统一实施的标准。

（2）行业标准　行业标准是指在没有国家标准的情况下，需要在行业范围内统一制定和实施的标准。

（3）地方标准　地方标准是指在没有国家标准和行业标准的情况下，需要在某地区内统一制定和使用的标准。

（4）团体标准　由团体按照团体确立的标准制定程序自主制定发布，由社会自愿采用的标准。团体（association）是指具有法人资格，且具备相应专业技术能力、标准化工作能力和组织管理能力的学会、协会、商会、联合会和产业技术联盟等社会团体。

（5）企业标准　企业标准是指由企业制定发布，在该企业范围内统一使用的标准。

（二）中药商品标准分级

中药商品属特殊商品，既有药物商品的属性，又有一般商品的属性。因此其标准有两大类：一类是药品标准，包括国家药品标准、地方药品标准和企业药品标准三级；另一类是商品标准，包括国家标准、行业标准、团体标准、地方标准和企业标准。下面重点介绍药品标准。

1. 药品标准

（1）国家药品标准　是指国家药品监督管理局（National Medical Products Administration，简称NMPA）颁布的《中华人民共和国药典》（Pharmacopoeia of the People's Republic of China，简称《中国药典》）、《国家食品药品监督管理总局国家药品标准》（简称《局颁药品标准》）、药品注册标准、药品标准物质和由原卫生部颁布的《中华人民共和国卫生部药品标准》（简称《部颁药品标准》）等。

《中国药典》是国家监督管理药品质量的法定技术标准。它规定了药品的来源、质量要求、检验方法和生产工艺等技术要求。是全国药品生产、供应、使用、检验等单位都必须遵照执行的法定依据，属于强制性标准。《中国药典》是由药典委员会主持编写，经国家药品监督管理局批准颁布并实施的有关药品质量标准的法典，是法定的国家级药品标准，具有法律性和权威性。《中国药典》所收载的药品品种的范围和要求是：①防治疾病所需的、疗效肯定的、不良反应少的、优先推广使用的，并有具体标准能控制或检定质量的品种。②工艺成熟、质量稳定、可成批生产的品种。③常用的医疗敷料、基质等。凡属于《中国药典》收载的药品及制剂，其质量在出厂前均需按《中国药典》规定的方法进行检验，凡不符合《中国药典》规定标准的不得出厂，更不得销售和使用。但是《中国药典》的质量标准是该药品达到的最低标准，各生产厂家可制定出高于这些指标的标准，以生产出优质药品。

《局颁药品标准》目前主要收载新药标准（包括暂行、试行和新药转正标准）、药品注册标准、新版药典未收载但尚未被淘汰的药品标准、原地方标准经规范整理后适用于全国范围的药品标准及进口药材标准。

《部颁药品标准》包括：①药材部颁标准。②进口药材部颁标准。③《国家药品标准》（新药转正标准）。

药品注册标准是指国家药品监督管理局批准给申请人特定药品的标准，生产该药品的药品生产企业必须执行该注册标准。药品注册标准不得低于《中国药典》的规定。

药品标准物质是指供药品标准中物理和化学测试及生物方法试验用，具有测定性量值，用于校准设备、评价测量方法或者给供试药品赋值的物质，包括标准品、对照品、对照药材、参考品。中国食品药品检定研究院负责标定国家药品标准物质。

（2）地方药品标准　包括各省、自治区、直辖市中药材标准和各省、自治区、直辖市中药炮制规范。

地方药品标准是由省、自治区、直辖市药品管理部门根据本地区药品生产情况而制定的药品标准，又称省（自治区、直辖市）药品标准。所收载的药品是《中国药典》及局（部）颁标准未收载或虽已收载而规格不同于本地区生产的和具有地方特色的药品。地方标准制定的前提是不能与《中国药典》或局（部）颁标准相抵触，它在本地区具有指导意义和法律约束力。但由于各地方标准不统一，比较混乱。为统一和提高药品质量标准，贯彻《中华人民共和国药品管理法》有关取消药品地方标准（主要为化学药品）的规定，地方药品所收载的部分安全有效、疗效确切、处方合理、质量可控制的品种，被规范整理后报国家药品监督管理局药品注册管理司审批，可由地方标准提升为国家标准。

但对于中药材，《中药材质量标准》和《中药饮片炮制规范》等地方标准仍然具有法律约束力，部分省、自治区、直辖市对地方标准仍在不断增订、完善。例如，云南省食品药品监督管理局颁布，于2008年3月1日起正式执行的《云南省中药材标准》（2005年版第三册傣族药），共收载傣族药材质量标准及其起草说明54个，原植物图片162张，药材照片100张，这是傣医药历史上第一部药材标准。青海省食品药品监督管理局对近200个藏药品种的炮制标准进行整理，并提出了"青海省藏药炮制规范研究"科研项目。内蒙古自治区也在对蒙药进行质量标准的修订。这些地方标准的制定及立项解决了民族药科研、注册、生产、监督缺乏法定标准的关键问题。

《香港中药材标准》（The Hong Kong Chinese Materia medica Standards，HKCMMS，简称《港标》），由香港特区政府卫生署颁布。为保证中药材的品质及安全，保障公众健康，香港特区卫生署于2002年起开始研究制定常用中药材的参考标准，包括统一常用药材的名称、订立药材加工方法的标准、确定药材的来源及鉴定方法。《港标》第1册于2005年颁布，至2022年已颁布10册，收录330种中药材，各册均由序言、凡例、专论、附录、索引5部分组成。从第1册起，《港标》的内容就已基本固定，包括名称、来源、性状、鉴别、检查、浸出物和含量测定项目。除个别品种外，鉴别项一般包括显微、薄层、光谱/色谱指纹图谱鉴别，检查项一般包括重金属、农药残留、霉菌毒素（黄曲霉素）、二氧化硫、杂质、灰分、水分的检查。

（3）企业药品标准　由药品生产企业自行制定并用于控制其药品原料生产、中间体和成品质量的标准，称为企业标准或企业内部标准，属于非法定标准，它仅在本企业内部或本系统药品质量管理上具有约束力。

凡国内生产并投入市场供应的药品，包括原材料及其制剂、辅料、药材、饮片和成药等，都必须以上述标准为检验质量的依据，应符合上述标准中的规定和要求。否则供应部门不得收购，医疗单位不得使用。

药品标准是药品监管的重要技术支撑，药品的药害事件、不良反应等，无论处理什么形式出现的药品问题，都离不开药品标准。

2. 中药材商品标准　作为药品的中药材除执行上述各种标准规定外，作为一般商品的中药材也要符合：①由中华人民共和国国家质量监督检验检疫总局、中国国家标准化管理委员会发布的国家标准，如甘草、蜜制人参分等质量，地理标志产品怀地黄等。②国家中药材相关行业部门制定的行业标准，如中华人民共和国外经贸行业标准《药用植物及制剂外经贸绿色行业标准》等。③地方标准和企业标准等。④团体标准。近年推动形成一批市场和创新急需的团体标准，加快中医药标准化发展进程。2018年,200余种中药材商品规格等级团体标准已由中华中医药学会发布。

(三) 中药商品生产与标准化

1. 标准化的概念 我国 GB/T 20000.1-2014《标准化工作指南第1部分:标准化和相关活动的通用术语》中对标准化的定义是:"为了在既定范围内获得最佳秩序,促进共同效益,对现实问题或潜在问题确立共同使用和重复使用的条款及编制、发布和应用文件的活动。"

由此可归纳出标准化的三个要义如下。

第一,标准化是一项活动、一个过程。其对象不是孤立的一件事或一个事物,而是共同的、可重复的事物。这个活动包括从标准的编制、发布到应用的全过程。

第二,标准化涉及的现实问题或潜在问题范围非常宽广,除了生产、流通、消费等经济活动,还包括科学、技术、管理等多种活动。

第三,标准化活动是有目的的,就是要在一定范围内获得最佳秩序。所谓"最佳"是指通盘考虑了目前与长远、局部与全局等各方面因素后所能取得的综合的最佳效益。而"秩序"则是指有条不紊的生产秩序、技术秩序、经济秩序、管理秩序和安全秩序等。

商品标准化是整个标准化活动中的重要组成部分,它是在商品生产和流通的各个环节中制定、发布及推行商品标准的活动。商品标准化包括名词术语统一化,商品质量统一化,商品质量管理与质量保证标准化,商品分类编码标准化,商品品种规格标准化,商品检验与评价方法标准化,商品包装、储运、养护标准化和规范化等内容。

2. 标准化的基本原理 标准化的基本原理通常是指统一原理、简化原理、协调原理和最优化原理。

(1) 统一原理 是指为了保证事物发展所必需的秩序和效率,对事物的形成、功能或其他特性,确定适合于一定时期和一定条件的一致规范,并使这种一致规范与被取代的对象在功能上达到等效。

(2) 简化原理 是指为了经济有效地满足需要,对标准化对象的结构、型式、规格或其他性能进行筛选提炼,剔除其中多余的、低效能的、可替换的环节,精练并确定出满足需要所必要的高效能的环节,保持整体构成精简合理,使之功能效率最高。

(3) 协调原理 是指为了使标准的整体功能达到最佳,并产生实际效果,必须通过有效的方式协调好系统内外相关因素之间的关系,确定为建立和保持相互一致,适应或平衡关系所必须具备的条件。

(4) 最优化原理 是指按照特定的目标,在一定的限制条件下,对标准系统的构成因素及其关系进行选择、设计或调整,使之达到最理想的效果。

3. 标准化的作用 标准化的主要作用是现代化商品生产和流通的重要手段和必要条件;是合理发展商品品种、组织专业化生产的前提;是实现科学管理及全面质量管理的基础;是提高商品质量,确保安全、卫生的技术保证;是合理利用国家资源、保护环境、增产节约、促进经济全面发展的提高社会经济效益的有效途径;是连接商品研制、开发、生产、流通、使用各环节的桥梁和纽带;是消除贸易障碍、促进国际贸易发展的通行证。

4. 标准化与中药商品 《中华人民共和国标准化法实施条例》第二条规定,对下列需要统一的技术要求,应当制定标准:①工业产品的品种、规格、质量、等级或者安全、卫生要求。②工业产品的设计、生产、试验、检验、包装、储存、运输、使用的方法或者生产、储存、运输过程中的安全、卫生要求。③有关环境保护的各项技术要求和检验方法。④建设工程的勘察、设计、施工、验收的技术要求和方法。⑤有关工业生产、工程建设和环境保护的技术术语、符号、代号、制图方法、互换配合要求。⑥农业（含林业、牧业、渔业）产品（含种子、种苗、种畜、种禽）的品种、规格、质量、等级、检验、包装、储存、运输及生产技术、管理技术的要求。⑦信息、能源、资源、交通运输的技术要求。其中涉及中药商品的主要是①、②、⑥。

目前，我国中药商品标准化、规范化体系尚未完全建立。对照法规及文件中标准化的建设内容和我国中药商品标准化建设的实际，不难看出在中药商品标准化体系中，中药药品标准建设水平较高，《中药材生产质量管理规范（GAP）》取得一定成效，中药材商品标准建设、中药材地理标志产品认证取得初步成果。如国家标准甘草、地理标志产品长白山人参等。中药材商品种质、规格、质量、等级、中药材检验标准及中药材商品生产技术规范标准化建设等方面已起步。如蜜制人参分等质量、中药材玄参子芽生产技术规程、无公害中药材广金钱草生产技术规程等。但是，我国中药商品标准化体系还很不完善，建设内容不全面，研究工作开展较少，距离国内外对中药商品标准化的要求还有较大差距，中药商品标准的科学性、有效性、适用性还有待增强，标准管理机制需要进一步健全，最终形成公众用药安全有标可保、监管执法有标可依、市场规范有标可循、创新驱动有标引领的良好局面。

二、中药商品检验

（一）商品检验概述

商品检验是指商品在生产、流通、使用等各环节中，以商品标准、法律、法规、规章制度、政策等为依据，对商品的重量、数量、规格、包装、质量及安全等方面进行检查与验证，确定其是否合格，是否能出厂、销售、进出口及使用。检验合格后的商品应有合格证书。质量检验的内容是药品标准规定的检验项目。

中药商品检验在传统的质量管理中，发挥了重要作用。由于中药商品的特殊性和生产、流通的复杂性，其质量的预测与控制有较大难度，中药商品的检验依然是药品质量保证的关键和重要的内容，也是药品监督管理的重要组成部分。

中药商品的检验机构有：①国家药品检验机构为中国食品药品检定研究院。②省级药品检验机构由省级食品药品监督管理部门设置。③地方药品检验机构由省级食品药品监督管理局提出设置规划、报省级政府批准。④药品检验所承担依法实施药品审批和药品质量督查所需的药品检验工作，其检验结果具有法定性、权威性、仲裁性和公正性。

药品质量监督检验根据其目的和处理方法的不同分八种类型：注册检验、委托检验、复核（评价性）检验、技术仲裁检验、进出口检验、验收检验、质量控制检验、监督检验等。

（二）中药商品检验的形式

1. 注册检验 检验部门为各省级药品检验机构。药品注册检验由"申请分类""申报阶段""申请事项"或"注册事项"组成，包括样品检验和质量标准复核。针对药品检验目的，药品注册检验包括内容如下。

（1）新药 新药的注册检验包括申请临床、质量标准复核、临床研究用药品检验、申请生产；已有国家标准药品的新药申请临床或生产等。

（2）进口药品 进口药品注册检验包括注册质量标准复核、临床研究用药品检验、申请国际多中心临床研究、国际多中心临床研究用药品检验等。

（3）新药的补充申请　新药的补充申请包括新药转正标准、新药技术转让、变更生产场地等。

药品注册检验需提供相应的材料：①省级药品监督管理部门注册检验通知书（原件）及资料条形码封面。②注册申报资料。③3倍量检验用样品。④检验所需对照品、标准品。检验所根据申报资料，进行复核检验。申报资料包括：①新药临床前提供全套申报资料或药学研究资料、药理毒理研究资料。②新药生产前提供相关的药学研究资料。③已有国家标准药品提供相关的药学研究资料。④药品补充申请，根据不同的申请事项要求，提供相关的申报资料。

2. 委托检验　无检验条件的企业（或单位）委托药品检验机构或药品监督管理部门设定的检验机构，对需检验的样品进行有针对性项目的检验，双方签订委托检验合同（检查项目、收费标准、处理时间等）。该企业（或单位）需提供：单位介绍信（注明检验目的）、检验项目、检验标准、3倍量检验用样品、检验所需对照品、标准品等。检验完毕后，药品检验所出具药品检验报告书，报告书需盖章，检验结果具有法定效力。

3. 复核（评价性）检验　研制新药、评定优质药品、鉴定新工艺等报批前，主动申请评价，包括复核原检验结果，审查、评定药品生产体系。对原检验结果如有异议，须向上一级检验机构（中国食品药品检定研究院）提出审查。复核检验需提供：①复验申请表（盖公章）。②法人授权委托书。③原检验机构检验报告书。④经办人身份证复印件。

4. 技术仲裁检验　进行判定、裁决有争议的药品检验。检验的机构为中国食品药品检定研究院，复验检验工作结束后，根据国家批准的收费标准向申请复验单位收取检验费。

5. 进出口检验　对进出口药品实施的检验。按《进出口药品管理办法》和有关规定执行，由口岸药品检验机构检验，出口药品按出口合同进行检验。

6. 验收检验　药品经营企业是医药商品流通环节的主体，药品经营企业的检验为验收检验。首先在药品购销合同中应明确：①其质量应符合相关质量标准和质量要求。②应附产品合格证。③购入进口药品，供应方应提供符合规定的证书和文件。④包装应符合有关规定和货物运输要求。药品质量检验的要求与具体内容如下。

（1）药品质量检验的要求　①严格按照法定标准和合同规定的质量条款对购进药品、销后退回药品的质量进行逐批验收。②验收时应同时对药品的包装、标签、说明书及有关要求的证明或文件进行逐一检查。③验收抽取的样品应具有代表性。④验收应按有关规定做好验收记录。验收记录应保存至超过药品有效期1年，但不得少于3年。⑤验收首营品种，还应进行药品内在质量的检验。⑥验收应在符合规定的场所进行，在规定时限内完成。

（2）药品检验的内容　验明药品合格证明和其他标识（药品生产批准证明文件、药品检验报告书、药品的包装、标签和说明书）。

包装、标识主要检验以下内容：①每件包装中，应有产品合格证。②药品包装的标签和所附说明书上，有生产企业的名称、地址，有药品的品名、规格、批准文号、产品批号、生产日期、有效期等；标签或说明书上还应有药品的成分、适应证或功能主治、用法、用量、禁忌、不良反应、注意事项及贮藏条件等。③特殊管理药品、外用药品的包装标签或说明书上有规定的标识和警示说明。处方药和非处方药按分类管理要求，标签、说明书上有相应的警示语或忠告语；非处方药的包装上有国家规定的专有标识。④进口药品，其包装的标签应以中文注明药品的名称、主要成分及注册证号，并有中文说明书。进口药品应有符合规定的《进口药品注册证》（港澳台地区进口的药品应有《医药产品注册证》和《进口药品检验报告书》复印件）；进口预防性生物制品、血液制品应有《生物制品进口批件》复印件；进口药材应有《进口药材批件》复印件。以上批准文件应加盖供货单位质量检验机构或质量管理机构原印章。⑤中药材和中药饮片应有包装，并附有质量合格的标志。每件包装上，中药材标明品名、产地、供货单位；中药饮片标明品名、生产企业、生产日期等。实施文号管理的中药材和中药饮片，在包装上还应标明批准文号。

对特殊管理药品，应实行双人验收制度。

7. 质量控制检验 药品生产企业是保证药品质量的源头，在生产各个环节中，检验是保证产品质量的必要手段。生产企业应对原辅料投料、工艺过程、药品出厂等每道工序进行严格的检验。为加强监督管理，防止企业内部监管不力，第三方权威检验机构驻厂的趋势正在向药品行业发展。药品生产企业的检验主要是药品投入到市场前的内在质量检验，是产品质量控制的主要工作。

（1）产品生产质量控制检验 我国《药品管理法》第四章第四十二条规定：从事药品生产活动，应当有依法经过资格认定的药学技术人员、工程技术人员及相应的技术工人；有与药品生产相适应的厂房、设施和卫生环境；有能对所生产药品进行质量管理和质量检验的机构、人员及必要的仪器设备；有保证药品质量的规章制度，并符合国务院药品监督管理部门依据本法制定的药品生产质量管理规范要求。

药品生产企业的法定代表人、主要负责人对本企业的药品生产活动全面负责。检验人员按照物料、中间产品和成品的内控标准和检验操作规定，对原料、中间产品及成品进行取样、检验、留样，并出具检验报告。检验内容包括含量测定、检验、稳定性等。

（2）出厂合格检验 我国《药品管理法》第四章第四十七条规定：药品生产企业应当对药品进行质量检验。不符合国家药品标准的，不得出厂。药品生产企业应当建立药品出厂放行规程，明确出厂放行的标准、条件。符合标准、条件的，经质量受权人签字后方可放行。

出厂前要对医药商品的外在质量进行检验，决定成品发放。包括审核包装箱内是否有不合格品，并对包装检查，如包装是否破损、严密性、数量、标签、说明书、合格证、封条等。

8. 监督检验（抽查性检验，简称抽查或抽验） 为定期或不定期宏观控制监督质量；重点为用量大、应用广、质量不稳定、贮存期过长、易混淆、易变质、外观有问题的药品及医院制剂。抽查为强制性检验，不收取费用。抽查结果发布《药品质量检验公报》。抽查检验分为专项监督抽查检验和日常监督抽查检验。

（1）国家专项监督抽查 是指国家药品监督管理局在全国范围内组织的药品质量监督抽查检验工作，主要包括：①全国范围内的药品同名品种质量考核。②临床不良反应严重的药品的质量考核。③国家药品质量公告中公布的不合格药品。④生物制品。⑤国家药品监督管理局认为需要抽查检验的药品。

（2）省级日常监督抽查检验 是指省级药品监督管理部门在本辖区内组织的药品质量监督抽查检验工作，主要包括：①辖区内生产（配制）的药品。②经营使用量大的药品，急救药品，进口药品。③新建或改建厂房生产的药品。④新药、新批准生产的仿制药，中药保护品种。⑤品种混乱的中药材。⑥省级药品监督管理部门认为需要监督抽查检验的药品。

抽查检验对药品生产、经营、使用三个环节的覆盖面及批数应当掌握适当的比例。①对辖区内药品生产企业每年均应当抽查检验，其具有药品生产批准文号的药品，每三年至少抽查检验一次。②对辖区内药品批发经营单位每年均应当抽查检验；对零售经营单位，每年至少应当监督检查2次，并在发现质量可疑药品时抽查检验。③对辖区内县级以上医疗机构所使用的药品，每年均应当抽查检验；对县级以下医疗机构，每年至少应当监督检查2次，并在发现质量可疑药品时抽查检验；对医疗机构配制的制剂，每年均应当抽查检验。

9. 药品快速检验 在质量监督过程中，发现可疑药品，可采取药品快速检验，及时处理，减少送检等环节，提高检验的效率，及时有效地控制不合格药品的流通和使用。对偏远山区、农村和药品仓储库房等，可采取药品快速检验，以保障落后地区人民群众的用药安全。药品快速检验形式有以下三种。

（1）传统快速检验 通过人的感觉器官对药品性状的检验，如眼观、手摸、鼻闻、口尝等。例如，知母药材呈长条状，微弯曲，略扁，偶有分枝，长3～15cm，直径0.8～1.5cm，一端有浅黄色的茎叶残痕。表面黄棕色至棕色，上面有一凹沟，具紧密排列的环状节，节上密生黄棕色的残存叶基，由两侧向根茎上方生长；下面隆起而略皱缩，并有凹陷或突起的点状根痕。质硬，易折断，断面黄白色。气微，味微甜、略苦，嚼之带黏性。

（2）快速检验车 快速检验车是根据国家药品监督管理局统一部署，由中国食品药品检定研究院针对我国基层药品监管工作特点研制开发出来的特种车辆。车上装载了具有国际领先水平的近红外药品识别系统，并配备计算机、数码照相机、显微镜、薄层分析装置、药品信息查询系统等先进仪器设备，可以进行性状鉴别、物理化学反应、显微鉴别、薄层色谱和含量测定等检验。检验项目较安全、快速，检验准确率高，如同一个流动的"药品检验所"。它将经典化学鉴别方法、薄层色谱方法、高科技检测技术和信息化手段融为一体，使实验室的固定检验模式，能够在城乡地区机动、快速、较大范围地开展药品真伪优劣的鉴定工作，最快能在2分钟内检测出药品的真伪。

（3）快速检验箱 快速检验箱是继药品检验车之后出现的快速检验设备，也是现在药品监督管理部门常用的检验工具。检验箱配有微型显微镜、紫外光灯、经纬密度仪、试剂管、多种化学试剂、取证工具等，这些设备和物品有机地组装成药品快速定性监督检验箱。以箱式实验展开平台，集药品的快速检验、常规检验和部分定量检验等功能于一体，初步实现使用药品快速检验的药品技术保障。具有体积小、重量轻、便于携带、结果准确、操作简便等特点。快速检验箱可对千余种化学药品做初步的鉴定。其中经纬密度仪除具有对药品激光防伪标识的识别，还可对中药和中药饮片进行外观鉴别。

快速检验的结果仅是初步判断，被快速检验确定为有问题的药品，还需在药品检验机构内进行检验。

（三）中药商品检验工作的依据与程序

1. 检验依据 中药商品的检验依据《中国药典》《局（部）颁药品标准》《地方药品标准》等，根据中药商品的用途和流通途径，还可依据其他国家标准、行业标准或企业标准，对检品的真实性、纯度和质量进行评价和检定。

《中华人民共和国药品管理法》第三条规定：药品管理应当以人民健康为中心，坚持风险管理、全程管控、社会共治的原则，建立科学、严格的监督管理制度，全面提升药品质量，保障药品的安全、有效、可及。因此，药品必须符合国家药品标准，中药材饮片按照国家药品标准炮制。没有国家规定的，必须按照省、自治区、直辖市人民政府药品监督管理部门制定的炮制规范炮制。国务院药品监督管理部门颁布的《中国药典》和药品标准为国家药品标准。国务院药品监督管理部门组织药典委员会，负责国家药品标准的制定和修订。中药鉴定工作的依据就是国家药品标准。中药标准是对中药的品质要求和检验方法所作的技术规定，是中药生产、供应、使用、检验部门遵循的法定依据。

值得指出的是，我国中药资源丰富，品种繁多，在鉴定时一定有许多品种不是国家药品标准所收载的，没有药用的法定依据。但为了确定其品质，为进一步研究探讨地区药用的可能性，还可以根据其他有关专著进行鉴定。

2. 检验工作程序　药品检验机构的工作流程如图3-1所示。药品检验报告书发出后如果发现任何问题时，将使用适当的修订或修改流程对报告书内容进行相应的处理。

检验用样品遵循抽样计划及抽样办法与细则，发送样品检验室，室主任签收、检验人员验收，并准备仪器设备、试剂等，按照标准操作规定（SOP）进行检测，并填写原始记录处理检测数据，书写检验卡。检品签收与登记由业务科相关人员把关，检验与原始记录由业务科室实验人员以严谨、科学的实验态度进行检验并如实记录原始数据，然后主、协检验科室根据检验报告书的书写要求填写实验报告书底稿，再由主检科室主任负责生成完整的检验报告书底稿并审核通过后送交业务管理部门主任，业务管理部门主任审核后送业务主管所长进行审核，业务主管所长审核后才送交业务管理部门打印员负责检品报告书（正式报告书）的打印，并进行报告书归档和发送到相关部门。对于不合格检品，业务主管所长审核后还要送交主管所长进行再一次审校，并将不合格报告书送交相关的管理部门。至此，所抽样品检验流程完毕。

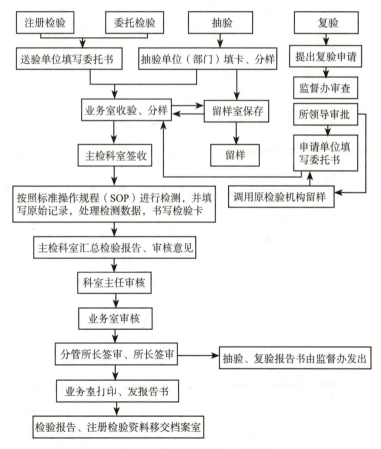

图 3-1　药品检验所的工作流程

（四）中药商品质量检验的方法

中药商品供检验用的样品包括完整的中药材、饮片、中药提取物和中成药。常用的检验方法有来源（原植物、动物和矿物）检验、性状检验、显微检验、理化检验和微生物学检查等方法。每种方法各有其特点和适用对象，或几种方法配合使用，根据检品的具体情况和标准要求灵活掌握。

第三节 中药商品质量管理

中药是特殊的商品,其质量管理既要严格执行《中华人民共和国药品管理法》,又要遵循商品质量管理的一般规律。随着经济贸易的全球化进展,国际标准化组织为了消除国际贸易中的技术壁垒,促进各国尤其是发展中国家的企业提升质量管理水平,提高商品的质量,吸收了各国质量管理和质量保证的先进经验,先后出版了1987版、1994版、2000版、2008版、2015版ISO 9000《质量管理和质量保证》标准,也为中药质量管理的强化提供了依据和保证。

一、质量管理

1. 质量管理的概念 质量管理(quality management)指在质量方面指挥和控制组织协调的活动。

质量管理是企业为了使其产品、服务更好地满足不断变化的顾客要求而开展的计划、实施、检查和审核等管理活动的总和。质量管理是企业全部管理职能的一个重要组成部分,应该由企业最高管理者领导,并由企业所有员工参与实施。为了实施质量管理,企业通常要建立质量管理体系(quality management system)。质量管理体系指在质量方面指挥和控制组织的管理体系。在质量方面的指挥和控制活动,通常包括制定质量方针和质量目标,开展质量策划、质量控制、质量保证和质量改进活动。

2. 全面质量管理 全面质量管理(total quality management,TQM)是指一个组织以质量为中心,以全员参与为基础,通过让顾客满意和本组织所有成员及社会受益而达到长期成功的管理途径。

全面质量管理的基本思想是:用户满意;实行管理业务、管理方法和管理技术的严格标准化;防验结合,以防为主,建立健全组织的质量保证体系。

全面质量管理被称为质量管理的最高境界。主要表现在以下几个方面:①全面质量管理是一种管理途径,不是某种简单的方法、某种模式或框架。②强调一个组织必须以质量为中心来开展活动,其他管理职能不能取代质量管理的中心位置。③强调组织内最高管理者的强有力和持续的领导和参与,同时要求所有部门和所有层次的人员投入到各种质量活动中去。④强调全员的教育和培训。⑤强调让顾客满意,使包括本组织员工在内的所有相关方都受益。⑥强调谋求长期的经济效益和社会效益。

3. 质量风险管理 质量风险(quality risk)是在质量方面危害发生概率和严重程度二者的结合。质量风险管理是一个系统化的过程,是对产品在整个生命周期过程中,对风险的识别、衡量、控制及评价的过程。产品的生命周期包括产品从最初的研究、生产、市场销售一直到最终从市场消失的全部过程。中药商品质量风险是在中药商品生命周期内有关质量方面危害发生的概率和严重程度二者的结合。中药商品质量风险管理要求对中药商品形成的过程进行系统性分析,建立预防性技术管理体系。

二、中药商品质量管理

(一)中药商品质量管理的特殊性

《中华人民共和国药品管理法》第二条规定:药品,是指用于预防、治疗、诊断人的疾病,有目的地调节人的生理机能并规定有适应证或者功能主治、用法和用量的物质,包括中药材、中药饮片、中成药、化学原料药及其制剂、抗生素、生化药品、放射性药品、血清、疫苗、血液制品和诊断药品等。因而作为药品使用的中药商品在质量管理内容、方法上与药品质量管理应该一致。但中药材是生产中药饮片、中药提取物和中成药的基础原料,因此,在质量管理上又不同于一般的药品。如大多数中药材未实施药品批准文号、没有有效期的规定、生产中药材无须取得《药品生产许可证》和GMP认证证书、销售中药材也不一定要取得《药品经营许可证》和GSP认证证书等,这些决定了中药材质量管理不同于一般药品,有其特殊性。

此外,国家对麻醉药品、精神药品、医疗用毒性药品和放射性药品实行特殊管理,对其研究、生产、经营、流通和使用等均有特殊要求,在麻醉药品和医疗用毒性药品中所列的中药,必须严格执行国家法规进行质量管理。

(二)中药商品质量管理的法定要求

我国在《中华人民共和国药品管理法》及《中华人民共和国药品管理法实施条例》及相关规章、规范性文件中对中药质量管理做出了明确规定。

1.《中华人民共和国药品管理法》(简称《药品管理法》) 为加强药品监督管理,保证药品质量,保障人体用药安全,维护人民身体健康和用药的合法权益而制定,是药品管理最高层次的法律。我国境内从事药品的研制、生产、经营、使用和监督管理的单位或者个人,必须遵守本法。药品监督管理部门设置或者确定的药品检验机构,承担依法实施药品审批和药品质量监督检查所需的药品检验工作。该办法2019年8月修订后,共十二章一百五十五条。为全方位保障药品质量,分别从药品研制和注册、药品上市许可持有人、药品生产、药品经营、医疗机构药事管理、药品上市后管理、药品价格和广告、药品储备和供应、监督管理、法律责任等方面,做出了明确要求。

2.《中华人民共和国药品管理法实施条例》 实施条例是药品管理方面的行政法规,2002年发布、分别于2016年、2019年进行修订。该条例共十章八十条,是根据药品管理法的立法原则和精神,对其内容作了进一步的细化与明确,增强了可操作性,为具体执行药品管理法提供了保障。

3.《野生药材资源保护管理条例》 于1987年发布施行。其主要内容:①国家对野生药材资源实行保护、采猎相结合的原则,并创造条件开展人工种养。②国家重点保护的野生药材物种分别为三级:一级为濒临灭绝状态的稀有珍贵野生药材物种(以下简称一级保护野生药材物种);二级为分布区域缩小、资源处于衰竭状态的重要野生药材物种(以下简称二级保护野生药材物种);三级为资源严重减少的主要常用野生药材物种(以下简称三级保护野生药材物种)。③禁止采猎一级保护野生药材物种。采猎、收购二、三级保护野生药材物种的,必须按照批准的计划执行。该计划由县级以上(含县,下同)医药管理部门(含当地人民政府授权管理该项工作的有关部门,下同)会同同级野生动物、植物管理部门制定,报上一级医药管理部门批准。采猎二、三级保护野生药材物种的,必须持有采药证。取得采药证后,需要进行采伐或狩猎的,必须分别向有关部门申请采伐证或狩猎证。④建立国家或地方野生药材资源保护区,需经国务院或县以上地方人民政府批准在国家或地方自然保护区内建立野生药材资源保护区,必须征得国家或地方自然保护区主管部门的同意。进入野生药材资源保护区从事科研、教学、旅游等活动的,必须经该保护区管理部门批准。进入设在国家或地方自然保护区范围内野生药材资源保护区的,还须征得该自然保护区主管部门的同意。⑤一级保护野生药材物种属于自然淘汰的,其药用部分由各级药材公司负责经营管理，但不得出口。二、三级保护野生药材物种属于国家计划管理的品种，由中国药材公司统一经营管理；其余品种由产地县药材公司或其委托单位按照计划收购。二、三级保护野生药材物种的药用部分，除国家另有规定外，实行限量出口。⑥野生药材名录：一级保护的有虎骨、豹骨、羚羊角和梅花鹿茸。二级保护的有马鹿茸、麝香、熊胆、穿山甲、蟾酥、哈蟆油、金钱白花蛇、乌梢蛇、蕲蛇、蛤蚧、甘草、黄连、人参、杜仲、厚朴、黄柏、血竭。三级保护的有川贝母、伊贝母、刺五加、黄芩、天冬、猪苓、龙胆、防风、远志、胡黄连、肉苁蓉、秦艽、细辛、紫草、五味子、蔓荆子、诃子、山茱萸、石斛、阿魏、连翘、羌活。

4.《中药材生产质量管理规范》（简称 GAP） 由国家药品监督管理局、农业农村部、国家林业和草原局、国家中医药管理局于 2022 年发布实施。本规范包含中药材生产过程中的质量管理、基地选址、种子种苗或其他繁殖材料、种植与养殖、采收与产地加工、质量检验等内容，适用于中药材生产企业规范生产中药材的全过程管理，是中药材规范化生产和管理的基本要求。本规范对中药材生产企业的质量管理提出了系统的要求。企业应当加强质量管理，明确影响中药材质量关键环节的管理要求，建立有效的生产基地单元监督管理机制，配备与生产基地相适应的人员、设施、设备，明确中药材生产批次，建立中药材质量追溯体系，制定主要环节生产技术规程，制定不低于现行标准的中药材质量标准，制定中药材种子种苗或其他繁殖材料标准。对中药材生产企业质量控制实行"六统一"：统一规划生产基地，统一供应种子种苗或其他繁殖材料，统一化肥、农药等投入品管理，统一种植或者养殖技术规程，统一采购与产地加工技术规程，统一包装与贮存技术规程。

5.《药品生产质量管理规范》（简称 GMP） 于 2011 年发布施行，要求企业建立药品质量管理体系。该体系应当涵盖影响药品质量的所有因素，包括确保药品质量符合预定用途的有组织、有计划的全部活动。本规范作为质量管理体系的一部分，是药品生产管理和质量控制的基本要求，旨在最大限度地降低药品生产过程中污染、交叉污染及混淆、差错等风险，确保持续稳定地生产出符合预定用途和注册要求的药品。

6.《药品经营质量管理规范》（简称 GSP） 2015 年国家食品药品监督管理总局第二次修订，后根据 2016 年国家食品药品监督管理总局《关于修改〈药品经营质量管理规范〉的决定》修正。本规范是药品经营管理和质量控制的基本准则。企业应当在药品采购、储存、销售、运输等环节采取有效的质量控制措施，确保药品质量，并按照国家有关要求建立药品追溯系统，实现药品可追溯。药品经营企业应当严格执行本规范。药品生产企业销售药品、药品流通过程中其他涉及储存与运输药品的，也应当符合本规范相关要求。

7.《药材商品规格标准实施办法（试行）》 由国家医药管理局和中华人民共和国卫生部（现国家卫生健康委员会，下同）于 1984 年 3 月联合下发，并同时试行《七十六种药材商品规格标准》，实施办法共 24 条。其主要内容：暂选产销量大、流通面广、价值较高，具有统一管理条件的 76 个品种为全国统一标准。其余由各省、自治区、直辖市自订。附录对《标准》中的 47 个名词、术语作出解释。

8.《罂粟壳管理暂行规定》 1998 年 10 月 30 日，国家药品监督管理局颁发了《罂粟壳管理暂行规定》于 1999 年 1 月 1 日起执行。明确了国家对生产中药饮片和中成药所需罂粟壳的生产、经营和使用实施的特殊管理。

9.《麻醉药品和精神药品管理条例》 2016 年第二次修订，共九章八十九条。本条例适用于麻醉药品药用原植物的种植、麻醉药品和精神药品的实验研究、生产、经营、使用、储存、运输等活动及监督管理。国家对麻醉药品药用原植物、麻醉药品和精神药品实行管制。除本条例另有规定的外，任何单位、个人不得进行麻醉药品药用原植物的种植及麻醉药品和精神药品的实验研究、生产、经营、使用、储存、运输等活动。

10.《医疗用毒性药品管理办法》 于1988年发布施行，共十四条。其主要内容有：①医疗用毒性药品（以下简称毒性药品），指毒性剧烈、治疗剂量与中毒剂量相近，使用不当会致人中毒或死亡的药品。②毒性药品的收购、经营，由各级医药管理部门指定的药品经营单位负责；配方用药由国营药店、医疗单位负责。其他任何单位或者个人均不得从事毒性药品的收购、经营和配方业务。③毒性中药品种：砒石（红砒、白砒）、砒霜、水银、生马钱子、生川乌、生草乌、生白附子、生附子、生半夏、生南星、生巴豆、斑蝥、青娘虫、红娘虫、生甘遂、生狼毒、生藤黄、生千金子、生天仙子、闹羊花、雪上一枝蒿、红升丹、白降丹、蟾酥、洋金花、红粉、轻粉、雄黄。

11.《进口药材管理办法》 2019年由国家市场监督管理总局公布，2020年施行。共七章三十五条，用于进口药材申请、审批、备案、口岸检验及监督管理。主要内容包括药材应当从国务院批准的允许药品进口的口岸或者允许药材进口的边境口岸进口。国家药品监督管理局主管全国进口药材监督管理工作。国家药品监督管理局委托省、自治区、直辖市药品监督管理部门实施首次进口药材审批，并对委托实施首次进口药材审批的行为进行监督指导。省级药品监督管理部门依法对进口药材进行监督管理，并在委托范围内以国家药品监督管理局的名义实施首次进口药材审批。

12.《药品进口管理办法》 经国家食品药品监督管理局、中华人民共和国海关总署审议通过，自2004年1月1日起实施。共五章四十五条。该办法为规范药品进口备案、报关和口岸检验工作，保证进口药品的质量，根据相关法律法规的规定而制定。要求药品必须经由国务院批准的允许药品进口的口岸进口。进口药品必须取得国家食品药品监督管理局核发的《进口药品注册证》（或者《医药产品注册证》），或者《进口药品批件》后，方可办理进口备案和口岸检验手续。进口单位持《进口药品通关单》向海关申报，海关凭口岸药品监督管理局出具的《进口药品通关单》，办理进口药品的报关验放手续。该办法对进口备案、口岸检验、监督管理等各个环节做出了详细规定。

13. 与中药材管理相关的通知

（1）关于禁止犀牛角和虎骨贸易的通知　1993年5月29日，国务院发出"关于禁止犀牛角和虎骨贸易的通知"。指出：犀牛和虎是国际上重点保护的濒危野生动物，是被列为我国已签署了的《濒危野生动植物种国际贸易公约》附录的物种。禁止犀牛角和虎骨的一切贸易活动、取消犀牛角和虎骨药用标准、不得再用犀牛角和虎骨制药。国家鼓励犀牛角和虎骨代用品的研究开发，为珍稀濒危中药材物种的资源保护、开发应用和监督管理指出了方向。

（2）关于牛黄及其代用品使用问题的通知　牛黄作为传统名贵中药材，是中成药的重要原料，长期以来，药源紧缺，大量依赖进口。自1972年以来，国务院药品监督管理部门陆续批准了3个牛黄代用品，即人工牛黄、培植牛黄和体外培育牛黄。但国家药品标准对牛黄代用品的处方使用并没有明确规定，在一定程度上造成了牛黄与其代用品混用的状况。为了加强牛黄及其代用品的监管，2004年1月，国家药品监督管理局印发了《关于牛黄及其代用品使用问题的通知》，指出：对于国家药品标准处方中42个含牛黄的临床急重症用药品种和国家药品监督管理部门批准的含牛黄的新药，可以将处方中的牛黄以培植牛黄、体外培育牛黄代替牛黄等量投料使用，但不得以人工牛黄替代。其他含牛黄的品种可以将处方中的牛黄以培植牛黄、体外培育牛黄或人工牛黄替代牛黄等量投料使用。含牛黄或其他代用品的药品必须在包装标签及使用说明书中的【成分】或者【主要成分】项下明确牛黄或其代用品的名称。医疗机构制剂处方中牛黄、培植牛黄、体外培育牛黄及人工牛黄的使用，由所在地省级药品监督管理部门参照上述要求另行规定。通知明确了牛黄及其代用品的应用范畴，对保障临床急重病证用药的质量，珍稀药源的合理应用，缓解国内药源紧缺，减少进口具有重要的意义。

（3）关于进一步加强麝、熊资源保护及其产品入药管理的通知　麝香和熊胆是我国名贵传统中药材，又是很多临床急救用药和常用中成药的原料药。独特的药效和巨大的利润使野生麝、熊惨遭噩运，资源急剧减少；濒危动、植物的药用在国际社会也频遭责备和质疑。为了保护濒危动物物种及中药产业的可持续发展，2003 年，我国政府根据《中华人民共和国野生动物保护法》，将鹿科动物麝由国家二级保护升为一级保护，同时对麝香、熊胆的使用管理更加严格。

2004 年 12 月，国家林业局（现国家林业和草原局，下同）、卫生部、国家工商行政管理总局、国家食品药品监督管理局、国家中医药管理局五部门联合发布《关于进一步加强麝、熊资源保护及其产品入药管理的通知》；2005 年年初，国家药品监督管理局根据五部门通知要求，印发《关于天然麝香、熊胆粉等使用问题的通知》；2005 年 6 月 24 日，国家林业局、国家工商行政管理总局又联合发布公告。通知和公告规定：自 2005 年 7 月 1 日起，凡生产、销售的含天然麝香、熊胆粉成分的中成药必须全部实行"中国野生动物经营利用管理专用标识"；要求需要以天然麝香、熊胆粉为原料的制药企业必须于 2005 年 5 月 1 日前申请并上报其产品种类、产量及需要天然麝香等原料数量的基本情况。国家药品监督管理部门将根据国家林业局通报的有关天然麝香、熊胆粉资源状况及库存原料数量，确定并公布需要使用天然麝香的中成药品种名单。而未获得批准的，将不能再使用天然麝香。

目前，已经审查和批准可以使用天然麝香的有 13 家企业和 17 个中成药品种，详见表 3-1。13 家企业及其产品的产量则由国家林业局和国家食品药品监督管理局商定。

表 3-1　可使用天然麝香的企业与品种表

批准时间	企业	产品
2005 年 6 月	漳州片仔癀药业股份有限公司	片仔癀
	北京同仁堂股份有限公司	安宫牛黄丸
	上海雷允上药业西区有限公司	六神丸
	雷允上药业集团有限公司	六神丸
	厦门中药厂有限公司	八宝丸
2005 年 12 月	无锡济民可信山禾药业股份有限公司	醒脑静注射液
	福建麝珠明股份有限公司	麝珠明滴眼液
2013 年 1 月	津药达仁堂集团股份有限公司	安宫牛黄丸
	成都永康制药有限公司	小金丸
2014 年 1 月	山西广誉远国药有限公司	安宫牛黄丸、牛黄清心丸
2015 年 4 月	九寨沟天然药业股份有限公司	小金丸、五味麝香丸、万应锭、西黄丸、牛黄醒消丸、大活络丸、麝香壮骨膏、壮骨麝香止痛膏
2016 年 7 月	北京同仁堂股份有限公司	同仁牛黄清心丸、局方至宝丸
	山西广誉远国药有限公司	西黄丸
	龙晖药业有限公司	安宫牛黄丸、西黄丸
	南京同仁堂药业有限责任公司	安宫牛黄丸、牛黄清心丸

（4）关于禁止采集和销售发菜制止滥挖甘草和麻黄草有关问题的通知 2000年6月14日，我国发布了《国务院关于禁止采集和销售发菜制止滥挖甘草和麻黄草有关问题的通知》；2001年3月20日，原国家经贸委印发了《甘草、麻黄草专营和许可证管理办法》。规定："国家对甘草和麻黄草收购、加工和销售实行专营和许可证制度。未取得甘草、麻黄草收购许可证的企业和个人不得从事甘草和麻黄草收购、加工和销售活动。""国家加强对甘草、麻黄草的科学研究和技术开发，鼓励投资建设甘草、麻黄草围栏护育和人工种植基地。""甘草、麻黄草的市场供应、遵循'先国内后国外、先人工后野生、先药用后其他'的原则，优先安排人工种植甘草、麻黄草等中药材供应国内医药市场，适量安排出口；限制饮料、食品、烟草等非医药产品使用国家重点管理的野生中药材资源。""对肉苁蓉、雪莲、冬虫夏草等野生中药材的收购、加工、销售和出口管理，参照本办法执行。"

通知对加强甘草、麻黄草野生资源的监管，制止乱采滥挖，保护生态环境，合理开发利用资源，保障市场供应意义重大。

（5）关于限制以野生动植物及其产品为原料生产保健品的通知 卫生部于2001年6月7日印发了《卫生部关于限制以野生动植物及其产品为原料生产保健食品的通知》，对野生动、植物的保护，特作如下规定：①受保护的野生动、植物是指根据《中华人民共和国野生动物保护法》《中华人民共和国野生植物保护条例》等国家有关野生动、植物保护法律法规，由国务院及其农业（渔业）、林业行政主管部门发布的国家保护的野生动物、植物名录中收入的野生动物、植物品种。②禁止使用国家一级和二级保护野生动植物及其产品作为保健食品成分。③禁止使用人工驯养繁殖或人工栽培的国家一级保护野生动植物及其产品作为保健食品成分。使用人工驯养繁殖或者人工栽培的国家二级野生动植物及其产品作为保健食品成分的，应提供省级以上农业（渔业）、林业行政主管部门的批准文件。

（6）关于加强广防己等6种药材及其制剂监督管理的通知 针对含马兜铃酸药材及其制剂的不良反应和毒副作用，为了用药安全，国家食品药品监督管理局于2004年8月5日发布并实施的《关于加强广防己等6种药材及其制剂监督管理的通知》，通知决定：取消广防己（马兜铃科植物广防己 *Aristolochia fangchi* Y.C.Wu ex L.D.Chow et S.M.Hwang 的干燥根）国家药品标准，凡国家药品标准处方中含有广防己的中成药品种应于2004年9月30日前将处方中的广防己替换为《中国药典》（2000年版）一部收载的防己（防己科植物粉防己 *Stephania tetrandra* S.Moore 的干燥根）。取消青木香（马兜铃科植物马兜铃 *Aristolochia debilis* Sieb.et Zucc. 的干燥根）国家药品标准，凡国家药品标准处方中含有青木香的中成药品种应于2004年9月30日前将处方中的青木香替换为《中国药典》（2000年版）一部收载的土木香（仅限于以菊科植物土木香 *Inula helenium* L. 的干燥根）。

为了加强监管，通知还规定：凡含广防己、青木香、马兜铃、寻骨风、天仙藤和朱砂莲的中药制剂必须严格按处方药管理；2004年9月30日以后生产的中成药中仍含有广防己、青木香的，一律按假药查处；药品零售企业未凭处方销售含马兜铃、寻骨风、天仙藤和朱砂莲的中药制剂的，一律依法查处；含有马兜铃、寻骨风、天仙藤和朱砂莲的中药制剂生产单位必须于2004年9月30日前在药品标签和说明书的【注意事项】项下统一增加"①本品含×××药材，该药材含马兜铃酸，马兜铃酸可引起肾脏损害等不良反应。②本品为处方药，必须凭医师处方购买，在医师指导下使用，并定期检查肾功能，如发现肾功能异常应立即停药。③儿童及老年人慎用，孕妇、婴幼儿及肾功能不全者禁用"的内容；鼓励马兜铃、寻骨风、天仙藤和朱砂莲等药材代用品的研究；暂停受理含马兜铃、寻骨风、天仙藤和朱砂莲等4种药材的中成药的中药品种保护申请、已有国家标准药品的注册申请及新药注册申请。

第四节 中药商品质量监督与质量认证

中药质量优劣，直接影响到临床疗效和患者用药安全，甚至影响到中医药事业的兴衰。因此，加强中药商品的质量监督与商品质量认证势在必行。

一、中药商品质量监督

（一）中药商品质量监督概念

中药商品质量监督是根据国家的质量法规和商品质量标准，由国家指定的质量监督机构对生产和流通领域的中药商品质量和质量保证体系进行监督的活动。

中药商品质量监督的对象为中药材、中药饮片、中成药及以中药为原料的其他相关药物商品，以及影响中药商品质量的工作质量、保证体系质量等；监督的范围包括从研究、生产、运输、储存、销售到使用的整个过程；监督的依据是国家法定的药品标准、法律、行政法规、制度政策，产品质量标准、技术法规及有关准则、规范等。

中药商品质量监督能有效地规范市场经营范围，保证商品的质量，杜绝假冒伪劣，保障人们用药安全有效。中药商品质量监督的性质属于国家行政，是国家药品行政管理的重要组成部分。同时，中药质量监督管理具有法律性，不同于国家对中药经济发展的管理，而是依据《药品管理法》依法管药的活动，体现了国家意志，由国家强制力作保障；违反、破坏这种法律关系的行为，则要受到法律追究。中药质量监督管理还具有双重性，既包括依法享有国家行政权力的行政机构依法实施行政管理的活动；也包括监督主体对行政权的监管。

（二）中药商品质量监督管理机构

1. 药品质量监督管理的行政机构　包括国家药品监督管理局及省级、地市级、区县的药品监督管理局。

2. 药品质量监督管理的技术机构

（1）国家药品监督管理局直属技术机构　包括国家药典委员会、国家中药品种保护审评委员会、药品审评中心、药品评价中心（国家药品不良反应监测中心）、药品认证管理中心和执业药师资格认证中心。

（2）各级药品检验机构　根据《药品管理法》及其他有关规定，药品检验所是执行国家对药品监督检验的法定专业机构。国家依法设置的药品检验院所分为四级：①中国食品药品检定研究院。②省、自治区、直辖市药品检验所（院）。③地、市、自治州、盟药品检验所。④县、区、县级市药品检验所（院）。

我国药品监督管理机构依法对中药商品进行质量监督管理。

（三）中药商品质量监督的原则

1. 监督目标明确　中药商品质量监督管理是国家和政府的职能和义务。监督管理的目标是规范中药研制、生产、经营、使用四大环节中的药事行为，达到中药商品质量安全、有效、稳定、可控的目的。

2. 强制性与限制性相结合 《药品管理法》规定了药品监督管理机关实施监督检查必需的职责和义务。中药商品质量监督管理是国家行政机关依据宪法并通过立法行使法律赋予的权力，对有关药事活动实施强制性的监督管理，相关单位和个人不得以任何理由和借口拒绝接受监督检查。同时，中药商品的监督管理必须依法、守法，不允许超越法律授权执法，不允许侵害有关药事组织或公众的合法权益。

3. 行政监督与技术监督相结合 中药商品是一种特殊商品，直接关系着人们的用药安全和健康。因此，行政监督与技术监督相结合必然伴随着中药商品质量监督的全过程。行政监督是要检查相对方的资质、行为、过程等是否合法，技术监督则是检查相对方的行为所引发的客观存在是否符合规定的技术与质量要求。

4. 法制化与规范化相结合 国家已经制定了包括中药商品质量、过程质量、质量保证体系、从事药事工作人员的素质及其工作质量等一系列管理规范及其细则，与相对应的法律法规结合，形成了一系列法制化、科学化、规范化的中药商品监督法律体系。综合运用现代科技监督管理手段，可以使中药商品质量监督管理工作逐步走上法制化与规范化相结合的轨道，最大限度地发挥监督执法效能。

（四）药品质量公告

药品质量公告制度是药品监督管理中的一项重要内容，是药品监督管理部门的一项重要职责，也是药品质量监督的一种重要形式。其中包括了对中药商品质量监督的内容。药品质量公告从保障人民用药安全有效、对中药实行严格规范管理的角度出发，其重点是针对不符合国家药品质量标准的中药。药品质量公告的形式有利于促进生产企业不断改进生产工艺，提高技术水平，便于药品监督管理部门对药品质量进行后续监督管理。

2003年2月17日，国家食品药品监督管理局发布并施行的《药品质量监督抽验管理规定》要求：国家和省（区、市）药品监督管理部门定期发布药品质量公告，国家药品质量公告每年至少4期，每季度至少1期。省（区、市）药品质量公告每年至少2期，每半年至少1期。

二、中药商品质量认证

2020年修订施行的《中华人民共和国认证认可条例》将"认证"定义为"由认证机构证明产品、服务、管理体系符合相关技术规范、相关技术规范的强制性要求或者标准的合格评定活动"。认证也称为质量认证，是随着现代工业的发展作为一种外部质量保证的手段逐渐发展起来的，国际上称为合格认证。质量认证是指由第三方的认证机构证明供方的特定产品或服务符合相关的技术法规或标准的合格评定活动。商品质量认证可以促进提高产品质量、商品信誉和商品竞争力，为商品提供了质量信息，并且减少社会重复检验的评价费用。

为推进医药行业的规范化和标准化，保证药物的安全有效，我国实施了一系列的质量标准认证。如在中药材生产领域，国家食品药品监督管理局自2003年曾正式受理《中药材生产质量管理规范》（Good Agricultural Practice，GAP）的认证申请，并组织认证试点工作。此外，还实施了《药品非临床研究质量管理规定》（Good Laboratory Practice，GLP）、《药品临床试验管理规范》（Good Clinical Practice，GCP）、《药品生产质量管理规范》（Good Manufacture Practice，GMP）、《药品经营质量管理规范》（Good Supply Practice，GSP）等强制性认证。另外，我国还施行了道地药材"地理标志产品保护"等非强制性认证，可以有效地保护我国的特色资源和知识产权。

三、道地药材地理标志产品保护认证

地理标志产品，是指产自特定地域，所具有的质量、声誉或其他特性本质上取决于该产地的自然因素和人文因素，经审核批准以地理名称进行命名的产品。地理标志产品包括：来自本地区种植或养殖的产品；原材料全部来自本地区或部分来自其他地区，并在本地区按照特定工艺生产和加工的产品。

国家质量技术监督局 1999 年 8 月 17 日发布并施行了《原产地域产品保护规定》；2001 年 3 月 5 日国家出入境检验检疫局颁布施行了《原产地标记管理规定》和《原产地标记管理规定实施办法》；国家质量监督检验检疫总局于 2005 年 6 月 7 日发布，2005 年 7 月 15 日实施了《地理标志产品保护规定》，代替《原产地域产品保护规定》。地理标志产品保护制度是 20 世纪以来世界上多数国家为有效保护本国的特色产品而采取的重要制度体系，也是世界贸易组织的协议中所认可的通行保护规则。

在我国医药领域，与地理标志产品保护相关的，主要是各种道地药材及与地理来源相关联的中药动、植物产品。我国的地理标志产品保护制度是一项与国际接轨的知识产权保护制度，是国家名优特产品质量与信誉保证制度，产品一旦取得地理标志产品保护，世界各国（指 WTO 缔约国）都要对其进行保护，即成为商品进入国际流通领域的经济国籍或护照，可以打破国际贸易间的技术壁垒，减少国际间贸易摩擦，并享受出口零关税待遇。

1. 道地药材地理标志产品保护认证的意义 道地药材是中药家族中的一大亮点，但缺乏针对性较强的保护办法。《地理标志产品保护规定》是目前保护道地药材的最好方法。它的实施在推广道地药材精品、提升产品国际贸易竞争力方面发挥了重要的作用。道地药材一旦取得地理标志产品保护，标志着该药材被公认为全球最优质的产品，可提高道地药材的知名度。

2. 认证管理部门 国家市场监督管理总局统一管理全国的地理标志产品保护工作。各地出入境检验检疫局和质量技术监督局依照职能开展地理标志产品保护工作。

3. 申报程序

（1）申请 申请保护产品在县域范围内的，由县级人民政府提出产地范围的建议；跨县域范围的，由地市级人民政府提出产地范围的建议；跨地市范围的，由省级人民政府提出产地范围的建议。

申请由当地县级以上人民政府指定的地理标志产品保护申请机构或人民政府认定的协会和企业（申请人）提出，并征求相关部门意见。

申请人应提交有关地方政府关于划定地理标志产品产地范围的建议；有关地方政府成立申请机构或认定协会、企业作为申请人的文件和相关地理标志产品的证明材料，填写地理标志产品保护申请书。

出口企业的地理标志产品的保护申请向本辖区内出入境检验检疫部门提出；按地域提出的地理标志产品的保护申请和其他地理标志产品的保护申请向当地（县级或县级以上）质量技术监督部门提出。

（2）初审 省级质量技术监督局和直属出入境检验检疫局，按照分工，分别负责对拟申报的地理标志产品的保护申请提出初审意见，并将相关文件、资料上报国家市场监督管理总局。

（3）形式审查 国家市场监督管理总局对收到的申请进行形式审查。审查合格的，由国家市场监督管理总局在国家市场监督管理总局公报、政府网站等媒体上向社会发布受理公告；审查不合格的，应书面告知申请人。有关单位和个人对申请有异议的，可在公告后的两个月内向国家市

场监督管理总局提出。

（4）技术审查　国家市场监督管理总局按照地理标志产品的特点设立相应的专家审查委员会，负责地理标志产品保护申请的技术审查工作。国家市场监督管理总局组织专家审查委员会对没有异议或者有异议但被驳回的申请进行技术审查，审查合格注册登记后，发布公告，生产者即可在其产品上使用地理标志产品专用标志（图 3-2），获得地理标志产品保护。

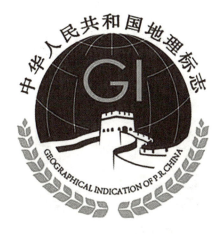

图 3-2　中国地理标志标识

4. 已获得"地理标志产品保护"的部分道地药材

（1）东北地区　桓仁山参、吉林长白山人参、抚顺林下参、清原龙胆、铁力平贝母、红星平贝母、抚顺辽五味子、铁力北五味子、岫岩辽五味子、长白山五味子、抚顺哈什蚂、桓仁哈蟆油、铁力中国林蛙油、西丰鹿鞭、西丰鹿茸、清原马鹿茸。

（2）华东地区　柘荣太子参、天台乌药、凤丹、霍山石斛、天目山铁皮石斛、平邑金银花、黄山贡菊、长清马山瓜蒌、浦城薏米、龙泉灵芝、邳州银杏、巴东玄参、亳菊、龙岗芡实、嘉祥白菊。

（3）华中地区　怀牛膝、禹白芷、怀地黄、方城丹参（裕丹参）、桐桔梗、咸丰白术、唐半夏、余江夏天无、禹白附、禹南星、禹白芷、邵东玉竹、襄麦冬、利川山药、怀山药、灵宝杜仲、怀菊花、济源冬凌草、商州枳壳、樟树吴茱萸、西峡山茱萸、金溪黄栀子、唐栀子、九资河茯苓、汤阴北艾。

（4）华南地区　广西肉桂、忻城金银花、新会陈皮、化橘红、连州溪黄草、赤水金钗石斛。

（5）华北地区　涉县柴胡。

（6）西南地区　达县苎麻、江油附子、雅连、川芎、遂宁川白芷、金堂明参、金川秦艽、中江丹参、旺苍杜仲、都江堰厚朴、南江金银花、连环砂仁、红河灯盏花、涪城麦冬、松贝（松潘产区）、青川天麻、金口河乌天麻。

（7）西北地区　汉中附子、民勤甘草、子洲黄芪、商洛丹参、威宁党参、文县纹党、西和半夏、略阳天麻、略阳杜仲、略阳黄精、民勤枸杞、靖远枸杞、略阳猪苓。

四、绿色中药产品认证

（一）定义

绿色中药认证是针对药用植物（中药）制剂、提取物品质认证。它依据商务部颁布的《药用植物及制剂外经贸绿色行业标准》。通过此标准会获得"绿标"使用权并可将"绿标"印在达标商品的包装上。

该标准的使用范围：药用植物、药用植物及制剂。药用植物：用于医疗、保健目的的植物。药用植物及制剂：经初步加工及提取纯化植物原料而成的制剂。含药用植物及制剂的药品、保健品、日化品都在此范围内，均可认证。

（二）绿色中药标识

绿色中药标识是唯一可以印在相关药用植物及制剂、提取物药品包装上的绿标（图3-3）。

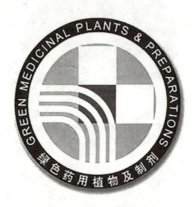

图3-3　绿色中药标识

标志由圆形、方形、四条白曲线组成。绿色中药标识唯一认证机构为国家中国医药保健品进出口商会。

（三）绿色中药标识认证流程

1. 企业申请　申请绿色中药标识的企业电话或邮件咨询绿色中药标准办公室，并进行登记备案。

2. 企业自检　企业依照《药用植物及制剂外经贸绿色行业标准》进行自检，符合标准者即可向中国医药保健品进出口商会绿色行业标准办公室提出申请。

3. 初审　企业递交申请资料和企业自检报告。绿色中药办公室进行审核。所需资料如下。

（1）药用植物及制剂外经贸绿色行业标准申请表。

（2）企业营业执照副本（复印件——需加盖企业印章）。

（3）申请商品的商标，批准号（复印件——需加盖企业印章）。

（4）企业的生产管理规范及制定说明（需加盖企业印章）。

（5）企业原料药收购产地、生产、运输、储存条件、检验人员情况介绍（需加盖企业印章）。

（6）出具具有CMA（计量认证证书）、CAL（审查认可证书）的自检报告（需加盖企业印章）。

4. 抽样　绿药标准办公室派专员到企业进行抽样，抽取至少同一年内三个批次的样品；或者企业递送所需申报绿药标准的产品（同一年度内不少于三个批次的产品）至相关部门进行检测，并同时将相同批次每批次三份样品报备至绿药办公室。

5. 第三方检查　企业将同一年不少于三个批次的样品送至第三方检查机构进行检测，并将相关结果和资料递送到绿色标准办公室。若第三方检测的申请绿色标识产品不合格，企业需要改进。改进后，经第三方检测，达到要求，视为具有合法申请绿色标识产品。

6. 签订合同　申请企业与中国医药保健品进出口商会绿色行业标准办公室签署药用植物及制剂绿色标志商标使用合同。

7. 缴纳费用　请企业按照药用植物及制剂达标申报、绿色标志使用收费管理办法缴纳一定数目申请和标识使用费用。

8. 现场考察　绿色标准办公室派专家对企业进行现场考察。

9. 专家评审　专家委员会签署意见，对符合所有标准的产品签字通过。

10. 终审　绿色标准办公室对专家评审结果进行终审。

11. 公布　绿色标准办公室将申报评审结论入档上报商会，并进行公布和宣传。

12. 颁布证书　企业领取品质证书及绿色中药标志。

五、有机中药产品认证

（一）有机农业概述

1. 有机农业　是遵照一定的有机农业生产标准，在生产中不采用基因工程获得的生物及其产物，不使用化学合成农药、化肥、生长调节剂、饲料添加剂等物质，遵循自然规律和生态学原理，协调种植业和养殖业的平衡，采用一系列可持续发展的农业技术以维持持续稳定的农业生产体系的一种农业生产方式。

2. 有机产品　按照国家标准（GB/T 19630.1～19630.4-2008）的要求，进行生产、加工、销售，并获得合法的认证机构认证，允许使用有机产品标志的有机食品和其他产品。

3. 有机中药材　是根据有机农业原则和有机产品生产方式及标准生产、加工，并通过合法有机产品认证机构认证的产品。

（二）中药材有机体系构建

中药材有机体系的构建对确保中药材的质量安全，为中药材生产、加工提供操作规范及指南，确保生产全过程达到标准要求，保障中药材产业可持续发展均具有十分重要的意义。中药材有机体系主要包括产地环境质量评价、文件体系的编制与发布、体系的运行、内审及提出认证申请等。

1. 产地环境质量评价　根据国家标准对中药材生产示范基地进行大气、土壤、水资源环境评估，确定有机中药材的种植基地达到要求：①空气符合国家大气环境质量二级标准。②土壤符合国家土壤质量二级标准。③灌溉水符合国家农田灌溉水质量标准。

2. 文件体系的编制、发布及体系的运行

（1）文件体系的编制　内容包括：①中药材生产技术体系构建。按照有机农业生产技术体系的要求，因地制宜建立一套完整的、行之有效的栽培管理和加工技术规范。②质量管理手册。首先包括有机产品生产质量方针和质量目标，内部自检计划和方法，原始记录保存和管理，客户反馈信息和处理，认证机构的检查结果及对改进意见处理等；其次是制订有机产品的生产加工、管理标准和依据。最后还要建立可追溯体系与产品召回制度。③程序文件。包括记录程序、培训程序、采购程序、内部检查程序、不合格品处理程序、改进程序、申诉/投诉处理程序。④记录文件。有机产品生产、加工、经营者应建立并保持记录。记录应清晰准确，为有机生产、加工活动提供有效证据。记录至少保存5年。记录文件应包括文件运行记录、种植农事记录、加工记录

（原料购买、加工、贮存、运输记录）、培训记录、内部检查记录等。

（2）体系文件的发布及体系的运行　发布的文件应得到批准。文件发布后，要严格按规程运行，并填写运行记录。并根据实际运行情况持续改进，不断提升和完善管理体系。

3. 内审及提出认证申请　内审的目的主要是衡量、验证管理体系是否符合标准要求，是否得到有效的保持、实施和改进。应建立内审制度及制定年度内审计划，做好检查前的准备。内审工作由成立的专业检查员按照有机标准进行检查，并对违反要求的内容提出修改意见、形成记录。内部检查结束，提出认证申请，配合认证机构进行外部检查和认证。

4. 中药材有机认证　向有关部门提出认证申请，由认证机构组织认证。其流程如图3-4所示。

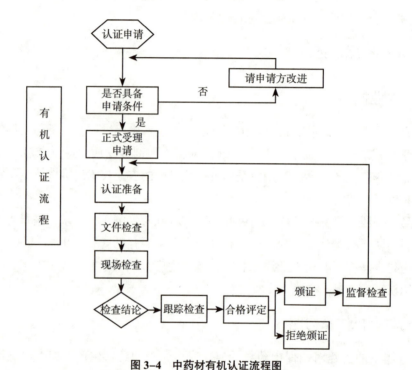

图3-4　中药材有机认证流程图

第四章 中药商品经营与管理

扫一扫,查阅本章数字资源,含PPT、音视频、图片等

第一节 中药商业机构

中药是一种特殊商品。中药商业机构是指在中药商品生产和流通的基础上形成的一种专门从事中药商品经济活动的组织,使中药商品完成从生产领域向消费领域的转移,完成中药商品的产、购、销、储、运。中药商业机构按工作性质不同分为行政管理和监督机构、企业经营机构。

一、行政管理和监督机构

我国中药商业的行政管理和监督机构主要是中华人民共和国商务部、国家市场监督管理总局、国家药品监督管理局(National Medical Products Administration,简称NMPA)及下属的中国食品药品检定研究院(National Institutes for Food and Drug Control,简称NIFDC)、中华人民共和国国家卫生健康委员会(National Health Commission of the People's Republic of China)及下属的国家中医药管理局(National Administration of Traditional Chinese Medicine)。各行政管理和监督机构的主要职责是根据国家方针及政策,拟订和颁布国家有关法律、法规,并组织实施和监督检查中药商品的生产、经营、流通和使用等各环节的质量管理,保障和推动中医药事业长期稳步地向前发展。

1. 国家药品监督管理局 主要职责如下。

(1)负责药品(含中药、民族药,下同)、医疗器械和化妆品安全监督管理。拟订监督管理政策规划,组织起草法律法规草案,拟订部门规章,并监督实施。研究拟订鼓励药品、医疗器械和化妆品新技术新产品的管理与服务政策。

(2)负责药品、医疗器械和化妆品标准管理。组织制定、公布国家药典等药品、医疗器械标准,组织拟订化妆品标准,组织制定分类管理制度,并监督实施。参与制定国家基本药物目录,配合实施国家基本药物制度。

(3)负责药品、医疗器械和化妆品注册管理。制定注册管理制度,严格上市审评审批,完善审评审批服务便利化措施,并组织实施。

(4)负责药品、医疗器械和化妆品质量管理。制定研制质量管理规范并监督实施。制定生产质量管理规范并依职责监督实施。制定经营、使用质量管理规范并指导实施。

(5)负责药品、医疗器械和化妆品上市后风险管理。组织开展药品不良反应、医疗器械不良事件和化妆品不良反应的监测、评价和处置工作。依法承担药品、医疗器械和化妆品安全应急管理工作。

（6）负责执业药师资格准入管理。制定执业药师资格准入制度，指导监督执业药师注册工作。

（7）负责组织指导药品、医疗器械和化妆品监督检查。制定检查制度，依法查处药品、医疗器械和化妆品注册环节的违法行为，依职责组织指导查处生产环节的违法行为。

（8）负责药品、医疗器械和化妆品监督管理领域对外交流与合作，参与相关国际监管规则和标准的制定。

（9）负责指导省、自治区、直辖市药品监督管理部门工作。

（10）完成党中央、国务院交办的其他任务。

2. 中国食品药品检定研究院 中国食品药品检定研究院是国家检验药品生物制品质量的法定机构和最高技术仲裁机构，依法承担实施药品等多领域产品的审批注册检验、进口检验、监督检验、安全评价及生物制品批签发，负责国家药品标准物质和生产检定用菌毒种的研究、分发和管理，开展相关技术研究工作。其下设有省、市、地区、县等食品药品检定所。另外国家在北京市、天津市、上海市、大连市、青岛市和成都市等省市设有口岸药检所，专门负责检验进口药品。

3. 国家卫生健康委员会 国家卫生健康委员会的主要职责是组织拟订国民健康政策，统筹规划卫生健康资源配置，协调推进深化医药卫生体制改革，提出医疗服务和药品价格政策的建议。组织制定国家药物政策和国家基本药物制度，开展药品使用监测、临床综合评价和短缺药品预警，提出国家基本药物价格政策的建议，参与制定国家药典。制定医疗机构、医疗服务行业管理办法并监督实施，建立医疗服务评价和监督管理体系等。

4. 国家中医药管理局 主要职责如下。

（1）拟订中医药和民族医药事业发展的战略、规划、政策和相关标准，起草有关法律法规和部门规章草案，参与国家重大中医药项目的规划和组织实施。

（2）承担中医医疗、预防、保健、康复及临床用药等的监督管理责任。规划、指导和协调中医医疗、科研机构的结构布局及其运行机制的改革。拟订各类中医医疗、保健等机构管理规范和技术标准并监督执行。

（3）负责监督和协调医疗、研究机构的中西医结合工作，拟订有关管理规范和技术标准。

（4）负责指导民族医药的理论、医术、药物的发掘、整理、总结和提高工作，拟订民族医疗机构管理规范和技术标准并监督执行。

（5）组织开展中药资源普查，促进中药资源的保护、开发和合理利用，参与制定中药产业发展规划、产业政策和中医药的扶持政策，参与国家基本药物制度建设。

（6）组织拟订中医药人才发展规划，会同有关部门拟订中医专业技术人员资格标准并组织实施。会同有关部门组织开展中医药师承教育、毕业后教育、继续教育和相关人才培训工作，参与指导中医药教育教学改革，参与拟订各级各类中医药教育发展规划。

（7）拟订和组织实施中医药科学研究、技术开发规划，指导中医药科研条件和能力建设，管理国家重点中医药科研项目，促进中医药科技成果的转化、应用和推广。

（8）承担保护濒临消亡的中医诊疗技术和中药生产加工技术的责任，组织开展对中医古籍的整理研究和中医药文化的继承发展，提出保护中医非物质文化遗产的建议，推动中医药防病治病知识普及。

（9）组织开展中医药国际推广、应用和传播工作，开展中医药国际交流合作和与港澳台的中医药合作。

（10）承办国务院及国家卫生健康委员会交办的其他事项。

二、中药商业企业

中药商品的经营与管理需要通过中药商业企业的经营活动来完成。中药商业企业是我国中药商品的经营机构，在中药商品流通活动中起到媒介作用。我国中药商业企业按照所有制不同、经营范围和经营方式不同可分为多种类型，各种类型的中药商业企业均有特殊的管理方式和经营特色。中药商业企业按照生产资料所有制的性质分为国有、集体、民营和混合所有制企业等。按照经营方式不同分为自营、代营、联营（商业之间、工商之间、农商之间）等，联营是在自愿互利的基础上建立的一种经济联合体。中药商业企业按照其在商品流通过程中的地位和作用不同又分为批发、零售、批零兼营、行栈企业等。

1. 中药批发企业 中药批发企业是中药商品生产和销售的桥梁，它从生产、种植或其他相关部门购进或调拨中药，批量供给下一级批发企业、零售企业、医疗单位或作为生产的原料供应给生产企业。中药批发企业的主要任务是进行市场调查和预测、根据医疗保健市场需求帮助生产者安排和落实生产任务、做好原材料的收购和供应、促进和引导中药商品生产的发展；根据国家的方针政策，合理组织中药商品的分配、调拨及供应；根据市场的需要，合理储存中药商品并做好养护工作。

2. 中药零售企业 中药零售企业是中药商品流通的终点，销售对象是消费者。中药零售企业特点是规模小、交易次数频繁、销售数量小。它的基本职能是研究市场药品供需情况、组织适销对路的药品、反馈消费者意见、满足医疗保健的需要；为生产部门提供市场信息；严格遵守药政管理法规，保证投药准确和用药安全；文明经营，不断提高服务质量。中药零售企业按照业务的经营范围可分为综合性和专业性企业两大类，包括零售门市部和药店等。

第二节 中药商业的经营特点

中药是特殊商品，中药商业经营遵循一般商品的经营规律，还具有中药商业的经营特点。

1. 必须端正思想观念 作为特殊商品的中药，其价值和使用价值集中体现在质量，质量合格商品可用于防治疾病，不合格的不仅延误治病还会害人致病。因此，在中药商业经营中必须坚持质量第一，严格管理。①经营者必须持有《药品经营许可证》。②具有一定的仓储条件和储备能力。③药品经营技术性强，责任重，需配备熟悉商业经营知识的执业药师。④中药商业企业必须按照 ISO 9000 国际标准的质量控制和质量管理系统，实施全面的质量管理，按照国家的要求组织经营。

2. 必须明确经营理念 处理好社会效益与经济效益的关系，特殊时期社会效益优先，如遭遇自然灾害或疫情时首先考虑社会效益、救人救灾。

3. 全面了解生产过程 中药的生产加工方法和生产工艺独特，其中多数药材生产涉及地域性和季节性等，具有产销关系密切、供求关系固定、有利于计划安排等特点，对采购中药商品有指导作用。中药商品还具有道地性，选用道地药材是保障中药质量的重要措施。

4. 科学调控商品质量 中药材生产靠农业、加工炮制靠工业、供销靠商业，故其特点是工、农、商一体，产、供、销合一。我国虽然已开始标准化种植、生产和管理，但因多来源、多产地等因素，导致中药材商品质量相对不稳定。

5. 准确把握商品销量 中药商品销售量受自然气候、灾情、疫情等因素影响，经营过程中要做好社会调查和市场预测工作。同时,中药商品"少了不行,多了没用""不用不要,要则急需"。消费需求弹性较小,社会保有量不多,还有效期的限制,需要加强计划调节,留有一定储备。

6. 不断提高经营水平 中药材多数为来源于自然界的植物、动物和矿物,具有资源丰富、成分复杂的特点。但因品种和规格繁多、品种混乱、鉴别技术复杂,给中药商业的经营带来了复杂性,对从业人员综合素质、专业能力要求较高,需要不断培训相关人员,提高经营管理水平。

第三节 中药商品的流通环节及管理

中药商品的流通一般是通过采购、运输、储存和销售4个主要环节来实现,购与销在流通中起主导作用,运与储是购销的辅助条件。要有计划地组织、调节好各流通环节,保证医疗市场的需要。

一、中药商品的流通环节

1. 采购 采购是指中药商业企业在一定的条件下从供应市场获取产品或服务作为企业资源,以保证企业生产及经营活动正常开展的一项企业经营活动。中药商品的采购是组织中药货源的手段,采购必须遵照国家的有关法律规定,根据市场需求,坚持品种、规格、质量、数量、价格同时并重的原则,择优选购。中药采购程序指从提出和接受中药请购单起至到货验收与核付货款为止的一系列采购业务活动。采购程序包括以下流程:申购人提出申请、主管部门审核、签批、组织招(投)标比价、确定合格供方、签订采购供货合同、采购人领取支票汇票、实施采购、运输到库、有关方会同中药质量检验、合格者办理入库手续、搬运堆码(不合格者办理退货或索赔)。中药商品的采购方式包括:①产地采购,中药企业长期经营、市场稳定的大宗药品,可以从药材主产地或生产厂家直接采购;此种方式采购到的中药价格低、质量好、储藏时间短。②调剂采购,许多非大宗商品,可以在中药商业企业之间相互调剂,用这种方式采购到的中药品种全、到货及时,但价格高、商品储藏时间较长。③储备采购,对于一些季节性强、市场短缺或销售量大的药品,可以一次性大批量采购储存备用。这种采购方式占用仓储,风险也较大,但如果判断准确,则可以获得较好的社会效益和经济效益。

2. 运输 运输是指用设备和工具,将物品从一地点向另一地点运送的物流活动。中药商品的运输要严格遵守药品运输的有关管理条例,坚持"及时、准确、安全、经济"的运输原则,合理地组织商品的运输。现代中药物流是一新兴运输形式,并将迅速发展。

3. 储存 储存就是在保证商品的质量和数量的前提下,根据一定的管理规则,在一定的时间将商品存放在一定场所的活动。中药商品在储存中必须遵循以下相关规定:①《中药材仓储管理规范》(SB/T 11094-2014),该标准规定了中药材仓储管理的基本要求,并对中药材仓库及库区条件、入库管理、堆码管理、在库管理、养护管理、出库管理、信息系统等方面提出了要求,适用于中药材经营企业、中药饮片企业与从事中药材仓储经营的物流企业的中药材仓储管理。②《中药材仓库技术规范》(SB/T 11095-2014),该标准规定了中药材仓库的基本要求、专业类型、建筑类型、通风换气和采光要求、配套设施与技术条件,适用于中药材经营企业、中药饮片企业与从事中药材仓储经营的物流企业的中药材仓库。总原则是分类储存、保证质量、以销定进、保证供应、安全储存、科学养护、降低损耗、收发迅速、保证质量、避免事故。③《中药材气调养护技术规范》(SB/T 11150-2015),该规范规定了中药材养护技术的应用方式、要求、操作规程、残渣处理和异常情况处理。本标准适用于常温环境下中药材仓储与运输期间的养护活动。不适用于气调库、低温库环境。

4. 销售　销售是一种帮助需要中药的人们得到他们所需要商品的过程，包括批发销售、零售和新兴的网络销售。近年来，一些地区已经形成了"全国总代理→地区分销商→零售连锁经营"等中药商品流通新格局。随着电子商务的兴起，出现了医药电商平台销售模式。按国家食品药品监督管理总局的相关文件规定，将我国的医药电商划分为三类。为促进医药产品电商的发展，2022年国家市场监督管理总局发布了《药品网络销售监督管理办法》，要求落实药品经营企业主体责任，压实药品网络销售平台责任，明确处方药网络销售管理，落实"四个最严"要求，强化各级监管部门的监管措施。

目前，打破了传统购销模式的中药大品种联盟、中药饮片省际联盟等相继出现。如，多地参加的省际中药（材）采购联盟，2022年已遴选完成了黄芪、当归、麦冬等临床用量大、患者受众面较广的中药饮片品种，探索开展中药饮片跨区域联盟采购模式，旨在引导企业合理降价的同时，更加强调质量保障，实现采购过程规范有序，给患者提供高性价比的中药饮片。同时，引导饮片企业走向原产地，提升中药材原产地的集约化、规模化程度，用市场化手段推进构建质量标准、质量追溯、质保仓储体系，保障中药饮片安全、有效、可追溯，探索全新的中药流通管理新模式。

二、中药商品流通环节的管理

中药商品流通是中药商品从供应地到接收地的实体流动过程中，根据实际需要，将运输、储存、装卸、搬运、包装、流通加工、配送、信息处理等基本功能实施有机结合。中药商品流通过程中，在遵守中华人民共和国行政许可法、价格法、广告法等一系列国家法律法规的同时，首先要遵照《中华人民共和国药品管理法》和《中华人民共和国药品管理法实施条例》的要求，执行《药品经营质量管理规范》，该规范是药品经营管理和质量控制的基本准则，企业应当在药品采购、储存、销售、运输等环节采取有效的质量控制措施，确保药品质量。药品生产企业销售药品、药品流通过程中其他涉及储存与运输药品的，也应当符合本规范相关要求。同时也要执行《药品流通监督管理办法》，该办法要求药品生产、经营企业、医疗机构应当对其生产、经营、使用的药品质量负责。药品生产、经营企业在确保药品质量安全的前提下，应当适应现代药品流通发展方向，进行改革和创新。

传统的中药物流基地是中药市场，现在正向中药电商平台和现代物流发展。2005年，国家食品药品监督管理局发布了《关于加强药品监督管理促进药品现代物流发展的意见》，对申请新开办药品批发的企业提出明确要求，鼓励具有药品现代物流条件的药品批发企业通过兼并、重组、联合发展，促进规范化、规模化，使企业做大做强。允许其接受已持有许可证的药品企业委托进行药品的储存、配送服务业务。允许有实力并具有现代物流基础设施及技术的企业为已持有许可证的药品企业开展第三方药品现代物流配送。积极支持具有现代物流基础设施及技术的药品企业参与农村药品配送等。同时要求加强药品监督管理信息化建设，加强现代药品物流的监管。

为推进中药材现代物流体系建设，提升中药材流通的组织化、标准化、现代化水平，促进中医药事业持续健康发展，2016年，中华人民共和国商务部印发了关于《全国中药材物流基地规划建设指引》。要求建设一批集仓储运输、质量检验、追溯管理等多功能于一体的中药材物流基地，力争流通环节中药材规范化集中仓储率达到70%，初步形成中药材现代物流体系与流通网络。为控制食品药品安全风险，保护消费者权益，2016年，国家食品药品监管总局根据《国务院办公厅关于加快推进重要产品追溯体系建设的意见》文件精神，颁布《推动食品药品生产经营者完善食品药品追溯体系意见》，要求食品药品生产经营者应当承担起食品药品追溯体系建设的主体责任，实现对其生产经营的产品来源可查、去向可追。在发生质量安全问题时，能够及时召回相关产品、查寻原因。地方各级食品药品监管部门要按照《中华人民共和国食品安全法》《中华人民共和国药品管理法》《医疗器械监督管理条例》等有关法律法规的规定，督促行政区域内相关生产经营者认真落实产品追溯主体责任，并对原料来源记录、生产过程记录、购销记录等追溯体系建设要求的落实情况进行督促检查和总结。对不履行追溯责任者依法及时查处。2018年，国家药监局与中医药局印发了《全国道地药材生产基地建设规划（2018—2025年）》的通知，要求加强道地药材的质量追溯体系建设，建立生产档案记录制度，构建覆盖种养、加工、收购、贮藏、运输、销售等各环节的质量追溯体系，实现来源可查、质量可追、责任可究。2022年，为推动药品信息化追溯体系建设，国家药监局组织制定了《药品追溯码标识规范》《药品追溯消费者查询结果显示规范》两项信息化标准。

第四节　中药市场

中药市场是中药商品集散、交换的场所，是中药商业活动的重要环节，为中药商品的健康交易与流通提供重要保障。

一、中药市场的形成与发展

中药市场起源于"集市"，即从事中药购销活动者定期聚集在一起买卖商品的活动场所。"集市"的诞生标志着人类商业行为前进了一大步，它的出现极大地促进了商品的流通，并发展成由定期的"集市"到固定场所的"市场"。

中药商品在使用过程中，某些中药材由于天时地利的生长条件和药农的精心培育，逐渐形成了某些地区生产的优质药材，即道地药材，该产地称道地产区。这些中药材货真价实、品质优良可靠，在国内外具有很高的信誉，在经营中具有很强竞争力，因而形成了较大的商品规模。"道"是古代行政区划名，如唐代将全国分为关南道、河东道等十余道。在道地药材形成的基础上各道地产区逐渐形成了各自的道地药材集散地，并进而发展成各地区的中药交易市场，简称"药市"。这些传统药市的形成还得益于名医和药王的影响、便利的交通及集市庙会的群众基础，如安徽亳州就是名医华佗的故乡。药市是我国道地药材交易最集中、成交额最大的地方。20世纪70年代已形成了传统的五大药市，即河北安国、安徽亳州、江西樟树、河南百泉、河南禹县。后来又相继出现了湖南邵东、广州清平、广西玉林、成都荷花池、西安万寿路等十大药市。20世纪90年代，全国中药材市场迅速发展，多达110多个。但这些药材市场大多不规范，并疏于管理。1996年，国家中医药管理局、医药局、卫生部和国家工商行政管理局联合下发了《整顿中药材专业市场标准》的通知。经检查、验收、批准，在传统药市的基础上，经工商行政管理部门核准登记的专门经营中药材的专业市场共有17个，形成一批有影响的中药材专业市场，其中多数建立了现代化的交易管理电子信息系统。

二、中药市场的管理

中药市场管理是国家政府部门根据有关的政策法规，运用科学的方法和手段对中药市场的商品流通活动进行行政管理。具体地说，就是对从事中药商品交换活动的单位和个人，在工商登记、中药商品品种、价格、质量、计量、合同、税收、利润、广告、商标和专利等各个方面进行组织调控和监督。加强中药市场的管理，对于促进中药市场经济繁荣、合理组织中药商品流通、打击违法犯罪活动、维护消费者合法权益都具有十分重要的意义。中药市场管理的中心内容是贯彻实施国家中药市场管理的有关法律法规、规章制度，监督管理中药商品的流通渠道、流通链条及中药经营的方向，调节需求与供给的相对平衡，保证中药市场活动与整个医疗行业协调发展。

国家中医药管理局和各级医药生产经营行业主管部门依法对中药专业市场实行行业管理。各级食品药品监督管理部门依法对中药专业市场实行质量监督管理。各级工商行政管理部门依法对中药专业市场实行市场监督管理。为严格规范管理中药材专业市场，1996年，国家中医药管理局、国家医药管理局、卫生部、国家工商行政管理局根据《国务院关于进一步加强药品管理工作的紧急通知》联合制定了《整顿中药材专业市场标准》。2013年，食品药品监管总局、农业部、工信部等八部门联合印发《关于进一步加强中药材管理的通知》。通知要求加强中药材专业市场管理。除现有17个中药材专业市场外，各地一律不得开办新的中药材专业市场。中药材专业市场所在地人民政府要按照"谁开办，谁管理"的原则，承担起管理责任，明确市场开办主体及其责任。中药材专业市场要建立健全交易管理部门和质量管理机构，完善市场交易和质量管理的规章制度，逐步建立起公司化的中药材经营模式。要构建中药材电子交易平台和市场信息平台，建设中药材流通追溯系统，配备使用具有药品现代物流水平的仓储设施设备，提高中药材仓储、养护技术水平，切实保障中药材质量。严禁销售假劣中药材，严禁未经批准以任何名义或方式经营中药饮片、中成药和其他药品，严禁销售国家规定的28种毒性药材，严禁非法销售国家规定的42种濒危药材。2015年，国家食品药品监督管理总局发布《关于进一步加强中药材专业市场质量监管的通知》，要求切实加强中药材监督管理，加大信息公开和曝光力度，严厉惩处违法犯罪行为，严格落实地方政府责任。

三、中药材专业市场

中药材专业市场是指经国家相关部门正式批准的、并在工商行政管理部门核准登记的专门经营中药材的集贸市场。我国中药材专业市场共有17家。

1. 安徽亳州中药材专业市场 亳州市位于安徽西北部，具有得天独厚的地理位置和气候条件，有传统的中药材种植习惯，种植中药材130余种，亳白芍、亳菊、紫菀、天花粉、桑白皮等都驰名中外。1994年，亳州建成大型的中药材交易中心；2013年，新的中国（亳州）中药材交易中心投入使用。目前，该市场中药材吞吐量巨大，日上市品种达2800余种，位居全国各药材市场的前列。

2. 河北安国中药材专业市场 安国古称祁州，位于北京、天津、石家庄三大城市腹地；药业兴旺发达，源于宋朝，兴于明朝，盛于清朝。药材加工和种植在我国药业发展史上占有重要地位，在全国乃至东南亚地区具有较大影响，素有"药都"和"天下第一药市"之称，是我国北方最大的中药材专业市场。1993年，安国建成了现代化的中药材专业市场——东方药城。2017年5月，安国数字中药都开市。目前，该市场中药材日吞吐量较大，上市品种2800多种。

3. 河南禹州中药材专业市场 禹州地处中原，为中医药发祥地之一。自唐朝禹州始有药市，到明朝初期已成为全国四大药材集散地之一。历史上各地客商结帮赴会，经营不同品种的药材，逐渐形成了不同的帮口，即"十三帮"。禹州药市于乾隆年间达到鼎盛，到清末民初由于战乱而逐渐萧条。1990年，禹州中药材批发市场建成并投入使用。目前，该市场经营品种2600余种。

4. 成都荷花池中药材专业市场 四川是全国中药材主产区之一,产量和品种均居全国之首。成都自唐代就有药市,非常繁荣,世代相继,经久不衰。该药材市场由荷花池市场药材交易区和五块石中药材市场合并而成,以经营川产药材为主,如川贝母、川连、川芎、川乌、附片等,另有许多四川本地医生习用的草药上市交易,如川射干、川菟丝子等。目前,该市场经营的中药材品种达1800余种。

5. 江西樟树中药材专业市场 相传该地因盛产樟树而得名。草木繁盛,盛产药材。后汉三国时代开始建立"药圩",从事中药材生产、经营和加工炮制活动已有1700多年历史,药材加工炮制技术精湛。目前,江西樟树中药材专业市场位于樟树城区西侧,已成为一个大型中药材专业市场。

6. 广州清平中药材专业市场 该药材市场是我国南方重要的中药材交易市场之一,是海内外药商云集之地和中药材进出口重地。设有道地药材直销店,如阳春砂仁、田七、怀山药、枸杞子、天麻、美国花旗参、高丽参等,还有多个专业出口公司,为海外客商提供完善的采购、仓储、加工、包装、运输、报关等出口配套服务。

7. 湖南邵东廉桥中药材专业市场 该药材市场坐落于湖南省邵东市廉桥镇,有"南国药都"之称。廉桥土地肥沃,雨量充沛,老百姓自古习种药材,品种达200种,包括牡丹皮、玉竹、百合、桔梗等。廉桥药市源于隋唐。目前,该药材市场已由昔日传统的药材集贸市场发展成现代化大型专业市场,经营品种1000多种,汇集全国各地名优药材。

8. 湖南岳阳花板桥中药材专业市场 该药材市场位于岳阳市岳阳区,于1992年创办。

9. 山东鄄城舜王城中药材专业市场 该药材市场地处鲁西南大地,自20世纪60年代自发形成,逐步繁荣兴盛,已成为山东省唯一的药材专业市场。目前,该市场日上市中药材1000多种。

10. 重庆解放路中药材专业市场 该药材市场地处重庆市主城区渝中区解放西路,由原渝中区储奇门羊子坝中药市场和朝天门综合交易市场药材厅合并而来,1993年迁入现址。

11. 广东普宁中药材专业市场 普宁市位于广东省潮汕平原西缘,是岭南著名的"侨乡""果乡"和重要商品集散地。该药市吸引了全国各地乃至周边国家成千上万商家,货运专线直达全国120多个城市。

12. 广西玉林中药材专业市场 该药材市场位于玉林市中秀路,是我国西南地区传统的中药材集散地,药材购销辐射全国,并与东南亚地区药材市场连接。目前,经营品种达900多种。

13. 湖北蕲州中药材专业市场 蕲州位于长江中游北岸,是蕲春县最大的工业基地和商品集散中心。蕲州历史上四大蕲药包括蕲龟、蕲竹、蕲蛇、蕲艾名扬天下。1994年蕲州被省政府批准为省管医药经济开发区,建有较大药材交易市场。

14. 云南昆明菊花园中药材专业市场 该药材市场位于昆明市东郊路,始建于1991年,是云南省唯一一家中药材专业市场。市场经营中药材4000余种,担负着云南省80%以上的中药材收购、储藏和批发全国各地的重任。

15. 西安万寿路中药材专业市场 该药材批发市场位于西安市东大门万寿北路,始建于1991年,目前市场经营品种达1600多种。其销售辐射新疆、甘肃、兰州、青海、宁夏及周围市县。

16. 甘肃兰州市黄河中药材专业市场 甘肃是全国四大药材主产区之一,当归、党参、大黄的年产量分别占全国总产量的90%、30%和40%。该市场1994年建立。目前,市场经营的中药材品种达2400种,是甘、宁、青、新四省区唯一的国家级药市。

17. 黑龙江哈尔滨三棵树中药材专业市场 该药材市场位于哈尔滨市太平区(现划归哈尔滨市道外区),始建于2003年,是东北三省唯一的中药材专业市场。经多年建设发展,已成为我国北方中药材经营的集散地。

四、中药商品市场的调查与预测

市场调查和预测是研究市场的行情、方向，了解竞争同行优势，为企业投资、规划和开拓市场提供信息。中药市场调查是决策、预测的必要条件，经营活动的从业人员需要运用科学的方法和手段，有计划地、全面地、系统地搜集、整理、分析有关中药市场的活动信息。中药市场调查对于掌握中药市场的变化动态，了解中药市场的供求变化规律，制订中药市场营销战略和实施营销计划均具有重要的指导意义。中药商品市场的调查与预测主要包括市场容量、市场规模、市场集中度、区域市场、渠道市场、上下游产业链、价格传导机制、市场竞争格局调研、品牌市场占有率、价格预测和发展趋势预测等。另外，还要对关键用户需求、用户购买行为、潜在客户、影响用户购买因素、用户购买习惯、产品消费细分群体、用户品牌认知度和药材需求等进行分析。市场调查和预测的方法又分为以下几种。

市场调查方法，按调查方式分为通信调查、走访调查、综合调查；以调查面大小可分为全面调查和非全面调查（重点调查、随机抽样调查）。通常需要确定市场调查的问题，确定市场调查类型（如探索性、描述性、因果性、预测性），确定数据来源、性质与收集方法，做好样本设计、问卷与量表设计，科学收集、分析数据，给出报告结论。

市场预测方法分为定性预测法和定量预测法。定性预测法是根据历史的资料和现有的情况来进行分析和判断，对未来市场进行粗略估计的一种预测方法。这种方法简便易行，灵活实用，在市场预测中广泛使用，特别适用于那些不能用数量表示的因素（如方针、政策、自然灾害、战争等的变化）。定量预测法是根据有关的历史资料，按一定的规则和程序，用数学统计的一种方法，对未来市场的一种预测方法，适用于各种条件相对稳定的情况。

中药商品企业为了自己的产品在市场上具有竞争力，又要保证用药安全和有效，就必须树立市场观念，搞好市场预测，在实施市场策略的同时，特别注意建立市场信息传递与反馈系统，了解质量信息和用户的需求信息，做出正确的决策，不断为社会提供质量可靠的中药。

第五节　中药商品包装与贮藏

一、中药商品的包装

中药商品的包装，是指盛装和保护商品的容器、材料及辅助物等。

（一）中药商品包装的作用

盛纳药品，便于存储、运输及使用。《中华人民共和国药品管理法》（2019年12月1日起施行，以下简称《药品管理法》）第四十八条规定："药品包装应当适合药品质量的要求，方便储存、运输和医疗使用。"根据不同商品形式（中药材、中药饮片、中成药）、不同存在状态（如粉状、液态等）及剂量要求等选择合理的包装，不仅便于药品的装卸、运输、贮藏及临床使用，也为储运过程中的计数清点和销售前的商品分装提供方便。

保护药品，防止污染、变质及损耗。为了保证药品在有效期内仍保持原有的物理、化学和生物学等方面的性质，需要对药品进行合理的包装，从而防止因光照、雨淋、受潮、污染等外界因素影响而变质，减少因挥发、破碎、渗漏、散失、动物干扰造成的数量或质量损耗。

提供信息，利于辨识、分类及管理。《药品管理法》第四十九条规定："药品包装应当按照规定印有或者贴有标签并附有说明书。"标签或者说明书应注明药品的通用名称、成分、规格、生产企业及其地址、批准文号、产品批号、生产日期、有效期、适应证等信息。麻醉药品、精神药品、医疗用毒性药品、放射性药品、外用药品和非处方药应当印有规定的标志。对于中药材的包装，应当注明品名、产地、日期、供货单位，并附有质量合格的标志。

另外，商品包装还具有介绍宣传商品、美化商品、指导消费、取得购销信誉、方便消费者携带等作用。中药商品包装是形成商品生产、流通、销售乃至消费良性循环的重要因素。在现代化商品生产中，商品对包装的依附性越来越明显，优质的产品可能因为不合适的包装而影响销量和售价。在商品消费中，商品包装给消费者带来诸多的便利，如保证卫生、节约时间、减少浪费、美化环境等。人们从消费中获益，反过来进一步推动商品生产和流通的发展。

（二）中药商品包装的材料与选择原则

1. 中药商品包装的材料 中药商品常用的包装材料可见以下几种情况。

（1）中药材 目前所用包装材料主要有纸张、木材、金属、塑料、玻璃、棉麻，还有复合材料等。所用包装容器有麻袋、塑料编织袋、木制品和金属制品、瓦楞纸箱（纸盒）、复合袋等。

1）竹、苇、枝条制品 如筐、篓、席、绳等。此类包装材料成本低廉，但养护性能差，不能有效地防潮、防蛀，贮藏和运输中易破损或造成药材散失、污染。因此，不宜用作运输包装及贵重药材包装。

2）麻袋、塑料编织袋 具有重量轻、伸缩性强、不易破损、便于装卸、价格适中、能重复使用等特点，是较为常用的一种包装材料，但抗压性能不足。因此，此类包装材料适用于质地坚硬、受压不易变形、抗霉防蛀能力较强的品种。如矿石、贝壳类等多装于塑料编织袋，其他品种可装于麻袋。

3）瓦楞纸箱 具有良好的缓冲防震性能，表面光滑，易于保洁、堆垛、回收。但抗戳穿性和防潮性不足。多用于易碎品种、玻璃器皿做内包装的品种，以及中成药和药材饮片的包装。

4）木制品和金属制品 具有优良的强度、抗压性、抗戳穿性和一定的缓冲能力，加工方便。但来源紧缺、成本较高、体积大、较笨重。仅适用于少数养护要求较高的药材或出口的贵重药材。

5）硬塑料制品 具有牢固、轻便、美观、机械性能好、化学性质稳定、可周转使用等优点。可用于盛装多种固体、液状药材，是比较理想的包装材料，但造价较高。

（2）中药饮片 内包装材料可分别选用与所包装的品种、性能要求相适应的牛皮纸、塑料薄膜或复合膜等无毒的包装材料。聚乙烯塑料薄膜、牛皮纸和热封型茶叶滤纸适用于不易霉变、虫蛀中药饮片品种。尼龙高压聚乙烯复合薄膜分为四种类型：①纸板复合薄膜（纸/塑）。②纤维复合薄膜（纤维/塑）。③多层复合薄膜（塑/塑）。④铝箔复合薄膜（金属/塑），适用于易霉变、虫蛀中药饮片品种。

外包装采用能够防潮、防污染，有机械强度，易储存、运输的包装箱。

（3）中成药 原国家食品药品监督管理局颁布的《药品包装用材料、容器管理办法（暂行）》（2000年）中，将药包材按使用方式分为Ⅰ/Ⅱ/Ⅲ三类。Ⅰ类：直接接触药品且直接使用的药品包装用材料、容器。Ⅱ类：直接接触药品，但便于清洗，在实际使用过程中，经清洗后需要并可以消毒灭菌的药品包装用材料、容器。Ⅲ类：Ⅰ、Ⅱ类以外其他可能直接影响药品质量的药品包装用材料、容器。

实施Ⅰ类管理的药包材产品主要包括：药用丁基橡胶瓶塞；药品包装用 PTP 铝箔；药用 PVC 硬片；药用塑料复合硬片、复合膜（袋）；塑料输液瓶（袋）；固体、液体药用塑料瓶；塑料滴眼剂瓶；软膏管；气雾剂喷雾阀门；其他接触药品直接使用药包材产品等。

实施Ⅱ类管理的药包材产品主要包括：药用玻璃管；玻璃输液瓶；玻璃模制口服液瓶；玻璃管制口服液瓶；玻璃（黄料、白料）药瓶；安瓿；玻璃滴眼剂瓶；输液瓶天然胶塞；气雾剂罐；陶瓷药瓶；中药丸塑料球壳；其他接触药品便于清洗、消毒灭菌的药包材产品等。

实施Ⅲ类管理的药包材产品主要包括：输液瓶铝（合金铝）、铝塑组合盖；口服液瓶铝（合金铝）、铝塑组合盖；除实施Ⅱ、Ⅲ类管理以外其他可能直接影响药品质量的药包材产品等。

2. 中药商品包装的选择原则 中药商品应选用与药品性质相适应且符合药品质量要求的包装材料和容器。直接接触药品的包装材料和容器，应当符合药用要求，符合保障人体健康、安全的标准。严禁选用与药品性质不相适应和对药品质量可能产生影响的包装材料。在选择中药商品的包装材料时，首先需考虑中药商品的性质，其次为包装材料的性质、包装物的耐磨力和承压力、形态结构和容积等，方便运输、装卸、堆码及销售。

对于中药材的包装，《中药材生产质量管理规范》（2022 年）第一百零三条规定："包装材料应当符合国家相关标准和药材特点，能够保持中药材质量；禁止采用肥料、农药等包装袋包装药材；毒性、易制毒、按麻醉药品管理中药材应当使用有专门标记的特殊包装；鼓励使用绿色循环可追溯周转筐。"采用可较好保持中药材质量稳定的包装方法，鼓励采用现代包装方法和器具。

对于中药饮片的包装，国家中医药管理局《中药饮片包装管理办法（试行）》（1998 年）规定：包装中药饮片要选用符合国家药品、食品包装有关产品质量标准的材料，禁止采用麻袋、竹筐、纤维袋等非药用包装材料和容器。凡直接接触中药饮片的包装材料为一次性使用，不得回收重新使用。对有毒性、挥发性强、有污染、刺激性强的饮片的包装要根据产品的特性和规格选择包装材料。国家食品药品监督管理总局《药品生产质量管理规范（2010 年修订）》中药饮片附录（2014 年）规定：直接接触中药饮片的包装材料应至少符合食品包装材料标准。

对于中成药的包装，应针对不同的剂型要求，根据《药品包装用材料、容器管理办法（暂行）》对包材和容器进行合理的选择。

（三）中药商品包装的要求

中药商品的包装应当按照制定的包装技术规程，选用包装材料，进行规范包装，确保工作场所和包装材料的洁净度及卫生等相关要求，包装应符合"科学、牢固、经济、美观、适销"的要求。

1. 牢固安全 包装材料要有一定机械强度，可承受合理的堆压与撞击，不得在正常的装卸、运输、贮藏过程中发生松散、破损现象，具有一定防震、防潮、防腐蚀能力。

2. 大小和体积适度 一般用麻袋、塑料编织袋包装的，每件重量在 10～15kg；用麻布、粗平布、塑料编织布压缩打包的，每件重量在 20～50kg；用纸箱包装的每件重量宜在 5～20kg。包装的体积大小应以适合搬运、方便堆码为度。

3. 外形合理 包装外形要适合储运、堆码。每件最少应有两个平面，避免圆球形包装；缝合、捆扎时要注意留有抓提处，以方便搬运。

4. 用料经济 在保证包装质量的前提下，应尽量采用廉价的包装材料。包装时装满填实，充分利用包装物的容积。在保证牢度的前提下，尽量将旧包装重复利用，以降低包装成本。但装过易污染物品的旧包装不可再重复利用。

5. 整齐美观　同一品种的包装，在用料、体积、外表颜色、捆扎方法及标识文字等方面应力求一致，打包件要平整、方正、对称，商品不外露。

6. 标志（信息）齐全　具有准确、明了的文字说明和数量标识。每件包装外面应按国家有关规定粘贴发货标志和包装储运指示标志，注明品名、产地、日期、调出单位等；每件包装内均应附有中药质量检查合格证。

中药材的包装，应当注明品名、产地、日期、供货单位，并附有质量合格的标志。中药饮片包装必须印有或者贴有标签，注明品名、规格、产地、生产企业、产品批号、生产日期、执行标准，实施批准文号管理的中药饮片还必须注明药品批准文号。中成药包装应当印有或者贴有标签并附有说明书。

（四）中药商品包装的分类

常见的商品包装的分类和包装种类如下。

1. 按商业经营习惯分类

（1）内销包装　是为适应在国内销售的商品所采用的包装，具有简单、经济、实用的特点。

（2）出口包装　是为了适应商品在国外的销售，针对商品的国际长途运输所采用的包装。在保护性、装饰性、竞争性、适应性上要求更高。

2. 按流通领域中的环节分类

（1）小包装　是直接接触商品，与商品同时装配出厂，构成商品组成部分的包装。商品的小包装上多有图案或文字标识，具有保护商品、方便销售、指导消费的作用。

（2）中包装　是商品的内层包装，通称为商品销售包装。多为具有一定形状的容器等。它具有防止商品受外力挤压、撞击而发生损坏或受外界环境影响而发生受潮、发霉、腐蚀等变质变化的作用。

（3）外包装　是商品最外部的包装，又称运输包装，多是若干个商品集中的包装。商品的外包装上都有明显的标记，具有保护商品在流通中安全的作用。

3. 按包装形状和材料分类　以包装材料为分类依据，商品包装可分为纸类、塑料类、玻璃类、金属类、木材类、复合材料类、纺织品类、其他材料类等。

4. 按防护技术方法分类　以包装技法为分类标志，商品包装可分为贴体、透明、托盘、开窗、收缩、提袋、易开、喷雾、蒸煮、真空、充气、防潮、防锈、防霉、防虫、无菌、防震、遮光、礼品、集合包装等。

（五）中药商品包装的设计

商品的包装设计是指商品包装外表的装饰。通过绘画、文字等设计，附着于包装外表起美化商品的作用。随着市场竞争的日趋激烈，商品包装设计的重要性越来越突出。包装已不仅仅是为了保护商品质量，减少商品损耗，便于运输、储存及计量，更是为了美化商品、诱导消费欲望、促进商品销售。

中药作为一类特殊商品，其包装设计必须突出商品特性，给患者以直观良好的形象。

1. 中药包装设计的类型　中药的包装设计主要包括文字设计、图形图案设计和色彩设计等。

（1）文字设计　中药包装设计中的文字是向消费者传达药品信息最主要的途径。其包含的内容有商品名称、商标和牌名、数量、规格、产地、生产单位、商品成分、用途与功效、用法用量、注意事项、批准文号、生产批号等。文字设计作为包装设计中最主要的视觉表现要素之一，可以在其组织和形体上进行合理的编排和加工,以增强其内在含义和外在表现力。如中药名称可以采用具有传统色彩的书法艺术来表现。

(2)**图形图案设计** 图形图案通常占据包装界面的大部分,在包装画面中位置十分重要。图形图案设计应追求典型、鲜明、集中和独特,消费者凭借视觉即可从图形图案中,直接或间接地感受到商品内容及其所带来的需求欲望。

(3)**色彩设计** 色彩是视觉传达力最活跃的因素。色彩的识别性、象征性、传达力都能影响到商品包装的最终传达效果。色彩的应用既要美化商品,还要科学准确。色彩的象征性是药品包装色彩设计中最有影响力的因素。在中药的包装设计中,不同的颜色可以代表不同的药品功效,如消炎、降热、镇静类药品宜采用具有凉爽、安静感觉的蓝色和绿色进行设计;对维护健康的保健滋补药品宜采用具有活力、积极感觉的红色和黄色进行设计。

总之,包装的图形图案和文字要紧紧围绕中药商品这个主题、围绕宣传而设计。还要突出商品的商标、品牌,使其在包装画面上占有显著的位置。

2. 中药包装设计的原则 作为传达药品信息功能的载体,包装设计已经成为药品包装的重要组成部分。中药商品的包装设计应在传达中药信息的基础上,将中药商品与消费者的心理、生理需求相结合,达到药品的使用价值与审美价值完整统一。在包装设计中应该遵循以下原则。

(1)**科学性** 中药包装设计应具备科学的特征。一方面要体现科学技术为设计服务。中药的包装设计应当充分利用当代科技成果,采用最新的工艺手段,创造出与时代同步的中药商品包装。另一方面,设计本身应具备科学的便利性。包装设计应满足消费者实际需求,无论是在药品的使用上,还是对包装本身而言,这都是应当遵从的原则。

(2)**审美性** 现代包装设计应顺应时代美学观点,创作出具有现代美、健康美的作品。中药的包装设计不应只是程式化的过程,还应该是艺术形式的体现。既要从传统文化中汲取精华,又要体现现代设计特征,才能创造出丰富多彩的包装设计形式,从而体现包装设计的内涵。

(3)**适应性** 目前商品的全球流通已经成为一种趋势,中药也不例外。不同的民族与国家、不同的文化特征和社会背景都会使药品的使用者产生不同的喜好和认识,进而影响到他们的消费心理。为顺应这些需要,药品包装的设计也应当及时转变设计思维,设计出国内外通用的包装。

二、中药商品的商标

(一)商标的概念与作用

1. 商标的概念 商标是指商品的标志,它是由文字、图形、符号或其组合构成,由生产厂家或商家附在其商品上,作为该商品与其他同类商品区别的标志。即商标是商品生产者或服务提供者在其商品或服务上采用或注册的,能够与他人的商品或者服务区别开来的标志。

2. 商标的分类 商标的分类方法很多,可以按照商标的结构、用途及商标信誉进行分类。

(1)**按商标的结构分类** 商标按其结构可以分为文字商标、图形商标和图文综合商标等。

(2)**按商标的用途分类** 按商标的用途可分为商品商标、服务商标、集体商标和证明商标。

商品商标是商标使用者在其生产、经营的商品上使用的商标;服务商标是商标使用者在其提供的服务项目上使用的商标;集体商标是指以团体、协会或其他组织名义注册,供该组织成员在商务活动中使用及作为在该组织中成员资格的标志;证明商标是指由对某种商品或服务具有监督能力的组织所控制,而由该组织以外的单位用于其商品或服务,用以证明该商品或服务的原产地、原料、制造方法、质量或其他特定品质的标志。中药材商标多属于证明商标,如云南昭通的天麻、甘肃陇西的黄芪、宁夏盐池的甘草等。

（3）按商标信誉分类　商标按其信誉可以分为普通商标和驰名商标。

驰名商标须经工商行政管理部门认定。认定驰名商标从商标的认知程度，商标使用的持续时间，商标宣传工作的持续时间、程度和地理范围等因素来考虑。驰名商标在国内外受到严格保护。只有极少数知名中药材商标被认定为中国驰名商标。

3. 商标的作用

（1）识别不同的商品生产者或经营者　商标一经注册，其注册人就享有商标专用权。假冒、仿造、伪造商标都是违法行为。商标最重要、最本质的作用是区别不同的生产者、经营者。在市场经济条件下，每一种商品都有很多的生产者或经营者，不同生产、经营者生产、经营的商品质量是不同的，商标使商品与其生产厂商一一对应，便于消费者借助商标选购商品。

（2）保证商品质量及质量监督管理　商标是特定商品的组成部分，代表了特定商品、特定质量和企业的信誉。商标使用人应对使用其商标的商品质量负责。因此，企业只有不断提高商品质量才能保证企业的信誉，维护商标良好的形象，确保企业在市场中的优势地位。工商行政管理部门可以通过商标管理，监督商品质量，保护消费者权益。

（3）有利于形成平等的市场竞争　商标是厂商信誉、商品质量的标志。消费者依据商标选择商品，有利于维护厂商的信誉和经济利益，促进企业的平等竞争；并且有利于优势企业开拓新的市场，提高市场占有率。

（4）美化和宣传商品　商标是商品与商品包装的重要内容。构思巧妙、立意深刻、意趣盎然的商标可以给人以美的感受，起着美化商品的作用。商标是商品的"脸面"，利用商标宣传商品言简意赅、记忆深刻，能够迅速提高商品的知名度，有利于宣传商品。

中药材商标的作用多体现在道地药材的保护上。近几年来，国内借鉴韩国的"高丽参"的经验，将"地理标志"保护制度和商标制度组合利用，通过申请注册"原产地证明商标"来区别来源和保障质量，同时使一些质量优良的中药材创出名牌，以有效地占领市场，创造效益。如云南文山的三七、浙江磐安的白术、广西永福的罗汉果等特色中药材都申请注册了商标。

（二）注册商标的定义及管理

经国务院工商行政管理部门商标局核准注册的商标为"注册商标"，包括商品商标、服务商标和集体商标、证明商标。《中华人民共和国商标法》（2019年修订）第八条规定："任何能够将自然人、法人或者其他组织的商品与他人的商品区别开的标志，包括文字、图形、字母、数字、三维标志、颜色组合和声音等，以及上述要素的组合，均可以作为商标申请注册。"注册商标享有使用某个品牌名称和品牌标志的专用权，这个品牌名称和品牌标志受到法律保护，其他任何企业都不得仿效使用。

注册商标具有以下三个特点。

1. 专有性　《商标法》第三条规定，商标注册人享有商标专用权，受法律保护。商标注册后，未经所有人许可，其他人不得使用该商标。

2. 地域性　在某一个国家注册的商标，只在该国境内得到保护。

3. 时间性　商标要定期重新登记，次数不限。我国商标法规定注册商标的有效期为十年，自核准注册之日起计算。注册商标有效期满，需要继续使用的，商标注册人应当在期满前十二个月内按照规定办理续展手续；在此期间未能办理的，可以给予六个月的宽展期。每次续展注册的有效期为十年，自该商标上一届有效期满次日起计算。期满未办理续展手续的，注销其注册商标。

商标局应当对续展注册的商标予以公告。

(三) 中药商品注册商标的相关规定

中药作为一种在市场上流通的商品, 中药商标亦属于商标的一种, 可以申请注册。例如, 2009 年, 吉林省参业协会通过国家工商行政管理总局商标局注册了"长白山人参"的商标, 用于证明"长白山人参"的特定品质。吉林省参业协会是"长白山人参"商标的所有人, 对该商标享有专用权。从此, "长白山人参"的注册商标就成为吉林省开展特色中药材品牌推广工作的法律保障。

1. 商标设计的法律规定 国家制定的《商标法》, 是进行商标设计的重要依据。在设计商标时, 必须严格遵守《商标法》的相关规定, 如《商标法》规定下列标志不得作为商标使用。

(1) 同中华人民共和国的国家名称、国旗、国徽、军旗、勋章相同或者近似的, 以及同中央国家机关所在地特定地点的名称或者标志性建筑物的名称、图形相同的。

(2) 同外国的国家名称、国旗、国徽、军旗相同或者近似的, 该国政府同意的除外。

(3) 同政府间国际组织的名称、旗帜、徽记相同或者近似的, 但经该组织同意或者不易误导公众的除外。

(4) 与表明实施控制、予以保证的官方标志、检验印记相同或者近似的, 但经授权的除外。

(5) 同"红十字""红新月"的名称、标志相同或者近似的。

(6) 带有民族歧视性的。

(7) 夸大宣传并带有欺骗性的。

(8) 有害于社会主义道德风尚或者有其他不良影响的。

县级以上行政区划的地名或者公众知晓的外国地名, 不得作为商标。但是, 地名具有其他含义或者作为集体商标、证明商标组成部分的除外; 已经注册的使用地名的商标继续有效。对于销往国外的产品, 商标还应符合产品所销国家的法律规定。

2. 中药商品注册商标的相关规定 国家食品药品监督管理局发布的《药品说明书和标签管理规定》(2006 年)要求: 药品说明书和标签中禁止使用未经注册的商标及其他未经国家食品药品监督管理局批准的药品名称。药品标签使用注册商标的, 应当印刷在药品标签的边角, 含文字的, 其字体以单字面积计不得大于通用名称所用字体的四分之一。

《药品管理法》第二十九条规定: 列入国家药品标准的药品名称是药品通用名称。已经作为药品通用名称的, 该名称不得作为药品商标使用。

三、中药商品的贮藏

贮藏是中药商品流通的重要环节, 也是保证中药质量稳定性的关键技术, 它贯穿于商品购、销、储、运的整个过程。中药生产、收购、批发及零售部门都必须设有贮藏中药的仓库, 运输过程中的中药也处于储存状态。科学的贮藏是为了保证库存中药的质量, 为保证商品质量所采取的种种保养、维护等措施, 统称"商品养护"或"仓储养护"。

(一) 中药商品常见变质现象

受周围环境和自然条件等因素的影响, 中药材及饮片在贮藏保管中常会发生霉变、虫蛀、变色、泛油(走油)、气味散失、风化、潮解、自燃等变质现象, 中成药根据不同剂型也会发生发酵(糖浆或内服膏剂)、沉淀(注射液)、融化(胶剂或膏药)、结块(颗粒剂)、皱皮、干裂和硬结（大蜜丸）等，导致中药性状、化学成分与性味的变化而失去疗效，甚至对人体健康带来危害。

1. 虫蛀　对中药危害最严重，也是最常见的一种异常情况。药物虫蛀后，产生虫粉，不但破坏了药材外形，而且造成有效成分的损失，因而药效降低，甚至完全失去了药用价值。另外，害虫粪便、分泌物、虫尸残留等污染药物，对人体健康带来危害。

2. 发霉　空气中的霉菌孢子落在药物表面，在适当的温度和湿度时，就会萌发菌丝，分泌酶溶蚀药物的内部组织，引起化学成分的分解失效。黄曲霉菌分泌的黄曲霉毒素还是强致癌物质。

3. 变色　变色是指药材的颜色发生了变化。如果药材固有的颜色发生了变化，则表明其内在质量也发生了变化。引起中药变色的原因主要有以下几种：①药材中成分变化引起的变色。如药材中的某些成分经过氧化、聚合过程，形成有色化合物，从而使药材的颜色加深。②日光与空气引起的变色。花类中药材由于含有色素，在日光的直接照射下，色素会发生光化反应而褪色，氧化作用也会导致药材发生变色。③加工、养护引起的变色。如，有的药材在加工干燥时温度过高，或是为防药材生虫、发霉使用硫黄熏蒸，都会引起药材变色。除此之外，高温、高湿都会加剧药材的变色。

4. 气味散失　含有挥发油的药物，如广藿香、紫苏等，在温度较高的情况下，挥发油容易散失而香气减弱，称为"跑味"，药效亦降低。

5. 泛油　又称"走油"。中药材的泛油并非单独是某些含油药材（如杏仁、桃仁、柏子仁等）在贮藏不当时油分"溢出"。某些药材（如麦冬、天冬、枸杞子等）在受潮、变色、变质后表面呈现油样物质的变化，也称为"泛油"。

6. 潮解　药物所含可溶性糖和无机盐成分在一定环境（温度、湿度）条件下，吸收空气水分发生逐渐溶解的现象。如芒硝、大青盐、硼砂、海藻、昆布等。

7. 风化　含有结晶水的无机盐类中药，在干燥空气中失去结晶水的一部分或全部，在中药表面形成粉末状物的变异现象。如芒硝、胆矾、硼砂等。

8. 融化　某些药物含糖胶、树脂、蜡质等成分（软化点、熔点较低），在受热的条件下易发生变软以至变成浓厚黏稠的融流状态的现象。如蜂蜡、阿胶、鹿胶等。

9. 其他　除以上外，某些药物还会发生升华、自燃等现象，如冰片、硫黄、干漆等。

（二）导致中药商品变质的因素

1. 内在因素　是指中药本身所含成分因受自然界的影响而引起变异，导致其质量变化。如含淀粉的药材，易吸收外界水分，受霉菌感染，有利于害虫吸取养料而赖以生存。含有挥发油的药材，一般在20℃左右其挥发油就会挥发。含有糖类物质的药材，遇水或受潮后即会膨胀发热，引起发酵、霉变；同时糖类物质也是微生物、害虫的最好养料，有利于其繁殖。含有油脂的药材，保管不当，油脂就会发生水解、氧化而产生分解和酸败现象。含有色素的药材，色素若被破坏会引起药材色泽的变化。

此外，各类中药都含有一定的水分，水分的高低也是中药质量的重要影响因素。水分过多会使中药腐烂或生霉；水分过少会使中药失润，出现干裂残损。有些中药易发生潮解、风化、软化，都与其本身含水量有关。

2. 外在因素　是导致中药变异的自然因素，直接或间接影响其质量。外在因素主要有以下几种。

（1）日光　日光能引起或促进中药成分发生化学变化，如氧化、还原、分解等，从而影响中药的质量。如含有生物碱类、酚类、挥发油类、黄酮类、蒽醌类等成分的中药,受光照射后,易发生光化反应,出现颜色变化。同时,日光的大量热能对中药有加热作用。暴晒后的中药温度升高,会出现气味散失、泛油、粘连、融化、干枯等现象。

(2)空气　空气中的氧气易与中药中的某些成分发生化学变化,如绿矾(皂矾)的主要成分为硫酸亚铁,在湿空气中能迅速氧化,变成黄棕色的碱式硫化铁。部分中药长期接触空气,会出现变色、质脆、气味散失等现象。

(3)温度　温度过高对含挥发性成分的中药影响较大,可使其成分迅速散失。此外,温度还与某些中药成分的氧化、水解、升华、熔化及中药发霉、生虫、黏结、膨胀、皱缩、干枯、泛油、变色等有较大的关系。当温度在18~35℃时,害虫、霉菌及其他腐生菌都容易滋生繁殖;当温度在35℃以上时,含糖类与含油脂多的中药则会因受热而引起泛油或发生粘连,挥发性成分也易挥发。因此,在仓储中要根据不同中药的不同性质选择适宜的温度。

(4)湿度　湿度引起中药材的质量变异有潮解、融化、酸败、干枯、风化、皱缩和霉烂等。多数中药质变现象的发生都与湿度有一定关系。湿度控制适宜,则害虫不会滋生,霉菌不能繁殖,也不易引起其他变质现象,故仓储中要严格控制湿度。

(5)微生物　中药中大部分含有脂肪、蛋白质、碳水化合物和水分等,故在贮藏期间易受微生物的侵袭。导致药物霉变的微生物主要是霉菌和酵母菌。常见的霉菌有曲霉(灰绿曲霉菌群、棒曲霉菌群、黑曲霉菌群)、青霉、毛霉、根霉等。微生物对中药材的变质作用,是通过其分解(异化作用)、吸收(同化作用)的营养代谢过程而实现的。给中药带来的危害主要有以下几种情况:①霉腐微生物对中药有机质的分解和进行的营养代谢活动,会使中药有效成分含量降低,以致腐烂失效。②霉腐微生物分解和消耗药材表层物质,破坏药材组织结构,使内部所含糖质和油脂容易溢出,从而造成药材的粘连、泛油等变质现象。③霉腐微生物的繁殖和分泌物,造成对中药的污染,影响药效。

经霉腐微生物危害的中药,即使经特殊加工处理后,也会气味变淡、色泽转暗,品质降低,影响疗效。

3.时间因素　是指贮藏期限。中药因含有多种成分,尽管贮藏条件适宜,但时间过久,也会或多或少受到外界环境影响,逐渐变质、失效。所以在仓储中应做到先进先出,对于贮藏期过长的药物可督促业务部门及时处理。

(三)中药商品的贮藏与养护

《药品经营质量管理规范》(2016年修订)规定:按包装标示的温度要求储存药品,包装上没有标示具体温度的,按照《中国药典》规定的贮藏要求进行储存;储存药品相对湿度为35%~75%;储存药品应当按照要求采取避光、遮光、通风、防潮、防虫、防鼠等措施;药品与非药品、外用药与其他药品分开存放,中药材和中药饮片分库存放。

在中药商品仓储过程中,要严格管理制度,做到入库验收、在库检查、出库验发。库内药品的存放,要执行严格的管理办法,药品的堆码与货垛必须牢固整齐、通风、散潮、便于养护、适合中药的特性。特殊中药材,如贵细药、毒麻药,要专库、专人管理。毒麻类中药的养护,应根据来源、特性、数量,决定养护方法。做好中药的仓储和保管,对于调控中药商品流通渠道,调剂余缺,稳定市场,保证灾情、疫情和急救用药,提高企业的经济效益和社会效益具有重要的意义。

1.防霉、防虫　在常用600余种中药材中,有60%以上的品种容易生霉,有70%以上的品种容易虫蛀，所以防霉、防蛀是贮藏中药的首要任务。引起发霉、虫蛀的主要因素是霉菌和仓虫。霉菌是一切能引起发霉真菌的总称，有8万种以上；仓虫指各种危害药材的仓库害虫，有210种以上，其中以甲虫类最多，其次是蛾类和螨类。防霉、防虫一般从控制温度、湿度和空气三个方面入手。

（1）控制温度　中药在夏季最易被虫蛀和发霉。为了防止虫蛀和霉变，可将贮藏温度控制在17℃以下或36℃以上，也可以利用自然的低温和高温进行控制。

1）保持库内低温　将易生虫的中药放在有顶无墙的货棚中，并分批摊晾。实验证明：在0℃以下，仓虫及虫卵会因体液冻结、原生质停止活动而死亡；霉菌虽不会完全冻死，但其繁殖可受到控制。个别数量少或贵重的药材如麝香、牛黄等，可放入冰箱中保存。

2）利用自然高温　盛夏直射阳光有时可达50℃以上，此温度维持30min（或在50～60℃烘烤1h），各种仓虫、霉菌都可因体内水分大量减少和蛋白质凝固而死亡；日光中的紫外线对霉菌也有杀灭作用，所以可利用夏季摊晒药材。但有些受热易走油、散失香气和日晒易变色的药材不宜采用此法。

控制温度的方法只有短期效果，且易受气候、环境的限制，故较适于零售部门中药的养护。大库养护则应重点控制湿度。

（2）控制湿度　此"湿度"包括中药含水量和空气相对湿度。中药含水量是指中药中水分的重量，常以百分比表示。测定中药含水量，可按《中国药典》取样法取样或测定，亦可用快速水分测定仪测定。相对湿度是指在一定温度时，空气中水蒸气饱和的程度，也用百分比表示。相对湿度可用各种湿度计测定。

霉菌需要的水分来自空气；仓虫体内的水分主要来自药材，而药材含水量的变动又受周围空气中湿度的影响。一般来说，当药材含水量在13%以下、空气相对湿度70%以下时，各种霉菌、仓虫会因缺水而迅速死亡。这两个指标必须同时控制，若药材含水量低而空气相对湿度高，那么药材会吸收空气中水分而增加含水量。常用降低空气相对湿度的方法有两种：一是通风降潮，在库内安装排风扇，当库内相对湿度高于库外时，开扇排出潮气。阴雨天库外湿度常高于库内，不宜通风。二是吸湿干燥，在密闭的库内放置吸湿机或若干干燥剂，吸收空气中的水蒸气。一般常放置生石灰箱（吸水率为20%～30%），箱内装入拳头大小的石灰块，当石灰块变成粉末状时要及时更换。

（3）控制空气组成　霉菌、仓虫的生长需要足够的氧气。人为创造一个密闭环境，降低其中的氧气浓度，或增加二氧化碳（或氮气）的浓度，都可使霉菌、仓虫很快死亡。常用来控制空气组成的方法有如下四类。

1）埋藏法　一般采用干燥的沙子、谷糠、稻壳、锯末等进行埋藏，由于细沙等埋藏物的填充，使药材周围的空气很少，霉菌、仓虫则不能生存，外面的霉菌、仓虫也不会进入。药材在埋藏前须经干燥处理，摆放时尽量挤紧，减少空气，必要时埋藏后密封。本法适用于易发霉、生虫的根茎类药材。

2）对抗法　是将某种含有杀虫香气的药材与易生虫药材共贮，以达到驱虫、防蛀的目的，这种方法又称"对抗养护法"。常用的驱虫药材有花椒、荜澄茄、冰片、薄荷脑、肉桂、丁香、大蒜、牡丹皮、小茴香等，均以香气浓者为佳。贮藏时将这些药材用纱布包裹，置于易生虫药材的容器中，密封容器，使挥发性驱虫香气逐渐充满空间并保持一定浓度，即可起到防蛀作用。此法以药护药，简便经济，对药材无损害；其缺点是效果不够稳定，不能防霉，不适用于大量药材的贮藏。

3）药剂熏蒸法　是利用某些化学药剂产生的有毒气体驱杀仓虫的方法，可用于各种中药的贮藏。包括：①少量中药的熏蒸。将氯仿、四氯化碳、二硫化碳、乙醇等易挥发性液体药剂浸透药棉，放置密闭的盛药容器中；或将药剂直接喷洒于药材表面，药剂挥发产生的蒸气达到一定浓度，起到杀虫的目的。②大量中药的熏蒸。可用氯化苦（三氯硝基甲烷）、溴甲烷、环氧乙烷等液体药剂和磷化铝、硫黄等固体药剂。但磷化铝、氯化苦等化学药剂对人体健康有损害，一般不提倡使用。

4）气调法　气调又称为"气调养护"或"气调贮藏"，是目前应用最为广泛的方法之一。即将中药置于密封的环境中，对空气中氧的浓度进行有效控制，人为地造成低氧或高浓度的二氧化碳（或氮气）状态，使害虫不能产生或侵入，原有的仓虫和霉菌因缺氧不能生长繁殖或窒息死亡。此法与药剂熏蒸比较，具有无毒、无污染、节约费用、防止走油和变色等优点。不能整库、整垛地用气调法养护的，可用自然降氧法，即将药材装入塑料袋内后密封，利用药材中仓虫、霉菌的呼吸作用，使氧气自然消耗，造成缺氧环境。如果同时采取抽气或在袋中放吸氧剂等措施，效果更佳。

（4）已发霉和虫蛀药材及饮片的处理　严格按《中国药典》检查，符合各项规定的尽早使用；变质者按假药处理，全部销毁，不得继续药用。

2. 其他变质现象的防治

（1）泛油　中药泛油主要取决于内在因素，但外因是促使其变化的条件，故在对其养护上要严格控制外在因素。根据一般规律，高温、高湿对其影响最大，所以在贮藏方法上必须采用低温、低湿环境和减少与空气接触的基本措施。可选用气调法、密封法、吸潮法、低温法等。储存易泛油的药材，应选择阴凉干燥的库房，堆码不宜过高、过大。

（2）变色　对于在贮藏中易变色的中药材，应选择干燥、阴凉、避光的库房；其中花类药材最好专库储存，以便于管理。库房的温度最好不超过30℃，相对湿度控制在65%～75%之间，并且贮藏期不宜过长。要按照"先进先出、易变先出"的原则进行发货。对易变色的中药材可根据不同的品种和特性，采取气调法、冷藏法、密封法、吸潮法、烘干法、晾晒法等加以养护。

（3）潮解、风化、融化、挥发等　针对中药特性，采取相应的养护措施，进行质量控制。如芒硝、胆矾、硼砂、龙骨易潮解、风化，应采用密封法，使之与外界空气隔绝，贮藏于阴凉干燥处，避光、避风、防潮保存。阿魏受热易融化，应缸装密封，置阴凉干燥处，防止高温。

第六节　中药价格

任何商品都具有价值和使用价值，商品的价值可以通过价格得以体现。中药商品的价格可以按管理形式和流通过程来分类。按照中药价格管理形式可分为政府定价、政府指导价和市场调节价；按照中药商品流通的过程可分为收购价格、调拨价格、批发价格和零售价格。目前，按照国家医疗保障局"关于做好当前药品价格管理工作的意见"（医保发〔2019〕67号）要求，麻醉药品和第一类精神药品实行政府指导价，其他药品（包括中成药、饮片等）实行市场调节价。

一、中药价格制定的依据与原则

（一）药品价格制定的相关法规要求

《药品管理法》对药品的价格专门设定了管理条文，其第八十五条规定："依法实行市场调节价的药品，药品上市许可持有人、药品生产企业、药品经营企业和医疗机构应当按照公平、合理和诚实信用、质价相符的原则制定价格，为用药者提供价格合理的药品。药品上市许可持有人、药品生产企业、药品经营企业和医疗机构应当遵守国务院药品价格主管部门关于药品价格管理的规定，制定和标明药品零售价格，禁止暴利、价格垄断和价格欺诈等行为。"

依法实行政府定价、政府指导价的药品，政府价格主管部门应当依照《中华人民共和国价格法》规定的定价原则，依据社会平均成本、市场供求状况和社会承受能力合理制定和调整价格。国家发改委颁布的"关于印发推进药品价格改革意见的通知"（发改价格〔2015〕904号）规定：①除麻醉药品和第一类精神药品外，取消药品政府定价。②医保基金支付的药品，由医保部门会同有关部门拟定医保药品支付标准制定的程序、依据、方法等规则，探索建立引导药品价格合理形成的机制。③专利药品、独家生产药品，建立公开透明、多方参与的谈判机制形成价格。④医保目录外的血液制品、国家统一采购的预防免疫药品、国家免费艾滋病抗病毒治疗药品和避孕药具，通过招标采购或谈判形成价格。⑤麻醉药品和第一类精神药品，仍暂时实行最高出厂价格和最高零售价格管理。⑥其他药品，由生产经营者依据生产经营成本和市场供求情况，自主制定价格。

（二）中药价格制定的依据和原则

1. 中药价格制定原则 中药价格制定应依据商品的社会平均成本和市场供求状况、国民经济与社会发展要求及社会承受能力，符合公平、公开、公正和效率的基本要求，遵循商品价格制定的基本原则。

（1）符合价值规律 商品价值是生产商品所花费的社会必要劳动，商品价值是商品价格的本质，商品价格是商品价值的货币表现。

（2）符合价格构成规律 价格构成，指的是形成价格的各种要素及其组成情况。总的来说，商品价格由两大要素组成——生产成本和利润。生产成本包括生产商品所消耗的原料、能源、设备折旧及劳动力费用等；利润是劳动者为社会所创造的价值的货币表现。

2. 中药价格的影响因素 作为一种特殊的商品形式，中药的价格影响因素很多，主要包括以下几个方面。

（1）生产成本和费用因素 中药企业生产成本和经营费用是制定产品价格的两个重要因素，对中药商品价格在市场上的竞争力有着直接影响。中药生产离不开原料、生产工艺、劳动力等多方面成本投入，另外还包括仪器设备折旧费、各种税金等不可控制成本和费用。

（2）供需关系因素 以中药材为例，一方面属于资源类产品，如野山参、冬虫夏草、麝香、牛黄等野生贵重药材，因市场供应量有限，市场旺盛需求决定其价格处于较高水平；另一方面同时具有药物和农副产品特性，产量易受到天气、地域、种植、土地资源与人力资源等多方面因素的影响，在需求量稳定的前提下，供货量增加导致价格降低，反之升高。

（3）质量品牌因素 对于种质种源纯正、生长在道地产区、种植于GAP规范化基地的药材，和取材上乘、工艺先进、疗效显著、质量明显较高的饮片及中成药来讲，在价格上应体现与普通产品的区别。中药商品的"优质优价"可以正向激励企业提质增效，对于推动中医药产业高质量发展具有重要的意义。

（4）政策因素 近年来，一系列振兴中医药产业政策的推出促进了我国中药产业的高速发展，消费者对中药商品的认可度也普遍提高，市场需求迅猛增长。另外药品集采、医保目录调整等也对中药商品的价格产生相应的影响。

（5）其他因素　除以上外，市场管理、商品流通、药品标准修订等也是影响中药价格的不可忽视的因素。

二、中药价格的分类与作用

（一）中药材及饮片

1. 收购价格　中药材收购价格是中药材进入流通领域的第一个价格，是中药材调拨价格、批发价格、零售价格的基础。药材收购价格按照各类药材的不同情况，一般是由生产地制定；次产地的收购价格，可参考主产地收购价格制定；流通到销售地的药材，可按产地的收购价格酌加商品运杂费。

2. 批发价格　中药材批发价格是指开展批发业务的中药材经营企业向购买一定数量商品的医疗单位或个人出售中药材的价格。批发价格一般在中药材收购价格与零售价格之间，其价格水平受收购价格的制约，对市场零售价格水平有着决定性作用。药材批发价一般由收购价、代购手续费、挑选整理包装费、运杂费和购销差率构成，可参考计算公式：产地内药材批发价＝[收购价×（1+代购手续费率）+挑选整理包装费+运杂费]×（1+购销差率）。

饮片批发价一般由药材批发价、加工损耗、辅料费、包装费或包装折旧费、燃料费、工时费、扩大再生产费构成，可参考计算公式：饮片批发价＝[药材批发价/（1−加工损耗率）+辅料费+包装费或包装折旧费、燃料费+工时费]×（1+扩大再生产费）。

3. 零售价格　是指销售给最终用户的价格。由于零售价格直接面对消费者，关系到国家利益和广大消费者的利益，所以是价格体系中政策性最强的价格。

药材零售价由原药批发价和批零差率构成，可参考计算公式：药材零售价＝药材批发价×（1+批零差率）。饮片零售价由饮片批发价和批零差率构成，可参考计算公式：饮片零售价＝饮片批发价×（1+批零差率）。

4. 调拨价格　指中药材经营商业系统内部批发企业之间组织商品流通时的结算价格，反映商业采购批发企业之间的交换关系，是"封闭市场价格"的一种形式，而"封闭市场价格"是指买卖双方在一定的约束条件下形成的价格。

药品调拨价格由调出地当日批发价格减去规定或协商的倒扣率构成，可参考计算公式：药品调拨价＝调出当日批发价×（1−倒扣率）。

（二）中成药

中成药价格按其在流通中所经过的环节可分为出厂价格、批发价格、调拨价格和零售价格。

1. 出厂价格　中成药出厂价格一般是按照正常的生产成本加税金和利润制定。为简化计算方法，可将工业利润和税金合并换算为税利率，可参考计算公式：中成药出厂价格＝产品成本×（1+税利率）。

2. 批发价格　中成药批发价格一般实行产地省一价，销地省一价。因此，它可分为产地省批发价和销地省批发价。产地省批发价是由出厂价和进销差率构成，其计算公式是：中成药产地省批发价格＝出厂价格×（1+进销差率）。销地省批发价是由产地省批发价格和地差率构成，可参考计算公式：中成药销地省批发价格＝产地省批发价格×（1+地差率）。

3. 调拨价格　中成药产地调拨价格是由调出地当日批发牌价，减去规定的倒扣率构成。其计算公式是：产地调拨价格＝调出地当日批发牌价×（1−倒扣率）。中成药销地调拨价格是由调出地当日批发牌价，减去规定的倒扣率构成。可参考计算公式：销地调拨价格＝调出地当日批发牌价 ×（1–倒扣率）。

4. 零售价格 中成药零售价格是由批发价格和批零差率构成，可参考计算公式：中成药零售价格＝批发价格 ×（1+批零差率）。

近几年来，在实施集中带量采购药品过程中，企业申报价为申报企业的实际供应价，包含税费、正常配送和伴随服务等所有费用。基准价格作为对企业申报报价的要求之一，一般可参考全国省级采购平台的最低中标/挂网价格。

三、中药价格的管理

中药商品是市场流通、交换和经营中的特殊商品，其价格关系到中药行业的生存和发展。自2015年6月起，我国推进药品价格改革，坚持放管结合。取消绝大部分药品政府定价，同步完善药品采购机制，强化医保控费作用，强化医疗行为和价格行为监管，建立以市场为主导的药品价格形成机制。

卫生计生部门根据药品特性和市场竞争情况，实行分类采购，充分调动多方参与积极性，引导各类市场主体有序竞争。医保部门研究制定医保药品支付标准，做好医保、招标采购政策的衔接配合，促进医疗机构和零售药店合理确定采购价格。卫生计生部门建立科学合理的考核奖惩制度，控制不合理使用药品医疗器械、过度检查和诊疗的行为，强化医药费用控制。价格主管部门健全药品价格监测体系，重点监测竞争不充分药品的价格行为，对价格欺诈、价格串通和垄断行为，要依法严肃查处。

针对中药材的实际情况，加强对中药材集散市场价格的管理。按国家有关规定，对药材集市价格进行管理，实行挂牌经营。对哄抬物价、抬价抢购、囤积居奇、欺行霸市、以次充好、掺杂使假、扰乱市场的各种违法行为坚决予以打击。

2019年，国务院深化医药卫生体制改革领导小组印发"关于以药品集中采购和使用为突破口进一步深化医药卫生体制改革若干政策措施的通知"（国医改发〔2019〕3号），强调国家组织药品集中采购和使用试点启动以来，总体平稳有序，有力推动了药品价格回归合理水平。要求试点区域范围扩大到全国，各地各有关部门要抓住改革契机，以药品集中采购和使用为突破口，总结改革经验，全面深化国家组织药品集中采购和使用改革，依托省级药品集中采购平台，建设全国统一开放的药品公共采购市场，统一编码、标准和功能规范，推进药品价格等相关信息互联互通、资源共享，促进药品价格全国联动。健全全国药品价格监测预警体系，加强国内采购价格动态监测和国外药品价格追踪，采集进口药品国际价格，作为进入我国药品公共采购市场的参考。通过药品集中采购和使用，促进医疗、医保、医药联动，放大改革效应，更好推动解决群众看病就医问题。

第七节 中药商品广告

广告是指为了商业目的，通过网络、报刊、广播、电视、电影、路牌、橱窗、印刷品、霓虹灯等媒介或者形式，对商品所进行的公开宣传。广告在现代商品社会中，既是商品或服务经营者进行促销的重要手段，也是广大消费者、用户进行商品或服务选择的重要依据。因此，必须要求广告的内容真实、健康、清晰、明白，不允许以任何弄虚作假的形式来蒙蔽或者欺骗用户和消费者。

一、广告的作用与策划

广告既是一种重要的促销工具，也是最有效的信息传播工具。广告的功能在于通过各种宣传媒介，向用户和消费者介绍某种商品或服务项目的存在，诱发人们的需求欲望，以至产生商业交易的行为，进而达到传播商品信息、促进生产、扩大流通、指导消费的目的。广告可以利用各种媒体把其产品的优点、用途、价格、用法、用量、疗效等信息，多方面、多层次、多形式地灌输给广大消费者，激发顾客的购买欲望，影响消费者的购买行为。

广告发布效果的好坏取决于广告的策划。广告策划是指根据广告客户（广告主）的营销计划和广告目标，在市场调查的基础上，制定出与市场情况、产品状态、消费群体相适应的经济有效的广告计划方案，并加以评估、实施和检验，从而为广告客户（广告主）的整体经营提供良好服务的活动。

要做好广告策划，应对市场进行详尽的调查了解，准确掌握市场状况、竞争对手特点、消费习惯和消费心理。在依法从事中药商品广告经营活动基础上，针对促销对象接受信息的不同特点采取不同的广告形式，提升产品知名度，树立品牌形象。

对广大现实和潜在的直接消费者，采用接触频率较高的网络、电视、报刊、交通要道的广告牌发布广告；对药品的间接消费者、临床医生，除大众媒体外，也可在专业杂志、产品介绍等媒体上发布。医生是在药品消费中起决定性作用的间接消费者。针对医生接受信息的特点，聘用有药学与医学专业知识、训练有素的人员，向医生宣传推荐；聘请医学或药学专家、学术权威，免费为医生讲授最新的药学成果，这种知识的无偿投入可增进医生与企业之间的感情，使其产品广为医生了解，以达到影响医生处方行为的目的。对经销商多采用商品目录和产品目录的形式发布广告。

二、药品广告的管理及相关法规

药品是一种特殊商品。每一种药品都有其特定的功能、主治、适应证等，药品广告的内容具有指导医生及患者合理、安全用药的重要作用。因此，药品广告必须经过药品主管部门的审核批准后才能发布。

中药商品广告管理包括广告审批管理和广告内容管理两个方面。其管理主要依据《中华人民共和国药品管理法》《中华人民共和国广告法》《药品广告审查办法》和《药品广告审查发布标准》。

中药商品广告的管理者必须依法履行职责，严格发布前审查。从事药品广告活动的广告经营者和广告发布者要认真落实广告审查员制度，在设计、制作、代理、发布药品广告时，要严格按照《药品广告审查发布标准》和《药品广告审查办法》的规定依法从事广告经营活动。

1.《中华人民共和国药品管理法》 第八章规定：药品广告应当经广告主所在地省、自治区、直辖市人民政府确定的广告审查机关批准；未经批准的，不得发布；药品广告的内容应当真实、合法，以国务院药品监督管理部门核准的药品说明书为准，不得含有虚假的内容；药品广告不得含有表示功效、安全性的断言或者保证；不得利用国家机关、科研单位、学术机构、行业协会或者专家、学者、医师、药师、患者等的名义或者形象作推荐、证明；非药品广告不得有涉及药品的宣传；省、自治区、直辖市人民政府药品监督管理部门应当对其批准的药品广告进行检查，对于违反本法和《中华人民共和国广告法》的广告，应当向广告监督管理机关通报并提出处理建议，广告监督管理机关应当依法作出处理。

2.《中华人民共和国广告法》 1994年经第八届全国人民代表大会常务委员会第十次会议通过,2015年、2018年、2021年3次修正。2021年修订版对不得做广告的药品、药品广告不得含有的内容及不能变相发的形式等都做出了明确规定。

3.《药品广告审查办法》 经过国家食品药品监督管理局、原国家工商行政管理总局审议通过,本办法自2007年施行。该办法是为加强药品广告管理,保证药品广告的真实性和合法性,根据《中华人民共和国广告法》《中华人民共和国药品管理法》和《中华人民共和国药品管理法实施条例》及国家有关广告、药品监督管理的规定制定。办法中规定,申请审查的药品广告,符合上述相关法律法规及有关规定的,方可予以通过审查。

药品广告批准文号有效期1年,到期作废。经批准的药品广告,在发布时不得更改广告内容。药品广告内容需要改动的,应当重新申请药品广告批准文号。

4.《药品广告审查发布标准》 国家工商行政管理总局和国家食品药品监督管理局修改、公布,自2007年5月1日起施行。该法规定了以下内容。

(1)麻醉药品、精神药品、医疗用毒性药品、放射性药品;医疗机构配制的制剂;军队特需药品;国家依法明令停止或者禁止生产、销售和使用的药品;批准试生产的药品不得发布广告。

(2)处方药不得在大众传播媒介发布广告或者以其他方式进行以公众为对象的广告宣传。不得以赠送医学、药学专业刊物等形式向公众发布处方药广告。

(3)处方药名称与该药品的商标、生产企业字号相同的,不得使用该商标、企业字号在医学、药学专业刊物以外的媒介变相发布广告。不得以处方药名称或者以处方药名称注册的商标及企业字号为各种活动冠名。

(4)药品广告内容涉及药品适应证或者功能主治、药理作用等内容的宣传,应当以国务院食品药品监督管理部门批准的说明书为准,不得进行扩大或者恶意隐瞒的宣传,不得含有说明书以外的理论、观点等内容。

(5)药品广告中必须标明药品的通用名称、忠告语、药品广告批准文号、药品生产批准文号;以非处方药商品名称为各种活动冠名的,可以只发布药品商品名称。药品广告必须标明药品生产企业或者药品经营企业名称,不得单独出现"咨询热线""咨询电话"等内容。非处方药广告必须同时标明非处方药专用标识(OTC)。药品广告中不得以产品注册商标代替药品名称进行宣传,但经批准作为药品商品名称使用的文字型注册商标除外。已经审查批准的药品广告在广播电台发布时,可不播出药品广告批准文号。

(6)在广告中,处方药必须标明"本广告仅供医学药学专业人士阅读",非处方药必须标明"请按药品说明书或在药师指导下购买和使用"的忠告语。

(7)药品广告中涉及改善和增强性功能内容的,必须与经批准的药品说明书中的适应证或者功能主治完全一致。电视台、广播电台不得在7:00~22:00发布含有该内容的广告。

(8)药品广告中有关药品功能疗效的宣传应当科学准确,不得出现:含有不科学地表示功效的断言或者保证等内容;说明治愈率或者有效率等内容;与其他药品的功效和安全性进行比较等内容;违反科学规律,明示或者暗示包治百病、适应所有症状等内容;含有"安全无毒副作用""毒副作用小"等内容;含有明示或者暗示中成药为"天然"药品,因而安全性有保证等内容;含有明示或者暗示该药品为正常生活和治疗病证所必需等内容;含有明示或暗示服用该药能应对现代紧张生活和升学、考试等需要,能够帮助提高成绩、使精力旺盛、增强竞争力、增高、益智等内容;其他不科学的用语或者表示,如"最新技术""最高科学""最先进治法"等。

(9)非处方药广告不得利用公众对于医药学知识的缺乏,使用公众难以理解和容易引起混淆的医学、药学术语，造成公众对药品功效与安全性的误解。

（10）药品广告应当宣传和引导合理用药，不得直接或者间接怂恿任意、过量地购买和使用药品；不得使用不科学的表述或不恰当的表现形式，以免引起公众对所处健康状况和所患疾病产生不必要的担忧和恐惧；不得使用免费治疗、赠送、有奖销售、药品作为礼品或奖品等方式促销药品；不得使用"家庭必备"或者类似内容；不得包含"无效退款""保险公司保险"等内容；不得使用评比、排序、推荐、指定、选用、获奖等综合性评价内容。

（11）药品广告不得含有利用医药科研单位、学术机构、医疗机构或者专家、医生、患者的名义和形象作证明的内容。药品广告不得使用国家机关和国家机关工作人员的名义。药品广告不得含有军队单位或者军队人员的名义、形象。不得利用军队装备、设施从事药品广告宣传。

（12）药品广告不得含有涉及公共信息、公共事件或其他与公共利益相关联的内容，如各类疾病信息、经济社会发展成果或医药科学以外的科技成果。

（13）药品广告不得在未成年人出版物和广播电视频道、节目、栏目上发布。药品广告不得以儿童为诉求对象，不得以儿童名义介绍药品。

（14）药品广告不得含有医疗机构的名称、地址、联系办法、诊疗项目、诊疗方法，以及有关义诊、医疗（热线）咨询、开设特约门诊等医疗服务的内容。

（15）按照标准规定必须在药品广告中出现的内容，其字体和颜色必须清晰可见、易于辨认。上述内容在电视、电影、互联网、显示屏等媒体发布时，出现时间不得少于5秒。

第八节　中药商业的竞争

中药商业的竞争是指经营企业和生产企业，为巩固现有市场，开拓新市场，增加其中药占有率的竞争。中药企业的生存和发展，取决于能否在激烈的市场竞争中取胜。

一、中药商业竞争的范围

中药商业竞争是一种全方位的竞争，其竞争内容有如下几点。

1. 品种竞争　品种竞争是指中药企业以生产与经营质量、品种、花色、式样等优于其他企业同类中药产品的办法，争取更多的消费者和用户的行为。品种竞争是商业竞争的物质基础。

2. 质量竞争　产品质量是企业的生命。相同的中药产品，在价格、服务等相同的前提下，优质而效佳的产品是取得中药企业竞争胜利的重要保障。

3. 价格竞争　价格竞争是指中药企业运用价格手段，通过价格的提高、维持或降低，以及对竞争者定价或变价的灵活反应等，来与竞争者争夺市场份额的一种竞争方式。

4. 科技竞争　科学技术是第一生产力。"新"字已成为赢得顾客和市场的重要因素。因此，抢先掌握新技术，生产出质量更为优良的中药新产品的企业，就能赢得市场。

5. 时间竞争　中药企业在经营运作的每个过程中要尽量压缩时间，以时间优势带动其他各项竞争优势。以最低成本、在最短时间为市场生产和提供优质中药产品以赢得市场。

6. 服务竞争　服务竞争是指企业采用为购买者和用户提供各种各样优质服务的途径来争夺、占有市场的行为。服务竞争是中药企业取得竞争胜利的重要保证。

7. 规模竞争　规模可以缔造产品竞争优势。生产规模扩大、产量增加，可使单位产品固定成本下降，产品更具竞争优势，企业能占领更大的市场区域。

8. 宣传竞争　市场经济从某种意义上也可以说是广告经济。多渠道的广告宣传对树立企业形象，扩大产品知名度是十分有效的。

9. 经营要素竞争　经营要素包括地理位置、经营设施、信息、资金、渠道和经营者素质等。这方面的竞争往往关系到企业的发展后劲和发展能力。

10. 品牌竞争　是商业竞争的核心。

二、中药商业竞争的策略

中药商业竞争的策略是多样而复杂的，不同的中药企业根据自身生产和经营产品的不同，在不同时期、不同市场有不同的竞争策略。中药商业竞争策略从大的方面可以归纳为如下三点。

1. 产品和服务差异化　所谓差异化就是"人无我有""人有我新"。就产品而言，在市场上中药产品同质化日趋严重的情况下，这种差异，可以是技术上的独家创新而生产的新品种，也可以是同种中药产品的新剂型，甚至包括别具一格的产品外观设计。从服务角度，就是为客户提供高度满意的售前、售中服务和高度依赖的售后服务。产品和服务的"标新立异"，将极大地扩大企业和产品的品牌形象，实现客户和消费者满意的最大化，使其对企业品牌产生忠诚度。这种忠诚一旦形成，消费者对于产品价格的敏感程度往往会下降，使中药企业获得较高的定价空间而取得超常收益。

2. 生产经营成本最小化　成本最小化是企业发展早期最常用的竞争策略，通常靠规模化经营来实现。规模化的表现形式是"人有我强"。所谓"强"，首要目标不是质量最好，而是在保证中药产品质量的前提下，做到同类或同种产品价格最低，以低价取胜，获得高于行业平均水平的收益。

现阶段我国中药企业大多规模小、数量多，生产和经营成本控制能力低下，经不起市场竞争的洗礼。因此中药企业应采取兼并、联合手段，按照优势互补、互惠互利原则，扩大生产和经营规模，降低单位产品的固定成本和服务价格，取得在国内外市场竞争中的胜利。

3. 市场定位清晰化　市场定位清晰化的表现形式是顾客导向，即针对特定的顾客群、某个产品链的特定区段或在特定地区市场上，专门满足特定对象或特定细分市场的需要，为特定客户和消费者生产特定适销品种、提供更有效和更满意的服务。市场定位清晰的中药企业，在整个市场上或许并不占优势，但却能在某一特定产品竞争中独占鳌头。

我国幅员辽阔，人口众多，气候环境、生活习惯和人口结构各异，因此南北各地常见疾病和用药品种亦有很大不同。中药企业应针对不同地区、不同常见疾病及用药习惯，生产和销售特定品种以赢得竞争。

第九节　中药商品的国际贸易

一、中药商品国际贸易历史

中药商品在国际市场上进行商品交换已有悠久的历史。远在宋元时期，我国与日本就已进行中药材贸易。当时，我国输出日本的中药材主要是"香药"，而日本输入的中药材则以硫黄为大宗商品。日本人来中国学习中药者甚多，如宋代，著名的木下道正曾来我国学习制作解毒丸方法，对日本的药学产生了深远的影响。

宋代，在东西方通商交往中，我国相当一部分中药材传入阿拉伯地区和欧洲各国。据《宋会要》记载：通过市舶司，由阿拉伯商人运往欧亚等国的中药有 60 多种，如植物药材人参、甘草、茯苓、附子、常山、白术、远志、川芎、川椒、防风、黄芩，动物药牛黄，矿物药朱砂、雄黄、硫黄等。其中牛黄深受外国医家的重视，阿拉伯名医阿文左阿在其笔记中记有"解毒石"（即牛黄）的功效，《伦敦药典》中也收载了牛黄。11世纪初，塔什克著名医学家阿维森纳所著的《医典》中也记载有中药材。以上说明中药材商品在当时的对外贸易中占有重要地位。

1078年，朝鲜曾遣使来我国请医，当时政府派翰林医官邢造前往，并带去100种中药材。之后，又派医官去朝鲜教学。朝鲜栽培的人参、白附子等药材亦输入中国。

1132年前后，中外进行贸易的中药材品种逐渐增多，如犀角、象牙、麝香、龙脑、玳瑁、乳香、丁香、豆蔻、茴香、沉香、檀香、安息香、鸡舌香、龙涎香、木香、荜澄茄、胡椒、胡黄连、五味子、紫草、蔷薇水、苏木、白梅、阿魏、硼砂、白龙脑、龙骨、琥珀、人参、硫黄、水银等。中药材贸易活动不但推动了世界药学的发展，也从他国的药学中汲取了学术精华。

在元代的作品《真腊风土记》（真腊，即今柬埔寨）中载有出口的中药材中，如水银、银朱、硫黄、焰硝、檀香、白芷等，说明当时与柬埔寨之间亦有频繁的贸易往来。

明代永乐三年（1405年）至宣德八年（1433年），郑和受朝廷派遣，率领规模巨大的船队七次出海远航，最远到达非洲东海岸，同南洋、印度洋的30多个国家和地区进行经济、文化和医药交流。郑和下西洋，不仅带去了中药材，还有医生协同前往，同时使外国药物输入，丰富了本草学的内容。1606年，西方医生熊三拔来到中国，结合西药的制造方法，编著了《药露说》一书，从而有了苏合香油、丁香油、檀香油、桂花油、冰片油等用于临床。

清代引进的外国药物在《本草纲目拾遗》中有记载，如刀创水、日精油、西洋参、东洋参、洋虫等。但是，随着西方药物的输入，毒品鸦片亦随之进入我国。唐代的《新修本草》中就有"底野迦"（即鸦片）的记载，可见鸦片早在唐代就已输入我国。据文献记载，清康熙十年，每年有数十箱鸦片输入，给中国人民的健康造成了极大的危害。

目前，在世界许多国家，植物药已经成为广受消费者欢迎的药品，中药也已被世界上越来越多的人接受，国际市场日益拓宽。

二、国际市场对中药贸易的规定

目前国际上尚无中药的国际标准，对于不同中药及其成分，各个国家和地区有不同的看法，对我国中药进口贸易的规定也不同，因此从业者必须熟知国际市场对中药贸易的规定。亚、欧、美地区是最主要的目标市场。这三大市场对中医药的认识、研究和管理水平参差不齐，各具特色。

（一）欧盟市场

2004年3月31日颁布的欧盟《传统植物药注册程序指令》规定，所有在欧盟市场销售的植物药都必须按照这一新的法规注册，并得到上市许可。同时，该指令规定了7年的过渡期，允许以食品等各种身份在欧盟国家市场销售的草药产品销售至2011年3月31日。在此期间，已有30年安全使用历史，并在欧盟市场有15年使用历史的草药可申请简易注册程序。欧盟政府这一措施，虽然有利于传统草药制品更安全、有效的使用，但其规定年限过长，同时不包括动物药和矿物药在内，这增加了中国传统药品进入欧洲市场的难度。

在英国禁止销售以下中药材：虎骨、麝香、犀角、熊胆、豹骨、玳瑁、猴枣、羚羊角、龟甲；朱砂、轻粉、红粉（红升丹）、白粉（白降丹）、黑锡；木通、防己、马兜铃、青木香、石榴皮、槟榔、细辛、石斛、白及、天麻、狗脊、芦荟、小叶莲、肉苁蓉、胡黄连、罂粟壳、马钱子。而德国禁止进口和使用马兜铃科的草药。比利时禁用柴胡、石斛、龟甲、穿山甲等87种饮片。

（二）美国市场

长期以来，美国不承认植物药的合法地位，于是植物药以膳食增补剂的形式进入美国市场。植物药作为膳食增补剂进入美国，只要在美国有销售商即可，无须经过临床验证。美国FDA按食品要求对其进行检查时，经常发现杂质、食品卫生、农药残留、食品添加剂、色素、沙门杆菌、李斯特菌、黄曲霉毒素污染等问题。

（三）亚洲市场

中国香港特别行政区为有效保护一些珍稀动物免于灭绝，禁止含有犀角成分的中成药进入市场。新加坡政府有关部门从2001年9月1日起对所有中药种类实施进口许可证制度，并将黄连、黄柏、延胡索、附子、川乌等及其制剂列为有毒药品。马来西亚对有毒及濒危野生动物药一律禁售，被禁止进口的中药材有川乌、草乌、马钱子、延胡索、附子、火麻仁、麻黄、石榴皮、藜芦、龙葵等45种植物药和蟾酥、雄黄等13种动物、矿物药。日本是我国中药在亚洲出口的最大市场，我国一直是日本主要的中药材供应商，但出口至日本的中成药大多数没有被列入医疗用药品，只能作为一般用药品由患者自费购买，且朱砂、雄黄被禁止使用。

另外要特别注意，近年来各国对中药材的重金属、农药残留量、漂白剂及其他有害物质的检测检查也日益严格。

三、国际市场中药贸易概况

中药是我国医药对外贸易的重要组成部分。2021年，中药已出口至187个国家和地区。主要国际市场有东亚市场，包括日本、韩国、朝鲜等国；东南亚市场，包括越南、马来西亚、泰国、新加坡、印度尼西亚、菲律宾等国；南亚市场，包括印度、尼泊尔、巴基斯坦等国；非洲和阿拉伯市场，包括贝宁、尼日利亚、阿联酋、埃及和阿曼等国；北美市场，包括美国、加拿大、墨西哥等国；西欧市场，包括德国、法国、英国、比利时、丹麦、希腊、爱尔兰、意大利、卢森堡、荷兰、葡萄牙、西班牙等国。此外，还有东欧、澳洲和非洲等市场。

全国各省、自治区、直辖市均有中药商品出口。出口的中药商品包括中药材和饮片、中成药、保健品及中药提取物。自2017年起，我国中药出口已由以中药材为主逐渐转为提取物为主。如对日本的出口，除普通的提取物外，还有用于汉方药的原料；对韩国的提取物出口主要是用于其保健品和化妆品的原料。美国作为最大的提取物市场，进口提取物主要用于膳食补充剂和食品添加剂的生产，并且对原料需求一直保持比较旺盛的态势。我国对欧洲出口的主要产品是提取物，主要市场分别为德国、西班牙和法国。

我国对中药出口实行统一管理、统一计划、统一对外，严格执行出口许可证管理制度，由中国医药保健品进出口总公司统一协调管理。人参、鹿茸、当归、蜂王浆（粉）和三七等药材，由总公司统一对外贸易，其他品种由总公司制定最低限价，由各分公司经营，其他单位和地方均不得经营药材业务。

（一）中药主要进口品种

我国进口中药的主要品种（主产地）有西洋参（美国、加拿大），高丽参（韩国、朝鲜），沉香（印度尼西亚、马来西亚、越南、柬埔寨），肉桂（越南、柬埔寨、斯里兰卡），海马（马来西亚、新加坡、日本），蛤蚧（越南、泰国），公丁香、母丁香（斯里兰卡、坦桑尼亚），肉豆蔻（泰国、印度尼西亚、马来西亚、印度、缅甸），草果（越南），荜茇（印度、越南、菲律宾），胖大海（泰国、印度尼西亚、缅甸），西红花（西班牙、伊朗、希腊），番泻叶（印度），乳香、没药（索马里、埃塞俄比亚），阿魏（阿富汗、伊朗、印度），血竭（印度尼西亚、马来西亚），苏合香（土耳其、伊朗、索马里、印度），豆蔻（泰国、印度尼西亚），羚羊角（俄罗斯、蒙古国），海狗肾（加拿大、墨西哥、俄罗斯、日本、朝鲜），玳瑁（印度尼西亚、菲律宾），牛黄（美国、澳大利亚、尼泊尔、印度尼西亚、加拿大、阿根廷），龙涎香（太平洋和南洋群岛），安息香（印度尼西亚、泰国、越南、伊朗），燕窝（泰国、马尔加什、马来西亚、印度尼西亚），穿山甲（越南、缅甸、印度尼西亚），马钱子（泰国、印度尼西亚、越南），猴枣（印度、马来西亚、印度尼西亚），儿茶（马来西亚、印度尼西亚）等。

（二）中药主要出口品种

我国出口中药的主要品种有大蒜、甘草、甘草浸膏、党参、生地黄、鹿茸、鹿鞭、人参、黄连、当归、川芎、白芷、茯苓、菊花、麦冬、黄芪、木香、肉桂、枸杞子、红枣、罂粟籽、金银花、山药、延胡索、牡丹皮、泽泻、桔梗、贝母、附片、牛膝、玄参、杜仲、山茱萸、三七、栀子、厚朴、黄柏、枳壳、酸枣仁、天麻、连翘、柴胡、猪苓、冬虫夏草、蜂蜜等；中成药主要有云南白药、六神丸、至宝三鞭丸、片仔癀、银翘片（丸）、蜂王浆制剂、清凉油、牛黄清心丸、乌鸡白凤丸、六味地黄丸、十全大补丸、健脑丸等。我国中药出口的品种数量逐年增多，呈持续上升趋势。

（三）近几年国际上销量最大的植物药

近几年国际上销量最大的主要品种有大蒜、紫锥菊、锯叶棕、银杏、大果越橘、贯叶连翘、乳蓟子、黑升麻、芦荟、缬草、卡瓦胡椒、月见草等。

第十节　中药经营管理法规

在中药商品的经营过程中，要严格遵守国家有关法律与制度。在本教材第三章已介绍了多个药品相关重要法规与标准，皆适用于中药商品的经营与管理。本节重点介绍与中药经营管理密切相关的部分规定。

一、《中华人民共和国药品管理法》（2019 年）

该法是药品管理最高层次的法律，其大部分内容与药品的经营管理有关。该法明确要求如下内容。

1. 从事药品批发活动，应当经所在地省、自治区、直辖市人民政府药品监督管理部门批准，取得药品经营许可证。从事药品零售活动，应当经所在地县级以上地方人民政府药品监督管理部门批准，取得药品经营许可证。无药品经营许可证的，不得经营药品。药品经营许可证应当标明有效期和经营范围，到期重新审查发证。

2. 从事药品经营活动，应当遵守药品经营质量管理规范，建立健全药品经营质量管理体系，保证药品经营全过程持续符合法定要求。

3. 药品经营企业应当从药品上市许可持有人或者具有药品生产、经营资格的企业购进药品；但购进未实施审批管理的中药材除外。

4. 药品经营企业购进药品，应当建立并执行进货检查验收制度，验明药品合格证明和其他标识；不符合规定要求的，不得购进和销售。药品经营企业购销药品，应当有真实、完整的购销记录。购销记录应当注明药品的通用名称、剂型、规格、产品批号、有效期、上市许可持有人、生产企业、购销单位、购销数量、购销价格、购销日期及国务院药品监督管理部门规定的其他内容。

5. 药品经营企业零售药品应当准确无误，并正确说明用法、用量和注意事项；调配处方应当经过核对，对处方所列药品不得擅自更改或者代用。对有配伍禁忌或者超剂量的处方，应当拒绝调配；必要时，经处方医师更正或者重新签字，方可调配。药品经营企业销售中药材，应当标明产地。

6. 药品经营企业应当制定和执行药品保管制度，采取必要的冷藏、防冻、防潮、防虫、防鼠等措施，保证药品质量。药品入库和出库应当执行检查制度。

7. 城乡集市贸易市场可以出售中药材，国务院另有规定的除外。

8. 药品经营企业通过网络销售药品，应当遵守本法药品经营的有关规定。具体管理办法由国务院药品监督管理部门会同国务院卫生健康主管部门等部门制定。疫苗、血液制品、麻醉药品、精神药品、医疗用毒性药品、放射性药品、药品类易制毒化学品等国家实行特殊管理的药品不得在网络上销售。

9. 药品网络交易第三方平台提供者应当按照国务院药品监督管理部门的规定，向所在地省、自治区、直辖市人民政府药品监督管理部门备案。第三方平台提供者应当依法对申请进入平台经营的药品经营企业的资质等进行审核，保证其符合法定要求，并对发生在平台的药品经营行为进行管理。第三方平台提供者发现进入平台经营的药品经营企业有违反本法规定行为的，应当及时制止并立即报告所在地县级人民政府药品监督管理部门；发现严重违法行为的，应当立即停止提供网络交易平台服务。

二、《药品管理法实施办法》（1989年）

该办法在"药品经营企业的管理"部分对药品经营企业的从业人员资质、经营场所、设备、仓储设施、卫生条件、药品销售和收购等进行了规范。

1. 对从业人员资质的规定　药品批发企业设置质量检验机构，由中药士、药剂士以上的技术人员负责。药品零售企业应当配备中药士、药剂士以上的技术人员，或者应当配备经县级以上卫生行政部门审查登记的专职药工人员。新招聘和调入的从事药品调剂、收购、保管、销售的非药学技术人员，须经过本企业的药学知识培训，未经过培训的不得单独工作。

2. 对营业场所、设备、仓储设施和卫生环境的规定　药品的存放和保管必须符合各类药品的理化性能要求。应有防尘、防潮、防污染、防虫蛀、防鼠咬、防霉变的措施。需要避光、低温贮藏的药品，应当有适宜的专库（柜）保存。药品经营企业兼营非药品的，必须另设兼营商品专柜，不得与药品混放。

3. 对销售和收购的规定　药品经营企业除中药的饮片加工、炮制和按照处方代患者调配制剂外，不得自制成药出售。药品经营企业收购、销售药品必须建立健全严格的质量检验和入库验收、在库保养、出库验发等制度。收购药品，必须进行检查验收。

2002年8月4日，国务院公布了《中华人民共和国药品管理法实施条例》，并于2016年2

月6日和2019年3月2日进行了两次修订。

条例规定了开办药品批发企业和药品零售企业的审查核准机构。对省、自治区、直辖市药品监督管理部门进行《药品经营质量管理规范》认证检查的程序进行规定。条例规定《药品经营许可证》有效期为5年，并规范了换发新证的程序。条例规定在药品经营中实行处方药和非处方药分类管理制度，并根据非处方药品的安全性，将非处方药分为甲类非处方药和乙类非处方药。

三、《药品经营质量管理规范》(2016年)

本规范共四章一百八十四条。第一章为总则，强调本规范是药品经营管理和质量控制的基本准则。第二章介绍药品批发的质量管理。第三章介绍药品零售的质量管理。第四章为附则。本规范要求药品经营企业坚持诚实守信原则，依法经营，禁止任何虚假、欺骗行为。

第二章"药品批发的质量管理"，对质量管理体系、组织机构与质量管理职责、人员与培训、质量管理体系文件、设施与设备、校准与验证、计算机系统、采购、收货与验收、储存与养护、销售、出库、运输与配送、售后管理共十四个部分提出了详细的规范要求。第三章"药品零售的质量管理"，对质量管理与职责、人员管理、文件、设施与设备、采购与验收、陈列与储存、销售管理、售后管理共八个部分提出了详细的规范要求。

四、《医疗用毒药、限制性剧毒药管理规定》(1988年)

《医疗用毒性药品管理办法》第五条、第六条对毒性药品的收购和经营做出了明确规定：毒性药品的收购、经营，由各级医药管理部门指定的药品经营单位负责；配方用药由国营药店、医疗单位负责。其他任何单位或者个人均不得从事毒性药品的收购、经营和配方业务。收购、经营、加工、使用毒性药品的单位必须建立健全保管、验收、领发、核对等制度，严防收假、发错，严禁与其他药品混杂，做到划定仓间或仓位，专柜加锁并由专人保管。毒性药品的包装容器上必须印有毒药标志。在运输毒性药品的过程中，应当采取有效措施，防止发生事故。

五、《麻醉药品管理方法》(2016年)

该办法对开办麻醉药品定点批发企业的条件，从事麻醉药品批发业务的企业跨省、自治区、直辖市及在本省、自治区、直辖市范围内从事麻醉药品批发业务及向取得麻醉药品使用资格的医疗机构销售麻醉药品的审批权限，批发企业购进和配送麻醉药品的方式都做了严格规定。还规定药品经营企业不得经营麻醉药品原料药，麻醉药品不得零售，禁止使用现金进行麻醉药品交易等。

六、《药品进口管理办法》(2004年)

该办法对药品的进口备案、报关、口岸检验及进口进行了规范。

七、《互联网药品信息服务管理办法》(2017年)

原国家食品药品监督管理局于2004年7月8日公布了《互联网药品信息服务管理办法》，2017年11月7日由国家食品药品监督管理总局修正。该办法为加强药品监督管理，规范互联网药品信息服务活动，保证互联网药品信息的真实、准确而制定。国家药品监督管理局对全国提供互联网药品信息服务活动的网站实施监督管理。

八、《药品网络销售监督管理办法》(2022年)

为规范互联网售药行为,2013年国家食品药品监管总局发布"关于加强互联网药品销售管理的通知"。2022年8月3日国家市场监督管理总局公布施行《药品网络销售监督管理办法》,共六章四十二条。要求在中华人民共和国境内从事药品网络销售、提供药品网络交易平台服务及其监督管理,应当遵守本办法。对从事药品网络销售、提供药品网络交易平台服务及平台管理、监督检查、法律责任提出一系列要求,旨在规范药品网络销售和药品网络交易平台服务活动,保障公众用药安全。

中篇
中药材和饮片商品

第五章
植物类中药商品

扫一扫，查阅本章数字资源，含PPT、音视频、图片等

植物类中药主要是指商品来源属于植物界。在常用中药商品中，植物类中药约占80%。

第一节　植物类中药商品的特性

一、植物类中药商品的品种及分类

根据《中国中药资源志要》记载，我国现有中药资源品种12964种，其中药用植物11020种，涉及383科，2313属。包括低等植物藻类、菌类、地衣类、苔藓类、蕨类和种子类植物等类型。其中，藻、菌、地衣类等低等植物共计91科，188属，459种；苔藓、蕨、种子类等高等植物共计292科，2121属，10687种。在现有药用植物资源中，约95%来源于高等植物，其中种子植物占90%以上，为药用植物资源的主体。

在常用中药商品中，植物类药材商品通常根据其入药部位分为根及根茎类、茎木类、皮类、叶类、花类、果实种子类、全草类、藻菌地衣类、树脂类和其他类等。

二、植物类中药商品的质量要求

1. 商品特征　对药材商品的形状、大小、颜色等外观性状进行观察，辨识其性状特征。药材常依据生长年限、采收时间、产地和加工方法等差异而划分成不同的规格，再依据长度、直径、大小或规定重量中的个数等属性划分出若干等级。药材性状差别变化不大的，则为"统货"。

2. 质量要求

（1）性状特征　依据形状、大小、颜色、表面特征、质地、横切（折断）面、气、味等进行观察，是规格等级分类的主要依据。注意根据性状特征、杂质的多少及其他药用部位所占比重的大小区分商品规格与等级。

（2）检查　指中药在加工、生产和贮藏过程中可能含有并需要控制的物质或其限度指标，包括安全性、有效性、均一性与纯度等方面要求。主要按照《中国药典》（2020年版）检查项下要求进行，对与质量相关的项目进行检查。包括杂质、黄曲霉毒素、重金属及有害元素、农药残留量、二氧化硫残留量、有毒成分、有害微生物及其内源性有毒、有害成分的限量检查。

（3）含量测定　主要包括有效部位、有效成分、特征性化学成分、大类化学成分的定性定量分析等。

三、植物类中药商品的包装、储运和销售要求

植物类中药通常用袋装、箱装或篓装。由于多数植物药中含有大量的淀粉和糖类,易吸潮、发霉或虫蛀等,贮藏中要特别注意控制温度和湿度。含有挥发性成分的中药,应防止高热,不宜久储。

第二节　常用植物类中药商品

一、根及根茎类中药商品

大黄 Dahuang
Rhei Radix et Rhizoma

【别名】川军、生军、锦纹、将军。

【来源】蓼科植物掌叶大黄 *Rheum Palmatum* L.、唐古特大黄 *Rheum tanguticum* Maxim. ex Balf. 或药用大黄 *Rheum officinale* Baill. 的干燥根及根茎。

前两种植物来源的药材商品又称"西大黄"或"北大黄",后一种植物来源的药材商品又称"南大黄"或"马蹄大黄"。

【采制】秋末地上部分枯萎或次春植株发芽前,采挖生长3年以上植株的地下部分,除去泥土及细根,刮去外皮(忌用铁器),加工成卵圆形、圆柱形,或切成块、瓣、厚片,绳穿成串干燥或直接干燥。

按照切制药材的方法,纵切加工的称为"蛋吉",横切加工的称为"苏吉"。

经炮制形成大黄、酒大黄、醋大黄、熟大黄、大黄炭等饮片规格。

【产地】

1. 西大黄　原植物为掌叶大黄者主产于甘肃礼县、武威市、宕昌县等,青海同仁市、同德县、贵德县,四川阿坝州与甘孜州等地。原植物为唐古特大黄者主产青海与甘肃祁连山北麓,西藏东北部及四川西北部。

2. 南大黄　栽培品主产于四川北部、东部及南部盆地边缘,贵州北部、西部及云南西北部,湖北西部,陕西西南部等地。野生品产于四川西部、德格及云南等地,习称"雅黄"。

商品中掌叶大黄产量大,以栽培为主;唐古特大黄次之,野生或栽培;药用大黄产量较少,栽培或野生。

【商品特征】

1. 药材

(1) 西大黄　西宁大黄:多加工成圆锥形或腰鼓形,俗称"蛋吉",长5～17cm;外皮已除去或有少量残留,可见类白色菱形的网状纹理,俗称"锦纹",断面黄棕色、显颗粒性,习称"高粱碴",髓部中有紫褐色"星点",紧密排列成圈环状,气特殊,味苦而微涩。铨水大黄(栽培大黄):一般为长形,切成段块,个大形圆者常纵剖成片,质地较松,色较西宁大黄淡,锦纹不甚明显,断面星点亦排成圆环状,余同上。

(2) 南大黄　多横切成段,一端稍大,形如马蹄。少数呈圆锥形或腰鼓形,长6～12cm,直径5～8cm,表面黄棕色,有微弯曲的棕色线纹。横断面黄褐色、多空隙、星点较大,排列不

规则。

[规格等级] 按来源、产地与栽培方式分为西大黄、南大黄和雅黄3类。

（1）**西大黄** 西大黄按照药用部位和加工方法分为5种规格，其中蛋片吉、苏吉分3个等级，其余为统货。

蛋吉 均为根茎，无粗皮，呈卵圆形。

蛋片吉 一等：无粗皮，为纵切的瓣。表面黄棕色，体重质坚。断面淡红棕色或黄棕色，具放射状纹理及明显环纹，红肉白筋。髓部有星点环列或散在颗粒，气清香，味苦微涩。每千克8个以内，糠心不超过15%。无杂质、虫蛀、霉变。二等：每千克12个以内，余同一等。三等：每千克18个以内，余同一等。

苏吉 一等：去净粗皮，横切成段。呈不规则圆柱形。每千克20个以内。二等：每千克30个以内。三等：每千克40个以内。

水根 统货。为主根尾部及支根的加工品，呈长条状。表面棕色或黄褐色，间有未去净的栓皮。体重质坚，断面淡红色或黄褐色，具放射状纹理。气清香，味苦微涩。长短不限，间有闷茬，小头直径不小于1.3cm。

原大黄 统货。无粗皮，为纵切或横切的瓣、段，切片大小不分。中部直径2cm以上。糠心不超过15%。

（2）**南大黄** 按大小与质地分为两个等级。

一等：为横切的段，无粗皮，体结实，长7cm以上，直径5cm以上。二等：体质轻松，间有水根，最小头直径不低于1.2cm。

（3）**雅黄（野生品）** 按大小与质地分为3个等级。

一等：切成不规则块状，似马蹄形。去净粗皮。表面黄色或黄褐色，体重质坚。断面黄色或棕褐色。每个150～250g。无枯糠、焦煳、水根、杂质、虫蛀、霉变。二等：体质轻泡，质松。断面黄褐色。每个100～200g。三等：体质轻泡，大小不分，间有直径3.5cm以上的根。

2. 饮片

（1）**大黄** 为类圆形或不规则形厚片或块，周边黄棕色至红棕色，可见类白色网状纹理或残存有红棕色至黑棕色外皮。质轻、脆，易折断。切面、气味同药材。

（2）**酒大黄** 表面深棕色或深褐色，偶有焦斑。略有酒气。

（3）**醋大黄** 表面深棕色至棕褐色，偶有焦斑。略有醋香气。

（4）**熟大黄** 表面和断面均呈黑色。有特异香气，味微苦。

（5）**大黄炭** 表面焦黑色，断面焦褐色。质轻脆，易折断。有焦香气，味微苦涩。

【质量评价】

1. 经验评价 以个大、外表黄棕色、锦纹及星点明显、体重、质坚实、气清香、味苦而不涩、嚼之黏牙者为佳。

2. 检查 土大黄苷：以本品的甲醇提取液为供试品溶液，以土大黄苷对照品为对照，于聚酰胺薄膜展开，置紫外光灯（365nm）下检视。供试品色谱中，在与对照品色谱相应的位置上，不得显相同的亮蓝色荧光斑点。

3. 含量测定 用高效液相色谱法测定，药材按干燥品计算，含总蒽醌以芦荟大黄素（$C_{15}H_{10}O_5$）、大黄酸（$C_{15}H_8O_6$）、大黄素（$C_{15}H_{10}O_5$）、大黄酚（$C_{15}H_{10}O_4$）和大黄素甲醚（$C_{16}H_{12}O_5$）的总量计，不得少于1.50%；含游离蒽醌以芦荟大黄素（$C_{15}H_{10}O_5$）、大黄酸（$C_{15}H_8O_6$）、大黄素（$C_{15}H_{10}O_5$）、大黄酚（$C_{15}H_{10}O_4$）和大黄素甲醚（$C_{16}H_{12}O_5$）的总量计，不得

少于0.20%。

【性味功能】 味苦，性寒。泻下攻积，清热泻火，凉血解毒，逐瘀通经，利湿退黄。用于实热积滞便秘，血热吐衄，目赤咽肿，痈肿疔疮，肠痈腹痛，瘀血经闭，产后瘀阻，跌打损伤，湿热痢疾，黄疸尿赤，淋证，水肿；外治烧烫伤。

1. 生大黄 泻下力强，故欲攻下者宜生用，入汤剂应后下，或用开水泡服；久煎则泻下力减弱。

2. 酒大黄 善清上焦血分热毒。用于目赤咽肿，齿龈肿痛。

3. 醋大黄 消积化瘀。

4. 熟大黄 泻下力缓，泻火解毒。用于火毒疮。

5. 大黄炭 凉血化瘀止血，用于血热有瘀出血证。

【产销简述】 大黄为我国传统常用中药材，应用历史悠久，市场以栽培的掌叶大黄为主，有少量野生。目前国内年需求量约12000吨。远销日本、中东、东南亚和欧美一些国家，年出口量在600～1000吨。供求基本平衡。

【商品安全】 本品苦寒，脾胃虚寒、血虚气弱者、孕妇及月经期、哺乳期慎用。生大黄内服可能发生恶心、呕吐、腹痛等副作用，一般停药后即可缓解。

【贮藏】 本品含较多淀粉，蒽醌类化合物易升华、氧化，药材贮藏过程中极易虫蛀、变色。应防潮，置通风干燥处保存。大黄片可置石灰缸内，密闭，以防潮霉蛀，不宜多晒、久晒，以防变色。

【附注】 目前市场大黄药材的规格等级划分可参考表5-1（出处：SB/T 11174.5—2016《中药材商品规格等级 第5部分：大黄》）。

表5-1 大黄商品规格等级划分参考

规格		等级	性状描述	
			共同点	区别点
野生大黄	西大黄	统货	干货。未去粗皮，纵切或横向切成瓣段或块片，大小不分。质坚实，表面黄褐色或黄色，断面黄褐色或间有淡红色颗粒。横断面具放射状纹理或环纹。髓部有星点。气清香，味苦微涩。无枯糠、焦糊、杂质、虫蛀、霉变	
	南大黄	统货	干货。去粗皮，横切成段，形如马蹄，长5～10cm，表面黄褐色或黄棕色，质较疏松，易折断，断面黄褐色，富纤维性，多有孔隙，星点断续排列成环状。气微清香，味涩、苦。无杂质、虫蛀、霉变	
		一等	干货。去净粗皮，横切成段，直径5cm以上，表面黄褐色。断面黄色或黄绿色。气微香，味涩、苦。无枯糠、焦糊、水根、杂质、虫蛀、霉变	体结实，长8cm以上
		二等		质轻松，长3～8cm
	雅黄	统货	干货。去粗皮，切成不规则块状似马蹄形，大小不分，以形大者为佳。质地松泡，色茶黄，内心疏松。气微香，味苦微涩。无枯糠、焦糊、杂质、虫蛀、霉变	
栽培大黄		统货	干货。呈类圆柱形、圆锥形、卵圆形或不规则的块状。除去外皮者表面黄棕色或红棕色，可见类白色网状纹理，有时可见放射状纹理的星点，即异性维管束散在；未除去外皮者表面棕褐色至棕黑色，粗糙，有横皱及纵沟，根茎顶端有茎叶残基痕。切开面多凹凸不平。质坚实或轻泡，有时中心多松软，不易折断。断面淡黄棕色或黄绿色或淡红棕色，颗粒性，根茎横切面髓部宽较，可见星点列或散在，根部横切面无星点，木质部发达，具放射性纹理，形成层环明显。气清香，味苦而微涩，嚼之黏牙，有沙粒感	

牛膝 Niuxi
Achyranthis Bidentatae Radix

【别名】怀牛膝、山苋菜。

【来源】苋科植物牛膝 Achyranthes bidentata Bl. 的干燥根。

【采制】冬季茎叶枯萎时采挖，除去须根及泥沙，捆成小把，晒至干皱后，将顶端切齐，晒干。

经炮制形成牛膝、酒牛膝等饮片规格。

【产地】主产于河南沁阳市、武陟县，山东、江苏、浙江等省亦有栽培。河南产者为道地药材，是著名的"四大怀药"之一。

【商品特征】

1. 药材 呈细长圆柱形，有时稍弯曲，上端较粗，下端较细。长 15～70cm，最长可达 90cm，直径 0.4～1.0cm。表面灰黄色或淡棕色，有略扭曲的细纵皱纹、横长皮孔样的突起及排列稀疏的侧根痕。质硬脆，易折断，受潮变柔韧，断面平坦，淡黄棕色，微呈角质样而油润，可见黄白色点状维管束断续排列成 2～4 轮同心环，中心维管束木部较大，黄白色。气微，味微甜而稍苦涩。

[规格等级] 根据外形与大小分为 3 个等级。

一等（头肥）：呈长条圆柱形。内外黄白色或浅棕色。味淡微甜。中部直径 0.6cm 以上，长 50cm 以上。根条均匀。无冻条、油条、破条、杂质、虫蛀、霉变。二等（二肥）：中部直径 0.4cm 以上，长 35cm 以上。余同一等。三等（平条）：中部直径 0.4cm 以下，但不小于 0.2cm，长短不分，间有冻条、油条、破条。无杂质、虫蛀、霉变。

2. 饮片

（1）牛膝　呈圆柱形的段。外表皮灰黄色或淡棕色，有微细的纵皱纹及横长皮孔。质硬脆，易折断，受潮变软。切面平坦，淡棕色或棕色，略呈角质样而油润，中心维管束木部较大，黄白色，其外围散有多数黄白色点状维管束，断续排列成 2～4 轮。气微，味微甜而稍苦涩。

（2）酒牛膝　形如牛膝段。表面色略深，偶有焦斑。微有酒香气。

【质量评价】

1. 经验评价　以条长、粗壮、皮细、色黄白、肉质肥厚、滋润、味甜者为佳。

2. 检查　二氧化硫残留量：不得过 400mg/kg。

3. 含量测定　用高效液相色谱法测定，药材按干燥品计算，含 β- 蜕皮甾酮（$C_{27}H_{44}O_7$）不得少于 0.030%。

【性味功能】味苦、甘、酸，性平。逐瘀通经，补肝肾，强筋骨，利尿通淋，引血下行。用于经闭，痛经，腰膝酸痛，筋骨无力，淋证，水肿，头痛，眩晕，牙痛，口疮，吐血，衄血。

【产销简述】牛膝为常用大宗药材之一，需求较为稳定，目前药材全部来源于栽培，供需基本平衡。

【商品安全】凡中气下陷，脾虚泄泻，下元不固，梦遗失精，月经过多者均忌服。孕妇慎用。

【贮藏】本品含有多糖及黏液质，极易吸潮回软，而导致药材变色、霉变、生虫，受热易泛油，严重影响药材质量。通常用木箱包装，置阴凉干燥处，防潮、防热。

【附注】目前市场牛膝药材的规格等级划分可参考表 5-2（出处：T/CACM 1021.43—2018《中药材商品规格等级 牛膝》）。

表 5-2 牛膝商品规格等级划分参考

规格	等级	性状描述	
		共同点	区别点
选货	特肥	干货,呈细长圆柱形,挺直或稍弯曲,表面灰黄色或淡棕色,有微扭曲的细纵皱纹、排列稀疏的侧根痕和横长皮孔样的突起。质硬脆,易折断,受潮后变软。断面平坦,淡棕色,略呈角质样而油润。中心维管束木质部较大,黄白色,其外周散有多数黄白色点状维管束,断续排列成 2～4 轮。气微,味微甜而稍苦涩	0.8cm<中部直径≤1cm;40cm<长度≤70cm
	头肥		0.6cm<中部直径≤0.8cm;30cm<长度≤40cm
	二条		0.4cm≤中部直径≤0.6cm;15cm≤长度≤30cm
统货	—		直径、长短不分

附子 Fuzi
Aconiti Lateralis Radix Praeparata

【别名】附片、铁花。

【来源】毛茛科植物乌头 *Aconitum carmichaelii* Debx. 干燥子根的加工品。

【采制】6 月下旬至 8 月上旬挖出乌头块根,除去母根、须根及泥沙,习称"泥附子"。

选个大、均匀的泥附子,洗净,浸入胆巴水溶液中过夜,再加食盐,继续浸泡,每日取出晒晾,并逐渐延长晾晒时间,直至表面出现大量结晶盐粒(盐霜)、体质变硬为止,干燥,习称"盐附子"。取盐附子,用清水浸漂,每日换水 2～3 次,至盐分漂尽,与甘草、黑豆加水共煮透心,至切开后口尝无麻舌感时,取出,除去甘草,黑豆,切薄片,晒干,习称"淡附片"。

取泥附子,按大小分别洗净,浸入胆巴水溶液中数日,连同浸液煮至透心,捞出,水漂,纵切成厚约 0.5cm 片,再用水浸漂,用调色液使附片染成浓茶色,取出,蒸至出现油面光泽后,烘至半干,再晒干或继续烘干,习称"黑顺片"。

选大小均匀的泥附子,洗净,浸入胆巴水溶液中数日,连同浸液煮至透心,捞出,剥去外皮,纵切成厚约 0.3cm 的片,用水浸漂,取出,蒸透,晒干,习称"白附片";纵切成厚约 0.3cm 的片后,用甘草、生姜、去油猪牙皂加水熬成的染汁染成黄色,烘干,习称"黄附片"。

选小个泥附子,去外皮,纵切两瓣,放入食用胆巴水溶液中浸泡数日,煮透心,取出后清水漂洗至不麻舌时,用黄糖及菜油制成的调色剂染成茶色,蒸熟,晾半干后再晒干,习称"挂附片"。

选择个大均匀的泥附子,洗净,浸入附子炮制用胆巴水溶液中数日,连同浸液煮至透心,捞出,剥去外皮,切成约厚 0.7cm 的片,用水浸漂,取出,蒸至透心,出现油面光泽,晒干或烘干,习称"熟附片"。

【产地】主产于四川江油市、安县、平武县、布拖县等地,陕西城固县、汉中市、勉县等地,云南丽江市、巍山县,湖北竹山县、竹溪县亦有栽培。四川为道地产区,习称"川附子"。

【商品特征】

1. 药材

(1) 盐附子 呈圆锥形,长 4～7cm,直径 3～5cm。表面灰黑色,被盐霜。顶端有凹陷的芽痕,周围有瘤状突起的支根或支根痕。体重而坚硬,受潮则变软。横切面灰褐色,可见充满盐霜的小空隙和多角形形成层环纹,环纹内侧导管束排列不整齐。气微,味咸而麻,刺舌。

(2) 黑顺片 为不规则的纵切片,上宽下窄,长 1.7～5cm,宽 0.9～3cm,厚 0.2～0.5cm,外皮黑褐色,切面暗黄色,油润具光泽,半透明状,并有纵向导管束。质硬而脆,断面角质样。

气微，味淡。

（3）白附片　无外皮，黄白色，半透明，厚约 0.3cm。

[规格等级]　按加工方法分盐附子和附片两类，附片主要规格有黑顺片、白附片、熟附片、黄附片、挂附片 5 种规格。

盐附子　一等：呈圆锥形，上部肥满，有芽痕，下部有支根痕。表面黄褐色或黑褐色，附有结晶盐粒。体质沉重。断面黄褐色。味咸而麻、刺舌。每千克 16 个以内。无空心、腐烂。二等：每千克 24 个以内，余同一等。三等：每千克 80 个以内。间有小个的扒耳，但直径不小于 2.5cm。余同一等。

白附片　无外皮，厚约 0.3cm。全体黄白色，半透明。一等：为一等附子去净外皮的纵切薄片。片面白色，呈半透明体。片张大、均匀。味淡。无盐软片、霉变。二等：为二等附子去净外皮，片张较小，均匀，余同一等。三等：为三等附子去净外皮，片张小，均匀，余同一等。

黑顺片　统货。为二、三等附子不去外皮，顺切成 0.2～0.3cm 薄片。片边黑褐色，片面暗黄色，油润而光滑。片面大小不一，厚薄均匀。味淡。无盐软片、霉变。

熟附片　统货。为一等附子去皮去尾，横切成厚 0.3～0.5cm 的圆形厚片。片面冰糖色，油面光泽，呈半透明体。无盐软片、霉变。

挂附片　统货。为二、三等附子各半，去皮纵切两瓣。片面冰糖色或褐色，油面光泽。呈半透明状。味淡或微带麻辣。每千克 160 瓣左右。无白心、盐软瓣、霉变。

黄附片　统货。为一、二等附子各半，去皮去尾。横切成 0.3～0.5cm 厚片。片面黄色，厚薄均匀。味淡。无白心、尾片、盐软片、霉变。

其中，黑顺片、白附片、熟附片、黄附片、挂附片等 5 种规格附片可直接入药。

2. 饮片

淡附片　呈纵切片，上宽下窄，长 1.7～5cm，宽 0.9～3cm，厚 0.2～0.5cm。外皮褐色。切面褐色，半透明，有纵向导管束。质硬，断面角质样。气微，味淡，口尝无麻舌感。

【质量评价】

1. 经验评价　盐附子以个大、质坚实、灰黑色、表面起盐霜、无空心者为佳。黑顺片以片大、厚薄均匀，表面油润光泽无盐片者为佳。白附片以片大、厚薄均匀、有光泽、半透明、无盐片者为佳。

2. 检查　用高效液相色谱法测定，药材按干燥品计算，含双酯型生物碱以新乌头碱（$C_{33}H_{45}NO_{11}$）、次乌头碱（$C_{33}H_{45}NO_{10}$）和乌头碱（$C_{34}H_{47}NO_{11}$）的总量计，不得过 0.020%。

3. 含量测定　用高效液相色谱法测定，药材按干燥品计算，含苯甲酰新乌头原碱（$C_{31}H_{43}NO_{10}$）、苯甲酰乌头原碱（$C_{32}H_{45}NO_{10}$）和苯甲酰次乌头原碱（$C_{31}H_{43}NO_9$）的总量，不得少于 0.010%。

【性味功能】味辛、甘，性大热，有毒。回阳救逆，补火助阳，散寒止痛。用于亡阳虚脱，肢冷脉微，心阳不足，胸痹心痛，虚寒吐泻，脘腹冷痛，肾阳虚衰，阳痿宫冷，阴寒水肿，阳虚外感，寒湿痹痛。

【产销简述】附子至今已有 1000 余年的栽培历史，商品附子全部源于栽培，为传统川药，四川江油市产为道地药材。附子历史上产销和市价出现过大幅波动，目前产销较为平衡，国内年均生产约 500 吨，少量供应出口。其用量不大，经营中注意控制库存数量。

【商品安全】孕妇慎用；不宜与半夏、瓜蒌、瓜蒌子、瓜蒌皮、天花粉、川贝母、浙贝母、平贝母、伊贝母、湖北贝母、白蔹、白及同用。

【贮藏】白附片、黑顺片放干燥处,防受潮发霉。盐附子密闭,置阴凉干燥处,防吸潮、霉变,不可堆积、重压,以免压坏。

【附注】目前市场附子药材的规格等级划分可参考表5-3(出处:T/CACM 1021.153—2018《中药材商品规格等级 附子》)。

表5-3 附子商品规格等级划分参考

规格	等级	性状描述	
		共同点	区别点
盐附子	一等	呈圆锥形,表面灰黑色,被盐霜,顶端有凹陷的芽痕,周围有瘤状突起的支根或支根痕。体重。断面灰褐色,可见细小结晶盐粒,气微,味咸而麻,刺舌	大小均匀,每千克个数≤16
	二等		大小均匀,每千克个数17~24
	三等		大小均匀,每千克个数25~40
	统货		大小不等
黑顺片	选货	为切片,上宽下窄,长1.7~5cm,宽0.9~3cm,厚0.2~0.5cm,外皮黑褐色,切面暗黄色,油润具光泽,半透明状,并有纵向导管束。质硬而脆,断面角质样,气微,味淡	大小均匀,无边片
	统货		大小不等
白附片	选货	无外皮,黄白色,半透明,厚约0.3cm	大小均匀,无边片
	统货		大小不等

白芍 Baishao
Paeoniae Radix Alba

【别名】白芍药、芍药、金芍药。

【来源】毛茛科植物芍药 *Paeonia lactiflora* Pall. 的干燥根。

【采制】夏、秋二季采挖种植栽培3~4年后植株的根。浙江则于栽培6~7年后采收。各地采收时间不同,浙江6月下旬,四川7月中旬,安徽8月下旬,山东9月上旬。采收后洗净,除去头尾和须根,按大小分等,置沸水中煮至透心,有香气时捞出,浸入冷水中,用竹片(勿用铁器)刮去外皮晒干。或先刮去外皮后再煮,晒干。

经炮制形成白芍、炒白芍、酒白芍、醋白芍和土炒白芍等饮片规格。

【产地】主产于浙江、四川、安徽(皖北)等地。产于浙江者,习称"杭白芍",为道地药材。杭白芍是著名的"浙八味"之一,尤以东阳市、余姚市等地产者最佳,又称为"东芍"。产于四川者,习称"川白芍"或"中江芍"。产于安徽者,历史集散地为亳州,故称"亳白芍",亳白芍产量最大。

【商品特征】

1. 药材 呈圆柱形,平直或稍弯曲,表面类白色或淡红棕色。质坚实,断面角质样,类白色或微带棕红色,形成层环明显,木部有放射状纹理。气微,味微苦、酸。

[规格等级] 按照产地分为白芍、杭白芍和亳白芍3种规格,再按外形与大小划分等级。

白芍 一等:呈圆柱形,直或稍弯,去净栓皮,两端整齐。表面类白色或淡红色。质坚实,体重。断面类白色或白色。味微苦酸。长8cm以上,中部直径1.7cm以上。无芦头、花麻点、破皮、裂口、夹生、杂质、虫蛀、霉变。二等:长6cm以上,中部直径1.3cm以上。间有花麻点。其余同一等。三等:长4cm以上,中部直径0.8cm以上。间有花麻点。其余同一等。四等:

长短粗细不分，间有夹生、破皮、花麻点、头尾、碎节或未去净皮。

杭白芍 一等：呈圆柱形，条直，两端切平。表面棕红色或微黄色。质坚体重，断面米黄色。味微苦酸。长8cm以上，中部直径2.2cm以上。无枯芍、芦头、栓皮、空心、杂质、虫蛀、霉变。二等：中部直径1.8cm以上，其余同一等。三等：中部直径1.5cm以上，其余同一等。四等：长7cm以上，中部直径1.2cm以上，其余同一等。五等：长7cm以上，中部直径0.9cm以上，其余同一等。六等：长短不分，中部直径0.8cm以上，其余同一等。七等：长短不分，直径0.5cm以上，间有夹生、伤疤，其余同一等。

亳白芍 一等：长4.5cm以上，中部直径1.5cm以上。二等：长4.5cm以上，中部直径1.2cm以上。三等：长4.5cm以上，中部直径0.75cm以上。四等：长4.5cm以上，中部直径0.45cm以上。五等：长4.5cm以上，中部直径0.3cm以上。六等：长短粗细不分，破碎节段不超过20%。

2. 饮片

（1）白芍　为类圆形薄片。表面淡棕红色或类白色。切面微带棕红色或类白色，形成层环明显，可见稍隆起的筋脉纹呈放射状排列。气微，味微苦、酸。

（2）炒白芍　表面微黄色或淡棕黄色，有的可见焦斑。气微香。

（3）酒白芍　表面微黄色或淡棕黄色，有的可见焦斑。微有酒香气。

（4）醋白芍　表面微黄色，微有醋气。

（5）土炒白芍　表面土黄色，微有焦土气。

【质量评价】

1. 经验评价　以根粗长、皮光洁、质坚实、无白心或裂痕者为佳。

2. 检查　重金属及有害元素：铅不得过5mg/kg；镉不得过1mg/kg；砷不得过2mg/kg；汞不得过0.2mg/kg；铜不得过20mg/kg。二氧化硫残留量：不得过400mg/kg。

3. 含量测定　用高效液相色谱法测定，药材按干燥品计算，含芍药苷（$C_{23}H_{28}O_{11}$）不得少于1.6%；饮片按干燥品计算，含芍药苷（$C_{23}H_{28}O_{11}$）不得少于1.2%。

【性味功能】味苦、酸，性微寒。养血调经，敛阴止汗，柔肝止痛，平抑肝阳。用于血虚萎黄，月经不调，自汗，盗汗，胁痛，腹痛，四肢挛痛，头痛眩晕。

1. 白芍　具有泻肝火，平抑肝阳，养阴除烦的功效。多用于肝阳上亢，头痛，眩晕，耳鸣，阴虚发热，烦躁易怒。

2. 炒白芍　寒性缓和，以养血和营，敛阴止汗为主。用于血虚萎黄，腹痛泄泻，自汗盗汗。

3. 酒白芍　酸寒伐肝之性降低，入血分，善于调经止血，柔肝止痛。用于肝郁血虚，胁痛腹痛，月经不调，四肢挛痛。

4. 醋白芍　引药入肝，敛血养血、疏肝解郁的作用增强。用于肝郁乳汁不通，尿血等。

5. 土炒白芍　可借土气入脾，增强养血和脾、止泻作用。适用于肝旺脾虚，腹痛腹泻。

【产销简述】白芍药用历史悠久，为著名"浙八味"之一。白芍商品全部源于栽培，基本可满足市场需求。随着白芍广泛用于临床、保健食品、饮料、中成药原料和出口，市场需求量持续增长，自2006年开始，每年产不足销，库存补充不及，产销链已现脱节端倪，因此未来几年市场行情看好，国内外年需求量4000～10000吨。

【商品安全】本品不宜与藜芦同用。

【贮藏】本品易虫蛀，置阴凉干燥处保存。在贮藏过程中需要经常检查，发现受潮需及时晾晒。为防虫蛀，可用气调方法贮藏。

【附注】目前市场附子药材的规格等级划分可参考表5-4（出处：T/CACM 1021.55— 2018《中药材商品规格等级 白芍》）。

表5-4 白芍商品规格等级划分参考

规格	等级	性状描述	
		共同点	区别点
杭白芍	选货	呈圆柱形，平直，两端平截，长5～18cm。表面淡红棕色，光洁或有纵皱纹及细根痕，偶有残存的棕褐色外皮。质坚实，不易折断，断面较平坦，米黄色，形成层环明显，射线放射状。气微，味微苦、酸	1.5cm≤中部直径≤2.5cm
	统货		直径不分大小
亳白芍	选货 一等	呈圆柱形，平直或稍弯曲，两端平截，长5～18cm。表面类白色或淡棕红色，光洁或有纵皱纹及细根痕，偶有残存的棕褐色外皮。质坚实，不易折断，断面较平坦，类白色或灰白色，形成层环明显，射线放射状。气微，味微苦、酸	2.0cm≤中部直径≤2.5cm
	二等		1.0cm≤中部直径<2.0cm
	三等		中部直径<1.0cm
	统货		直径不分大小
川白芍	选货	呈圆柱形，平直或稍弯曲，两端平截，长5～18cm。表面类白色或粉红色、棕褐色，光洁或有纵皱纹及细根痕。质坚实，不易折断，断面较平坦，类白色或粉红色，细腻光润，角质样，形成层环明显，射线放射状。气微，味微苦、酸	1.5cm≤中部直径≤2.5cm
	统货		直径不分大小

黄连 Huanglian
Coptidis Rhizoma

【别名】川连、味连、鸡爪连。

【来源】毛茛科植物黄连 *Coptis chinensis* Franch.、三角叶黄连 *Coptis deltoidea* C. Y. Cheng et Hsiao 或云连 *Coptis teeta* Wall. 的干燥根茎。

以上三种分别习称"味连""雅连"和"云连"。

【采制】

1. 味连 栽培5～6年后即可采收。一般在秋末冬初下雪前采挖。采收根茎后，除去地上部分及泥土，然后用烘干法干燥。烘干过程中温度需缓慢升高，每隔半小时翻动一次，烘至最小根茎干脆时即可取出，大小分档后再分别烘干，每隔3～5分钟翻动一次，温度比初烘时略高，也需缓慢升温。取出前几分钟，可使温度上升，并不断翻动，撞去须根及灰渣。

2. 雅连 采制方法同味连。

3. 云连 秋季采挖根茎，除去地上部分及泥沙，晒干或烘干后，撞去须根，筛去灰渣，用水喷，使其表面湿润，晒干。

经炮制形成黄连、酒黄连、姜黄连、萸黄连等饮片规格。

【产地】

1. 味连 主产于重庆石柱县，四川峨眉山市、洪雅县等地，湖北利川市、来凤县、恩施市、房县等地，陕西、甘肃亦产，均为栽培品。出口味连主要来自四川和湖北，产量在全国占绝对优势，尤以重庆、四川产者为道地药材。

2. 雅连 主产于四川峨眉山市、洪雅县、乐山市等地，为栽培品。

3. 云连 主产于云南德钦县、维西县、腾冲市、铜仁市等地，原系野生，现有栽培。

【商品特征】
1. 药材

（1）味连　多集聚成簇，常弯曲，形如"鸡爪"，单枝根茎长3～6cm，直径0.3～0.8cm。表面灰黄色或黄褐色，粗糙，有不规则结节状隆起、须根及须根痕，有的节间表面平滑如茎秆，习称"过桥"。上部多残留褐色鳞叶，顶端常有茎或叶柄残余。质硬，断面不整齐，皮部橙红色或暗棕色，木部鲜黄色或橙黄色，呈放射状排列，髓部有时中空。气微，味极苦。

（2）雅连　多单枝，略呈圆柱形，微弯曲，形如"蚕状"，长4～8cm，直径0.5～1cm，"过桥"较长。顶端有少许残茎。气微，味极苦。

（3）云连　多单枝，较细小，弯曲呈钩状，形如"蝎尾"。气微，味极苦。

栽培品长2～5cm，直径0.2～0.4cm。表面黄棕色，少有"过桥"，且"过桥"短。质轻而脆，断面较平坦，黄棕色。

野生品根茎极细小，无过桥。

[规格等级]商品按产地和来源不同，分为味连、雅连、云连3个规格，再分别按照外形与大小分为两个等级。

味连　一等：多聚成簇，分枝多弯曲，形如鸡爪或单枝，肥壮坚实、间有过桥，长不超过2cm。表面黄褐色，簇面无毛须。断面金黄色或黄色。味极苦。无短于1.5cm的碎节、残茎、焦枯、杂质、霉变。二等：条较一等瘦小，有过桥。间有碎节、碎渣、焦枯。无残茎、杂质、霉变。其余同一等。

雅连　一等：单枝，呈圆柱形，略弯曲，条肥壮，过桥少，长不超过2.5cm。质坚硬。表面黄褐色，断面金黄色。味极苦。无碎节、毛须、焦枯、杂质、霉变。二等：条较一等瘦小，过桥较多，间有碎节、毛须、焦枯。其余同一等。

云连　一等：单枝，呈圆柱形，微弯曲，顶端微有褐绿色鳞片、叶残留。条粗壮、质坚实，直径0.3cm以上。表面黄棕色，断面金黄色。味极苦。无毛须、过桥、杂质、霉变。二等：条较瘦小，间有过桥。表面深黄色，直径在0.3cm以下。味极苦。无毛须、杂质、霉变。其余同一等。

2. 饮片

（1）黄连片　呈不规则的薄片。外表皮灰黄色或黄褐色，粗糙，有细小的须根。切面或碎断面鲜黄色或红黄色，具放射状纹理，气微，味极苦。

（2）酒黄连　形如黄连片，色泽加深。略有酒香气。

（3）姜黄连　形如黄连片，表面棕黄色。有姜的辛辣味。

（4）萸黄连　形如黄连片，表面棕黄色。有吴茱萸的辛辣香气。

【质量评价】
1. 经验评价　味连以条粗长、连珠状、质坚实、断面红黄色为佳；雅连以身干、粗壮、无须根、形如蚕者为佳；云连以干燥、条细、节多、须根少、色黄者为佳。

2. 含量测定　用高效液相色谱法测定，味连按干燥品计算，以盐酸小檗碱（$C_{20}H_{18}ClNO_4$）计，含小檗碱（$C_{20}H_{17}NO_4$）不得少于5.5%，表小檗碱（$C_{20}H_{17}NO_4$）不得少于0.80%，黄连碱（$C_{19}H_{13}NO_4$）不得少于1.6%，巴马汀（$C_{21}H_{21}NO_4$）不得少于1.5%。雅连按干燥品计算，以盐酸小檗碱（$C_{20}H_{18}ClNO_4$）计，含小檗碱（$C_{20}H_{17}NO_4$）不得少于4.5%。云连按干燥品计算，以盐酸小檗碱（$C_{20}H_{18}ClNO_4$）计，含小檗碱（$C_{20}H_{17}NO_4$）不得少于7.0%。

【性味功能】味苦，性寒。清热燥湿，泻火解毒。用于湿热痞满，呕吐吞酸，泻痢，黄疸，高热神昏，心火亢盛，心烦不寐，心悸不宁，血热吐衄，目赤，牙痛，消渴，痈肿疔疮；外治湿疹，湿疮，耳道流脓。

1. 酒黄连 善清上焦火热。用于目赤，口疮。
2. 姜黄连 清胃和胃止呕。用于寒热互结，湿热中阻，痞满呕吐。
3. 萸黄连 疏肝和胃止呕。用于肝胃不和，呕吐吞酸。

【产销简述】黄连为传统川药。味连有600多年的栽培历史，商品产销占绝对优势；雅连产量不大，销往全国并出口；云连产量较低，全国各地有售。黄连生产周期较长，产区又是缺粮区，20世纪70年代之前年产仅100～150吨，货源紧俏。20世纪80～90年代初为种植大发展时期，产远大于销，造成库存严重积压，市价下滑，种植量亦急剧下滑。2001年以后的几年黄连市价坚挺，刺激了产地大面积种植该药，使药材产量持续上升，再次影响销售市场价格。全国年需求量600～1200吨。

【商品安全】本品苦寒，过量久服易伤脾胃，脾胃虚寒者忌用。苦燥易伤阴津，阴虚津伤者慎用。

【贮藏】以麻袋包装，置干燥通风处保存。本品不易虫蛀，但易发霉，故贮存时需保持干燥。

【附注】目前市场黄连的规格等级划分可参考表5-5（出处：T/CACM 1021.31—2018《中药材商品规格等级 黄连》）。

表5-5 黄连商品规格等级划分参考

规格	等级	性状描述	
		共同点	区别点
单枝连	一等	干货。单枝，质坚实，断面不整齐，皮部橙红色或暗棕色，木部鲜黄色或橙黄色，表面无毛须。味极苦。无碎渣、焦枯、残茎、杂质、霉变	长度≥5.0cm，肥壮，直径≥0.5cm；间有过桥，但过桥长度≤1.6cm；断面皮部和髓部较宽厚
	二等		较一等瘦小，直径≤5.0cm；有过桥，过桥长度≤3.0cm；断面皮部和髓部较窄，少数髓部有裂隙；间有碎节
	统货	干货。无质量分级精选，单枝，表面无毛须，质坚实，断面木质部黄色或金黄色，髓部和皮部红棕色或暗棕色。味极苦。有碎节，稍有残茎、焦枯、杂质，无霉变	
鸡爪连	一等	干货。多聚成簇，分枝多弯曲，形如鸡爪，质坚实，断面不整齐，皮部橙红色或暗棕色，木部鲜黄色或橙黄色；表面黄褐色，簇面无毛须。味极苦。无残茎、杂质、霉变	肥壮，鸡爪中部平均直径≥2.4cm，单枝数量≥7支，重量≥9.0g；间有长度不小于1.5cm的碎节和长度不超过2.0cm的过桥，断面髓部和皮部较宽厚；无焦枯
	二等		较一等瘦小，单枝数量≥5支，重量≥5.0g；有过桥，间有碎节；断面髓部和皮部较窄，少数髓部有裂隙；间有焦枯
	统货	干货。无质量分级精选，多聚成簇，分枝多弯曲，形如鸡爪，有过桥，表面黄褐色，簇面无毛须，质坚实，断面木质部黄色或金黄色，髓部和皮部红棕色或暗棕色。味极苦。有碎节，单枝，稍有残茎、焦枯，无霉变	

板蓝根 Banlangen
Isatidis Radix

【别名】菘蓝根、靛青根、蓝靛根、大青根。
【来源】十字花科植物菘蓝 *Isatis indigotica* Fort. 的干燥根。
【采制】秋季采挖，除去泥沙，切去茎叶，顺直，扎成捆，反复晾晒至干。
【产地】历史主产区为安徽、江苏、河南、河北等省，陕西、山西、甘肃等省亦有栽培。目前主产区已移至黑龙江大庆市，甘肃民乐县、陇西县、舟曲县，河南原阳县等地。

【商品特征】

1. 药材 呈圆柱形，稍扭曲，长10～20cm，直径0.5～1cm。表面淡灰黄色或淡棕黄色，有纵皱纹、横长皮孔样突起及支根痕。根头略膨大，可见暗绿色或暗棕色轮状排列的叶柄残基和密集的疣状突起。体实，质略软，断面皮部黄白色，木部黄色。气微，味微甜后苦涩。

［规格等级］商品按照大小分为两个等级。

一等：根呈圆柱形，头部略大，中间凹陷，边有柄痕，偶有分支。质实而脆。表面灰黄色或淡棕色。有纵皱纹。断面外部黄白色，中心黄色。气微，味微甜后苦涩。长17cm以上，芦下2cm处直径1cm以上。无苗茎、须根、杂质、虫蛀、霉变。二等：芦下2cm处直径0.5cm以上，其余同一等。

2. 饮片 呈圆形的厚片。外表皮淡灰黄色至淡棕黄色，有纵皱纹。切面皮部黄白色，木部黄色。气微，味微甜后苦涩。

【质量评价】

1. 经验评价 以条长、粗大、体坚实者为佳。

2. 含量测定 用高效液相色谱法测定，药材按干燥品计算，含（R,S）-告依春（C_5H_7NOS）不得少于0.020%。

【性味功能】味苦，性寒。清热解毒，凉血利咽。用于瘟疫时毒，发热咽痛，温毒发斑，痄腮，烂喉丹痧，大头瘟疫，丹毒，痈肿。

【产销简述】板蓝根为传统北药、大宗中药材，现为栽培品。进入21世纪后，板蓝根需求量每年以15%的速度递增。目前以板蓝根为主要原料的中成药、中药饮片、兽药等近2500种。由于板蓝根适应性较强，对自然环境和土壤要求不严，是农村农业种植结构调整的一个好项目。20世纪七八十年代起，安徽、河北、河南、江苏、陕西等20多个省区开始发展板蓝根生产，种植面积逐年扩大，产量连年增加。虽然本品用量较大，市场产销相对平稳，但每遇类似非典、流行性感冒等大的瘟病疫情流行则必然销量骤增、价格暴涨。板蓝根每年的药用量在4万吨左右。

【商品安全】体虚而无实火热毒者忌服，脾胃虚寒者慎用。

【贮藏】捆成小把，席装或麻袋装。易虫蛀、发霉，应置于干燥通风处保存。

【附注】目前市场板蓝根的规格等级划分可参考表5-6（出处：T/CACM 1021.146—2018《中药材商品规格等级 板蓝根》）。

表5-6 板蓝根商品规格等级划分参考

规格	性状描述	
	共同点	不同点
选货	本品呈圆柱形，稍扭曲，长5～20cm，直径0.5～1.5cm。表面淡灰黄色或淡棕黄色，有纵皱纹、横长皮孔样突起及支根痕。根头略膨大，可见暗绿色或暗棕色轮状排列的叶柄残基和密集的疣状突起。体实，质略软，断面皮部黄白色，木部黄色。气微，味微甜后苦涩。无虫蛀、无霉变	中部直径0.8cm以上，长度10cm以上。几乎不带根头
统货		中部直径0.5～1.5cm，长度5～20cm。多带有根头

甘草 Gancao
Glycyrrhizae Radix et Rhizoma

【别名】国老、甜草、粉甘草、甜根子。

【来源】豆科植物甘草 *Glycyrrhiza uralensis* Fisch.、胀果甘草 *Glycyrrhiza inflata* Bat. 或光果甘草 *Glycyrrhiza glabra* L. 的干燥根和根茎。

【采制】春、秋两季均可采收，以春季采收者为佳。采收后趁鲜切去茎基、幼芽、支根及须根，洗净，切成适当长度的段，晒干，习称"皮草"。亦有把外皮削除，切成长段晒干者，习称"粉甘草"。扎成把者称为"把甘草"。栽培品于播种3～4年后可采收。

经炮制形成甘草、炙甘草等饮片规格。

【产地】西北、东北和华北地区均产。主产于内蒙古西部、新疆、宁夏、陕西、甘肃、青海等省（区）的商品甘草为"西甘草"，习称"西草"，尤以内蒙古伊盟（鄂尔多斯市）、巴盟（巴彦淖尔市）产者为道地药材。内蒙古东部、东北、河北、山西等地所产甘草，一般不斩头尾，为"东甘草"，习称"东草"。产于新疆的胀果甘草习称"新疆草"。产于新疆或欧洲的光果甘草习称"洋甘草"或"欧甘草"。

【商品特征】

1. 药材

（1）甘草　根呈圆柱形，长25～100cm，直径0.6～3.5cm。外皮松紧不一。表面红棕色或灰棕色，具显著的纵皱纹、沟纹、皮孔及稀疏的细根痕。质坚实，断面略显纤维性，黄白色，粉性，形成层环明显，射线放射状，有的有裂隙。根茎呈圆柱形，表面有芽痕，断面中部有髓。气微，味甜而特殊。

（2）胀果甘草　根和根茎木质粗壮，有的分枝，外皮粗糙，多灰棕色或灰褐色。质坚硬，木质纤维多，粉性小。根茎不定芽多而粗大。

（3）光果甘草　根和根茎质地较坚实，有的分枝，外皮不粗糙，多灰棕色，皮孔细而不明显。

[规格等级] 甘草按产地和加工方法分为西甘草、东甘草两个品别。

（1）西甘草　西甘草分为五个规格8个等级。

大草　统货：干货。呈圆柱形。表面红棕色、棕黄色或灰棕色，皮细紧，有纵纹，斩去头尾，切口整齐。质坚实、体重。断面黄白色，粉性足。味甜。长25～50cm，顶端直径2.5～4cm，黑心草不超过总重量的5%。无须根、杂质、虫蛀、霉变。

条草　一等：干货。呈圆柱形，单枝顺直。表面红棕色、棕黄色或灰棕色，皮细紧，有纵纹，斩去头尾，口面整齐。质坚实、体重。断面黄白色，粉性足。味甜。长25～50cm，顶端直径1.5cm以上。间有黑心。无须根、杂质、虫蛀、霉变。二等：干货。顶端直径1cm以上，其余同一等。三等：干货。顶端直径0.7cm以上，其余同一等。

毛草　统货：呈圆柱形弯曲的小草，去净残茎，不分长短。表面红棕色、棕黄色或灰棕色。断面黄白色，味甜。顶端直径0.5cm以上。无杂质、虫蛀、霉变。

草节　一等：干货。呈圆柱形，单枝条。表面红棕色、棕黄色或灰棕色，皮细，有纵纹。质坚实、体重。断面黄白色，粉性足。味甜。长6cm以上，顶端直径1.5cm以上。无须根、疙瘩头、杂质、虫蛀、霉变。二等：干货。顶端直径0.7cm以上，其余同一等。

疙瘩头　统货：系加工条草砍下之根头，呈疙瘩头状。去净残茎及须根。表面棕黄色或灰黄色，断面黄白色。味甜。大小长短不分，间有黑心。无杂质、虫蛀、霉变。

（2）东甘草　东甘草分为两个规格4个等级。

条草　一等：干货。呈圆柱形，上粗下细。表面紫红色或灰褐色，皮粗糙。不斩头尾。质松体轻，断面黄白色，有粉性，味甜。长60cm以上，芦下3cm处直径1.5cm以上。间有5% 20cm以上的草头。无杂质、虫蛀、霉变。二等：干货。长50cm以上，芦下3cm处直径1cm以上，间有5% 20cm以上的草头，其余同一等。三等：干货。间有弯曲有分叉细根。长40cm以上，芦下3cm处直径0.5cm以上，无细小须子、杂质、虫蛀、霉变。其余同一等。

毛草　统货。干货。呈圆柱形弯曲的小草，去净残茎，间有疙瘩头。表面紫红色或灰褐色。质松体轻。断面黄白色，味甜。不分长短，芦下直径0.5cm以上。无杂质、虫蛀、霉变。

（3）出口甘草　出口甘草按产区不同主要分为9种。

梁外草　主产于内蒙古杭锦旗。体质坚实、沉重（有骨气），皮紧细，枣红色，口面光洁，大头中心凹陷，习称"胡椒眼"。粉性足，断面淡黄色。根条两端粗细不匀，且显枝痕。

王爷地草　主产于内蒙古阿拉善左旗。体质较梁外草柔韧，外皮内色均较梁外草深，根条两端粗细均匀，枝痕较少，口面光洁度较差，其余同梁外草。

西镇草　主产于内蒙古鄂托克旗和宁夏回族自治区的盐池县、灵武市、平罗县。皮色红褐、棕红或黑褐色不等。内色老黄，体质松，粉性小，口面显裂纹。

上河川草　主产于内蒙古达拉特旗。特征同西镇草。

边草　主产于陕西靖边县、定边县。特征同西镇草。

西北草　主产于甘肃民勤县、庆阳市、张掖市、玉门市等地。特征同西镇草。

下河川草　主产于内蒙古包头市附近的土默特旗、托克托县及和林格尔县等地。皮灰褐色，根条两端粗细不均，皮松易剥落，粉性差。

东北草　主产于内蒙古赤峰市、通辽市及呼伦贝尔市。体质轻泡，皮紫红色或暗红色，疏松，易破损，粉性小，甜味重。

新疆草　主产于新疆的伊犁州、伊犁州塔城地区、伊犁州阿勒泰地区、昌吉州及巴州等地。体质松紧不一，外皮棕褐色，大部分挂白霜，习称"碱皮"，内皮黄色，粉性差，味甜。

2. 饮片

（1）甘草片　呈类圆形或椭圆形厚片。外表皮红棕色或灰棕色，具纵皱纹。切面略显纤维性，中心黄白色，有明显放射状纹理及形成层环。质坚实，具粉性。气微，味甜而特殊。

（2）炙甘草　形如甘草片。外表皮红棕色或灰棕色，微有光泽。切面黄色至深黄色。略有黏性，具焦香气，味甜。

【质量评价】

1. 经验评价　以外皮细紧、色红棕、质坚实、体重、断面黄白色、粉性足、味甜者为佳。

2. 检查　重金属及有害元素：铅不得过5mg/kg；镉不得过1mg/kg；砷不得过2mg/kg；汞不得过0.2mg/kg；铜不得过20mg/kg。其他有机氯类农药残留量：五氯硝基苯不得过0.1mg/kg。

3. 含量测定　用高效液相色谱法测定，药材按干燥品计算，含甘草苷（$C_{21}H_{22}O_9$）不得少于0.50%，甘草酸（$C_{42}H_{62}O_{16}$）不得少于2.0%。

【性味功能】味甘，性平。补脾益气，清热解毒，祛痰止咳，缓急止痛，调和诸药。用于脾胃虚弱，倦怠乏力，心悸气短，咳嗽痰多，脘腹、四肢挛急疼痛，痈肿疮毒，缓解药物毒性、烈性。

炙甘草　增强补益心脾之气和润肺止咳作用。补脾和胃，益气复脉。用于脾胃虚弱，倦怠乏力，心动悸，脉结代。

【产销简述】甘草和诸药、解百毒，是我国著名大宗传统中药材，已有2000多年用药历史，素有"十方九草""无草不成方"之说。目前甘草野生资源急剧减少，栽培甘草与固沙相结合，各地发展较快。栽培与野生甘草资源基本能满足市场需求。除了常用于临床配伍，甘草还是传统大宗出口商品，全球年需求量约6万吨。

【商品安全】不宜与海藻、京大戟、红大戟、甘遂及芫花同用。本品有助湿壅气之弊，湿盛胀满、水肿者不宜用。大剂量久服可导致水钠潴留，引起水肿。

【贮藏】置通风干燥处，防蛀。饮片应置于缸内或真空包装。

【附注】近几十年来，由于资源破坏严重，甘草传统主产区内蒙古、宁夏、陕西、甘肃等省（区）的产量急剧下降。新疆作为甘草的产区历史上记载甚少，但因其资源丰富，目前新疆伊犁州、阿勒泰地区所产者已逐渐成为商品甘草的主要来源之一。

目前市场甘草药材的规格等级划分可参考表5-7（出处：T/CACM 1021.6—2018《中药材商品规格等级 甘草》）。

表5-7 甘草商品规格等级划分参考

规格		项目	等级						
			条草				毛草	草节	疙瘩头
			一等	二等	三等	统货	统货	统货	统货
野生甘草	甘草	性状	干货。呈圆柱形，单枝顺直。表面红棕色、淡红棕色、红褐色、棕褐色或灰棕色，皮细紧，有纵纹，斩去头尾，口面整齐。质坚实、体重。断面黄色至黄白色，粉性足或一般。味甜。间有黑心。无须根、杂质、虫蛀、霉变						系加工条草砍下之根头，呈疙瘩头状
		长度/cm	25～100	—	—	—	—	6～25	
		口径/cm	>1.7	1.1～1.7	0.6～1.1		<0.6	≥0.6	
		尾径/cm	>1.1	>0.6	>0.3				
	胀果甘草	性状	干货。呈圆柱形，单枝顺直。表面灰棕色或灰褐色，外皮粗糙，斩去头尾，口面整齐。质坚硬、体重。断面黄白色，粉性小。味甜。间有黑心。无须根、杂质、虫蛀、霉变						
		长度/cm	—	—	—	25～100			
		口径/cm	—	—	—	>0.6	<0.6		
		尾径/cm	—	—	—	>0.3			
	光果甘草	性状	干货。呈圆柱形，单枝顺直。表面灰棕色，皮孔细而不明显，斩去头尾，口面整齐。质地较坚实、体重。断面黄白色，粉性一般，味甜。间有黑心。无须根、杂质、虫蛀、霉变						
		长度/cm	—	—	—	25～100			
		口径/cm	—	—	—	>0.6	<0.6		
		尾径/cm	—	—	—	>0.3			
栽培甘草		性状	干货。呈圆柱形，单枝顺直。表面红棕色、淡红棕色、红褐色、棕褐色或灰棕色，皮细紧，有纵纹，斩去头尾，口面整齐。质坚实、体重。断面黄色至黄白色，粉性足或一般。味甜。间有黑心。无须根、杂质、虫蛀、霉变						
		长度/cm	25～100						
		口径/cm	>1.7	1.1～1.7	0.6～1.1	>0.6	<0.6	≥0.6	
		尾径/cm	>1.1	>0.6	>0.3	>0.3			

黄芪 Huangqi
Astragali Radix

【别名】绵芪、黄耆、箭芪、王孙。

【来源】豆科植物蒙古黄芪 Astragalus membranaceus（Fisch.）Bge. var. mongholicus（Bge.）Hsiao 或膜荚黄芪 Astragalus membranaceus（Fisch.）Bge. 的干燥根。

【采制】仿野生种植的蒙古黄芪播种 5～6 年后秋季茎叶枯萎后或春季萌芽前采挖；育苗移栽者移栽种植 1 年采收。采挖后除去须根、泥土、晒干即可。

膜荚黄芪多为野生品，于春、秋二季采挖，以秋季采挖者质较佳。挖取后，除净泥土及须根，晒至六七成干，分别大小，理直，扎成小捆，再晒干。栽培品播种当年秋季，当茎叶枯萎时采收，根挖出后除净泥土，剪掉芦头，晒至七八成干时，剪去支根及须根，分大小扎成小捆，堆积 1～2 天，再晒至足干。

经炮制形成黄芪、炙黄芪等饮片规格。

【产地】

1. 蒙古黄芪 主产于山西沁源县、浑源县、静乐县，陕西子洲县、铜川市、志丹县，内蒙古武川县、固阳县及甘肃陇西县、宁县、渭源县等地。栽培或野生，以栽培者品质佳，产于山西者为道地药材，习称"绵芪"。

2. 膜荚黄芪 主产于黑龙江牡丹江市、齐齐哈尔市，吉林延边州、白山市、通化市，辽宁铁岭市、阜新市、北票市等地。河北、山东等省有栽培。

【商品特征】

1. 药材 呈圆柱形，有的有分枝，上端较粗，长 30～90cm，直径 1～3.5cm。表面淡棕黄色或淡棕褐色，有不整齐的纵皱纹或纵沟。质硬而韧，不易折断，断面纤维性强，并显粉性，皮部黄白色，木部淡黄色，有放射状纹理和裂隙，老根中心偶呈枯朽状，黑褐色或呈空洞。气微，味微甜，嚼之微有豆腥味。

[规格等级] 商品分为 4 个等级。

特等：呈圆柱形的单条，斩疙瘩头或喇叭头，顶端间有空心，表面灰白色或淡褐色。质硬而韧。断面外层白色，中间淡黄色或黄色，有粉性。味甘、有生豆气。长 70cm 以上，上部直径 2cm 以上，末端直径不小于 0.6cm。无须根、老皮、虫蛀、霉变。一等：长 50cm 以上，上中部直径 1.5cm 以上，末端直径不小于 0.5cm，其余同特等。二等：长 40cm 以上，上中部直径 1cm 以上，末端直径不小于 0.4cm，间有老皮，其余同特等。三等：不分长短，上中部直径 0.7cm 以上，末端直径不小于 0.3cm，间有破短节子，其余同特等。

2. 饮片

（1）黄芪片 呈类圆形或椭圆形厚片，外表皮黄白色至淡棕褐色，可见纵皱纹或纵沟。切面皮部黄白色，木部淡黄色，有放射状纹理及裂隙，有的中心偶有枯朽状，黑褐色或呈空洞。气微，味微甜，嚼之有豆腥味。

（2）炙黄芪 外表皮淡棕黄色或淡棕褐色，略有光泽。具蜜香气，味甜，其余同黄芪片。

【质量评价】

1. 经验评价 以单枝粗长、质坚而绵、断面"肉白心黄"（即韧皮部裂隙明显，木质部亮黄，韧皮部与木质部颜色白黄对比明显）、粉性足、味甜、豆腥味浓者为佳。

2. 检查 重金属及有害元素：铅不得过 5mg/kg；镉不得过 1mg/kg；砷不得过 2mg/kg；汞不

得过 0.2mg/kg；铜不得过 20mg/kg。有机氯类农药残留量：五氯硝基苯不得过 0.1mg/kg。

3. 含量测定 用高效液相色谱法测定，药材按干燥品计算，含黄芪甲苷（$C_{41}H_{68}O_{14}$）不得少于 0.080%；含毛蕊异黄酮葡萄糖苷（$C_{22}H_{22}O_{10}$）不得少于 0.020%。

【性味功能】味甘，性微温。补气升阳，固表止汗，利水消肿，生津养血，行滞通痹，托毒排脓，敛疮生肌。用于气虚乏力，食少便溏，中气下陷，久泻脱肛，便血崩漏，表虚自汗，气虚水肿，内热消渴，血虚萎黄，半身不遂，痹痛麻木，痈疽难溃，久溃不敛。

炙黄芪 增强益气补中的功效。用于气虚乏力，食少便溏。

【产销简述】黄芪为常用大宗中药材，远销世界各国。野生资源日益减少，目前，黄芪商品以家种为主，可满足市场需求。年需求量约 8 万吨。

【商品安全】表实邪盛、气滞湿阻、食积内停、阴虚阳亢、疮痈毒盛者，均不宜服。

【贮藏】置通风干燥处，防潮，防蛀。

【附注】目前市场黄芪药材的规格等级划分可参考表 5-8（出处：T/CACM 1021.4—2018《中药材商品规格等级 黄芪》）。

表 5-8 黄芪商品规格等级划分参考

规格	等级	性状描述	
		共同点	区别点
仿野生黄芪	特等	呈圆柱形，有的有分枝，上端较粗，表面淡棕黄色或棕褐色，有不整齐的纵皱纹或纵沟。质硬而韧，不易折断，断面纤维性强，并显粉性，皮部黄白色，木部淡黄色，有放射状纹理。气微，味微甜，嚼之微有豆腥味	长≥40cm，头部斩口下 3.5cm 处直径≥1.8cm
	一等		长≥45cm，头部斩口下 3.5cm 处直径 1.4～1.7cm
	二等	表皮粗糙，根皮绵韧，断面皮部有裂隙，木心黄，质地松泡，老根中心有的呈枯朽状，黑褐色或呈空洞	长≥45cm，头部斩口下 3.5cm 处直径 1.2～1.4cm
	三等		长≥30cm，头部斩口下 3.5cm 处直径 1.0～1.2cm
移栽黄芪	大选		长≥30cm，头部斩口下 3.5cm 处直径≥1.4cm
	小选	表皮平滑，根皮较柔韧，断面致密，木心中央黄白色，质地坚实	长≥30cm，头部斩口下 3.5cm 处直径≥1.1cm
	统货		长短不分，粗细不均匀，头部斩口下 3.5cm 处直径≥1.0cm

人参 Renshen
Ginseng Radix et Rhizoma

【别名】棒槌、地精、鬼盖、神草。

【来源】五加科植物人参 *Panax ginseng* C. A. Mey. 的干燥根和根茎。极少数野生，大多为栽培品。野生品称为"山参"，栽培品称为"园参"。播种在山林野生状态下自然生长的称"林下山参"，亦称"籽海"。

山参在生长的过程中，主根因某种原因遭到破坏或烂掉，其不定根继续生长，成为无主根者，称为"艼变山参"；用山参的种子，经人工种植于林中而自然长成者，称为"籽种山参"（籽海、野籽）；在种植园参的参园，因将参起走，遗留下的人参种子或园参栽，其在原参畦中、自然条件下生长多年，称"池底参"；人工将人参种子播到池畦中，在人工管理时只做锄草、施肥，不做倒茬，任其自然生长，20 年左右挖出加工者，称为"趴货参"；在采挖山参时，将发现的小型参移至妥善的地方种植，待长成时再采挖，或将较小的园参移至山林中任其自然生长，待接近成熟时采挖，称为"移山参"。

人参栽培品根据其根的形态分为"大马牙""二马牙""长勃""圆膀圆芦"等品种。根据产地、栽培方法及根的形态，还可以分为"普通参""边条参""石柱子参"。

【采制】

1. 山参 随时可采，一般以果实成熟后（9月）采收最佳。采收时应注意拨开泥土挖取，避免支根或须根受损伤，挖出后将山参用青苔和树皮裹好后带回，称为"鲜山参"或"野参水子"。现在鲜山参一般均晒干或冷冻干燥，称"生晒山参"或"活性山参"。

2. 园参 栽种4~6年后，于秋天白露至秋分季节采挖，除去地上部分及泥土，称为"鲜人参"或"园参水子"。边条参通常在播种后8~12年采挖；石柱子参（又称柱参），是由野山参经人工栽培选育而来，在播种后15~20年采挖；林下参通常在播种后20年以上采挖。移山参通常经一到多次移栽，参龄10年以上采挖。

根据不同加工方式，鲜人参（园参）的加工品主要有以下4类。

（1）生晒参类 取洗净的鲜参，除去支根，晒干，称"生晒参"。鲜参不除去支根晒干，称"全须生晒参"。产品还有白干参（又称"泡光参"，系选无分枝鲜参，刮去外皮干燥者）、皮尾参（系生长年分不足，根条短小，厚皮者）、白参须等。林下参和移山参通常加工成生晒参。

（2）红参类 将刷洗干净的鲜参，经蒸制后干燥的人参产品。芦、体和须完整的为全须红参。红参的支根及须根为红参须（红直须、红弯须、红混须）。产品还有边条红参（具有身长、芦长、腿长特点的边条园参加工而成）、大力参（又称烫参，取鲜人参经下须、烫制、干燥而成）等。

（3）白参（糖参）类 将刷洗干净的鲜参，置沸水中浸烫3~7min，用特制的竹针沿参体平行与垂直方向刺小孔，再浸入浓糖液中2~3次，每次10~12h，取出晒干或烘干。产品还有白参、白糖参、糖参须。

（4）活性参类 将刷洗干净的鲜参，采用真空冷冻方法干燥，称为"活性人参"。

经炮制形成人参片、红参片、白参片等饮片规格。

【产地】野生人参主产于东北三省的长白山和大、小兴安岭地区，分布在北纬39°~48°，东经117.5°~134°。

栽培人参主产于吉林抚松县、集安市、靖宇县。在20世纪，辽宁省桓仁县、宽甸县、新宾县和黑龙江五常市、尚志市、宁安市等地也曾主产园参，现在多为林下人参。以吉林产者为道地药材，称"长白山人参"。

【商品特征】

1. 药材

（1）山参类

1）生晒山参 主根多与根茎近等长或较短，呈圆柱形、菱角形或人字形，长1~6cm。表面灰黄色，具纵皱纹，上部有紧密而深陷的环状横纹。支根多为2条，形似人体。须根少而细长，清晰不乱，有较明显的疣状突起。根茎细长，不定根较粗。气香浓厚，味甘、微苦，口嚼之有清香感。

2）艼变山参 参形特异。芦头大，多数偏斜不正。由多条艼组成，无主体。艼多为顺体，大艼上可生有横纹，其纹粗浅不连续。只有1条参腿（艼之尾部）。皮嫩而有光泽。须有少量的珍珠疙瘩。

3）籽种山参 芦头多为线芦、竹节芦，芦头较长，也偶有马牙芦或圆芦。艼少，多为顺体，不旁斜，上翘者少，均为互生，下部呈尖尾形。参体形状不定，参腿2~3条，略呈八字分档。

皮黄白色，较细嫩，不紧，无粗皮，有光泽，横纹不明显。参须柔软细嫩而短，珍珠点小，口嚼则出现碎末及少量纤维。味苦，有清香气。

4）池底参和趴货参　芦头基部为圆芦，圆芦以上为"马牙芦"，而芦碗沿着芦头旋转生长，芦碗较大，芦碗边有芦棱。艼粗大，齐头。虽然有的上部稍细，但不像枣核尖端之形，如同顺体，形成一头粗一头细。艼常为3～5枚，生2枚者，多对生。艼大于并重于参体。参体多为顺体，腿粗细不一，2～3条或更多，有"八"字分裆的体形。皮黄白色，粗糙而疏松。横纹浅或断续，无螺旋纹，有的一纹到底，也有半环纹者，状似园参。参须较嫩，易折断，蓬乱不清疏，珍珠疙瘩少而小。

[规格等级] 商品分为9个等级。

一等：主根粗短呈横灵体，支根八字分开（俗称武形），五形全美（芦、艼、体、纹、须相衬）。有圆芦。艼中间丰满，形似枣核。皮紧细。主根上部横纹紧密而深。须根清疏而长，质坚韧（俗称皮条须），有明显的珍珠疙瘩。表面牙白色或黄白色，断面白色。味甜，微苦。每支重100g以上，艼帽不超过主根重量的25%。无疤痕、杂质、虫蛀、霉变。二等：每支重75g以上，其余同一等。三等：每支重32.5g以上，其余同一等。四等：每支重20g以上，其余同一等。五等：根部呈灵体或顺体（俗称文形），每支重12.5g以上，艼帽不超过主根重量的40%，其余同一等。六等：根呈灵体、顺体或畸形体（俗称笨形）。有艼或无艼。每支重6.5g以上，艼帽不大，无杂质、虫蛀、霉变，其余同一等。七等：根部呈灵体、顺体或畸形体（俗称笨形）。每支重4g以上，艼帽不大，其余同一等。艼变山参、籽种山参、趴货参、池底参、移山参，一般按山参八或九等收购。

（2）园参　主根身长，上部有断续的粗横纹。根茎上部有一面或两面生有芦碗，上生一至数条不定根。支根2～6条，末端多分枝。须根形似扫帚，短而脆，易折断，珍珠点小而极少；边条参的芦、主根、支根都较长，须根较少；石柱子参性状与野山参相似，具有芦长、体灵、皮老纹深、须长须清、须有珍珠疙瘩等特征。

1）生晒参　主根纺锤形或圆柱形，长3～15cm，直径1～2cm。表面灰黄色，上部或全体有疏浅断续的粗横纹及纵皱纹，下部有支根2～3条，并着生多数细长的须根，须根上常有不明显的细小疣状突起。根茎（芦头）长1～4cm，直径0.3～1.5cm，多拘挛而弯曲，具不定根（艼）和稀疏的凹窝状茎痕（芦碗）。质较硬，断面淡黄白色，显粉性，有形成层环棕黄色，皮部有黄棕色的点状树脂道及放射状裂隙。香气特异，味微苦、甜。

2）红参　主根纺锤形、圆柱形或扁方柱形，长3～10cm，直径1～2cm。表面半透明，红棕色，偶有不透明的暗黄褐色斑块，习称"黄马褂"，具纵沟、皱纹及细根痕；上部有时具断续的不明显环纹，下部有2～3条扭曲交叉的支根，并带弯曲的须根或仅具须根残迹。根茎长1～2cm，上有数个凹窝状茎痕，有的带1～2条完整或折断的不定根。质硬而脆，断面平坦，角质样。气微香而特异，味甜、微苦。

3）边条红参　主根长圆柱形，长13～20cm，直径0.8～2cm。芦长2.5～4cm，直径0.4～0.7cm。具有三长特点，即芦长、体长、支根长。

4）白干参　形似生晒参，栓皮已刮去，表面淡黄色或类白色，环纹不明显，横纵皱少或无，质较坚实，断面白色，显菊花心。味甜微苦。

5）皮尾参　不定根呈长条圆柱形，上端有茎痕而无芦，下部不带须根。长3～6cm，直径0.5～1cm。表面土黄色，常有褐色环纹及纵向抽皱。质较轻泡，断面白色，显菊花心。

6）白参须　分为直须、弯须、混须3种。直须上端直径约0.3cm，中、下端渐细，长短不一，最长可达 20cm。弯须则弯曲而细乱。

7）白糖参　主根长 3～15cm，直径 0.7～3cm。表面淡黄白色，上端有多数断续的环纹，全体可见加工时针刺的点状针痕。下部有 2～3 个以上的支根。断面白色，有菊花心。气微香，味较甜、微苦，嚼之无渣感。

[规格等级] 商品根据栽培、加工方法及大小等的不同，分为普通鲜参、边条红参、普通红参、红混须、红直须、生晒参、白干参、皮尾参、白混须、白直参、白糖参等 26 种规格，再按性状与大小分为不同的等级。

普通鲜参　特等：鲜货。根呈圆柱形，有分枝，须芦齐全，浆足。每支重 100～150g。不烂，无疤痕、水锈、泥土、杂质。一等：每支重 62.5g 以上，其余同特等。二等：每支重 41.5g 以上，其余同特等。三等：每支重 31.5g 以上，其余同特等。四等：每支重 25g 以上，其余同特等。五等：每支重 12.5g 以上，其余同特等。六等：每支重 5g 以上，不合以上规格和缺须少芦折断者，其余同特等。

16 支边条红参　一等：根呈长圆柱形，芦长、身长、腿长，体长 18.3cm 以上，有 2～3 个分枝。表面棕红色或淡棕色，有光泽，上部色较淡，有皮有肉。质坚实，断面角质样。气香，味苦。每 500g 16 支以内，每支 31.3g 以上。无中尾、黄皮、破疤、虫蛀、霉变、杂质。二等：稍有黄皮、抽沟、干疤，其余同一等。三等：色泽较差。有黄皮、抽沟、破疤、腿红，其余同一等。

25 支边条红参　一等：根呈长圆柱形，芦长、身长、腿长，体长 16.7cm 以上，有 2～3 个分枝。表面棕红色或淡棕色，有光泽，上部色较浅，有皮有肉。质坚实，断面角质样。气香，味苦。每 500g 25 支以内，每支 20g 以上。无中尾、虫蛀、霉变、杂质。二等：表面稍有黄皮、抽沟、干疤，其余同一等。三等：色泽较差。有黄皮、抽沟、破疤、腿红，其余同一等。

35 支条边红参　一等：根呈长圆柱形，芦长、身长、腿长，体长 15cm 以上，有 2～3 个分枝。表面棕红色或淡棕色，有光泽，上部色较浅，有皮有肉。质坚实，断面角质样。气香，味苦。每 500g 35 支以内，每支 14.3g 以上。无中尾、黄皮、虫蛀、霉变、杂质。二等：表面稍有黄皮、抽沟、干疤，其余同一等。三等：色泽较差。有黄皮、抽沟、干疤，其余同一等。

45 支边条红参　一等：根呈长圆柱形，芦长、身长、腿长，体长 13.3cm 以上，有 2～3 个分枝。表面棕红色或淡棕色，有光泽，上部色较淡，有皮有肉。质坚实，断面角质样。气香，味苦。每 500g 45 支以内，支头均匀。无中尾、黄皮、虫蛀、霉变、杂质。二等：稍有黄皮、抽沟、干疤，其余同一等。三等：色泽较差。有黄皮、抽沟、破疤、腿红，其余同一等。

55 支边条红参　一等：根呈长圆柱形，芦长、身长、腿长，体长 11.7cm 以上，有 2～3 个分枝。表面棕红色或淡棕色，有光泽，上部色较淡，有皮有肉。质坚实，断面角质样。气香，味苦。每 500g 55 支以内，支头均匀。无中尾、黄皮、破疤、虫蛀、霉变、杂质。二等：稍有黄皮、抽沟、干疤，其余同一等。三等：色泽较差。有黄皮、抽沟、破疤、腿红，其余同一等。

80 支边条红参　一等：根呈长圆柱形，芦长、身长、腿长，体长 11.7cm 以上。表面棕红或淡棕色，有光泽，上部色较淡，有皮有肉。质坚实，断面角质样。气香，味苦。每 500g 80 支以内，支头均匀。无中尾、黄皮、虫蛀、霉变、杂质。二等：稍有黄皮、抽沟、干疤，其余同一等。三等：色泽较差。有黄皮、抽沟、破疤、腿红，其余同一等。

小货边条红参　一等：根呈长圆柱形。表面棕红色或淡棕色，有光泽，上部色较淡，有皮有肉。断面角质样。气香，味苦。支头均匀。无中尾、黄皮、破疤、虫蛀、霉变、杂质。二等：有黄皮不超过身长 1/2。稍有抽沟、干疤，其余同一等。三等：色泽较差。有黄皮、抽沟、破疤、腿红，其余同一等。

20支普通红参 一等：根呈圆柱形。表面棕红或淡棕色，有光泽。质坚实，断面角质样。无细腿、破疤、黄皮、虫蛀。气香，味苦。每500g 20支以内，每支25g以上。二等：稍有干疤、黄皮、抽沟，其余同一等。三等：色泽较差。有黄皮、干疤、抽沟、腿红，其余同一等。

32支普通红参 一等：根呈圆柱形。表面棕红色或淡棕色，有光泽。质坚实，断面角质样。无细腿、破疤、黄皮、虫蛀。气香，味苦。每500g 32支以内，每支15.6g以上。二等：稍有干疤、黄皮、抽沟，其余同一等。三等：色泽较差。有黄皮、干疤、抽沟、腿红，其余同一等。

48支普通红参 一等：根呈圆柱形。表面棕红色或淡棕色，有光泽。质坚实，断面角质样。气香，味苦。无细腿、破疤、黄皮、虫蛀。每500g 48支以内，支头均匀。二等：稍有干疤、黄皮、抽沟，其余同一等。三等：色泽较差。有黄皮、干疤、抽沟、腿红，其余同一等。

64支普通红参 一等：根呈圆柱形。表面棕红色或淡棕色，有光泽。质坚实，断面角质样。气香，味苦。无细腿、破疤、黄皮、虫蛀。每500g 64支以内，支头均匀。二等：稍有干疤、黄皮、抽沟，其余同一等。三等：色泽较差。有黄皮、干疤、抽沟、腿红，其余同一等。

80支普通红参 一等：根呈圆柱形。表面棕红色或淡棕色，有光泽。质坚实，断面角质样。气香，味苦。无细腿、破疤、黄皮、虫蛀。每500g 80支以内，支头均匀。二等：稍有干疤、黄皮、抽沟，其余同一等。三等：色泽较差。有黄皮、干疤、抽沟、腿红，其余同一等。

小货普通红参 一等：根呈圆柱形。表面棕红色或淡棕色，有光泽。质坚实，断面角质样。气香，味苦。无细腿、破疤、黄皮、虫蛀。支头均匀。二等：稍有干疤、黄皮、抽沟，其余同一等。三等，色泽较差。有黄皮、干疤、抽沟、腿红，其余同一等。

红混须 统货。根须呈长条形或弯曲状。棕红色或橙红色，有光泽，半透明。断面角质样。气香，味苦。须条长短不分，其中直须50%以上。无碎末、杂质、虫蛀、霉变。

红直须 一等：根须呈长条形，粗壮均匀。棕红色或橙红色，有光泽，呈半透明状。断面角质样。气香，味苦。长13.3cm以上。无干浆、毛须、杂质、虫蛀、霉变。二等：长13.3cm以下，最短不低于8.3cm，其余同一等。

红弯须 统货。根须呈条形弯曲状，粗细不均。橙红色或棕黄色，有光泽，呈半透明状，不碎。气香，味苦。无碎末、杂质、虫蛀、霉变。

干浆参 统货。根呈圆柱形，体质轻泡，瘪瘦，或多抽沟。表面棕黄色或黄白色。味苦。无杂质、虫蛀、霉变。

全须生晒参 一等：根呈圆柱形，有分枝。体轻有抽沟，芦须全，有芋帽。表面黄白色或较深，断面黄白色。气香，味苦。每支重10g以上，绑尾或不绑。无破疤、杂质、虫蛀、霉变。二等：每支重7.5g以上，其余同一等。三等：每支重5g以上，其余同一等。四等：有抽沟，大小支不分。芦须不全，间有折断，其余同一等。

生晒参 一等：根呈圆柱形，体轻有抽沟，去净芋须。表面黄白色，断面黄白色。气香，味苦。每500g 60支以内。无破疤、杂质、虫蛀、霉变。二等：每500g 80支以内，其余同一等。三等：每500g 100支以内，其余同一等。四等：有死皮。每500g 130支以内，其余同一等。五等：有死皮。每500g 130支以外，其余同一等。

白干参 一等：根呈圆柱形，皮细，色白，芦小。质充实。肥壮，去净支根。断面白色。气香，味苦。每500g 60支以内，支条均匀。无抽沟、皱皮、水锈、杂质、虫蛀、霉变。二等：每500g 80支以内，其余同一等。三等：表面稍有抽沟、水锈。每500g 100支以内，其余同一等。四等：表面黄白色，有抽沟、水锈。每500g 100支以外，其余同一等。

皮尾参 统货。根呈圆柱形，条状，无分枝，去净细须。表面灰棕色，断面黄白色，气香，味苦。无杂质、虫蛀、霉变。

白混须 统货。根须呈长条形或弯曲状。表面、断面均黄白色。气香，味苦。须条长短不分，其中直须占50%以上。无碎末、杂质、虫蛀、霉变。

白直参 一等：根须呈条状，有光泽。表面、断面均呈黄白色。气香，味苦。长13.3cm以上，大小均匀。无水锈、破皮、杂质、虫蛀、霉变。二等：长13.3cm以下，最短不低于8.3cm，其余同一等。

白糖参 一等：根呈圆柱形，芦、须齐全，体充实，支条均匀。表面、断面均为白色。味甜，微苦。不返糖，无浮糖、碎芦、杂质、虫蛀、霉变。二等：表面黄白色，大小不分，其余同一等。

（3）**林下参** 主根多与根茎近等长或较短，呈圆柱形、菱角形或人字形，长1～6cm。表面灰黄色，具纵皱纹，上部或中上部有环纹，支根多为2～3条，须根少而细长，清晰不乱，有较明显的疣状突起（习称"珍珠点"）。根茎细长，少数粗短，中上部具稀疏或密集而深陷的茎痕。不定根较细，多下垂。

[规格等级] 商品分为3个等级。

特等：芦为三节芦，芦碗紧密，芦较长，个别双芦或三芦以上。艼为枣核艼，艼重不得超过主体50%，不抽沟，色正有光泽。体为灵体，疙瘩体，色正有光泽，黄褐色或淡黄白色，腿分裆自然，不抽沟，无疤痕。主体：上部环纹细而深，紧皮细纹。须：细而长，疏而不乱，有珍珠点，主须完整，艼须下伸。一等：芦为两节芦或三节芦，芦碗较大。艼为枣核艼，蒜瓣艼，毛毛艼或顺长艼。体为顺体，过梁体。主体：上部环纹明显，其余同特等。二等：芦为二节芦、缩脖芦，芦碗较粗大、芦碗排列扭曲，有残缺疤痕、红皮。艼大或无艼，有残缺疤痕、红皮。体为顺体、笨体、横体，有抽沟，体小、艼变，有疤痕、红皮。主体：上部环纹不全，断纹或纹较少。须：有伤残及红皮，其余同特等。

（4）**移山参** 芦头常骤然变细或变粗，有时呈转芦，常出现竹节芦或排列稀疏不规则的芦碗。艼有时出现下粗上细的形状，其略向斜旁伸出，上翘者多，有时艼体超过主体。参体以顺、笨体为多见。参腿常出现肿腿，1～3条或多条。皮质略泡而嫩，粗糙，不光润。有稀疏不紧密的横纹，常一纹到底。参须细嫩而短，下端分枝较多，珍珠疙瘩稀疏而小。

[规格等级] 商品分为3个等级。

一等：芦为二节芦或三节芦，芦长，芦碗较大。艼的重量不超过主体50%，无疤痕、水锈。体为灵体或疙瘩体，淡黄白色，有光泽，腿分裆自然，不抽沟，无疤痕、水锈。纹：环纹明显。须：长，柔韧性好。二等：芦为二节芦或竹节芦。体为顺体、过梁体或笨体。纹：环纹粗而浅，或断纹、跑纹。须：较长，不清疏，柔韧性差，其余同一等。三等：芦为二节芦、竹节芦或缩脖芦，芦碗较小。艼大，有伤残、水锈。体为艼变或无艼，有伤残、水锈。纹：纹残缺不全。须：较短，不清疏，柔韧性差，其余同一等。

（5）**进口人参** 主要有朝鲜人参、日本红参、俄罗斯人参。

2. 饮片

（1）**人参片** 呈圆形或类圆形薄片。外表皮灰黄色。切面淡黄白色或类白色，显粉性，形成层环纹棕黄色，皮部有黄棕色的点状树脂道及放射性裂隙。体轻，质脆。香气特异，味微苦、甘。

（2）**红参片** 呈类圆形或椭圆形薄片。外表皮红棕色，半透明。切面平坦，角质样。质硬而脆。气微香而特异，味甘，微苦。

（3）白参片　为横切片或斜切片，外皮松泡，白色，质嫩而薄，断面黄白色。气微香，味甜，嚼之能溶化。

【质量评价】

1. 经验评价　生晒参以根大饱满、表面色黄白、皮细纹深、质硬、气味浓者为佳。红参以身长、芦长、腿长、色棕红、皮细光泽、半透明、无黄皮者为佳。林下参以三节芦、横灵体、皮紧细、主体上部环纹明显、皮条须、味甘者为佳。

2. 检查　重金属及有害元素：铅不得过 5mg/kg；镉不得过 1mg/kg；砷不得过 2mg/kg；汞不得过 0.2mg/kg；铜不得过 20mg/kg。有机氯类农药残留量：五氯硝基苯不得过 0.1mg/kg；六氯苯不得过 0.1mg/kg；七氯（七氯、环氧七氯之和）不得过 0.05mg/kg；氯丹（顺式氯丹、反式氯丹、氧化氯丹之和）不得过 0.1mg/kg。

3. 含量测定　照高效液相色谱法测定。药材按干燥品计算，含人参皂苷 Rg_1（$C_{42}H_{72}O_{14}$）和人参皂苷 Re（$C_{48}H_{82}O_{18}$）的总量不得少于 0.30%，人参皂苷 Rb_1（$C_{54}H_{92}O_{23}$）不得少于 0.20%。

【性味功能】味甘、微苦，性微温。大补元气，复脉固脱，补脾益肺，生津养血，安神益智。用于体虚欲脱，肢冷脉微，虚喘咳，津伤口渴，内热消渴，气血亏虚，久病虚羸，惊悸失眠，阳痿宫冷。

红参　具有大补元气，复脉固脱，益气摄血的功能。用于体虚欲脱，肢冷脉微，气不摄血，崩漏下血。

【产销简述】人参的野生资源十分稀少，目前商品全部来源于栽培，道地产地吉林抚松、敦化已有 1600 余年的栽培历史，属于能够满足市场需求的品种。人参广泛用于临床、保健品、化妆品的开发及中成药原料，是传统大宗出口商品。人参叶、花、茎、果实等也是重要的开发资源。国内外年需求量 6000～7000 吨。

【商品安全】为保证人参的补气药效，服用人参时不宜饮茶水和吃白萝卜。因属补虚之品，邪实而正不虚者忌服。本品反藜芦，畏五灵脂，恶莱菔子、皂荚，均忌同用。

【贮藏】野生人参属于贵重中药，应分类贮存。由于本品富含淀粉，易虫蛀、受潮发霉，应贮藏于阴凉通风干燥处，密闭保存，防蛀。可用木盒或纸盒装，定期检查。

【附注】《中国药典》自 1995 年版起已将红参单列，但本教材仍把红参列在人参项下。

西洋参 Xiyangshen
Panacis Quinquefolii Radix

【别名】花旗参、洋参、西洋人参。

【来源】五加科植物西洋参 *Panax quinquefolium* L. 的干燥根。

【采制】美国、加拿大栽培西洋参，是在 3～5 年期间收获参根，绝大多数栽培者为 4 年收根。我国引种初期是 5～7 年收根，多数为 6 年收根，近年则多采用 3～4 年收根。

西洋参的加工产品比较单一，只有生晒类。加工的商品主要有原皮西洋参、粉光西洋参、西洋参须、洋参丸等。鲜品经洗刷、晾晒、烘干、打潮下须后，第二次烘干，即为原皮西洋参。鲜品经洗刷、晾晒、烘干、打潮下须后去皮，第二次烘干，即为粉光西洋参。去芦头，蒸软、烘软或润透，切斜片、横片或段，用时捣碎，研成粉末使用。

【产地】原产北美洲加拿大南部和美国北部。我国自 1975 年以来开始引种栽培，大力发展西洋参栽培，已在吉林、辽宁、黑龙江等省引种栽培成功，成为世界上西洋参三大主产国之一。

【商品特征】

1. 药材 本品呈纺锤形、圆柱形或圆锥形，长 3～12cm，直径 0.8～2cm。表面浅黄褐色或黄白色，可见横向环纹及线形皮孔状突起，并有细密浅纵皱纹及须根痕。主根中下部有一至数条侧根，多已折断。有的上端有根茎（芦头），环节明显，茎痕（芦碗）圆形或半圆形，具不定根（芋）或已折断。体重，质坚实，不易折断，断面平坦，浅黄白色，略显粉性，皮部可见黄棕色点状树脂道，形成层环纹棕黄色，木部略呈放射状纹理。气微而特异，味微苦、甘。

[规格等级]

（1）规格 商品西洋参按大小与重量分长支、短支、泡参等 6 种规格。

长支 超大支为直径 1.5～2.0cm，长度 7.5～10.0cm，平均单支重在 10g 以上；特大支为直径 1.3～1.5cm，长度 6.5～7.5cm，平均单支重在 7g 以上；大支为直径 1.0～1.3cm，长度 5.5～6.5cm，平均单支重在 5g 以上；中支为直径 0.9～1.0cm，长度 4.5～5.5cm，平均单支重在 3.5g 以上；小支为直径 0.7～0.9cm，长度 3.5～4.5cm，平均单支重在 2.5 g 以上。

短支 特号为直径 1.9～2.2cm，长度 4.9～5.8cm，平均单支重在 10g 以上；短 1 号为直径 1.6～2.0cm，长度 4.6～5.6cm，平均单支重在 7g 以上；短 2 号为直径 1.4～1.6cm，长度 4.0～5.0cm，平均单支重在 5g 以上；短 3 号为直径 1.2～1.3cm，长度 3.6～4.2cm，平均单支重在 3g 以上；短 4 号为直径 1.1～1.3cm，长度 2.8～3.4cm，平均单支重在 2g 以上。

泡参 1 号为平均单支重在 7g 以上；2 号为平均单支重在 5g 以上；3 号为平均单支重在 3g 以上；4 号为平均单支重在 1.5g 以上；5 号为平均单支重在 1.5g 以下。

条参 1 号为直径 0.7～0.8cm，长度 3.7～4.5cm；2 号为直径 0.5～0.6cm，长度 3.4～4.0cm。

参段 （剪口）要求直径 0.5cm 以上，长度 1.0～1.2cm。

参须 要求长度 2.0cm 以上。

（2）等级 按外形分为 3 个等级。

优等：呈纺锤形、圆柱形或圆锥形，尖圆球形。表面黄白色或浅黄褐色，环纹明显，皮孔线形状突起，有细密浅纵皱纹。主根有的上端有根茎，称"芦头"（已修剪）。断面平坦，黄白色，皮部可见黄棕色点状树脂道，形成层环明显。香气浓郁。无病疤、红支、青支、虫蛀、霉变。二等：表面有纵皱纹。香气浓。无病疤、红支、青支、虫蛀、霉变。余同优等。三等：表面环纹明显或较差，"芦头"已修剪或未修剪。纵皱纹有或无。断面黄白色或浅黄棕色，香气尚浓。有或轻微病疤。余同优等。

2. 饮片 呈长圆形或类圆形薄片。外表皮浅黄褐色。切面淡黄白至黄白色，形成层环棕黄色，皮部有黄棕色点状树脂道，近形成层环处较多而明显，木部略呈放射状纹理。气微而特异，味微苦、甘。

【质量评价】

1. 经验评价 以纵皱纹细密、断面黄白色、气味浓者为佳。

2. 检查 重金属及有害元素：铅不得过 5mg/kg；镉不得过 1mg/kg；砷不得过 2mg/kg；汞不得过 0.2mg/kg；铜不得过 20mg/kg。有机氯类农药残留量：五氯硝基苯不得过 0.1mg/kg；六氯苯不得过 0.1mg/kg；七氯（七氯、环氧七氯之和）不得过 0.05mg/kg；氯丹（顺式氯丹、反式氯丹、氧化氯丹之和）不得过 0.1mg/kg。

3. 含量测定 用高效液相色谱法测定，药材按干燥品计算，含人参皂苷 Rg_1（$C_{42}H_{72}O_{14}$）、人参皂苷 Re（$C_{48}H_{82}O_{18}$）和人参皂苷 Rb_1（$C_{54}H_{92}O_{23}$）的总量不得少于 2.0%。

【性味功能】味甘、微苦，性凉。补气养阴，清热生津。用于气虚阴亏，虚热烦倦，咳喘痰血,内热消渴,口燥咽干。

【产销简述】西洋参的经济价值很高,随着我国人民生活水平和保健认识的不断提高,对西洋参的需求量也在逐年上升,年需求量500吨左右,市场上以栽培品为主。西洋参的须根、叶、花、果实均含人参皂苷,利用西洋参各个部分加工成的各种药品、食品、高级补品、化妆品已有很多,如西洋参酒、西洋参饮料、洋参香皂、洋参糖、洋参糕点等,故西洋参的综合利用前景广阔。

【商品安全】本品性寒,能伤阳助湿,故阳虚内寒及寒湿者慎服。不宜与藜芦同用。

【贮藏】本品属于贵重中药,应分类贮存。由于本品富含淀粉,易虫蛀、受潮发霉,应贮藏于阴凉通风干燥处,密闭,防潮防蛀。可用木盒或纸盒装,定期检查。

【附注】目前市场西洋参药材的规格等级划分可参考表5-9、表5-10(出处:T/CACM 1021.3—2018《中药材商品规格等级 西洋参》)。

表5-9 西洋参商品规格划分参考

类型	规格/g	平均单支重/g	长度/cm
原丛 (修剪时只剪去须根)	35以上	≥35.0	—
	30	≥30.0	—
	25	≥25.0	—
	20	≥20.0	—
	15	≥15.0	—
	10	≥10.0	—
	7	≥7.0	—
	5	≥5.0	—
	3.5	≥3.5	—
	3	≥3.0	—
	2.5	≥2.5	—
	2	≥2.0	—
	1.5	≥1.5	—
	1	≥1.0	—
圆粒 (修剪后主根长度与直径较接近) 短粒 (修剪后主根长度明显大于直径)	25以上	≥25.0	—
	20	≥20.0	—
	15	≥15.0	—
	10	≥10.0	—
	7	≥7.0	—
	5	≥5.0	—
	3.5	≥3.5	—
	3	≥3.0	—
	2.5	≥2.5	—
	2	≥2.0	—
	1.5	≥1.5	—
	1	≥1.0	—

续表

类型	规格/g	平均单支重/g	长度/cm
枝 （修剪后用于切片）	25 以上	≥25.0	≥6
	20	≥20.0	
	15	≥15.0	
	10	≥10.0	
	7	≥7.0	
	5	≥5.0	

表 5-10　西洋参商品等级划分

项目	特等	一等	二等
形状	纺锤形、圆柱形或圆锥形、类圆球形	纺锤形、圆柱形或圆锥形、类圆球形	纺锤形、圆柱形或圆锥形、类圆球形
表面性状	表面浅黄褐色或黄白色，可见横向环纹和线形皮孔状突起	表面浅黄褐色或黄白色，可见横向环纹和线形皮孔状突起	表面浅黄褐色或黄白色，可见横向环纹和线形皮孔状突起
芦头	有，已修剪	有，已修剪	有，已修剪或未修剪
纵皱纹	细密	有	有或无
断面	黄白色，平坦，可见树脂道斑点，形成层环纹明显呈棕黄色	黄白色，平坦，可见树脂道斑点，形成层环纹明显呈棕黄色	黄白色，或浅黄棕色，平坦，可见树脂道斑点，形成层环纹明显呈棕黄色
气味	气微而特异，味微苦、甘，气味浓	气微而特异，味微苦、甘，气味较浓	气微而特异，味微苦、甘，气味尚浓
疤痕	无	无	有，轻微
红支、青支、虫蛀、霉变、杂质	无		

三七 Sanqi

Notoginseng Radix et Rhizoma

【别名】田七、滇七、参三七、金不换。

【来源】五加科植物三七 *Panax notoginseng* (Burk.) F. H. Chen 的干燥根及根茎。主根习称"头子"，支根习称"筋条"，根茎习称"剪口"，细根习称"绒根"。

【采制】在 7～8 月开花前或摘取花茎后的 10～11 月间，采收栽培 3～7 年的三七根，习称"春三七"；12 月至翌年 1 月（摘除果实后 20～30 天）采收，习称"冬三七"。采收前 10 天左右，剪去地上茎，选择晴天挖出根部。将根洗净泥土，称"鲜三七"。剪下须根，晒干，习称"三七须"或"绒根"。除去须根后晒 2～3 天，待其发软时，剪下支根和茎基（习称"羊肠头"），晒干，分别为商品"筋条"和"剪口"。主根（头子）再晒至半干，用手搓揉（用力宜轻而匀，以防破皮、变黑或变形），再经曝晒、搓揉 3～5 次，增加光滑度，直至全干，称为"毛货"。如遇阴雨天，可在 40～45℃下烘烤干燥至含水量 13% 以下。将毛货置麻袋中加粗糠或稻谷往返冲撞使表面棕黑色光亮，即为成品。

经炮制形成三七粉、三七片、熟三七等饮片规格。

【产地】主产于云南文山州，广西百色市田阳区、靖西市、田东县等地。云南、广西栽培历史悠久，产量大，质量好，习称"文三七""田七"，为著名的道地药材。

【商品特征】

1. 药材

（1）三七主根　呈类圆锥形或圆柱形，长1～6cm，直径1～4cm。表面灰褐色或灰黄色，有断续的纵皱纹及支根痕。顶端有茎痕，周围有瘤状突起。体重，质坚实，断面灰绿色、黄绿色或灰白色，木部微呈放射状排列。气微，味苦回甜。

［规格等级］三七主根按采收时间分为春三七与冬三七两种商品规格，每种规格又按照外形与大小分为13个等级。

春三七　饱满，表面皱纹细密而短或不明显。断面灰绿色，木部菊花心明显，无裂隙。

一等：呈圆锥形或圆柱形。表面灰黄色或黄褐色。质坚实、体重。断面灰绿色或灰褐色。味苦、微甜。每500g 20头以内。长不超过6cm。无杂质、虫蛀、霉变。二等：每500g 30头以内，余同一等。三等：每500g 40头以内，长不超过5cm，余同一等。四等：每500g 60头以内，长不超过4cm，余同一等。五等：每500g 80头以内，长不超过3cm，余同一等。六等：每500g 120头以内，长不超过2.5cm，余同一等。七等：每500g 160头以内，长不超过2cm，余同一等。八等：每500g 200头以内，长不超过2cm，余同一等。九等（大二外）：每500g 250头以内，长不超过1.5cm，余同一等。十等（小二外）：每500g 300头以内，长不超过1.5cm，余同一等。十一等（无数头）：每500g 450头以内，长不超过1.5cm。十二等（筋条）：不分春、冬七。每500g在450～600头。支根上端直径不低于0.8cm，下端直径不低于0.5cm。十三等（剪口）：不分春、冬七。主要是三七的芦头。

冬三七　不饱满，表面皱纹多深长或呈明显沟槽状。断面常呈黄绿色，木部菊花心不明显，常有裂隙。

等级（各等头数）与春三七相同，但表面多为灰黄色，有皱纹或抽沟（拉槽），不饱满，体稍轻。顶端具不明显的茎痕。断面黄绿色或灰褐色。

（2）筋条　圆柱形或圆锥形，长2～6cm，上端直径约0.8cm，下端直径约0.3cm。

（3）剪口　呈不规则的皱缩块状或条状，表面有数个明显的茎痕及环纹，断面中心灰白色，边缘深绿色或灰色。

2. 饮片

（1）三七粉　为灰黄色细粉末。气微，味苦回甜。

（2）三七片　为类圆形或不规则形薄片，厚度不超过0.1cm。周边灰黄色，有细纹。切面灰绿色或黄绿色，致密，微呈角质样。气微，味苦回甜。

（3）熟三七　为焦黄色的片或块，具焦香气。

【质量评价】

1. 经验评价　以个大、体重、质坚、表面光滑、断面灰绿色或黄绿色、味苦回甜浓厚者为佳。

2. 检查　重金属及有害元素：铅不得过5mg/kg；镉不得过1mg/kg；砷不得过2mg/kg；汞不得过0.2mg/kg；铜不得过20mg/kg。

3. 含量测定　用高效液相色谱法测定，药材按干燥品计算，含人参皂苷Rg_1（$C_{42}H_{72}O_{14}$）、人参皂苷Rb_1（$C_{54}H_{92}O_{23}$）及三七皂苷R_1（$C_{47}H_{80}O_{18}$）的总量不得少于5.0%。

【性味功能】味甘、微苦，性温。散瘀止血，消肿定痛。主要用于咯血、吐血、衄血、便血、崩漏、外伤出血、胸腹刺痛、跌打肿痛。

1. 三七 生品以止血化瘀、消肿定痛之力偏胜，止血而不留瘀，化瘀而不会导致出血。常用于各种出血证及跌打损伤，瘀滞肿痛。

2. 三七粉 与三七功效相同，多吞服或外敷用于创伤出血。

3. 熟三七 止血化瘀作用较弱，以滋补力胜，可用于身体虚弱，气血不足。

【产销简述】三七为中国特有的传统名贵中药之一。商品全部来源于栽培，野生品早已绝迹；道地产区已经有近500年的栽培历史。商品主要由云南文山和广西田阳提供，属于可以满足市场需求的品种。三七广泛用于临床配方和中成药原料，也是传统出口的大宗商品。目前，国内外年需求量2万~2.5万吨。

【商品安全】血虚无瘀者忌用，孕妇慎用。

【贮藏】置于阴凉干燥处，防蛀。

【附注】目前市场三七药材的规格等级划分可参考表5-11（出处：SB/T 11174.3—2016《中药材商品规格等级 第3部分：三七》）。

表5-11 三七商品规格等级划分参考

规格	等级	性状描述	
		共同点	区别点
主根	春七	干货。种植年限在3年及以上。呈圆锥形或圆柱形，长1~6cm，直径1~4cm。表面灰褐色（俗称"铁皮"）或灰黄色（俗称"铜皮"），有断续的纵皱纹和支根痕。顶端有茎痕，周围有瘤状突起（俗称"狮子头"）。体重，质坚实（俗称"铜皮铁骨"）。断面灰绿色、黄绿色（俗称"铁骨"），木部微呈放射状排列（俗称"菊花心"）。气微，味苦回甜。无杂质、虫蛀、霉变	每500g个数≤20，长不超过6cm
		20头	每500g个数≤20，长不超过6cm
		30头	每500g个数≤30，长不超过6cm
		40头	每500g个数≤40，长不超过5cm
		60头	每500g个数≤60，长不超过4cm
		80头	每500g个数≤80，长不超过3cm
		120头	每500g个数≤120，长不超过2.5cm
		无数头	每500g个数120~300，长不超过1.5cm
		等外	每500g个数>300
主根	冬七	干货。种植年限在3年以上。表皮灰黄色，有皱纹或抽沟（拉槽）。不饱满，体轻泡。断面黄绿色，菊花心不明显。无杂质、虫蛀、霉变	
		20头	每500g个数≤20，长不超过6cm
		30头	每500g个数≤30，长不超过6cm
		40头	每500g个数≤40，长不超过5cm
		60头	每500g个数≤60，长不超过4cm
		80头	每500g个数≤80，长不超过3cm
		120头	每500g个数≤120，长不超过2.5cm
		无数头	每500g个数120~300，长不超过1.5cm
		等外	每500g个数>300
	筋条	干货。呈圆柱形或圆锥形；表面灰黄色或黄褐色；质坚实、体重。断面灰绿色或灰绿色；味苦微甜。长2~6cm，上端直径不低于0.8cm，下端直径不低于0.5cm。无杂质、虫蛀、霉变	
	剪口	干货。呈不规则皱缩块状或条状，表皮有数个明显的茎痕及环纹。断面中心呈灰绿色或白色，边缘颜色加深。无杂质、虫蛀、霉变	

白芷 Baizhi
Angelicae Dahuricae Radix

【别名】薛芷、香白芷、川白芷、杭白芷、芳香。

【来源】伞形科植物白芷 *Angelica dahurica*（Fisch. ex Hoffm.）Benth. et Hook. f. 或杭白芷 *Angelica dahurica*（Fisch. ex Hoffm.）Benth. et Hook. f. var. *formosana*（Boiss.）Shan et Yuan 的干燥根。

【采制】春播白芷当年9月中下旬采收，秋播白芷第二年8月下旬叶片枯黄时采收。选晴天，将白芷叶割去，将根挖起，抖去泥土，除去侧根及残留叶柄，晒1～2天，再将主根依大、中、小三等级分别晒干。

【产地】白芷主产于河南禹州市、长葛市者，习称"禹白芷"；主产于河北安国市、定州市者，习称"祁白芷"；杭白芷主产于四川遂宁市、安岳县、重庆市南川区、达州市等地者，习称"川白芷"；产于浙江磐安县等地者，习称"杭白芷"；均为道地药材，尤以遂宁市产川白芷产量大、质量优。近年安徽亳州市产量较大，称"亳白芷"。

【商品特征】

1. 药材

（1）白芷　圆锥形，头粗尾细，长10～25cm，直径1.5～2.5cm，顶端有凹陷的茎痕，具同心性环状纹理。表面灰黄色至黄棕色，有多数纵皱纹；皮孔样横向突起散生，习称"疙瘩丁"；有支根痕。质硬，断面灰白色，显粉性，皮部散有多数棕色油点（分泌腔），形成层环圆形，木质部约占断面的1/3。气芳香，味辛、微苦。

（2）杭白芷　与白芷相似，主要不同点为横向皮孔样突起多四纵行排列，使全根呈类圆锥形而具四纵棱；形成层环略呈方形，木质部约占断面的1/2。

[规格等级] 商品按来源与性状分白芷、杭白芷两个规格，每种规格按照外形与大小分3个等级。亦有按产地分为川白芷、禹白芷、祁白芷、杭白芷和亳白芷5个规格。

白芷　一等：呈圆锥形，表面灰褐色或棕褐色。质坚。断面白色或黄白色，具粉性。有香气，味辛微苦。每千克36支以内。无空心、黑心、芦头、油条、杂质、虫蛀、霉变。二等：每千克60支以内，余同一等。三等：每千克60支以外，顶端直径不得小于0.7cm。间有白芷尾、黑心、异状、油条，但总数不得超过20%。

杭白芷　等级与白芷相同。

2. 饮片　圆形或类圆形的厚片。外表面灰棕色或黄棕色。切面白色或灰白色，具粉性，形成层环显棕色，近方形或近圆形，皮部散布多数棕色油点。气芳香，味辛、微苦。

【质量评价】

1. 经验评价　以根条粗壮、皮细、体重质硬、断面色白、粉性强、气香味浓者为佳。

2. 检查　重金属及有害元素：铅不得过5mg/kg；镉不得过1mg/kg；砷不得过2mg/kg；汞不得过0.2mg/kg；铜不得过20mg/kg。

3. 含量测定　用高效液相色谱法测定，药材按干燥品计算，含欧前胡素（$C_{16}H_{14}O_4$）不得少于0.080%。

【性味功能】味辛，性温。解表散寒，祛风止痛，宣通鼻窍，燥湿止带，消肿排脓，用于感冒头痛、眉棱骨痛、鼻塞流涕、鼻衄、鼻渊、牙痛、带下、疮疡肿痛。

【产销简述】白芷为传统大宗常用中药之一，商品全部来源于栽培，其中川白芷约占全国总产量的 70%。属于可以满足市场需求的品种。国内外年需求量 2.5 万～3 万吨。

【商品安全】本品辛散温燥，不宜于阴虚火旺之证。痈疽溃后宜渐减去。

【贮藏】本品富含淀粉与挥发性成分，易虫蛀、吸潮发霉、散失香气。应密封包装，贮藏于阴凉、干燥通风处，防蛀。久贮易变色。

【附注】目前市场白芷药材的规格等级划分可参考表 5-12（出处：T/CACM 1021.19—2018《中药材商品规格等级 白芷》）。

表 5-12 白芷商品规格等级划分参考

规格	等级	性状描述	
		共同点	区别点
选货	一等	干货。呈圆锥形。根表皮呈淡棕色或黄棕色。断面黄白色，显肉质，有香气，味辛、微苦	每千克支数≤36，无空心、黑心、残茎、油条
	二等		每千克支数≤60，无空心、黑心、芦头、油条
	三等		每千克支数≥60，顶端直径不得小于 1.5cm，无黑心、油条。间有白芷尾、异状，但总数不得超过 20%
统货	—	不分长短大小。无黑心、油条。无虫蛀、霉变	

当归 Danggui
Angelicae Sinensis Radix

【别名】岷归、马尾归、西归、秦归。

【来源】伞形科植物当归 Angelica sinensis (Oliv.) Diels 的干燥根。根据药用部位的不同通常称为"全归"（全根）、"归头"（根头部）、"归身"（主根）、"归尾"（支根）。

【采制】秋末（10 月下旬）采挖栽培两年以上的根。通常提前 10 余天（10 月上旬，当归叶开始发黄时）割去地上部分，使阳光暴晒地面，促进根部成熟。挖出根，抖净泥土，除净残留叶柄，置通风阴凉处 2～3 天，待根条变柔软，用柳条按规格大小扎成 0.5～1kg 重的扁平把子，置于预先搭好的棚架上，用柴草熏烟，使当归上色，至当归表面呈红黄色或淡褐色（10～15 天）时，再以煤或柴的文火徐徐加温熏烘。熏时室内要通风，并经常翻动，使色泽均匀。干度达七八成时，停火任其自然干燥，下棚，搓去毛须即为成品。云南当归一般栽培两年，在立冬前后采挖，去净泥土摊晒，并注意翻动，每晚收进屋内晾通风处，以免霜冻。

经炮制形成当归片、酒当归、炒当归、当归炭等饮片规格。

【产地】主产于甘肃岷县、漳县、宕昌县、渭源县，云南维西县、丽江市、德钦县，陕西陇县，四川、贵州等地。其中甘肃岷县产量最大，品质最佳，习称"岷归"或"前山当归"，为道地药材。

【商品特征】

1. 药材 主根略呈圆柱形，支根 3～5 条或更多，长 15～25cm。表面浅棕色至棕褐色，具纵皱纹和横长皮孔样突起。根头（归头）直径 1.5～4cm，具环纹，上端圆钝，或具数个明显突起的根茎痕，有紫色或黄绿色的茎及叶鞘的残基；主根（归身）表面凹凸不平；支根（归尾）直径 0.3～1cm，上粗下细，多扭曲，有少数须根痕。质柔韧，断面黄白色或淡黄棕色，皮部厚，有裂隙和多数棕色点状分泌腔，木部色较淡，形成层环黄棕色。有浓郁的香气，味甘、辛、微苦。

甘肃栽培品：根头上端常具有环形皱纹。支根表面有小疙瘩状的须根痕。

[规格等级] 商品按药用部位主要分全归和归头两种规格，分别以每千克的支数划分等级。

全归 特等：主根圆柱形，下部有支根多条，根梢不细于0.2cm。表面棕黄色或黄褐色。断面黄白色或淡黄色，具油性。气芳香，味甘微苦。每千克20支以内。无抽薹根、杂质、虫蛀、霉变等。一等：每千克40支以内，余同特等。二等：每千克70支以内，余同特等。三等：每千克110支以内，余同特等。四等：每千克110支以外，余同特等。五等：又称"常行归"，凡不符合以上分等的小货，全归占30%，腿渣占70%。

归头 一等：纯主根。呈长圆形或拳状。表面棕黄色或黄褐色。断面黄白色或淡黄色，具油性。气芳香，味甘微苦。每千克40支以内。无油个、枯干、杂质、虫蛀、霉变。二等：每千克80支以内，余同一等。三等：每千克120支以内，余同一等。四等：每千克160支以内，余同一等。

2. 饮片

（1）当归片 呈类圆形、椭圆形或不规则薄片。外表皮浅棕色至棕褐色。切面浅棕黄色或黄白色，平坦，有裂隙，中间有浅棕色的形成层环，并有多数棕色的油点，香气浓郁，味甘、辛、微苦。

（2）酒当归 切面深黄色或浅棕黄色，略有焦斑，香气浓厚，并略有酒香气。

（3）土炒当归 切面皮部土黄色，木部深黄色，微有土粉，具土气。

（4）当归炭 表面呈黑褐色，断面灰棕色。质枯脆，气味减弱。

【质量评价】

1. 经验评价 以主根粗长、油润、外皮色黄棕、断面色黄白、质柔韧，油润、气味浓郁者为佳。柴性大、干枯无油或断面呈绿褐色者不可再供药用。

2. 检查 重金属及有害元素：铅不得过5mg/kg；镉不得过1mg/kg；砷不得过2mg/kg；汞不得过0.2mg/kg；铜不得过20mg/kg。

3. 含量测定 用挥发油测定法测定，药材含挥发油不得少于0.4%（mL/g）；用高效液相色谱法测定，药材按干燥品计算，含阿魏酸（$C_{10}H_{10}O_4$）不得少于0.050%。

【性味功能】味甘、辛，性温。补血活血，调经止痛，润肠通便。用于血虚萎黄、眩晕心悸、月经不调、经闭痛经、虚寒腹痛、风湿痹痛、跌仆损伤、痈疽疮疡、肠燥便秘。

1. 当归 生品质润，具有补血，调经，润肠通便的功能。传统习惯止血用当归头，补血用归身，破血用当归尾，补血活血用全当归。当归生用还可用于血虚萎黄，眩晕心悸，月经不调，肠燥便秘，痈疽疮疡。

2. 酒当归 活血通经、祛瘀止痛的作用增强。用于经闭痛经，风湿痹痛，跌打损伤，瘀血肿痛。

3. 土炒当归 既能增强入脾补血作用，又能缓和油润而不滑肠。可用于治疗血虚便溏，腹中时痛。

4. 当归炭 以止血和血为主。用于崩中漏下，月经过多。

【产销简述】当归为传统大宗中药材之一，商品全部来源于家种，甘肃是我国最大的当归产区，年产量占全国的90%以上；属于基本能够满足市场需求的品种。目前，国内外年需求量3.5万~4万吨。

【商品安全】湿盛中满、便溏或泄泻者忌服。

【贮藏】本品含挥发油及糖分，应贮藏于阴凉、干燥处，防潮，防蛀。不宜贮存过久。

【附注】目前市场当归药材的规格等级划分可参考表5-13（出处：T/CACM 1021.5—2018《中

药材商品规格等级 当归》)。

表 5-13 当归商品规格等级划分参考

规格	等级	性状描述	
		共同点	区别点
全归	一等	上部主根圆柱形,或具数个明显突出的根茎痕,下部有多条支根,根梢直径 0.3～1cm。表面棕黄色或黄褐色,具纵皱纹,皮孔样突起不明显或无;质地柔韧,断面黄白色或淡黄色,木部色较淡,具油性,皮部有多数棕色点状分泌腔,形成层环黄棕色。有浓郁的香气,味甘、辛、微苦	每千克支数≤15,单支重≥60g;根头上端圆钝或有明显突出的根茎痕
	二等		每千克支数 15～40,单支重 25～60g;根头上端圆钝或有明显突出的根茎痕
	三等		每千克支数 40～70,单支重 15～25g;根头上端圆钝或有明显突出的根茎痕
	四等		每千克支数 70～110,单支重 10～15g;根头上端圆钝或有明显突出的根茎痕
	五等		每千克支数 >110,单支重 <10g;根茎痕有或无;主根或有部分腿渣,但主根数量占 30% 以上,腿渣占 70% 以下
	统货		每千克支数 10～120,单支重 5～70g;根头上端圆钝或有明显突出的根茎痕
归头	一等	纯主根,长圆形或拳状。表面棕黄色或黄褐色,或撞去粗皮,微露白色至全白色。皮孔样突起,不明显或无;根头上端圆钝或有明显突出的根茎痕;质地稍硬,断面黄白色或淡黄色,木部色较淡,具油性,皮部有多数棕色点状分泌腔,形成层环黄棕色。有浓郁的香气,味甘、辛、微苦	每千克支数 <20,单支重 >50g
	二等		每千克支数 20～40,单支重 25～50g
	三等		每千克支数 40～80,单支重 15～25g
	四等		每千克支数 >80,单支重 <15g
	统货		每千克支数 10～90,单支重 10～60g

羌活 Qianghuo
Notopterygii Rhizoma et Radix

【别名】川羌活、西羌活、蚕羌、竹节羌。

【来源】伞形科植物羌活 *Notopterygium incisum* Ting ex H. T. Chang 或宽叶羌活 *Notopterygium franchetii* H. de Boiss. 的干燥根茎及根。

【采制】春秋二季采挖,除去须根及泥沙,晒干。

【产地】主产于四川阿坝州、甘孜州,云南丽江市等地者,习称"川羌",多为蚕羌。主产于甘肃天祝县、岷县、临夏州、武威市,青海海北州、海南州、黄南州等地者,习称"西羌",多为大头羌和竹节羌。

【商品特征】

1. 药材

(1) 羌活 为圆柱状略弯曲的根茎,长 4～13cm,直径 0.6～2.5cm,顶端具茎痕。表面棕褐色至黑褐色,外皮脱落处呈黄色。节间缩短,呈紧密隆起的环状,形似蚕,习称"蚕羌";节间延长,形如竹节状,习称"竹节羌"。节上有多数点状或瘤状突起的根痕及棕色破碎鳞片。体轻,质脆,易折断,断面不平整,有多数裂隙,皮部黄棕色至暗棕色,油润,有棕色油点,木部黄白色,射线明显,髓部黄色至黄棕色。气香,味微苦而辛。

(2) 宽叶羌活 为根茎和根。根茎类圆柱形,顶端具茎和叶鞘残基,根类圆锥形,有纵皱纹和皮孔;表面棕褐色,近根茎处有较密的环纹,长 8～15cm,直径 1～3cm,习称"条羌"。有的根茎粗大，不规则结节状，顶部具数个茎基，根较细，习称"大头羌"。质松脆，易折断，断面略平坦，皮部浅棕色，木部黄白色。气味较淡。

［规格等级］根据羌活的产地，将羌活药材商品分为川羌和西羌 2 种规格。其中川羌分 2 个等级，西羌分 3 个等级。

川羌 一等（蚕羌）：呈圆柱形。全体环节紧密，似蚕状。表面棕黑色。体轻质松脆。断面有紧密的分层，呈棕、紫、黄白色相间的纹理。气清香纯正，味微苦辛。长 3.5cm 以上，顶端直径 1cm 以上。无须根、杂质、虫蛀、霉变。二等（条羌）：呈长方形。表面棕黑色，多纵纹。体轻质脆。断面有紧密的分层，呈棕、紫、黄、白相间的纹理。气清香纯正，味微苦辛。长短大小不分，间有破碎，无芦头、杂质、虫蛀、霉变。

西羌 一等（蚕羌）：呈圆柱形，全体环节紧密，似蚕状。表面棕黑色，体轻质松脆。断面紧密分层，呈棕紫白色相间的纹理。气微，味微苦辛。无须根、杂质、虫蛀、霉变。二等（大头羌）：呈瘤状突起，不规则的块状。表面棕黑色。体轻质脆。断面具棕黄色相间的纹理。气浊，味微苦辛。无须根、杂质、虫蛀、霉变。三等（条羌）：呈长条形。表面暗棕色，多纵纹。香气较淡，味微苦辛。间有破碎，无细须根、杂质、虫蛀、霉变。

2. 饮片 为类圆形、不规则形横切或斜切片，表皮棕褐色至黑褐色，切面外侧棕褐色，木部黄白色，有的可见放射状纹理。体轻，质脆。气香，味微苦而辛。

【质量评价】

1. 经验评价 以条粗长、表面色棕褐、断面显菊花纹、朱砂点多、香气浓者为佳。

2. 含量测定 用高效液相色谱法测定，药材按干燥品计算，含羌活醇（$C_{21}H_{22}O_5$）和异欧前胡素（$C_{16}H_{14}O_4$）的总量不得少于 0.40%。本品含挥发油不得少于 1.4%（mL/g）。

【性味功能】味辛、苦，性温。解表散寒，祛风除湿，止痛。用于风寒感冒，头痛项强，风湿痹通，肩背酸痛。

【产销简述】由于羌活生长条件独特，生长周期漫长，且野生资源的产量越来越少，市场呈现货紧价升的趋势。年需求量约 2000 吨。

【商品安全】本品辛温香燥，故血虚痹痛忌服；过量用易致呕吐，故不宜过量服，呕恶者忌服。

【贮藏】置阴凉干燥处，防蛀。

【附注】目前市场羌活的规格等级划分可参考表 5-14（出处：T/CACM 1021.23—2018《中药材商品规格等级 羌活》）。

表 5-14 羌活商品规格等级划分参考

规格	等级	性状描述					
		部位及形状大小	颜色	质地	断面	气	味
野生药材 选货	蚕羌 一等	呈圆柱形的根茎，全体环节紧密，似蚕状。多数顶端具茎痕。长≥3.5cm，顶端直径≥1cm	表面黑褐色，皮部棕黄色，木质部和髓呈棕色	质硬脆，易折断	不平整，呈棕、紫、黄、白相间的纹理。多裂隙，皮部油润，有棕色油点，射线明显	气芳香而浓郁	微苦而辛
	大头羌 二等	呈瘤状突起的粗根茎，不规则结节状，顶端有数个茎基。大小不分	表面棕褐色，皮部棕褐色，木质部黄白色，髓呈黄棕色	质硬，不易折断	不整齐，具棕黄色相间的纹理。皮部油润，有棕色油点。相邻根茎组织相接	清香	

续表

规格	等级	性状描述					
		部位及形状大小	颜色	质地	断面	气	味
	条羌 三等	呈长条状根茎或根，长短不一。根茎形如竹节，节间细长，习称竹节羌；主根形如牛尾状，习称牛尾羌	表面灰褐色，多纵纹，皮部棕黄色，木质部和髓呈黄白色	质松脆，体轻，易折断	略平坦，皮部有多数裂隙，木部、射线明显。竹节羌皮部与木部常分离，中心髓常空心；牛尾羌木部中心为实心	香气较淡	
	统货	呈圆柱状、条状或不规则结节状的根茎或根，表面棕褐色至黑褐色，香气浓郁而特异，味苦辛。不分形状大小					
栽培药材	栽培羌活 统货	根及根茎呈不规则结节状，主根不明显，其周围着生多数圆柱状不定根，具纵皱纹，有较密集的皮孔和瘤状突起。3年生以上，不分大小	表面深褐色或褐色，表皮脱落处呈灰橙色，皮部呈浅棕色，木部呈灰黄色	体轻质脆、易折断	不平整，皮部有多数裂隙，木部射线明显。皮部较油润，棕色油点明显	芳香	微苦而辛
	栽培宽叶羌活 统货	根及根茎呈不规则结节状，主根较明显，类圆锥状，其周围着生少数或多数圆柱状不定根，主根中下部具多数细圆柱状侧根，有稀疏的皮孔和纵皱纹。3年生以上，不分大小	表面呈棕色或浅褐色，表皮脱落处呈灰白色灰黄色相间，皮部呈灰白色偶有褐色，木部呈灰黄色		不平整，皮部有多数裂隙，木部射线明显。油点呈黄棕色或浅棕色	香气较淡	

防风 Fangfeng
Saposhnikoviae Radix

【别名】云风、云防风、关防风、东防风。

【来源】伞形科植物防风 *Saposhnikovia divaricata* (Turcz.) Schischk. 的干燥根。

【采制】春秋二季采挖未抽花梗植株的根，除去须根和泥沙，晒干。

【产地】主产于黑龙江、吉林及内蒙古东部和辽宁、河北、河南、陕西等省。东北三省及内蒙古地区所产防风叫"关防风"，为著名道地药材。

【商品特征】

1. 药材 呈长圆锥形或长圆柱形，下部渐细，有的略弯曲，长15～30cm，直径0.5～2cm。表面灰棕色或棕褐色，粗糙，有纵皱纹、多数横长皮孔样突起及点状的细根痕。根头部有明显密集的环纹，有的环纹上残存棕褐色毛状叶基。体轻，质松，易折断，断面不平坦，皮部棕黄色至棕色，有裂隙，木部黄色。气特异，味微甜。

[规格等级] 按大小与直径分为两个等级。

一等：干货。根呈圆柱形。表面有皱纹，顶端带有毛须。外皮黄褐色或灰黄色，质松较柔软。断面棕黄色，中间淡黄色。味微甘，根长15cm以上，芦下直径有0.6cm以上。无杂质、虫蛀、霉变。二等：偶有分枝。芦下直径0.4cm以上，其他同一等。

2. 饮片 为圆形或椭圆形的厚片。外表皮灰棕色或棕褐色，有纵皱纹、有的可见横长皮孔样突起、密集的环纹或残存的毛状叶基。切面皮部棕黄色至棕色,有裂隙,木部黄色,具放射状纹理。气特异,味微甘。

【质量评价】

1. 经验评价 以根条细长、圆柱形、均匀、质坚、外皮色白净者为佳。

2. 含量测定 用高效液相色谱法测定,药材按干燥品计算,含升麻素苷($C_{22}H_{28}O_{11}$)和5-O-甲基维斯阿米醇苷($C_{22}H_{28}O_{10}$)的总量不得少于0.24%。

【性味功能】味辛、甘,性微温。祛风解表,胜湿止痛,止痉。用于感冒头痛,风湿痹痛,风疹瘙痒,破伤风。

【产销简述】防风为常用大宗药材,疗效显著,用量不断增加,并出口韩国、日本及东南亚各国。野生防风资源越来越少,价格持续上涨;栽培防风性状变化较大。防风年需求量约3500吨。

【商品安全】本品辛甘温燥,故血虚发痉、阴虚火旺、热病动风者慎用或禁用。

【贮藏】置阴凉干燥处,防蛀。

【附注】目前市场防风药材的规格等级划分可参考表5-15(出处:T/CACM 1021.26—2018《中药材商品规格等级 防风》)。

表5-15 防风商品规格等级划分参考

规格	等级	性状描述			
		共同点	区别点		
			形状	断面	芦头下直径/cm	长度/cm
野生防风	选货 一等	主根粗大,长圆柱形至圆锥形,单枝,略弯曲。有的具"扫帚头",体轻、松泡,易折断,断面不平坦,气略香,味微甘	表皮黑褐色至灰褐色,粗糙,具"蚯蚓头"	有"凤眼圈"	0.6～2.0	15.0～30.0
	选货 二等				0.3～0.6	8.0～15.0
	统货 —				不区分	
栽培防风	选货 一等	主根较粗大,长圆柱形,单枝或多分枝,略弯曲。有的具"扫帚头"。体坚实,质硬脆,易折断,气略香,味微甘	表皮灰黄色至黄白色,紧致,有多而深的纵皱纹,横向突起皮孔较小而密,"蚯蚓头"不明显	无"凤眼圈"	0.8～2.0	20.0～30.0
	选货 二等				0.5～0.8	15.0～20.0
	统货 —				不区分	

柴胡 Chaihu
Bupleuri Radix

【别名】北柴胡(硬柴胡、山柴胡、硬苗柴胡)、南柴胡(软柴胡、香柴胡、软曲柴胡、红柴胡)、竹叶柴胡(春柴胡)。

【来源】伞形科植物柴胡 *Bupleurum chinense* DC. 或狭叶柴胡 *Bupleurum scorzoneri- folium* Willd. 的干燥根。按性状不同,分别习称"北柴胡"和"南柴胡"。

【采制】春秋二季采挖根,除去茎叶和泥沙,干燥。

【产地】北柴胡主产于河北、河南、辽宁、湖北等省,南柴胡主产于湖北、四川、安徽等省。

【商品特征】

1. 药材

(1)北柴胡 呈圆柱形或长圆锥形,长6～15cm。直径0.3～0.8cm。根头膨大,顶端残留3～15个茎基或短纤维状叶基，下部分枝。表面黑褐色或浅棕色，有纵皱纹、支根痕及皮孔。质硬而韧，不易折断，断面显纤维性，皮部浅棕色，木部黄白色。气微香，味微苦。

（2）**南柴胡** 根较细，圆锥形，顶端有多数细毛状枯叶纤维，下部多不分枝或稍分枝。表面红棕色或黑棕色，靠近根头处多有细密环纹。质稍软，易折断，断面略平坦，不显纤维性。有败油气。

[规格等级] 柴胡按来源与性状分为两个规格，均为统货。

北柴胡 统货。干货。多分枝。残留茎基不超过1cm。无须毛、杂质、虫蛀、霉变。

南柴胡 统货。干货。少有分枝。大小不分。残留茎基不超过1.5cm。无须根、杂质、虫蛀、霉变。

2. 饮片

（1）**北柴胡** 呈不规则厚片。外表皮黑褐色或浅棕色，具纵皱纹和支根痕。切面淡黄白色，纤维性。质硬。气微香，味微苦。

（2）**醋北柴胡** 形如北柴胡片，表面淡棕黄色，微有醋香气，味微苦。

（3）**南柴胡** 呈类圆形或不规则片。外表皮红棕色或黑褐色。有时可见根头处具细密环纹或有细毛状枯叶纤维。切面黄白色，平坦。具败油气。

（4）**醋南柴胡** 形如南柴胡片，微有醋香气。

【质量评价】

1. 经验评价 以根粗长、须根少者为佳。

2. 含量测定 用高效液相色谱法测定，药材按干燥品计算，含柴胡皂苷 a（$C_{42}H_{68}O_{13}$）和柴胡皂苷 d（$C_{42}H_{68}O_{13}$）的总量不得少于 0.30%。

【性味功能】味辛、苦，性微寒。疏散退热，疏肝解郁，升举阳气。用于感冒发热，寒热往来，胸胁胀痛，月经不调，子宫脱垂，脱肛。

【产销简述】柴胡在全国中药材市场上为常用大宗药材。全国野生柴胡量趋于枯竭，市场供应以栽培柴胡为主。年需求量约5000吨。

【商品安全】本品性辛升散，易散阳耗阴，故肝阴上亢、肝风内动、阴虚火旺及气机上逆者忌用。

【贮藏】置阴凉干燥处，防蛀。

【附注】

1. 柴胡属植物因种质混杂而存在混乱的现象，且市场尚有较多非药典品柴胡流通，性状差别较大，应注意区分。其中大叶柴胡 *Bupleurum longiradiatum* Turcz. 的干燥根茎，表面密生环节，有毒，不可当柴胡用。

2. 目前市场柴胡药材的规格等级划分可参考表5-16（出处：T/CACM 1021.71—2018《中药材商品规格等级 柴胡》）。

表5-16 柴胡商品规格等级划分参考

规格		性状描述	
		共同点	区别点
北柴胡家种	选货	干货。呈圆柱形或长圆锥形。上粗下细，顺直或弯曲，多分枝。头部膨大，呈疙瘩状，下部多分枝。表面黑褐色至浅棕色，有纵皱纹。质硬而韧，断面黄白色。显纤维性。微有香气，味微苦辛。无须毛、杂质、虫蛀、霉变	中部直径>0.4cm，无残茎
	统货		中部直径>0.3cm，偶见残茎

续表

规格		性状描述	
		共同点	区别点
北柴胡野生	统货	干货。呈圆柱形或长圆锥形，上粗下细，顺直或弯曲，多分枝。头部膨大，呈疙瘩状，无残留茎苗，下部多分枝。表面黑褐色，有纵皱纹、支根痕及皮孔。质硬而韧，不易折断，断面显纤维性较强，皮部浅棕色，木部黄白色。气微香，味微苦辛。无须毛、杂质、虫蛀、霉变	
南柴胡	统货	干货。呈类圆锥形，少有分枝，略弯曲。顶端有多数细毛状枯叶纤维。表面浅棕色或红褐色，有纵皱纹及须根痕。断面淡棕色。微有香气。味微苦辛。大小不分。残留苗茎不超过0.5cm。无须根、杂质、虫蛀、霉变。具败油气，不显纤维性，质稍软，易折断等明显特征	

川芎 Chuanxiong
Chuanxiong Rhizoma

【别名】雀脑芎、京芎、台芎、西芎。

【来源】伞形科植物川芎 *Ligusticum chuanxiong* Hort. 的干燥根茎。

【采制】以栽后第2年的小满前后10天采收为最佳期。此时茎上的节盘显著突出，并略带紫色。选择晴天采挖，除去茎叶和泥沙，在田间稍晾晒后，烘干，每天上下翻动1次，至根茎干燥变硬，香气散发，放入竹制的撞笼内撞去须根和泥沙。

经炮制形成川芎片、酒川芎等饮片规格。

【产地】主产于四川都江堰市、彭州市、什邡市及眉山市彭山区等地，尤以彭州市、都江堰市的产量大、质量优，为四川著名的道地药材之一；均为栽培，销全国并出口。在江西、云南、贵州等省区均有栽培，多自产自销。

【商品特征】

1.药材 本品为不规则结节状拳形团块，直径2～7cm。表面灰褐色或褐色，粗糙皱缩，有多数平行隆起的轮节，顶端有凹陷的类圆形茎痕，下侧及轮节上有多数小瘤状根痕。质坚实，不易折断，断面黄白色或灰黄色，散有黄棕色的油室，形成层环呈波状。气浓香，味苦、辛，稍有麻舌感，微回甜。

[规格等级] 分为川芎及山川芎两个规格。川芎根据大小及重量分为3个等级。

川芎 一等：呈结节状，质坚实。表面黄褐色。断面灰白色或黄白色。有特异香气，味苦辛、麻舌。每千克44个以内，单个重量不低于20g。无山川芎、空心、焦枯、杂质、虫蛀、霉变。二等：每千克70个以内。余同一等。三等：每千克70个以外，大个空心的也属此等。无山川芎、苓珠、苓盘、焦枯、杂质、虫蛀、霉变。

山川芎 统货。呈结节状，质枯瘦欠坚实。表面褐色，断面灰白色。有特异香气，味苦辛、麻舌。

2.饮片

（1）川芎片 本品为不规则厚片，外表皮灰褐色或褐色，有皱缩纹。切面黄白色或灰黄色，具有明显波状环纹或多角形纹理，散生黄棕色油点。质坚实。气浓香，味苦、辛、微甜。

（2）酒川芎 形如川芎片。切面略呈黄色，偶见焦斑。质坚实。略有酒香气。

【质量评价】

1.经验评价 以个大饱满、质坚实、断面色黄白、油性大、香气浓厚者为佳。

2. 含量测定 用高效液相色谱法测定，药材按干燥品计算，含阿魏酸（$C_{10}H_{10}O_4$）不得少于0.10%。

【性味功能】味辛，性温。活血行气，祛风止痛。用于胸痹心痛，胸胁刺痛，跌仆肿痛，月经不调，经闭痛经，癥瘕腹痛，头痛，风湿痹痛。

酒川芎 能引药上行，增强活血行气止痛作用。用于血瘀头痛，偏头痛，风湿寒痛，产后瘀阻腹痛等。

【产销简述】川芎为常用中药，属于可以满足市场需求的商品。据相关资料统计，有"中国川芎第一镇"之称的彭州敖平镇，全镇约2.8万亩耕地中常年种植川芎的面积约1.4万亩，川芎产量约3500吨，种植面积占彭州的50%左右。

【商品安全】本品辛温，功效活血化瘀，阴虚火旺、多汗、热盛及无瘀之出血证者和孕妇慎用。

【贮藏】本品含较多内酯类化合物易升华，药材贮藏过程中极易虫蛀。置阴凉干燥处，防蛀、防潮。

【附注】目前市场川芎药材的规格等级划分可参考表5-17（出处 T/CACM 1021.51—2018《中药材商品规格等级 川芎》）。

表5-17 川芎商品规格等级划分参考

规格	等级	性状描述	
		共同点	区别点
选货	一等	干品。不规则结节状拳形团块，表面灰褐色或褐色，粗糙皱缩，有多数平行隆起的轮节，顶端有凹陷的类圆形茎痕，下侧及轮节上有多数小瘤状的根茎。质坚实，不易折断，断面黄白色或灰黄色，散有黄棕色的油室，形成层呈波状环纹。气浓香，味苦辛，稍有麻舌感，微回甜。无山川芎、无空心、焦枯	每千克个数≤40，单个重量不低于20g
	二等		每千克个数≤70，单个重量不低于12g
	三等		每千克个数>70
统货	—	干品。不分大小，不规则结节状拳形团块，表面灰褐色或褐色，粗糙皱缩，有多数平行隆起的轮节，顶端有凹陷的类圆形茎痕，下侧及轮节上有多数小瘤状的根茎。质坚实，不易折断，断面黄白色或灰黄色，散有黄棕色的油室，形成层呈波状环纹。气浓香，味苦辛，稍有麻舌感，微回甜	

北沙参 Beishashen
Glehniae Radix

【别名】莱阳参、辽沙参、海沙参、银条参。

【来源】伞形科植物珊瑚菜 *Glehnia littoralis* Fr. Schmidtex Miq. 的干燥根。

【采制】夏、秋二季挖取根部，除去地上部分及须根，洗净，稍晾，置沸水中烫后，除去外皮，干燥。或洗净直接干燥。

【产地】主要为人工栽培，目前主要栽培于河北、内蒙古两省，山东、辽宁、广东、福建、江苏、浙江、台湾等省亦有分布。主产于河北安国市和内蒙古喀喇沁旗等地。历史上以山东莱阳市产者为优，习称"莱阳参"，现种植较少。

【商品特征】

1. 药材 本品呈细长圆柱形，偶有分枝，长15～45cm，直径0.4～1.2cm。表面淡黄白色，略粗糙，偶有残存外皮，不去外皮的表面黄棕色。全体有细纵皱纹和纵沟，并有棕黄色点状细根痕;顶端常留有黄棕色根茎残基;上端稍细,中部略粗,下部渐细。质脆,易折断,断面皮部浅黄白色,木部黄色。气特异,味微甘。

[规格等级]按照长度与粗细分为3个等级。

一等:干货。呈细长条圆柱形,去净栓皮。表面黄白色。质坚而脆。断面皮部淡黄白色,有黄色木质心。微有香气,味微甘。条长34cm以上,上中部直径0.3～0.6cm。无芦头,无细尾须、油条、虫蛀、霉变。二等:条长23cm以上,上中部直径0.3～0.6cm,余同一等。三等:条长22cm以下,粗细不分,间有破碎,余同一等。

2. 饮片 为圆形段片,直径0.3～1.5cm,厚0.5～0.8cm。周边淡黄白色,粗糙,显颗粒性,有纵沟、裂纹、黄棕色栓皮痕、皮孔痕及支根痕。切面皮部浅黄白色,形成层环纹深褐色,木部淡黄色。气特异,味微甜。

【质量评价】

经验评价 以条细长均匀,色白嫩,外皮去净表面光洁且质坚、味微甜者为佳。

【性味功能】味甘、微苦,性微寒。养阴清肺,益胃生津。用于肺热燥咳,劳嗽痰血,胃阴不足,热病津伤,咽干口渴。

【产销简述】北沙参为我国常用、大宗药材。多以栽培品为主,现主要有两大主产区:河北保定安国和内蒙古赤峰喀喇沁旗。北沙参曾经的主产区山东莱阳目前已少有种植,市场未见有流通。由于北沙参养阴清肺的独特功效和保健作用,使其近年的销量呈逐年上升的趋势,20世纪80年代初期,北沙参年销售量为1000余吨,90年代初,北沙参的年销量上升至2000吨,迈入21世纪,北沙参的年需求量超过3000吨,出口量也逐年上升。目前国内年需求量为5000吨左右,属于能满足市场需求的品种。

【商品安全】风寒作嗽及肺胃虚寒者忌服,不宜与藜芦同用。

【贮藏】本品含丰富的淀粉,药材贮藏过程中极易虫蛀、变色。应防潮,置通风干燥处,防蛀。

【附注】目前市场北沙参药材的规格等级划分可参考表5-18(出处:T/CACM 1021.78—2018《中药材商品规格等级 北沙参》)。

表5-18 北沙参商品规格等级划分参考

规格	等级	性状描述	
		共同点	区别点
河北北沙参	选货	干货。呈细长圆柱形,偶有分枝,表面淡黄白色至黄棕色,略粗糙。全体有细纵皱纹和纵沟,并有棕黄色点状细根痕;顶端常留有黄棕色根茎残基;上端稍细,中部略粗,下部渐细。质脆,易折断,断面皮部浅黄白色,木部黄色。气特异,味微甘	条长≥15cm,上中部直径≥1cm;偶有残存外皮
	统货		大小不分;残存外皮较多,表面黄棕色
内蒙古北沙参	选货	干货。呈细长圆柱形,偶有分枝,表面淡黄白色,略粗糙,偶有残存外皮。全体有细纵皱纹和纵沟,并有棕黄色点状细根痕;顶端常留有黄棕色根茎残基;上端稍细,中部略粗,下部渐细。质脆,易折断,断面皮部浅黄白色,木部黄色。气特异,味微甘	条长≥20cm,上中部直径≥0.5cm
	统货		大小不分

龙胆 Longdan
Gentianae Radix et Rhizoma

【别名】滇龙胆、坚龙胆、陵游、龙胆草。

【来源】龙胆科植物条叶龙胆 *Gentiana manshurica* Kitag.、龙胆 *Gentiana scabra* Bge.、三花龙胆 *Gentiana triflora* Pall.、或坚龙胆 *Gentiana rigescens* Franch. 的干燥根及根茎。前三种植物来源的药材商品习称"龙胆"或"关龙胆",后一种植物来源的药材商品习称"坚龙胆"或"南龙胆"。

经炮制形成龙胆段、坚龙胆段等饮片规格。

【采制】春、秋两季挖根,除去地上残茎,洗净,干燥。

【产地】条叶龙胆主产于东北地区黑龙江林甸县、安达市、富裕县等地,又称东北龙胆。龙胆主产于黑龙江齐齐哈尔市、依兰县,吉林省吉林市、桦甸市等地,又称粗糙龙胆。三花龙胆主产于黑龙江五常市、尚志市及内蒙古地区。坚龙胆主产于云南昆明市、红河州、文山州等,贵州龙里县、六盘水市水城区、都匀市等,四川木里县、布拖县、冕宁县等。

【商品特征】

1. 药材

(1) 龙胆 根茎呈不规则的块状,长 1～3cm,直径 0.3～1cm;表面暗灰棕色或深棕色,上端有茎痕或残留茎基,周围和下端着生多数细长的根。根圆柱形,略扭曲,长 10～20cm,直径 0.2～0.5cm;表面淡黄色或黄棕色,上部多有显著的横皱纹,下部较细,有纵皱纹及支根痕。质脆,易折断,断面略平坦,皮部黄白色或淡黄棕色,木部色较浅,呈点状环列(筋脉点)。气微,味甚苦。

(2) 坚龙胆 表面棕红色,无横皱纹,外皮膜质,易脱落。质坚脆,角质样,断面木部黄白色,易与皮部分离。

[规格等级] 按来源与产地分为关龙胆(龙胆)和坚龙胆两个规格,均为统货。

2. 饮片

(1) 龙胆段 呈不规则的段。根茎呈不规则块片,表面暗灰棕色或深棕色。根圆柱形,表面淡黄色至黄棕色,有的有横皱纹,具纵皱纹。切面皮部黄白色至棕黄色,木部色较浅。气微,味甚苦。

(2) 坚龙胆段 呈不规则的段。根表面无横皱纹,膜质外衣已脱落,表面黄棕色至深棕色。切面皮部黄棕色,木部色较浅。

【质量评价】

1. 经验评价 以根细长、表面黄色及黄棕色、中心有类白色筋脉点环列、质脆、气微、味甚苦者为佳。

2. 含量测定 用高效液相色谱法测定,药材按干燥品计算,含龙胆苦苷($C_{16}H_{20}O_9$)不得少于 3.0%;坚龙胆药材含龙胆苦苷($C_{16}H_{20}O_9$)不得少于 1.5%。

【性味功能】味苦,性寒。清热燥湿,泻肝胆火。用于湿热黄疸,阴肿阴痒,带下,湿疹瘙痒,肝火目赤,耳鸣耳聋,胁痛口苦,强中,惊风抽搐。

【产销简述】龙胆为我国传统中药材,应用历史悠久,市场商品主要来源于野生资源,市场流通的栽培品产量约 1900 吨。四种龙胆的原植物均被收载在《国家重点保护野生药材物种名录》中,属于三级保护野生药材物种。

【商品安全】龙胆苦寒,脾胃虚弱作泄及无湿热实火者忌服,勿空腹服用。

【贮藏】本品质脆易折断,应将根条整理顺直,数个根条合在一起捆成小把,置于通风干燥处。注意防潮、防蛀。

【附注】目前市场龙胆药材的规格等级划分可参考表5-19。(出处:T/CACM 1021.144—2018《中药材商品规格等级 龙胆》)。

表5-19 龙胆商品规格等级划分参考

规格	等级	性状描述	
		共同点	区别点
坚龙胆	选货	干货。根茎呈不规则结节状,一至数个。根略呈角质状,无横皱纹,外皮膜质,易脱落。质坚脆易折断,断面皮部黄棕色或棕色,木部黄白色,气微、味极苦	长短粗细均匀,完整,根条较多,根茎表面黄棕色,根表面红棕色或黄棕色,中部直径≥0.2cm。含杂率(残茎)≤1.5%
	统货		长短粗细欠均匀,不完整,根条较少,根茎表面黄棕色,根表面深红棕色或深棕色
关龙胆	选货	干货。根茎呈不规则块状,顶端有突起的茎痕或残留茎基,周围和下端着生多数细长的根。根圆柱形,略扭曲,上部多有显著横皱纹,下部较细,有纵皱纹和支根痕。质脆易断,断面略平坦,皮部黄白色或淡黄棕色,木部色较浅,呈点状环列。气微、味甚苦	长短粗细均匀,完整,根条较多,根茎表面灰棕色,根表面淡黄色或黄棕色,中部直径≥0.2cm。含杂率(残茎)≤1.5%
	统货		长短粗细欠均匀,不完整,根条较少,根茎表面灰棕色,根表面淡黄色或黄棕色

丹参 Danshen
Salviae Miltiorrhizae Radix et Rhizoma

【别名】赤参、红根、血山根、紫丹参。

【来源】为唇形科植物丹参 *Salvia miltiorrhiza* Bge. 的干燥根及根茎。

【采制】野生品春、秋二季采收;栽培品于秋分至霜降采收。种子繁殖移栽者第二年采收,根段繁殖者当年采挖。除去泥沙,晒干。

经炮制形成丹参片、酒丹参等饮片规格。

【产地】主产于四川中江、平武,河北安国、抚宁、迁西,山东泰安、栖霞、日照,陕西洛南、商州等。其中,以四川中江等地栽培品为最佳,称川丹参。

【商品特征】

1. 药材

(1) 野生品 本品根茎短粗,顶端有时残留茎基。根数条,长圆柱形,略弯曲,有的分枝并具须状细根,长10～20cm,直径0.3～1cm。表面棕红色或暗棕红色,粗糙,具纵皱纹。老根外皮疏松,多显紫棕色,常呈鳞片状剥落。质硬而脆,断面疏松,有裂隙或略平整而致密,皮部棕红色,木部灰黄色或紫褐色,导管束黄白色,呈放射状排列。气微,味微苦涩。

(2) 栽培品 本品较粗壮,直径0.5～1.5cm。表面红棕色,具纵皱纹,外皮紧贴不易剥落。质坚实,断面较平整,略呈角质样。

[规格等级] 商品分野生丹参(山丹参)、栽培丹参(川丹参)两个规格,其中野生丹参为统货,栽培丹参按大小分为两个等级。

川丹参(家种) 一等:干货。呈圆柱形或长条状,偶有分枝。表面紫红色或黄棕色。有纵皱纹。质坚实,皮细而肥壮。断面灰白色或黄棕色,无纤维。气弱,味甜微苦。多为整支,头尾齐全，主根上中部直径在1cm以上。无芦茎、碎节、须根、杂质、虫蛀、霉变。二等：主根上中部直径1cm以下，但不得低于0.4cm，有单枝及撞断的碎节，余同一等。

2. 饮片

（1）丹参片　本品呈类圆形或椭圆形的厚片。外表皮棕红色或暗棕红色，粗糙，具纵皱纹。切面有裂隙或略平整而致密，有的呈角质样，皮部棕红色，木部灰黄色或紫褐色，有黄白色放射状纹理。气微，味微苦涩。

（2）酒丹参　形如丹参片，表面红褐色，偶见带火斑，略具酒香气。

【质量评价】

1. 经验评价　野生品以条粗壮，紫红色，裂隙少者为佳；栽培品以条粗壮，分枝少、色棕红或紫红、皮紧细，质坚实者为佳。

2. 检查　重金属及有害元素：铅不得过5mg/kg；镉不得过1mg/kg；砷不得过2mg/kg；汞不得过0.2mg/kg；铜不得过20mg/kg。

3. 含量测定　用高效液相色谱法测定，药材按干燥品计算，含丹参酮 II_A（$C_{19}H_{18}O_3$）、隐丹参酮（$C_{19}H_{20}O_3$）和丹参酮 I（$C_{18}H_{12}O_3$）的总量不得少于0.25%。丹酚酸B（$C_{36}H_{30}O_{16}$）不得少于3.0%。

【性味功能】味苦，性微寒。活血祛瘀，通经止痛，清心除烦，凉血消痈。用于胸痹心痛，脘腹胁痛，癥瘕积聚，热痹疼痛，心烦不眠，月经不调，痛经经闭，疮疡肿痛。

1. 丹参　善调妇女经脉不匀，因其性偏寒凉，故多用于血热瘀滞所致的疮痈，产后瘀滞疼痛，经闭腹痛，心腹疼痛及肢体疼痛。

2. 酒丹参　寒凉之性缓和，活血祛瘀、调经止痛功能增强。多用于月经不调，血滞经闭，恶露不下，心胸疼痛，癥瘕积聚，风湿痹痛。

【产销简述】丹参是我国长期使用的药材，应用历史悠久，市场上多以栽培的山东、四川丹参为主。20世纪60～70年代各地野生变家种成功后生产有较大发展。近年年需求量约15000吨，预计今后几年年需求量将增至20000吨左右。

【商品安全】不宜与藜芦同用；无瘀血者慎服；本品有活血功效，且性味寒凉，妊娠妇女、月经期、哺乳期忌用，脾胃虚弱者慎用。

【贮藏】丹参药材水分偏高会影响其品质，其水溶性成分丹参酮 II_A 受水分影响很大，因此在贮藏时要置于干燥处。

【附注】目前市场丹参药材的规格等级划分可参考表5-20（出处：T/CACM 1021.7—2018《中药材商品规格等级 丹参》）。

表5-20　丹参商品规格等级划分参考

规格	等级	性状描述	
		共同点	区别点
川丹参	特级	干货。呈圆柱形或长条状，略弯曲，偶有分支。表面紫红色或红棕色。具纵皱纹，外皮紧贴不易剥落。质坚实，不易掰断。断面灰黑色或黄棕色，无纤维。气微，味甜微苦	长≥15cm，主根中部直径≥1.2cm
	一级		长≥13cm，主根中部直径≥1.0cm
	选货 二级		长≥12cm，主根中部直径≥0.8cm
	三级		长≥8cm，主根中部直径≥0.5cm
	统货 —		长度不限，不分大小

续表

规格	等级	性状描述	
		共同点	区别点
山东丹参	选货 一级	干货。呈长圆柱形。表面红棕色。有纵皱纹。质硬而脆，易折断。断面纤维性。气微，味甜微苦	长≥15cm，主根中部直径≥0.8cm
	选货 二级		长≥12cm，主根中部直径≥0.6cm
	统货 —		长度不限，不分大小
其他产区丹参	选货 —	干货。呈长圆柱形。表面红棕色，具纵皱纹，外皮紧贴不易剥落。质坚实，断面较平整，略呈角质样	长≥12cm，主根中部直径≥0.8cm
	统货 —		长度不限，不分大小

黄芩 Huangqin
Scutellariae Radix

【别名】条芩、子芩、枯芩。

【来源】唇形科植物黄芩 Scutellaria baicalensis Georgi 的干燥根。

【采制】野生品于春、秋两季采挖根部，除去茎苗及泥土，晒至半干时，撞去或剥去栓皮，再晒至足干。栽培品于播种后2～3年的秋季地上部分枯萎时采收，采挖时勿刨断；刨出的根，去掉残茎，摊开晒到6成干时，撞去外皮，捆成小把，再晒至足干。

经炮制形成黄芩片、酒黄芩、黄芩炭等饮片规格。

【产地】野生品主产于河北承德市、围场县、隆化县、丰宁县，山西汾阳市、五台县、左权县，内蒙古等地；山东沂蒙山区，河南，东北等地亦产。栽培品主产于山东临朐县、胶南县（现属青岛市西海岸新区）、沂南县，河北安国市，山西，河南，甘肃等多个地区。销全国各地或出口东南亚。

【商品特征】

1.药材

（1）野生品　本品呈圆锥形，扭曲，长8～25cm，直径1～3cm。表面棕黄色或深黄色，有稀疏的疣状细根痕，上部较粗糙，有扭曲的纵皱或不规则的网纹，下部有顺纹和细皱纹。质硬脆，易折断，断面黄色，中心红棕色；老根中心呈枯朽状或中空，暗棕色或棕黑色。气微，味苦。

（2）栽培品　本品较细长，多有分枝。表面浅黄棕色，外皮紧贴，纵皱纹较细腻。断面黄色或浅黄色，略呈角质样。味微苦。

［规格等级］按性状特征分为条芩、枯碎芩两种规格，其中条芩按大小分为两种等级，枯碎芩为统货。

条芩　一等：干货。呈圆锥形，上部皮较粗糙，有明显的网纹及扭曲的纵皱。下部皮细，有顺纹或皱纹。表面黄色或黄棕色。质坚脆。断面深黄色，上端中央有黄绿色或棕褐色的枯心。气微、味苦。条长10cm以上，中部直径1cm以上。去净粗皮。无杂质、虫蛀、霉变。二等：条长4cm以上，中部直径1cm以下，但有小于0.4cm，余同一等。

枯碎芩　统货。干货。即老根多中空的枯芩和块片碎芩，破断尾芩。表面黄或淡黄色。质坚脆。断面黄色。气微、味苦。无粗皮、茎芦、碎渣、杂质、虫蛀、霉变。

2.饮片

（1）黄芩片　本品为类圆形或不规则形薄片。外表皮黄棕色或棕褐色。切面黄棕色或黄绿色，具放射状纹理。

（2）酒黄芩　形如黄芩片，外表棕褐色，切面黄棕色，略带焦斑，中心部分有的呈棕色。略有酒气。

（3）黄芩炭　形如黄芩片，表面黑褐色，断面中心棕黄色。

【质量评价】

1. 经验评价　以条粗长、质坚实、断面色黄、内心充实者为佳。

2. 含量测定　用高效液相色谱法测定，药材按干燥品计算，含黄芩苷（$C_{21}H_{18}O_{11}$）不得少于9.0%；饮片不得少于8.0%。

【性味功能】味苦，性寒。清热燥湿，泻火解毒，止血，安胎。用于湿温、暑湿，胸闷呕恶，湿热痞满，泻痢，黄疸，肺热咳嗽，高热烦渴，血热吐衄，痈肿疮毒，胎动不安。

1. 黄芩片　清热泻火力强，主要用于肺热咳嗽、目赤肿痛、痈疽疔疮等。

2. 酒黄芩　可助药力上行以清除上焦积热，主要用于肺经湿热、咳吐黄痰、头痛、发热等。

3. 黄芩炭　清热止血，主要用于痢下脓血。

枯芩即生长年久的宿根，善清肺火。条芩为生长年少的根，善清大肠之火，泻下焦湿热。

【商品安全】本品苦寒伤胃，脾胃虚寒者不宜使用。

【产销简述】黄芩是中医临床常用的大宗中药之一，至今已有2000余年的药用历史。20世纪60年代以前，黄芩全部来源于野生资源。随着需求量的不断增加，野生资源不断减少，20世纪60年代起，开始人工栽培研究。目前黄芩商品野生与栽培均有，属于能够满足市场需求的品种。黄芩号称"中药的抗生素"，广泛用于临床，还是多种中成药的原料，也是提取黄芩苷的原材料和大宗出口商品。国内外年需求量约10000吨。

【贮藏】本品易受潮变色，发霉，应贮藏于干燥、通风处，防潮。

【附注】目前市场黄芩药材的规格等级划分可参考表5-21（出处：T/CACM 1021.18—2018《中药材商品规格等级 黄芩》）。

表5-21　黄芩商品规格等级划分

规格	等级	性状描述			
		共同点	区别点		
			形状	直径/cm	长度/cm
栽培	选货 一等	呈圆锥形，上部皮较粗糙，有明显的网纹及扭曲的纵皱。下部皮细，有顺纹或皱纹。表面棕黄色或深黄色，断面黄色或浅黄色。质坚脆。气微、味苦。去净粗皮。	上端中央出现黄绿色、暗棕色或棕褐色的枯心	≥1.5	≥10
	选货 二等		—	1.0～1.5	≥10
	选货 三等		—	0.7～1.0	5～10
	统货 —	性状同选货。不分大小			
野生	统货 —	多为枯芩。表面较粗糙，棕黄色或深黄色。中心多呈暗棕色或棕黑色，枯朽状或已成空洞。气微、味苦。去净粗皮。			

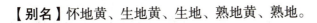

地黄 Dihuang

Rehmanniae Radix

【别名】怀地黄、生地黄、生地、熟地黄、熟地。

【来源】玄参科植物地黄 Rehmannia glutinosa Libosch. 的新鲜或干燥块根。鲜根习称"鲜地黄",干燥块根称"生地黄"。

【采制】秋季地上部分枯萎时采挖,除去茎叶、须根及泥沙,按大小分档加工。鲜用称"鲜地黄"。将鲜地黄放在焙炕上,缓缓烘焙,经常翻动,翻捡出成品;焙至约八成干时,将地黄堆积压闷 3～4 天,使内心变黑,干湿一致;再微火复焙约 3 小时,趁热将长条者捏成团块,至表里柔软时,即为"生地黄"。

经炮制形成生地黄片、熟地黄、生地黄炭、熟地黄炭等饮片规格。

【产地】主产于河南焦作市的温县、武陟县、博爱县等地。山东菏泽市、成武县,河北安国市、定州市,山西临汾市、运城市、长治市,陕西蒲城县、渭南市,安徽亳州市、阜阳市等地亦产。以河南焦作市产量大,质量优,特称"怀地黄",为著名的"四大怀药"之一。

【商品特征】

1. 药材

(1)鲜地黄 本品呈纺锤形或条状,长 8～24cm,直径 2～9cm。外皮薄,表面浅红黄色,具弯曲的纵皱纹、芽痕、横长皮孔样突起及不规则疤痕。肉质,易断,断面皮部淡黄白色,可见橘红色油点,木部黄白色,导管呈放射状排列。气微,味微甜、微苦。

(2)生地黄 本品多呈不规则的团块或长圆形,中间膨大,两端稍细,有的细小,长条状,稍扁而扭曲,长 6～12cm,直径 2～6cm。表面棕黑色或棕灰色,极皱缩,具不规则的横曲纹。体重,质较软而韧,不易折断,断面棕黑色至黑色或乌黑色,有光泽,具黏性。气微,味微甜。

山西、陕西、河北产者肥大而不圆,表面土黄色至黄褐色,表皮较厚,有的呈锈皮样。体重,黏性小,断面黄褐色至黑褐色,油润,光泽略差。

[规格等级]分为鲜地黄和生地黄两类。生地黄按重量分为 5 个等级。

生地黄 一等:呈纺锤形或条形圆根。体重质柔润,表面棕黑色或棕灰色。断面黑褐色或乌黑色,具油性,味微甜。每千克 16 支以内,无芦头、老母、生心、焦枯、杂质、虫蛀、霉变。二等:每千克 32 支以内,余同一等。三等:每千克 60 支以内,余同一等。四等:每千克 100 支以内,余同一等。五等:每千克 100 支以外,油性小,支根瘦小,最小货直径 1cm 以上,余同四等。

2. 饮片

(1)生地黄片 本品呈类圆形或不规则的厚片。外表皮棕黑色或棕灰色,极皱缩,具不规则的横曲纹。切面棕黄色至黑色或乌黑色,有光泽,具黏性。气微,味微甜。

(2)熟地黄 本品为不规则的块片、碎块,大小、厚薄不一。表面乌黑色,有光泽,黏性大。质柔软而带韧性,不易折断,断面乌黑色,有光泽。气微,味甜。

(3)生地黄炭 形如生地黄。表面焦黑色,中心棕黑色,有蜂窝状裂隙。体轻,质酥脆,外皮焦脆,易碎。有焦糖香气及焦苦味。

(4)熟地黄炭 形如生地黄炭。色泽加深而发亮。

【质量评价】

1. 经验评价 生地黄以个大体重、质柔软油润、断面乌黑、味甜者为佳。

2. 含量测定 用高效液相色谱法测定,生地黄按干燥品计算,含梓醇($C_{15}H_{22}O_{10}$)不得少于 0.20%,含地黄苷 D($C_{27}H_{42}O_{20}$)不得少于 0.10%。

【性味功能】

1. 鲜地黄 味甘、苦,性寒。清热生津,凉血,止血。主要用于热病伤阴、舌绛烦渴、发斑发疹、吐血、衄血、咽喉肿痛等。

2. 生地黄 味甘，性寒。清热凉血，养阴，生津。主要用于热病舌绛烦渴、阴虚内热、骨蒸劳热、内热消渴、吐血、衄血、发斑发疹等。

3. 熟地黄 味甘，性微温。滋阴补血，益精填髓。主要用于肝肾阴虚，腰膝酸软、骨蒸潮热、盗汗遗精、内热消渴、血虚萎黄、心悸怔忡、月经不调、崩漏下血、眩晕、耳鸣、须发早白。

4. 生地黄炭 凉血，止血。主要用于咯血、衄血、便血、尿血、崩漏。

5. 熟地黄炭 补血，止血。主要用于内外各种出血。

【产销简述】地黄是我国重要的常用的大宗中药之一，广泛应用于中医临床、中成药及营养保健品生产，并远销海外。地黄以河南焦作地区为道地，现以河南、山西、陕西、河北四省为主产区。近年来，山西临汾、侯马和运城地区的药材产量占全国总产量的60%左右，成为全国地黄最大的主产区。目前，地黄的年产销量在2.5万～3万吨之间，年出口量在0.7万～0.8万吨。随着地黄应用范围的扩大，国内外市场对地黄药材的需求将会进一步增加。

【商品安全】本品性寒而滞，脾虚湿滞腹满便溏者，不宜使用。凡急性热病，以鲜地黄为好，阴虚血少者，以干地黄为佳。

【贮藏】本品富含糖分，极易虫蛀、吸潮发霉。通常生品用麻袋包装，贮藏于阴凉、干燥、通风处，防霉，防蛀。鲜地黄埋在沙土中，防冻。炮制品贮藏于干燥容器内，制熟地黄应密闭，置于阴凉干燥处，防霉，防蛀。

【附注】目前市场地黄药材的规格等级划分可参考表5-22，（出处：T/CACM 1021.27—2018《中药材商品规格等级 地黄》）。

表 5-22 地黄商品规格等级划分参考

规格	等级	性状描述	
		共同点	区别点
选货	16支	呈肥厚肉质的结节块状，表面淡黄色至黄棕色，具环节，有皱纹及须根痕，结节上侧茎痕呈圆盘状，圆周凹入，中部突出。质硬而韧，不易折断，断面角质，淡黄色至黄棕色，有多数淡黄色筋脉小点。气微，味甜，嚼之有黏性	每千克支数≤16
	32支		每千克支数≤32
	60支		每千克支数≤60
	100支		每千克支数≤100
	无数支		每千克支数>100支，断面有时见有干枯无油性者
统货	—	呈不规则的团块状或长圆形，中间膨大，两端稍细，有的细小，长条状，稍扁而扭曲。表面棕黑色或棕灰色，断面黄褐色、黑褐色或棕黑色，致密油润，气微。味微甜	

桔梗 Jiegeng
Platycodi Radix

【别名】苦桔梗、北桔梗、西桔梗、津桔梗。

【来源】桔梗科植物桔梗 *Platycodon grandiflorum*（Jacq.）A. DC. 的干燥根。

【采制】野生品于春、秋二季采挖，以秋季采者质量好；栽培品在播种2～3年后，于秋季植株枯萎后或春季发芽前采收。采收的根，趁鲜时用瓷片刮去栓皮，洗净，晒干；或不去外皮，直接晒干。

经炮制形成桔梗片饮片规格。

【产地】 野生品全国大部分地区均产,以东北、华北产量较大,华东地区产者质量好。津桔梗主产于安徽芜湖市、安庆市、六安市、宿州市,江苏镇江市,河南信阳市、南阳市等地。北桔梗主产于黑龙江齐齐哈尔市、牡丹江市,辽宁丹东市、本溪市、铁岭市,吉林长春市、白城市等地。西桔梗主产于广西梧州市、贺县(现贺州市八步区)、贺州市、桂林市等地。

栽培品主产于河南卢氏县、桐柏县、信阳市、周口市,山东淄博市、沂源县、临朐县,安徽亳州市、太和县,内蒙古赤峰市,陕西商洛市等地;湖北、浙江、江苏、四川亦有种植。

【商品特征】

1. 药材

(1)野生品　本品呈长圆柱形或略呈纺锤形,下部渐细,有的有分枝,略扭曲,长7～20cm,直径0.7～2cm。表面淡黄白色至黄色,具纵扭皱沟,并有横长的皮孔样斑痕及支根痕,上部有横纹。顶端有较短的根茎或不明显,其上有数个半月形茎痕。质脆,断面不平坦,形成层环棕色,皮部黄白色,有裂隙,木部淡黄色。气微,味微甜后苦。

(2)栽培品　本品根圆柱形,单条或有分枝。表面白色,有纵纹,较平滑;不去外皮者表面黄棕色至灰棕色。芦头呈短圆柱形,芦碗少或无。体重,质硬脆,断面少见裂隙。气微,味较甜,稍苦。

[规格等级]商品按产地主要分南桔梗、北桔梗两种规格,其中南桔梗按大小分为3个等级,北桔梗为统货。

南桔梗　主产于安徽、江苏、浙江等地。一等:呈顺直的长条形,去净粗皮及细梢。表面白色,体坚实。断面皮部白色,木部淡黄色,味微甜苦辛。上部直径1.4cm,长14cm以上。无杂质、虫蛀、霉变。二等:上部直径1cm,长12cm以上,余同一等。三等:味甘后苦。上部直径不低于0.5cm,长度不低于7cm,余同一等。

北桔梗　主产于东北、华北等地。统货。

2. 饮片

桔梗片　本品呈椭圆形或不规则厚片。外皮多已除去或偶有残留。切面皮部黄白色,较窄;形成层环纹明显,棕色;木部宽,有较多裂隙。气微,味微甜后苦。

【质量评价】

1. 经验评价　以根肥大、色白、质结实、味苦者为佳。

2. 含量测定　用高效液相色谱法测定,药材按干燥品计算,含桔梗皂苷D($C_{57}H_{92}O_{28}$)不得少于0.10%。

【性味功能】 味苦、辛,性平。宣肺、利咽、祛痰、排脓。用于咳嗽痰多、胸闷不畅、咽痛音哑、肺痈吐脓。

【产销简述】 销全国各地并出口,近年来尚大量出口鲜桔梗。桔梗作为一种药食两用的作物,可常年采收,但秋季采收品质最好。朝鲜族人喜食桔梗,并把桔梗当作泡菜的原料。主要销往韩国,辐射日本、东南亚等国家和地区。近年全国桔梗需求量为8万～10万吨。

【商品安全】 本品性升散,凡气机上逆、呕吐、呛咳、眩晕、阴虚火旺咯血者,不宜用。用量过大易致恶心呕吐。胃溃疡者慎服。含皂苷,有溶血作用,不宜入注射剂。

【贮藏】 本品含有皂苷、多糖和脂肪酸等,易发生虫蛀、霉变。应置通风干燥处,注意防蛀。

【附注】 目前市场桔梗药材的规格等级划分可参考表5-23(出处:T/CACM 1021.116—2018《中药材商品规格等级 桔梗》)。

表 5-23 桔梗商品规格等级划分参考

规格	性状描述	
	共同点	区别点
去皮桔梗选货	干货。呈圆柱形或略呈纺锤形。除去须根，趁鲜剥去外皮。表面淡黄白色至黄色，具纵扭皱沟，并有横长的皮孔样斑痕及支根痕，上部有横纹。质脆，断面不平坦，形成层环棕色，皮部黄白色，木部淡黄色。气微，味微甜后苦	芦下直径 1.0～2.0cm，长 12～20cm。质充实，少有断节
去皮桔梗统货		芦下直径≥0.7cm，长度≥7cm
带皮桔梗选货	干货。呈圆柱形或略呈纺锤形。除去须根，不去外皮。表面黄棕色至灰棕色，具纵扭皱沟，并有横长的皮孔样斑痕及支根痕，上部有横纹。质脆，断面不平坦，形成层环棕色，皮部黄白色，木部淡黄色。气微，味微甜后苦	芦下直径 1.0～2.0cm，长 12～20cm。质充实，少有断节
带皮桔梗统货		芦下直径≥0.7cm，长度≥7cm

党参 Dangshen
Codonopsis Radix

【别名】潞党、台党、纹党、西党。

【来源】桔梗科植物党参 Codonopsis pilosula (Franch.) Nannf.、素花党参 Codonopsis pilosula Nannf. var. Modesta (Nannf.) L. T. Shen、或川党参 Codonopsis tangshen Oliv. 的干燥根。

【采制】秋季白露前后采挖栽培 3 年以上的根。采收时先割去茎蔓，挖取参根。挖根时注意不要伤根，以防浆汁流失。将根洗净泥土，按大小、长短、粗细分为老、大、中条，分别加工晾晒。晒至半干（即参体柔软，绕指而不断）时，用手顺理根条并用木板搓揉，使皮部与木部紧贴，饱满柔软；然后再晒再搓，反复 3～4 次，至七八成干时，捆成小把，晒至足干，即为成品。理参和揉搓的次数不宜过多，用力不要过大，否则会变成"油条"，降低质量；每次理参或搓参后，必须摊晾，不能堆放，以免发酵，影响品质。若遇阴雨天，可用烘干法干燥，但只能用微火，不能用大火，否则根条易起鼓泡，使皮肉分离。

经炮制形成党参片、米炒党参、炙党参等饮片规格。

【产地】党参主产于山西晋东南地区的平顺县、陵川县、长治市、壶关县、晋城市、黎城县及河南济源市、焦作市、新乡市等地，习称"潞党参"，简称"潞党"。山西五台山地区产的野生党参，称"野党参"或"台党"。产于辽宁凤城市、宽甸县，吉林延边州、通化市，黑龙江尚志市、五常市、宾县等地，习称"东党参"，简称"东党"。甘肃定西市、陇西县等地亦有大量栽培，习称"白条党参"，简称"白条党"。

素花党参主产于甘肃文县、武都市（现陇南市武都区）、舟曲县、两当县、四川九寨沟县、平武县、松潘县、青川县、陕西凤县。以甘肃文县和四川的九寨沟县生产的最著名，习称"纹党参"，简称"纹党"。

川党参主产于四川九寨沟县，湖北恩施市、建始县、利川市，重庆城口县、巫山县，陕西平利县等地，习称"条党参"，简称"条党"。

目前商品党参的主要来源为党参的栽培品，其中山西、甘肃是党参重要的栽培基地。

【商品特征】

1. 药材

（1）党参 呈长圆柱形，稍弯曲，长 10～35cm，直径 0.4～2cm。表面灰黄色、黄棕色至灰棕色，根头部有多数疣状突起的茎痕及芽，每个茎痕的顶端呈凹下的圆点状；根头下有致密的横环纹，向下渐稀疏；有的达全长的一半，栽培品环状横纹少或无；全体有纵皱纹和散在的横长皮孔样突起，支根断落处有黑褐色胶状物。质稍柔软或稍硬而略带韧性，断面稍平坦，有裂隙或放射状纹理，皮部淡棕黄白色至黄棕色，木部淡黄色至黄色。有特殊香气，味微甜。

（2）素花党参　长 10～35cm，直径 0.5～2.5cm。表面黄白色至灰黄色，根头下有致密的横环纹常达全长的一半以上。断面裂隙较多，皮部灰白色至淡棕色。

（3）川党参　长 10～45cm，直径 0.5～2cm。表面灰黄色至黄棕色，有明显不规则的纵沟。质较软而结实，断面裂隙较少，皮部黄白色。

[规格等级] 药材按照产地分为 5 种规格。其中潞党、纹党、条党分为 3 个等级，东党、白党分为两个等级。

潞党　一等：呈圆柱形，芦头较小。表面黄褐色或灰黄色。质柔韧，断面黄白色，糖质多，味甜。芦下直径 1cm 以上。无油条、杂质、虫蛀、霉变。二等：芦下直径 0.8cm 以上，余同一等。三等：芦下直径 0.4cm 以上，油条不超过 10%，余同一等。

东党　一等：呈圆锥形，芦头较大，芦下有横纹。体较松，质硬。表面土黄色或灰黄色，粗糙。断面黄白色，中心淡黄色，有裂隙，味甜。长 20cm 以上，芦下直径 1cm 以上。无毛须、杂质、虫蛀、霉变。二等：长 20cm 以下，芦下直径 0.5cm 以上，余同一等。

纹党　一等：呈圆锥形，头大尾小，上端多横纹。外皮粗松，表面米黄色或灰褐色。断面黄白色，有放射纹理。糖质多，味甜。芦下直径 1.5cm 以上。无油条、杂质、虫蛀、霉变。二等：芦下直径 1cm 以上，余同一等。三等：芦下直径 0.6cm 以上，油条不超过 15%，余同一等。

白条党　一等：呈圆锥形，具芦头。表面黄褐色或灰褐色。体较硬。断面黄白色，糖质少，味微甜。芦下直径 1cm 以上。无杂质、虫蛀、霉变。二等：呈圆锥形具芦头，表面黄褐色或灰褐色。体较硬，断面黄白色，糖质少，味微甜。芦下直径 0.5cm 以上。间有油条、短节，余同一等。

条党　一等：呈圆锥形，头上茎痕较少而小，条较长，上端有横纹或无，下端有纵皱纹。表面灰黄色至黄棕色。断面白色或黄白色，有放射纹理。有糖质，味甜。芦下直径 1.2cm 以上。无油条、杂质、虫蛀、霉变。二等：芦下直径 0.8cm 以上，余同一等。三等：芦下直径 0.5cm 以上，油条不超过 10%。无参秧，余同一等。

2. 饮片

（1）党参片　类圆形的厚片。外表皮灰黄色、黄棕色至灰棕色，有时可见根头部有多数疣状突起的茎痕和芽。切面皮部淡棕黄色至黄棕色，木部淡黄色至黄色，有裂隙或放射状纹理。有特殊香气，味微甜。

（2）米炒党参　形如党参片，表面深黄色，偶有焦斑。

（3）炙党参　形如党参片，呈金黄色或黄褐色，味甜。

【质量评价】

1. 经验评价　以根条粗长、质柔润、气浓味甜、嚼之无渣者为佳。

2. 检查　二氧化硫残留量：不得过 400mg/kg。

【性味功能】 味甘，性平。健脾益肺，养血生津。用于脾肺气虚，食少倦怠，咳嗽虚喘，气血不足，面色萎黄，心悸气短，津伤口渴，内热消渴。

1. 米炒党参　长于健脾止泻，又能缓和党参燥性，用于脾胃虚弱，食少便溏。

2. 炙党参　增强了润肺益阴、补中益气的作用。

【产销简述】 党参是最常见的药食两用品种，用途广泛，年产销量已突破 3 万吨。野生党参分布于我国长江以北、秦岭以西，其中陕、甘、川三省交界处是我国野生党参资源最丰富地区，品种多，蕴藏量大。党参的栽培历史悠久，山西、甘肃、四川均为我国党参的道地产区，此外，陕西、内蒙古、湖北、云南、贵州、东北等地也有一定规模的种植。经过长期的市场角逐，甘肃已成为我国党参药材的最重要主产区，所产党参量大质优，总产量已近2万吨，其中纹党主供出口，年出口量约为0.4万吨，占全国出口总量的80%以上，白条党主要内销，市场份额占全国的60%以上。

【商品安全】实证、热证而正气不虚者不宜用。党参补力较人参薄弱，无大补元气之功，故一般脾肺气虚之证，可以党参代人参之用，但如属气虚之脱证，则只能用人参。不宜与藜芦同用。

【贮藏】散顺装或扎成小捆，以席、竹篓或木箱内衬防潮纸包装。本品含大量糖质，味甜质柔润，夏季易吸湿、生霉、走油、虫蛀。根头上疣状突起的茎痕及芽或支根折断处尤易发生。因此必须贮存于干燥、凉爽、通风处。在贮存中应勤检查，发现回软立即复晒干燥。

【附注】目前市场党参药材的规格等级划分可参考表5-24（出处：T/CACM 1021.8—2018《中药材商品规格等级 党参》）。

表5-24 党参商品规格等级划分参考

规格	等级	性状描述				
		共同点	区别点			
			根头环状横纹	纵皱纹	皮孔样突起	芦头下直径/cm
潞党参、白条党参	选货 一等	呈长圆柱形。表面灰黄色、黄棕色至灰棕色，有"狮子盘头"。质稍柔软或稍硬而略带韧性。断面稍平坦，有裂隙或放射状纹理，皮部淡黄棕色至黄棕色，木部淡黄至黄色。有特殊香气，味微甜	少或无	不明显	散在，不明显	≥0.9
	二等					0.6~0.9
	三等					0.4~0.6
	统货					大小不等
纹党参	选货 一等	呈圆锥形。表面黄白色至灰黄色，有"狮子盘头"。质稍柔软或稍硬而略带韧性。断面稍平坦，裂隙较多，有放射状纹理，皮部灰白色至淡棕色。有特殊香气，味微甜	有致密横纹，常达全长的一半以上	不明显	散在，不明显	≥1.3
	二等					1.0~1.3
	三等					0.5~1.0
	统货					大小不等
板桥党参	选货 一等	呈圆锥形。表面灰黄色至黄棕色，有"狮子盘头"。质稍柔软或稍硬而略带韧性。断面稍平坦，裂隙较少，有放射状纹理，皮部黄白色。有特殊香气，味微甜	少或无	明显不规则的纵沟	散在，突起明显	≥1.0
	二等					0.7~1.0
	三等					0.5~0.7
	统货					大小不等

白术 Baizhu
Atractylodis Macrocephalae Rhizoma

【别名】浙白术、云术、台白术、于术。

【来源】菊科植物白术 *Atractylodes macrocephala* Koidz. 的干燥根茎。

【采制】霜降至立冬，下部叶枯黄、上部叶变脆时，采挖2~3年生的根茎。采收前的7~8月间摘除花蕾。通常选晴天采挖，剪去茎叶，除去泥沙，烘干或晒干后，再除去须根。烘干者称

"烘术"，晒干者称"生晒术"。

经炮制形成白术片、麸炒白术、土炒白术等饮片规格。

【产地】主产于浙江新昌县、嵊县（现嵊州市）、磐安县、东阳市、天台县，安徽亳州市，江西、湖南、湖北、河北安国市等地。以浙江产者质优，习称"浙白术"，为著名的"浙八味"之一。野生品以浙江於潜产者质量最佳，习称"於术""于术"，为道地药材，目前已极为少见。

【商品特征】

1. 药材 不规则的肥厚团块，长 3～13cm，直径 1.5～7cm。表面灰黄色或灰棕色，有瘤状突起及断续的纵皱纹、沟纹及须根痕，顶端有残留茎基和芽痕。质坚硬不易折断，断面不平坦，黄白色至淡棕色，有棕黄色的点状油室散在；烘干者断面角质样，色较深或有裂隙。气清香，味甘、微辛，嚼之略带黏性。

[规格等级] 药材按照大小与形状分为 3 个等级。

一等：呈不规则团块，形体完整。表面灰棕色或黄褐色。断面黄白色或灰白色。味甘、微辛苦。每千克 40 个以内。二等：每千克 100 个以内，余同一等。三等：呈不规则团块状或长条形，每千克 200 个以内。四等：体形不计，每千克 200 个以上。

2. 饮片

（1）白术片 不规则形的厚片。外表皮灰黄色或灰棕色。切面黄白色至淡棕色，散生棕黄色的点状油室，木部具放射状纹理；烘干者切面角质样，色较深或有裂隙。气清香，味甘、微辛，嚼之略带黏性。

（2）麸炒白术 形如白术片，表面黄棕色，偶见焦斑。略有焦香气。

（3）土炒白术 形如白术片，表面呈黄土色，附有细土。质脆。有土香气。

【质量评价】

1. 经验评价 以个大、质坚实、断面色黄白、香气浓者为佳。

2. 检查 二氧化硫残留量：不得过 400mg/kg。色度：取本品最粗粉 1g，精密称定，置具塞锥形瓶中，加 55% 乙醇 200mL，用稀盐酸调节 pH 至 2～3，连续振摇 1 小时，滤过，吸取滤液 10mL，置比色管中，照溶液颜色检查法（通则 0901 第一法）试验，与黄色 9 号标准比色液比较，不得更深。

【性味功能】味苦、甘，性温。健脾益气，燥湿利水，止汗，安胎。用于脾虚食少，腹胀泄泻，痰饮眩悸，水肿，自汗，胎动不安。

1. 白术 以健脾燥湿，利水消肿为主，用于痰饮，水肿及风湿痹痛。

2. 麸炒白术 燥性缓和，借麸入中，健脾、消胀作用增强，用于脾胃不和，运化失常，食少胀满倦怠乏力，表虚自汗。

3. 土炒白术 借土气助脾，补脾止泻力胜，用于脾虚食少，泄泻便溏，胎动不安。

【产销简述】白术为常用中药。商品几乎全部来源于栽培，销全国各地并出口，属于可以满足市场需求的商品。据相关资料统计，国内外年需求白术药材量约 13000 吨。

【商品安全】阴虚燥渴者慎用，气滞胀闷者忌用。

【贮藏】置阴凉干燥处，防蛀。

【附注】目前市场白术药材的规格等级划分可参考表 5-25（出处：SB/T 11174.1—2016《中药材商品规格等级 第 1 部分：白术》）。

表 5-25　白术商品规格等级划分参考

规格	等级	形状	表面特征	质地	断面	气味	其他
浙白术	统货	呈不规则团块状,根茎下部两侧膨大似如意头,俗称"云头"	表面灰棕色或棕黄色	质坚硬,不易折断	不平坦,有裂隙,菊花纹明显,棕色点状油室众多	气清香,浓郁,味甘,微辛,嚼之带黏性	无焦枯、油个、坑泡、杂质、虫蛀、霉变
其他产地白术	一等		表面灰棕色或黄褐色,表皮光滑,紧致		棕黄色渐至淡棕黄色,菊花纹明显,油点多,有蜂窝状孔隙	味甘而微辛苦	
	二等	呈不规则团块,体形完整	表面灰棕色或黄褐色,有皱缩		黄白色渐至淡黄色,有菊花纹,油点较多		
	三等		表面灰棕色或黄褐色,表皮粗糙		黄白色渐至淡黄色,有菊花纹,油点较多		
	四等	体形不计,间有程度不严重的碎块	表面灰棕色或黄褐色至灰白色,糙皮	质地密实	淡黄白色至白色,菊花纹不明显,油点少		

泽泻 Zexie
Alismatis Rhizoma

【别名】水泻、芒芋、泽芝、及泻。

【来源】泽泻科植物东方泽泻 *Alisma orientale*（Sam.）Juzep. 或泽泻 *Alisma planta-goaquatica* Linn. 的干燥块茎。

【采制】冬季茎叶开始枯萎时采挖,洗净,干燥,除去须根和粗皮。

经炮制形成泽泻片、盐泽泻、麸炒泽泻等饮片规格。

【产地】主产于福建浦城县、南平市建阳区及四川眉山市彭山区等地,栽培历史较久,产量大,质量好,为道地药材。产于福建地区的泽泻,植物来源为东方泽泻,习称"建泽泻";产于四川地区的泽泻,植物来源为泽泻,习称"川泽泻"。江西、广东、广西等有产,多系栽培。

【商品特征】

1. 药材　类球形、椭圆形或卵圆形,长 2～7cm,直径 2～6cm。表面淡黄色至淡黄棕色,有不规则的横向环状浅沟纹和多数细小突起的须根痕,底部有的有瘤状芽痕。质坚实,断面黄白色,粉性,有多数细孔。气微,味微苦。

［规格等级］按产地分为两个规格,再按大小将建泽泻分为 3 个等级,川泽泻分为两个等级。

建泽泻　一等：呈椭圆形,撞净外皮及须根。表面黄白色,有细小突出的须根痕。质坚硬。断面浅黄白色,细腻有粉性。味甘、微苦。每千克 32 个以内。无双花、焦枯、杂质、虫蛀、霉变。二等：呈椭圆形或卵圆形,每千克 56 个以内,余同一等。三等：呈类球形,断面浅黄白色或灰白色。每千克 56 个以外,最小直径不小于 25cm,间有双花、轻微焦枯,但不超过 10%,余同一等。

川泽泻　一等：呈卵圆形,撞净粗皮及须根,底部有瘤状小疙瘩。表面灰黄色。质坚硬。断面淡黄白色。味甘微苦。每千克50个以内。无焦枯、碎块、杂质、虫蛀、霉变。二等：每千克50个以外，最小直径不小于2cm。间有少量焦枯、碎块，但不超过10%，余同一等。

2. 饮片

（1）泽泻片　圆形或椭圆形厚片。外表皮淡黄色至淡黄棕色，可见细小突起的须根痕。切面黄白色至淡黄色，粉性，有多数细孔。气微，味微苦。

（2）盐泽泻　形如泽泻片，表面淡黄棕色或黄褐色，偶见焦斑。味微咸。

（3）麸炒泽泻　形如泽泻片，表面淡黄棕色，偶见焦斑。略有香气。

【质量评价】

1. 经验评价　以个大、色黄白、光滑，粉性足者为佳。

2. 含量测定　用高效液相色谱法测定，药材按干燥品计算，23-乙酰泽泻醇B（$C_{32}H_{50}O_5$）和23-乙酰泽泻醇C（$C_{32}H_{48}O_6$）的总量不得少于0.10%。

【性味功能】味甘、淡，性寒。利水渗湿，泄热，化浊降脂。用于小便不利，水肿胀满，泄泻尿少，痰饮眩晕，热淋涩痛，高脂血症。

1. 盐泽泻　泻热作用增强，利尿而不伤阴，用于阴虚火旺，利水清热养阴。

2. 麸炒泽泻　寒性稍缓，长于渗湿和脾，降浊以生清。用于脾虚泄泻，痰湿眩晕。

【产销简述】除临床配方外，泽泻也是生产附子理中丸、六味地黄丸、肾气丸、滋阴降火丸等几十个中成药品种的重要原料。泽泻年需求量7000吨左右。目前市场上泽泻的主流商品为"川泽泻"。此外，泽泻也是出口的大宗商品。

【商品安全】本品久服可造成肾虚体弱，故凡肾虚精滑无湿热者禁服。

【贮藏】置干燥处，防蛀。

【附注】目前市场泽泻药材的规格等级划分可参考表5-26（出处：T/CACM 1021.41—2018《中药材商品规格等级 泽泻》）。

表5-26　泽泻商品规格等级划分参考

规格	等级	性状描述	
		共同点	区别点
建泽泻	特等	表面黄白色或灰白色，有不规则横向环状浅沟纹和细小突起的须根痕。质坚实，相互碰撞有清脆的声响。断面黄白色或淡黄色，粉性。气微，嚼之味微苦	多呈椭圆状。每千克个数≥25（单个≥40g）。无双花、无焦枯
	一等		多呈椭圆状或类球状。每千克个数≥33（单个≥30g）。无双花、无焦枯
	二等		多呈不规则球状或椭圆状，间有双花。每千克个数≥100（单个≥10g），偶有轻微焦枯，不超过5%
	统货	呈椭圆状或类球状或含双花。表面黄白色或黄灰色，有不规则横向环状浅沟纹和细小突起的须根痕和瘤状芽痕。每千克100个以内（单个≥10g）。质坚实，相互碰撞有清脆的声响。断面黄白色或淡黄色，粉性。气微，嚼之味微苦。有轻微焦枯，但不超过5%	
川泽泻	一等	表面黄白色或灰黄白色，有明显的横向环状沟纹及瘤状芽痕。质坚实，相互碰撞有清脆的声响。断面黄白色、淡黄棕色或淡灰白色，粉性。气微，嚼之味微苦	多呈卵圆状、椭圆状或类球状或稍显三棱圆柱状。每千克个数≥33（单个≥30g）。无双花、无焦枯、无碎块
	二等		多呈不规则球状或椭圆状或类球状或稍显三棱圆柱状，间有双花。每千克个数≥100（单个≥10g）。间有双花、少量轻微焦枯、碎块，但不超过5%
	统货	结节略呈圆锥形，长短不一。大小不分。呈卵圆状或椭圆状或类球状或稍显三棱圆柱状，间有双花。表面灰黄色，有明显的横向环状沟纹及瘤状芽痕。每千克个数≥100（单个≥10g）。质坚实，相互碰撞有清脆的声响。断面黄白色、淡黄棕色或浅灰白色，粉性。气微，嚼之味微苦。间有双花、少量轻微焦枯、碎块，但不超过5%	

半夏 Banxia
Pinelliae Rhizoma

【别名】水玉、地珠半夏、麻芋果、地巴豆。

【来源】天南星科植物半夏 *Pinellia ternate*（Thunb.）Breit. 的干燥块茎。

【采制】夏、秋二季均可采挖。去掉茎叶，采用人工脱皮或机器脱皮法，脱皮后，用清水漂洗干净，曝晒至足干，即"生半夏"。在脱皮和冲洗时，要注意保护皮肤，以免中毒和半夏变色。经炮制形成生半夏、清半夏、姜半夏、法半夏等饮片规格。

【产地】野生或栽培。主产于四川南充市、安岳县、蓬溪县、开县、忠县，湖北老河口市、襄阳市、阳新县，河南淮滨县，安徽宁国市、阜南县，山东临沂市、菏泽市，贵州遵义市、习水县等地。以湖北、河南、山东所产品质较佳。

【商品特征】

1. 药材 类球形，稍偏斜，直径 0.7～1.6cm。表面白色或浅黄色，顶端有凹陷的茎痕，周围密布麻点状根痕；下面钝圆，较光滑。质坚实，断面洁白，富粉性。气微，味辛辣、麻舌而刺喉。

［规格等级］药材按大小分为 3 个等级。

一等：呈类球形半圆球形或偏斜，去净外皮。表面白色或浅黄白色，中心凹陷，周围有棕色点状根痕；下面钝圆，较平滑。质坚实。断面洁白或白色，粉质细腻。气微，味辛，麻舌而刺喉。每千克 800 粒以内。二等：每千克 1200 粒以内，余同一等。三等：每千克 3000 粒以内，余同一等。

2. 饮片

（1）生半夏 同药材，用时捣碎。

（2）清半夏 椭圆形、类圆形或不规则的片。切面淡灰色至灰白色，或黄白色至黄棕色，可见灰白色点状或短线状维管束迹，有的残留栓皮处下方显淡紫红色斑纹。质脆，易折断，断面略呈粉性或角质样。气微，味微涩、微有麻舌感。

（3）姜半夏 片状、不规则颗粒状或类球形。表面棕色至棕褐色。质硬脆，断面淡黄棕色，常具角质样光泽。气微香，味淡、微有麻舌感，嚼之略黏牙。

（4）法半夏 类球形或破碎成不规则颗粒状。表面淡黄白色、黄色或棕黄色。质较松脆或硬脆，断面黄色或淡黄色，颗粒者质稍硬脆。气微，味淡略甘、微有麻舌感。

【质量评价】

1. 经验评价 以色白、质坚实、粉性足者为佳。

2. 检查 白矾限量：清半夏按干燥品计算，含白矾以含水硫酸铝钾［$KAl(SO_4)_2·12H_2O$］计，不得过 10.0%。姜半夏按干燥品计算，含白矾以含水硫酸铝钾［$KAl(SO_4)_2·12H_2O$］计，不得过 8.5%。

【性味功能】味辛，性温。有毒。燥湿化痰，降逆止呕，消痞散结。用于湿痰寒痰，咳喘痰多，痰饮眩悸，风痰眩晕，痰厥头痛，呕吐反胃，胸脘痞闷，梅核气；外治痈肿痰核。

1. 清半夏 燥湿化痰。用于湿痰咳嗽，胃脘痞满，痰涎凝聚，咯吐不出。

2. 姜半夏 温中化痰，降逆止呕。用于痰饮呕吐，胃脘痞满。

3. 法半夏 燥湿化痰。用于痰多咳喘，痰饮眩悸，风痰眩晕，痰厥头痛。

【产销简述】半夏为我国传统常用大宗中药材，应用历史悠久。市场销售的半夏以栽培品为主,野生少见。国内外年需求量8000~10000吨。

【商品安全】生品辛温、有毒,使人呕吐、咽喉肿痛、失音,多做外用,内服宜慎,阴虚燥咳、津伤口渴、血证及燥痰者禁服,孕妇慎服。不宜与川乌、制川乌、草乌、制草乌、附子同用。临床根据病情需要使用生半夏时,应限量、久煎,用加热法破坏其毒性,并注意佐以生姜等配伍。

【贮藏】置干燥通风处,防蛀。

【附注】目前市场半夏药材的规格等级划分可参考表5-27(出处:T/CACM 1021.100— 2018《中药材商品规格等级 半夏》)。

表5-27 半夏商品规格等级划分参考

等级		性状描述	
		共同点	区别点
选货	一等	本品呈类球形,有的稍偏斜,直径1.2~1.5cm,大小均匀。表面白色或浅黄色,顶端有凹陷的茎痕,周围密布麻点状根痕;下面钝圆,较平滑。质坚实,断面洁白或白色,富粉性。气微,味辛辣、麻舌而刺喉	每500g块茎数<500
	二等		每500g块茎数500~1000
统货		本品呈类球形,有的稍偏斜,直径1~1.5cm,大小均匀。表面白色或浅黄色,顶端有凹陷的茎痕,周围密布麻点状根痕;下面钝圆,较平滑。质坚实,断面洁白或白色,富粉性。气微,味辛辣、麻舌而刺喉	

川贝母 Chuanbeimu
Fritiliariae Cirrhosae Bulbus

【别名】贝母、勤母、药实。

【来源】百合科植物川贝母 Fritillaria cirrhosa D. Don、暗紫贝母 Fritillaria unibracteata Hsiao et K. C. Hsia et K. C. Hsia、甘肃贝母 Fritillaria przewalskii Maxim.、梭砂贝母 Fritillaria delavayi Franch.、太白贝母 Fritillaria taipaiensis P. Y. Li 或瓦布贝母 Fritillaria unibracteata Hsiao et K. C. Hsiavar. wabuensis(S. Y. Tang et S. C. Yue)Z. D. Liu,S. Wang et S. C. Chen 的干燥鳞茎。按药材性状不同分别习称"松贝""青贝""炉贝"和"栽培品"。

【采制】夏、秋二季或积雪融化后,选晴天采挖,清除泥土,注意避免损伤,不能淘洗,除去须根、粗皮及泥沙,晒干或低温干燥。

经炮制形成川贝母粉饮片规格。

【产地】川贝母主产于四川石渠县、德格县、西藏、云南等地;暗紫贝母主产于四川松潘县、红原县、若尔盖县等地;甘肃贝母主产于甘肃南部、青海东部和南部及四川等地;梭砂贝母主产于四川甘孜州、德格县、巴塘县、西藏昌都市和云南西部等地;太白贝母主产于陕西(秦岭及其以南地区)、甘肃东南部、四川东北部、湖北西北部等地;瓦布贝母主产于四川黑水县、茂县、松潘县及北川县等地。

【商品特征】

1. 药材

(1)松贝 类圆锥形或近球形,高0.3~0.8cm,直径0.3~0.9cm。表面类白色。外层鳞叶两瓣,大小悬殊,大瓣紧抱小瓣,未抱部分呈新月形,习称"怀中抱月";顶部闭合,内有类圆柱形、顶端稍尖的心芽和小鳞叶1~2枚;先端钝圆或稍尖,底部平,微凹入,中心有一灰褐色的鳞茎盘,偶有残存须根。质硬而脆,断面白色,富粉性。气微,味微苦。

[规格等级]松贝按大小及外形分为两个等级。

一等：类圆锥形或近球形。鳞叶2枚，大瓣紧抱小瓣，未抱部分呈新月形，顶部闭口，基部平。表面类白色。体结实，质细腻，断面粉白色。味甜微苦。每50g在240粒以外。二等：顶端闭合或开口，底部平或近似平。每50g 240粒以内。

（2）青贝　类扁球形，高0.4～1.4cm，直径0.4～1.6cm。外层鳞叶2瓣，大小相近，相对抱合，顶部开裂，内有心芽、小鳞叶2～3枚及细圆柱形的残茎。

[规格等级]青贝按大小及外形分为4个等级。

一等：呈扁球形或类圆形，外层两个鳞片大小相似，顶部闭口或微开口，底部较平，表面白色，细腻，体结实，断面粉白，味淡微苦；每50g 190粒以外；对开瓣不超过20%。二等：顶端闭口或开口，每50g 130粒以外；对开瓣不超过25%；花黄贝和花油贝不超过5%。三等：每50g 100粒以外；对开瓣不超过30%；黄贝、油贝和碎贝不超过5%。四等：顶端闭合或开口较多；表面牙白色或黄白色；大小粒不分；兼有黄贝、油贝、碎贝。

（3）炉贝　长圆锥形，高0.7～2.5cm，直径0.5～2.5cm。表面类白色或浅棕黄色，有的具棕色斑点。外层鳞叶2瓣，大小相近，顶部开裂而略尖，基部稍尖或较钝。

[规格等级]炉贝按表面颜色及斑点分为两个等级。

一等：呈长圆锥形，贝瓣略似马牙，表面白色，体结实，断面粉白色，味苦；大小粒不分；间有油贝、白色破瓣。二等：表面黄白色或淡棕黄色，有的有棕色斑点。

（4）栽培品　呈类扁球形或短圆柱形，高0.5～2cm，直径1～2.5cm。表面类白色或浅棕黄色，稍粗糙，有的具浅黄色斑点。外层鳞叶2瓣，大小相近，顶部多开裂而较平。

2. 饮片

川贝母粉　本品为类白色或淡黄色粉末。气微，味微苦。

【质量评价】

1. 经验评价　以质坚实、粉性足、色白者为佳。通常认为松贝最优，青贝次之。

2. 含量测定　用分光光度法测定，药材按干燥品计算，总生物碱含量以西贝母碱（$C_{27}H_{43}NO_3$）计，不得少于0.050%。

【性味功能】味苦、甘，性微寒。清热润肺，化痰止咳，散结消痈。用于肺热燥咳，干咳少痰，阴虚劳嗽，痰中带血，瘰疬，乳痈，肺痈。

【产销简述】川贝母是止咳化痰的良药，中医处方用量大。以川贝母为原料生产的中成药达100种以上。川贝母也是重要的出口商品，创汇率较高。但川贝母在市场上长期紧缺，供不应求，价格不断上涨，属于不能满足需求的品种。全国每年纯购400余吨，纯销400吨左右，供应出口30～40吨。因此，各地正在积极研究野生变家种工作。川贝母药源现状较为混乱，习用品与伪品较多，是目前国内中药材最易混淆和掺假的品种之一。据资料统计，川贝母年需求量100～1000吨。

【商品安全】本品苦寒，脾胃虚寒及寒痰、湿痰者慎用。不宜与川乌、制川乌、草乌、制草乌、附子同用。

【贮藏】置通风干燥处，防蛀。

【附注】目前市场川贝母药材的规格等级划分可参考表5-28（出处：T/CACM 1021.32—2018《中药材商品规格等级 川贝母》）。

表 5-28 川贝母商品规格等级划分参考

规格	等级	性状描述		
		共同点		区别点
松贝	选货 一等	呈类圆锥形或近球形,高 0.3～0.8cm,直径 0.3～0.9cm,表面类白色。外层鳞叶 2 瓣、大小悬殊,大瓣紧抱小瓣,未抱部分呈新月形,习称"怀中抱月",顶部闭合,内有类圆柱形、顶端稍尖的心芽和小鳞叶 1～2 枚;先端钝圆或稍尖,底部平,微凹入,中心有一灰褐色鳞茎盘,偶有残存须根。表面白色,体结实,质细腻,断面白色、富粉性	直径 0.3～0.45cm	油粒+碎瓣≤5%
	二等		直径 0.45～0.65cm	油粒+开花粒+碎瓣≤5%
	三等		直径 0.65～0.9cm	油粒+开花粒+碎瓣≤10%
	四等		直径 0.45～0.65cm	开花粒≤20%,油粒+碎瓣≤10%
	五等		直径 0.65～0.9cm	开花粒≤20%,油粒+碎瓣≤10%
	统货		大小不分	开花粒≤20%,油粒+碎瓣≤10%
青贝	选货 一等	类扁球形,高 0.4～1.4cm,直径 0.4～1.6cm,外层鳞叶 2 瓣,大小相近,相对抱合,顶部开裂,内有心芽和小鳞叶及细圆柱形的残茎。表面白色、细腻,体结实,断面粉白色,气微,味微苦	直径≤1.0cm	油粒+碎瓣≤20%,芯籽重量占比≤2%
	二等		直径>1.0cm	油粒+碎瓣≤20%,芯籽重量占比≤2%
	统货		大小不分	油粒+碎瓣≤20%,芯籽重量占比≤5%
炉贝	选货 一等	长圆锥形,高 0.7～25cm,底部直径 0.5～2.5cm,表面类白色或浅棕黄色,有的具棕色斑点,外层鳞叶 2 瓣,大小相近,顶部开裂面略尖,基部稍尖或较钝,气微,味微苦	表面类白色	油粒+碎瓣≤20%
	二等		表面浅棕黄色,有的具棕色斑点	油粒+碎瓣≤20%
	统货		表面类白色或浅棕黄色,有的具棕色斑点	油粒+碎瓣≤20%

浙贝母 Zhebeimu
Fritiliariae Thunbergii Bulbus

【别名】象贝、大贝、元宝贝、珠贝。

【来源】百合科植物浙贝母 *Fritillaria thunbergii* Miq. 的干燥鳞茎。

【采制】初夏植株枯萎时采挖,洗净。大小分开,大者除去芯芽,习称"大贝"(元宝贝);小者不去心芽,习称"珠贝"。分别撞擦,除去外皮,拌以煅过的贝壳粉,吸去擦出的浆汁,干燥;或取鳞茎,大小分开,洗净,除去芯芽,趁鲜切成厚片,洗净,干燥,习称"浙贝片"。

【产地】主要为人工栽培,其主产地分布于浙江磐安县、宁波市鄞州区、江苏南通市等地,福建、江西也有少量种植。

【商品特征】

1. 药材

(1) 大贝 为鳞茎外层的单瓣鳞叶,略呈新月形,高 1～2cm,直径 2～3.5cm。外表面类白色至淡黄色,内表面白色或淡棕色,被有白色粉末。质硬而脆,易折断,断面白色至黄白色,富粉性。气微,味微苦。

(2) 珠贝 为完整的鳞茎,呈扁圆形,高 1～1.5cm,直径 1～2.5cm。表面黄棕色至黄褐色,有不规则的皱纹;或表面类白色至淡黄色,较光滑或被有白色粉末。质硬,不易折断,断面淡黄色或类白色,略带角质状或粉性;外层鳞叶 2 瓣,肥厚,略似肾形,互相抱合,内有小鳞叶

2～3枚和干缩的残茎。

（3）浙贝片　为椭圆形或类圆形片，大小不一，长1.5～3.5cm，宽1～2cm，厚0.2～0.4cm。外皮黄褐色或灰褐色，略皱缩；或淡黄色，较光滑。切面微鼓起，灰白色；或平坦，粉白色。质脆，易折断，断面粉白色，富粉性。

［规格等级］大贝、珠贝、浙贝片均为统货。

2. 饮片　为类圆形的厚片或碎块，有的具心芽。外皮黄褐色或灰褐色，略皱缩；或淡黄白色，较光滑或被有白色粉末。切面微鼓起或平坦，灰白色或粉白色，略角质状或富粉性。多质坚硬，易折断；或质硬，断面灰白色或白色，有的浅黄棕色。气微，味苦。

【质量评价】

1. 经验评价　以鳞叶肥厚、质坚实、粉性足、断面色白者为佳。

2. 含量测定　用高效液相色谱法测定，药材按干燥品计算，含贝母素甲（$C_{27}H_{45}NO_3$）和贝母素乙（$C_{27}H_{43}NO_3$）的总量，不得少于0.080%。

【性味功能】味苦，性寒。清热化痰止咳，解毒散结消痈。用于风热咳嗽，痰火咳嗽，肺痈，乳痈，瘰疬，疮毒。

【产销简述】浙贝母是我国传统道地药材"浙八味"之一，市场目前均为家种，采用鳞茎繁殖。产区较为稳定，形成了浙江磐安县、浙江宁波市、江苏南通市三大产区。其中磐安县产量约占全国总产量的60%，是目前全国浙贝母的最大产区。目前国内及出口浙贝母年需求量为2300～2800吨。近年来，浙贝母产新货源处于供应偏紧的状态，市场消化仍需靠一部分库存货源的支撑，使得浙贝母在总量上处于供需平衡的状态。具有类似功效的湖北贝母在临床上可做替代品种，一定程度上分流了部分浙贝母的市场需求。

【商品安全】本品苦寒，脾胃虚寒及寒痰、湿痰者慎用。不宜与川乌、制川乌、草乌、制草乌、附子同用。

【贮藏】置干燥处，防蛀。

【附注】目前市场浙贝母药材的规格等级划分可参考表5-29（出处：T/CACM 1021.24—2018《中药材商品规格等级 浙贝母》）。

表5-29　浙贝母商品规格等级划分参考

规格	等级	性状描述	
		共同点	区别点
浙贝片	特级	干货，鳞茎外层的单瓣鳞叶切成的片，椭圆形或类圆形。边缘表面淡黄色或淡黄白色。质脆，易折断，断面粉白色或类白色，富粉性。无僵个、无虫蛀、无霉变。气微，味微苦	直径≥3.0cm；均匀度≥90%；边缘表面淡黄白色，断面粉白色
	一级		直径在2.5～3.0cm；均匀度在75%～90%；边缘表面淡黄白色至淡黄色，断面粉白色至类白色
	二级		直径在2.0～2.5cm；均匀度在60%～75%；边缘表面淡黄白色至淡黄色，断面粉白色至类白色
	统货		直径≤2.0cm；均匀度≤60%；边缘表面淡黄色，断面类白色
完整珠贝	特级	完整的鳞茎，扁圆形。表面类白色、淡黄白色，外层鳞叶2瓣，肥厚，略似肾形，互相抱合，内有小鳞叶2～3枚和干缩的残茎。无僵个、无虫蛀、无霉变。气微，味微苦	直径≥3.0cm；均匀度≥90%；表面类白色
	一等		直径在2.5～3.0cm；均匀度在75%～90%；表面类白色至淡黄白色
	二等		直径在2.0～2.5cm；均匀度在60%～75%；表面类白色至淡黄白色
	统货		直径≤2.0cm；均匀度≤60%；表面淡黄白

麦冬 Maidong
Ophiopogonis Radix

【别名】麦门冬、沿阶草、不死药。

【来源】百合科植物麦冬 *Ophiopogon japonicus*（L.f）Ker-Gawl. 的干燥块根。

【采制】四川于栽培后次年 4 月采挖。浙江于栽培后第 3 年 5～6 月采挖；夏季采挖，洗净，反复曝晒、堆置，至七八成干，除去须根，干燥。

【产地】麦冬主产于四川绵阳市和浙江慈溪市等地。其中产于四川绵阳地区的，称"川麦冬"；产于浙江的，称"杭麦冬"或"浙麦冬"，为道地药材"浙八味"之一。

【商品特征】

1. 药材 本品呈纺锤形，两端略尖，长 1.5～3cm，直径 0.3～0.6cm。表面黄白色或淡黄色，有细纵纹。质柔韧，断面黄白色，半透明，中柱细小。气微香，味甘、微苦。

[规格等级] 药材按产地分为浙麦冬、川麦冬两种规格，再分别按大小分 3 等。

浙麦冬 一等：纺锤形，半透明，表面黄色，质柔韧，断面牙白色，有木心，味微甜，嚼之有黏性；每 50g 150 粒以内。二等：每 50g 280 粒以内，余同一等。三等：每 50g 280 粒以外，最小不低于麦粒大，油粒、烂头不超过 10%；余同一等。

川麦冬 一等：纺锤形，半透明，表面淡白色，断面牙白色，木心细软，味微甜，少黏性；每 50g 190 粒以内。二等：每 50g 300 粒以内，余同一等。三等：每 50g 300 粒以外，最小不低于麦粒大，间有乌花，油粒不超过 10%；余同一等。

2. 饮片 形如麦冬，或为轧扁的纺锤形块片。表面淡黄色或灰黄色，有细纵纹。质柔韧，断面黄白色，半透明，中柱细小。气微香，味甘、微苦。

【质量评价】

1. 经验评价 以块根肥大、色黄白、半透明、木心小、香气浓、嚼之发黏为佳。

2. 含量测定 用高效液相法测定，药材按干燥品计算，含麦冬总皂苷以鲁斯可皂苷元（$C_{27}H_{42}O_4$）计，不得少于 0.12%。

【性味功能】味甘、微苦，性微寒。养阴生津，润肺清心。用于肺燥干咳，阴虚劳嗽，喉痹咽痛，津伤口渴，内热消渴，心烦失眠，肠燥便秘。

【产销简述】麦冬药用历史和栽培历史悠久，为传统大宗常用药材。目前，市场上销售的麦冬以川麦冬和浙麦冬为主。川麦冬因种植周期短、产量大、价格便宜，故市场占有率高，是市场上麦冬的主流品种。浙麦冬种植周期长（3 年以上），品质较优但产量较低，其价格高、市场占有率低。麦冬是临床配方和中成药生产的重要原料，也是重要的出口商品，还广泛用于美容和保健食品的开发上，远销世界各国。据统计，近年来麦冬产量在年 17000 吨左右，年需求量在 13000 吨，属能满足市场需求的品种。

【商品安全】本品微苦寒，虚寒泄泻、湿浊中阻、风寒或寒痰咳喘者禁服。

【贮藏】置阴凉干燥处，防潮。

山药 Shanyao
Dioscoreae Rhizoma

【别名】怀山药、薯蓣、淮山药、山薯蓣。

【来源】薯蓣科植物薯蓣 Dioscorea opposita Thunb. 的干燥根茎。

【采制】冬季茎叶枯萎后采挖。切去根头，洗净，除去外皮和须根，干燥，习称"毛山药"；或除去外皮，趁鲜切厚片，干燥，称为"山药片"；也有选择肥大顺直的干燥山药，置清水中，浸至无干心，闷透，切齐两端，用木板搓成圆柱状，晒干，打光，习称"光山药"。

经炮制形成山药、山药片、麸炒山药、土炒山药等饮片规格。

【产地】主产于河南。山西、河北、陕西、山东等地亦产。以河南博爱县、沁阳市、武陟县、温县等地（古怀庆所属）所产质量最佳，习称"怀山药"，为著名的"四大怀药"之一。

【商品特征】

1.药材 根据市场流通情况，将山药药材分为"光山药""毛山药"和"山药片"3个规格。

（1）毛山药 本品略呈圆柱形，弯曲而稍扁，长15～30cm，直径1.5～6cm。表面黄白色或淡黄色，有纵沟、纵皱纹及须根痕，偶有浅棕色外皮残留。体重，质坚实，不易折断，断面白色，粉性。气微，味淡、微酸，嚼之发黏。

[规格等级] 毛山药根据直径和长度划分为3个等级。

一等：干货。呈长条形，弯曲稍扁，有顺皱纹或纵沟，去净外皮。内外均为白色或黄白色，有粉性。味淡。长15cm以上，中部围粗10cm以上。无破裂、空心、黄筋、杂质、虫蛀、霉变。二等：长10cm以上，中部围粗6cm以上。余同一等。三等：中部围粗3cm以上，间有碎块。

（2）光山药 呈圆柱形，两端平齐，长9～18cm，直径1.5～3cm。表面光滑，白色或黄白色。

[规格等级] 光山药根据直径和长度划分为4个等级。一等：呈圆柱形，条匀挺直，光滑圆润，两头平齐。内外均匀为白色。质坚实，粉性足。味淡。长15cm以上，直径2.3cm以上。无裂痕、空心、炸头、杂质、虫蛀、霉变。二等：长13cm以上，直径1.7cm以上。余同一等。三等：长10cm以上，直径1cm以上。余同一等。四等：直径0.8cm以上，长短不分，间有碎块。

（3）山药片 为不规则的厚片，皱缩不平，切面白色或黄白色，质坚脆，粉性。气微，味淡、微酸。

2.饮片

（1）山药 类圆形或不规则形厚片。切面白色或类白色；周边浅黄色。质坚脆，粉性。无臭，味淡，嚼之发黏。

（2）山药片 形如山药片药材。

（3）麸炒山药 形如毛山药片或光山药片，切面黄白色或微黄色，偶见焦斑，略有焦香气。

（4）土炒山药 形如毛山药片或光山药片，表面呈土黄色。

【质量评价】

1.经验评价 以质坚实、粉性足、色白者为佳。

2.检查 二氧化硫残留量：毛山药和光山药不得过400mg/kg；山药片不得过10mg/kg。

【性味功能】甘，平。补脾养胃，生津益肺，补肾涩精。用于脾虚食少，久泻不止，肺虚喘咳，肾虚遗精，带下，尿频，虚热消渴。

1.麸炒山药 补脾健胃。用于脾虚食少，泄泻便溏，白带过多。

2.土炒山药 补脾止泻。用于脾虚久泻，大便泄泻等症。

【产销述】山药为年需求量近10万吨的传统大宗药材，河南焦作是其道地产区，年种植面积3.5万亩以上。我国山药年需求量达到9万～9.5万吨（折干品）。山药作为蔬菜鲜品食用量占总量的70%～80%，只有20%～30%加工成干品光山药或毛山药，其中光条山药主要通过广州销往我国港澳台地区及东南亚地区,而毛条山药主要为国内各中成药厂家生产所需。

【贮藏】置阴凉干燥处,防潮。

【附注】目前市场山药药材的规格等级划分可参考表5-30(出处:T/CACM 1021.17—2018《中药材商品规格等级 山药》)。

表5-30 山药药材的规格等级划分参考

规格	等级	性状描述	
		共同点	区别点
光山药	一等	呈圆柱形,条均挺直,光滑圆润,两端平齐,可见明显颗粒状。切面白色或黄白色。质坚脆,粉性足。无裂痕、空心、炸头。气微,味淡,微酸	长≥15cm,直径≥2.5cm
	二等		长≥13cm,直径2.0~2.5cm
	三等		长≥10cm,直径1.7~2.0cm
	四等		长短不分,直径1.5~1.7cm,间有碎块
毛山药	一等	略呈圆柱形,弯曲稍扁,表面黄白色或淡黄色有纵沟、纵皱纹及须根痕,偶有浅棕色外皮残留。体重,质坚实,不易折断,断面白色,粉性。气微、味淡、微酸,嚼之发黏	长≥15cm,中部围粗≥10cm,无破裂、空心、黄筋
	二等		长≥10cm,中部围粗6~10cm,无破裂、空心、黄筋
	三等		长≥7cm,中部围粗3~6cm,间有碎块。无破裂、空心、黄筋
	四等		长短不分,直径≥1.0cm,间有碎块。少量破裂、空心、黄筋
山药片	一等	为不规则的厚片,皱缩不平,切面白色或黄白色,质坚脆,粉性。气微,味淡	直径≥2.5cm,均匀,碎片≤2%
	二等		直径≥1.0cm,均匀,碎片≤5%

天麻 Tianma
Gastrodiae Rhizoma

【别名】赤箭、离母、鬼督邮、定风草。

【来源】兰科植物天麻 *Gastrodia elata* Bl. 的干燥块茎。

【采制】立冬后至次年清明前采挖,立即洗净,刮去外皮或用谷壳搓去表面的鳞片和粗皮,蒸透,敞开低温干燥。冬季至翌年发芽前采收者,习称"冬麻";春季刚出芽时采收者,习称"春麻"。

【产地】栽培或野生。按产地分贵天麻(贵州产)、川天麻(四川产)、云天麻(云南产)、西天麻(陕西产)等,现以栽培品为主。主产于贵州省大方县、贵阳市、威宁县,云南昭通市、迪庆州,贵州毕节市,四川宜宾市、泸州市,陕西商洛市、汉中市、安康市,湖北宜昌市、房县,安徽金寨县、岳西县,湖南靖县,河南商城县、西峡县等地。

【商品特征】

1.药材 椭圆形或长条形,略扁,皱缩而稍弯曲,长3~15cm,宽1.5~6cm,厚0.5~2cm。表面黄白色至淡黄棕色,有纵皱纹及由潜伏芽排列而成的横环纹多轮,有时可见棕褐色菌索。顶端有红棕色至深棕色鹦嘴状的芽或残留茎基;另端有圆脐形瘢痕。质坚硬,不易折断,断面较平坦,黄白色至淡棕色,角质样。气微,味甘。

(1)野生品 呈扁椭圆形,大小不等。表面纵皱褶纹(习称"姜皮")明显。

(2)栽培品 扁椭圆形或长条形,大小较均匀。表面黄白色,半透明。质较细嫩。

[规格等级]按采收时间分冬麻和春麻两个规格,再分别按大小分为4个等级。

冬麻 一等:扁长椭圆形,去净外皮,表面淡黄棕色或灰黄色,皱纹较细,饱满,一端有残留的红棕色顶芽（习称"鹦哥嘴"或"红小辫"），体重，质坚实，断面角质样，牙白色；每千克26支以内，无空心、枯糠、杂质、虫蛀、霉变。二等：每千克46支以内，余同一等。三等：每千克90支以内；断面角质，牙白色或棕黄色，稍有空心；余同一等。四等：每千克90支以上。凡不符合一、二、三等的，空心及未去外皮者均属于此等，无芦茎、杂质、虫蛀、霉变。

春麻 皱纹粗大，常残留茎基。表面灰褐色，外皮多未除净。体较轻，易折断，断面常中空。等级划分方式同冬麻。

2. 饮片 不规则的薄片。外表皮淡黄色至黄棕色，有时可见点状排成的横环纹。切面黄白色至淡棕色。角质样，半透明。气微，味甘。

【质量评价】

1. 经验评价 以个大、色黄白、质坚实沉重、有鹦哥嘴、断面明亮、气浓者为佳。

2. 检查 二氧化硫残留量：不得过400mg/kg。

3. 含量测定 用高效液相色谱法测定，本品按干燥品计算，含天麻素（$C_{13}H_{18}O_7$）和对羟基苯甲醇（$C_7H_8O_2$）的总量不得少于0.25%。

【贮藏】置通风干燥处，防蛀。

【性味功能】味甘，性平。息风止痉，平抑肝阳，祛风通络。用于小儿惊风，癫痫抽搐，破伤风，头痛眩晕，手足不遂，肢体麻木，风湿痹痛。

【商品安全】气血虚甚者慎服。

【产销简述】天麻为我国常用的名贵中药材。在20世纪70年代之前，天麻商品均为野生，产量小，销量大，一直为名贵紧缺药材。目前，商品经营分野生和家种天麻两种，天麻种植得到大规模发展，年产量3500～4000吨。

【附注】目前市场天麻药材的规格等级划分可参考表5-31（出处：T/CACM 1021.9—2018《中药材商品规格等级 天麻》）。

表5-31 天麻药材的规格等级划分参考

规格	等级	性状描述	
		共同点	区别点
乌天麻	一等	椭圆形、卵形或宽卵形，略扁，且短、粗，肩宽、肥厚，俗称"酱瓜"形，长5～12cm，宽2.5～6cm，厚0.8～4cm。表面灰黄色或黄白色，纵皱纹细小。"芝麻点"多且大；环节纹深且粗，环节较密，一般为9～13节。"鹦哥嘴"呈红棕色或深棕色，较小。"肚脐眼"小巧，下凹明显。体重，质坚实，难折断，断面平坦，黄白色，无白心、无空心，角质样。气微，味回甜，久嚼有黏性	每千克支数≤16，无空心、枯糠
	二等		每千克支数≤25，无空心、枯糠
	三等		每千克支数≤50，大小均匀，无枯糠
	四等		每千克支数>50，以及凡不合一、二、三等的碎块、空心、破损天麻均属此等
	春麻统货	宽卵形、卵形，扁，且短，肩宽；长5～12cm，宽2.5～6cm，厚0.8～4cm。多留有花茎残留基，表皮纵皱纹粗大，外皮多未去净，色灰褐，体轻，质松泡，易折断，断面常中空	
天麻	一等	长圆柱形或长条形，略扁，稍弯曲，肩部窄，不厚实。长6～15cm，宽1.5～6cm，厚0.5～2cm。表面灰黄色或浅棕色，纵皱纹细小。"芝麻点"小且少，环节纹浅且较细，环节较稀而多，一般为15～25节。"鹦哥嘴"呈红棕色，较肥大。"肚脐眼"较粗大，下凹不明显。质坚硬，不易折断，断面较平坦，黄白色至淡棕色，角质样，一般无空心。气微苦，略甜	每千克支数≤16，无空心、枯糠
	二等		每千克支数≤25，无空心、枯糠
	三等		每千克支数≤50，大小均匀，无枯糠
	四等		每千克支数>50，以及凡不合一、二、三等的碎块、空心、破损天麻均属此等
	春麻统货	长圆柱形或长条形，扁，弯曲皱缩，肩部窄，不厚实。长6～15cm，宽1.5～6cm，厚0.5～2cm。多留有花茎残留基，表皮纵皱纹粗大，外皮多未去净，色黄褐或灰褐色，体轻，质松泡，易折断，断面常中空	

二、茎木类中药商品

鸡血藤 Jixueteng

Spatholobi Caulis

【别名】血藤、血风、血风藤、散血香。

【来源】豆科植物密花豆 *Spatholobus suberectus* Dunn 的干燥藤茎。

【采制】秋、冬二季采收，除去枝叶，切片，晒干。

【产地】主产于广东肇庆市高要区，云南文山州、宜良县、玉溪市、腾冲市和广西等地。缅甸、越南等东南亚国家目前也大量出产。

【商品特征】

1. 药材 为椭圆形、长矩圆形或不规则的斜切片，厚 0.3～1cm。栓皮灰棕色，有的可见灰白色斑，栓皮脱落处显红棕色。质坚硬。切面木部红棕色或棕色，导管孔多数；韧皮部有树脂状分泌物呈红棕色至黑棕色，与木部相间排列呈数个同心性椭圆形环或偏心性半圆形环；髓部偏向一侧。气微，味涩。

［规格等级］本品为统货。

2. 饮片 同药材。

【质量评价】

1. 经验评价 以树脂状分泌物多者为佳。

2. 含量测定 用醇溶性浸出物测定法项下的热浸法测定，用乙醇作溶剂，不得少于 8.0%。

【性味功能】味苦、甘，性温。活血补血，调经止痛，舒筋活络。用于月经不调，痛经，经闭，风湿痹痛，麻木瘫痪，血虚萎黄。

【产销简述】近年鸡血藤价格平稳，年需求量在 10000 吨左右，产品能满足市场需求。

【商品安全】阴虚火旺者慎用。

【贮藏】置通风干燥处，防霉，防蛀。

【附注】目前市场鸡血藤药材的规格等级划分可参考表 5-32（出处：T/CACM 1021.111—2018《中药材商品规格等级 鸡血藤》）。

表 5-32 鸡血藤药材的规格等级划分参考

规格	等级	性状描述	
		共同点	区别点
进口野生	统货	干货。椭圆形、长矩圆形或不规则片状；厚 0.3～1.0cm。质坚实。切面木部红棕色或棕色，导管孔多数；韧皮部有树脂状分泌物呈红棕色至黑棕色，与木部相间排列呈数个同心性椭圆形环或偏心性半圆形环，髓部偏向一侧。干货，气微，味涩	片型大小不一，片直径多在 4～15cm 之间，同心环或偏心环在 3～13 圈之间
	大片		片型大小均匀，片长轴直径平均在 10cm 以上，片短轴直径平均在 5cm 以上。同心环或偏心环在 8 圈以上
	中片		片型大小均匀，片长轴直径平均在 6～10cm 间，片短轴直径平均在 3.5～5cm 间。同心环或偏心环在 5～8 圈之间
	小片		片型大小均匀，片长轴直径平均在 6cm 以下，片短轴直径在 3.5cm 以下。同心环或偏心环在 5 圈以下
国产野生	统货	干货。椭圆形片片状；质坚实。切面木部红棕色或棕色，导管孔多数；韧皮部有树脂状分泌物呈红棕色至黑棕色，与木部相间排列呈数个同心性椭圆形环或偏心性半圆形环。气微，味涩	

续表

规格	等级	性状描述	
		共同点	区别点
国产栽培	统货	人工栽培。干货。椭圆形片状；质坚实。切面木部红棕色或棕色，导管孔多数；韧皮部有树脂状分泌物呈红棕色至黑棕色，与木部相间排列呈数个同心性椭圆形环或偏心性半圆形环。同心环或偏心环较规则，环数多在5圈以下。片直径多在4～8cm间。气微，味涩	

沉香 Chenxiang
Aquilariae Lignum Resinatum

【别名】奇南香、伽南香、沉水香。

【来源】瑞香科植物白木香 *Aquilaria sinensis* (Lour.) Gilg 含有树脂的木材，习称国产沉香。瑞香科植物沉香 *Aquilaria agallocha* Boxb. 含有树脂的木材，习称进口沉香，《中国药典》未收载。

【采制】全年均可采收，割取含树脂的木材，除去不含树脂的部分，阴干。

经炮制形成沉香饮片、沉香粉。

【产地】国产沉香主产于海南海口市，广东湛江市、徐闻县、肇庆市等地。进口沉香主产于印度尼西亚、马来西亚、越南、柬埔寨及印度等地。

【商品特征】

1. 药材

（1）国产沉香 呈不规则块、片状或盔帽状，有的为小碎块。表面凹凸不平，有刀痕，偶有孔洞，可见黑褐色树蜡与黄白色木部相间的斑纹，孔洞及凹窝表面多呈朽木状。质较坚实，断面刺状。气芳香，味苦。

（2）进口沉香 呈不规则棒状、块片，常长10～15 cm，宽2～6cm；两端或表面有刀削痕、沟槽或凹凸不平，淡黄棕色或灰黑色，密布断续的棕黑色细纵纹（含树脂的木射线），有时可见黑棕色树脂斑痕，微具光泽，横切面可见细密棕褐色斑点。质坚硬而重，能沉或半沉水。气较浓，味苦。燃之发浓烟，香气强烈。

［规格等级］按产地及来源分为国产沉香和进口沉香两种规格，国产沉香按质地及表面树脂部分（俗称油格）所占比例分4个等级，进口沉香按醇浸出物含量分为4个等级。

国产沉香 一等：身重结实，油色黑润，油格占整块80%以上。二等：油色黑润或棕黑色，油格占整块60%以上。三等：油格占整块40%以上。四等：质疏松轻浮，油格占整块25%以上。

进口沉香 一等：醇溶性浸出物含量25%～30%。二等：醇溶性浸出物含量20%～25%。三等：醇溶性浸出物含量17%～20%。四等：醇溶性浸出物含量15%～17%。

2. 饮片

（1）沉香 不规则小碎段。表面黄白色，具细密纵直纹理，有的可见黑褐色树脂斑点。质较坚实，断面刺状。气芳香，味苦。

（2）沉香粉 深黄色粉末。气芳香，味苦。

【质量评价】

1. 经验评价 以色黑、质坚硬、油性足、香气浓而持久、能沉水者为佳。

2. 含量测定 用高效液相色谱法测定，按干燥品计算，含沉香四醇（$C_{17}H_{18}O_6$）不得少于 0.10%；用醇溶性浸出物测定法项下的热浸法测定，用乙醇作溶剂，不得少于 10.0%。

【性味功能】味辛、苦，性微温。行气止痛，温中止呕，纳气平喘。用于胸腹胀闷疼痛，胃寒呕吐呃逆，肾虚气逆喘急。

【产销简述】沉香历来不能满足市场需求，大部分依靠进口。白木香人工结香研究已有了长足的进步，提高了市场上国产沉香的供应，但目前仍不能满足市场需求。

【商品安全】阴虚火旺、气虚下陷者慎用。

【贮藏】本品易失润、干燥、走失香气，应密闭，置阴凉干燥处，避光、防潮。

【附注】目前市场沉香药材的规格等级划分可参考表 5-33（出处：T/CACM 1021.59—2018《中药材商品规格等级 沉香》）。

表 5-33 沉香药材的规格等级划分参考

规格	等级	性状描述	
		共同点	区别点
栽培	一等	干货。呈不规则块、片状、梭状或盔帽状，有的为小碎块。表面凹凸不平，有明显刀痕，可见红褐色或黑褐色树脂与黄白色木部相间的斑纹，凹窝表面多呈朽木状。质较坚实，断面刺状。一侧有腐木质。气芳香，微苦。燃烧冒油	结香面颜色红褐色、褐色或黑褐色，黄白色木部低于 50%。燃烧有浓厚黑色烟雾，无木质味
	二等		结香面颜色浅褐色、浅红褐色、褐色或浅色，黄白色木部超过 50%。燃烧有黑色烟雾或青色烟雾，有木质味
	统货	干货。呈不规则块、片状、梭状或盔帽状，有的为小碎块。表面凹凸不平，有明显刀痕，可见红褐色或黑褐色树脂与黄白色木部相间的斑纹，凹窝或一侧表面呈朽木状。质较坚实，断面刺状。气芳香，微苦。燃烧冒油	
野生		干货。呈不规则块、片状或盔帽状，有的为小碎块。表面凹凸不平，有刀痕，结香面可见黑褐色树脂与黄白色木部相间的斑纹，偶有孔洞，孔洞或凹窝或一侧表面呈朽木状或朽木痕迹。质较坚实，断面不平整。气芳香，微苦。燃烧冒油	

三、皮类中药商品

牡丹皮 Mudanpi
Moutan Cortex

【别名】丹皮、牡丹根皮、凤丹皮。

【来源】毛茛科植物牡丹 *Paeonia suffruticosa* Andr. 的干燥根皮。

【采制】秋季采挖根部，除去细根和泥沙，剥取根皮，晒干；或趁鲜用竹刀刮去粗皮，除去木心，晒干。前者习称原丹皮或连丹皮，后者习称刮丹皮。

【产地】主产于安徽铜陵市、南陵县西山，湖南邵阳市、长沙市、衡阳市，重庆市涪陵区，四川西昌市、汶川县。此外河南、陕西等地亦产。安徽铜陵产者习称"凤丹皮"，四川产者习称"川丹皮"。甘肃、陕西产者习称"西丹皮"。

【商品特征】

1. 药材

（1）**连丹皮** 呈筒状或半筒状，有纵剖开的裂缝，略向内卷曲或张开，长 5～20cm，直径 0.5～1.2cm，厚 0.1～0.4cm。外表面灰褐色或黄褐色，有多数横长皮孔样突起和细根痕，栓皮脱落处粉红色；内表面淡灰黄色或浅棕色，有明显的细纵纹，常见发亮的结晶。质硬而脆，易折断，断面较平坦，淡粉红色，粉性。气芳香，味微苦而涩。

（2）刮丹皮　外表面有刮刀削痕，外表面红棕色或淡灰黄色，有时可见灰褐色斑点状残存外皮。

[规格等级] 按产地与加工方法分为3种规格，再分别按大小分为4个等级。

凤丹　一等：干货。呈圆筒状，条均匀微弯，两端剪平，纵形隙口紧闭，皮细肉厚，表面褐色，质硬而脆，断面粉白色，粉质足，有亮银星，香气浓，味微苦涩。长6cm以上，中部围粗2.5cm以上。无木心、青丹、杂质、霉变。二等：长5cm以上，中部围粗1.8cm以上。三等：长4cm以上，中部围粗1cm以上。四等：凡不合一、二、三等的细条及断枝碎片均属此等，但是小围粗不低于0.6cm，无木心、碎末、杂质、霉变。

连丹　一等：干货。呈圆筒状，条均匀，稍弯曲，表面灰褐色或棕褐色，栓皮脱落处呈粉棕色，质硬而脆，断面粉白或淡褐色，有粉性，有香气，味微苦涩。长6cm以上，中部围粗2.5cm以上。去净木心。无青丹、木心、碎末、杂质、霉变。二等：长5cm以上，中部围粗1.8cm以上。三等：长4cm以上，中部围粗1cm以上。四等：凡不合一、二、三等的细条及断枝碎片均属此等，但最小围粗不低于0.6cm，无木心、碎末、杂质、霉变。

刮丹　一等：干货。呈圆筒状，条均匀，刮去外皮，表面粉红色，有节疤，皮孔根痕处，偶有未去净的栓皮，形成棕褐色的花斑，质坚硬，断面粉白色，有粉性，气香浓，味微苦涩，长6cm以上，中部围粗2.4cm以上。皮刮净，色粉红，碎节不超5%。无木心、杂质、霉变。二等：长5cm以上，中部围粗1.7cm以上，皮刮净，色粉红。三等：长4cm以上，中部围粗0.9cm以上。四等：凡不合一、二、三等长度的断枝碎片均属此等，无木心、碎末、杂质、霉变。

2. 饮片　圆形或卷曲形的薄片。连丹皮外表面灰褐色或黄褐色，栓皮脱落处粉红色；刮丹皮外表面红棕色或淡灰黄色。内表面有时可见发亮的结晶。切面淡粉红色，粉性。气芳香，味微苦而涩。

【质量评价】

1. 经验评价　以条粗、皮厚、断面淡粉红色、粉性足、结晶多、香气浓者为佳。

2. 含量测定　用高效液相色谱法测定，药材按干燥品计算，含丹皮酚（$C_9H_{10}O_3$）不得少于1.2%。

【性味功能】味苦、辛，性微寒。清热凉血，活血化瘀。用于热入营血，温毒发斑，吐血衄血，夜热早凉，无汗骨蒸，经闭痛经，跌仆伤痛，痈肿疮毒。

【产销简述】牡丹皮是我国传统常用中药材，为国内外药材市场的重要商品。年需求量6000吨左右，我国产量可满足市场需求并供出口。牡丹皮出口主要销往日本及东南亚各国。

【商品安全】血虚有寒、月经过多者及孕妇慎用。

【贮藏】本品易生霉、变色，应置阴凉干燥处保存。

【附注】目前市场牡丹皮药材的规格等级划分可参考表5-34（出处：T/CACM 1021.14—2018《中药材商品规格等级 牡丹皮》）。

表 5-34　牡丹皮药材的规格等级划分参考

规格	等级	性状描述	
		共同点	区别点
凤丹皮	一级	多呈圆筒状，条均匀微弯，两端剪平，纵形隙口紧闭，肉厚。表面褐色，与其他产地丹皮相比质硬，较坚实，断面粉白色或淡粉红色，粉质足，内表面淡黄色或淡棕色，有明显的细纵纹，常见发亮的结晶。香气浓，味微苦而涩	条均匀，长度≥11cm，中部直径≥1.1cm
	二级		条均匀，长度≥9cm，中部直径≥0.9cm
其他产地丹皮	连丹皮 三级	多呈圆筒状或半筒状，略内卷曲，稍弯曲，表面灰褐色或棕褐色，栓皮脱落处呈粉棕色。厚0.1～0.4cm。质硬而脆，断面粉白或淡褐色，有粉性、有香气，味微苦涩	条均匀，长度≥7cm，中部直径≥0.5cm
	刮丹皮 统货	多呈圆筒状或半筒状，略内卷曲，稍弯曲，表面淡棕色或粉红色，有节疤，皮孔根痕处，偶有未去净的栓皮，形成棕褐色的花斑。厚0.1～0.4cm。断面粉白色，有粉性，有香气，味微苦涩	大小混杂，间有碎末

厚朴 Houpo
Magnoliae Officinalis Cortex

【别名】川朴、紫油厚朴、赤朴、厚皮。

【来源】木兰科植物厚朴 *Magnolia officinalis* Rehd. et Wils. 或凹叶厚朴 *Magnolia officinalis* Rehd. et Wils. var. *biloba* Rehd. et Wils. 的干燥干皮、根皮及枝皮。

【采制】4～6月剥取，根皮和枝皮直接阴干；干皮置沸水中微煮后，堆置阴湿处，"发汗"至内表面变紫褐色或棕褐色时，蒸软，取出，卷成筒状，干燥。现在有的产地干皮也多不"发汗"，采用阴干方式干燥。

经炮制形成厚朴、姜厚朴等饮片规格。

【产地】

1. 川厚朴　主产于四川广元市，重庆市涪陵区，湖北恩施市、宜昌市，湖南等地。以川朴质优，称"紫油厚朴"。

2. 温厚朴　主产于浙江丽水市、福建、江西、广西等地。

【商品特征】

1. 药材

（1）干皮　呈卷筒状或双卷筒状，长30～35cm，厚0.2～0.7cm，习称"筒朴"；近根部的干皮一端展开如喇叭口，长13～25cm，厚0.3～0.8cm，习称"靴筒朴"。外表面灰棕色或灰褐色，粗糙，有时呈鳞片状，较易剥落，有明显椭圆形皮孔和纵皱纹，刮去粗皮者显黄棕色。内表面紫棕色或深紫褐色，较平滑，具细密纵纹，划之显油痕。质坚硬，不易折断，断面颗粒性，外层灰棕色，内层紫褐色或棕色，有油性，有的可见多数小亮星。气香，味辛辣、微苦。

（2）根皮（根朴）　呈单筒状或不规则块片；有的弯曲似鸡肠，习称"鸡肠朴"。质硬，较易折断，断面纤维性。

（3）枝皮（枝朴）　呈单筒状，长10～20cm，厚0.1～0.2cm。质脆，易折断，断面纤维性。

［规格等级］按部位、产地和形态分为温朴筒朴、川朴筒朴、蔸朴、耳朴和根朴5种规格。再按大小和重量将温朴筒朴、川朴筒朴分为4个等级，靴筒朴分为3个等级，根朴分为两个等级，耳朴为统货。

（1）温朴筒朴　一等：卷成单筒或双筒，两端平齐。表面灰棕色或灰褐色，有纵皱纹，内面深紫色或紫棕色，平滑。质坚硬。断面外侧灰棕色，内侧紫棕色。颗粒状。气香、味苦辛。筒长40cm，重800g以上。无青苔、杂质、霉变。二等：筒长40cm，重500g以上。三等：筒长40cm，重200g以上。四等：凡不合以上规格者及碎片、枝朴，不分长短、大小，均属此等，无青苔、杂质、霉变。

（2）川朴筒朴　一等：卷成单筒或双筒，两端平齐。表面黄棕色，有细密纵皱纹，内面紫棕色，平滑，划之显油痕，质坚硬。断面外侧黄棕色，内侧紫棕色，显油润，纤维少。气香、味苦辛。筒长40cm，不超过43cm，重500g以上。无青苔、杂质、霉变。二等：筒长40cm，不超过43cm，重200g以上。三等：筒长40cm，不超过43cm，重不低于100g。四等：凡不合以上规格者及碎片、枝朴，不分长短、大小，均属此等。无青苔、杂质、霉变。

（3）靴朴　一等：为靠近根部的干皮和根皮，似靴形，上端呈筒形。表面粗糙，灰棕色或灰褐色，内面深紫色。下端呈喇叭口状，显油润。断面紫棕色颗粒状，纤维性不明显。气香、味苦辛。块长70cm以上，重2000g以上。无青苔、杂质、霉变。二等：块长70cm以上，重2000g以下。三等：块长70cm，重500g以上。

（4）耳朴　统货：为靠近根部的干皮，呈块片状或半卷形，多似耳状。表面灰棕色或灰褐色，内面淡紫色。断面紫棕色，显油润，纤维性少。气香，味苦辛。大小不一。无青苔、杂质、霉变。

（5）根朴　一等：呈卷筒状长条。表面土黄色或灰褐色，内面深紫色。质韧。断面油润。气香，味苦辛。条长70cm，重400g以上。无木心、须根、杂质、霉变。二等：长短不分，每枝400g以上。无木心、须根、泥土等。

2. 饮片

（1）厚朴　为弯曲的丝条状或单、双卷筒状。外表面灰褐色，有时可见椭圆形皮孔或纵皱纹。内表面紫棕色或深紫褐色，较平滑，具细密纵纹，划之显油痕。切面颗粒性，有油性，有的可见小亮星。气味同药材。

（2）姜厚朴　形如厚朴丝，表面灰褐色，偶见焦斑。略有姜辣气。

【质量评价】

1. 经验评价　以皮厚、肉细、内表面色紫棕、油性足、断面有亮星、香气浓者为佳。

2. 含量测定　用高效液相色谱法测定，药材按干燥品计算，含厚朴酚（$C_{18}H_{18}O_2$）与和厚朴酚（$C_{18}H_{18}O_2$）的总量不得少于2.0%。

【性味功能】味苦、辛，性温。燥湿消痰，下气除满。用于湿滞伤中，脘痞吐泻，食积气滞，腹胀便秘，痰饮喘咳。

【产销简述】厚朴是我国特有的常用中药材，是国内外市场需求量较大的药材之一，栽培或野生。国内年需求量4000吨左右，出口量200吨左右。

【商品安全】气虚、津伤血枯者及孕妇慎用。

【贮藏】打捆或木箱装。本品易散失香气，故应避光、避风。置阴凉干燥处，防潮。

【附注】目前市场厚朴药材的规格等级划分可参考表5-35（出处：SB/T 11174.4—2016《中药材商品规格等级　第4部分：厚朴》）。

表 5-35　厚朴药材的规格等级划分参考

规格	等级	性状描述	
		共同点	区别点
筒朴	一等	干货。呈卷筒状或双卷筒状，两端平齐。长 30cm 以上。外表面灰棕色或灰褐色，有明显的皮孔和纵皱纹，粗糙，刮去粗皮者显黄棕色。内表面较平滑，具细密纵纹，划之显油痕。质坚硬，断面显油润，颗粒性，纤维少，有时可见发亮的细小结晶。气香，味辛辣、微苦。无青苔、杂质、霉变	皮厚 3.0mm 以上。 内表面紫褐色。 断面外层黄棕色，内层紫褐色
	二等		皮厚 2.0mm 以上。 内表面紫褐色。 断面外层灰棕色或黄棕色，内层紫棕色
	三等	干货。卷成筒状或不规则的块片，以及碎片、枝朴，不分长短大小，均属此等。外表面灰棕色或灰褐色，有明显的皮孔和纵皱纹。内表面划之略显油痕。断面具纤维性。气香，味苦辛。无青苔、杂质、霉变	皮厚 1.0mm 以上。 内表面紫褐色或棕色。 断面外层灰棕色，内层紫褐色或棕色
根朴	统货	干货。呈卷筒状，或不规则长条状，屈曲不直，长短不分。外表面棕黄色或灰褐色，内表面紫褐色或棕褐色。质韧。断面略显油润，有时可见发亮的细小结晶。气香，味辛辣、微苦。无木心、须根、杂质、霉变、泥土等	
蔸朴	统货	干货。为靠近根部的干皮和根皮，呈卷筒状或双卷筒状，一端膨大，似靴形。长 13～70cm，上端皮厚 2.5mm 以上。外表面棕黄色、灰棕色或灰褐色，粗糙，有明显的皮孔和纵、横皱纹；内表面紫褐色，划之显油痕。质坚硬，断面紫褐色，显油润，颗粒状，纤维少，有时可见发亮的细小结晶。气香，味辛辣、微苦。无青苔、杂质、霉变、泥土等	

肉桂 Rougui
Cinnamomi Cortex

【别名】桂皮、玉桂、牡桂、菌桂。

【来源】樟科植物肉桂 *Cinnamomum cassia* Presl. 的干燥树皮。

【采制】9～10 月采收。按采收加工方法的不同，有如下加工品。

1. 企边桂　剥取 10 年生以上的干皮，将两端削成斜面，突出桂心，夹在木制的凹凸板之间，压成两侧向内卷曲的浅槽状。

2. 板桂　剥取老树最下部近地面的干皮，夹在木制的桂夹内，晒至九成干，经纵横堆叠，加压，约一个月完全干燥，成为扁平板状。

3. 桂通（官桂）　剥取栽培 5～6 年生幼树的干皮和粗枝皮，或老树枝皮，不经压制，自然卷曲成筒状。

4. 油桂　选择皮厚 0.5cm 以上，外皮薄，起白云纹，含油分较丰富（含油多于板桂）者，加工成两边微向内弯，中部微成弧形的片块，在通风干燥处晾干或在弱光下晒干。

5. 桂碎　在桂皮加工过程中的碎块，多供香料用。

6. 桂心　即刮去外皮者。

【产地】主产于广西桂平市、防城港市、平南县、容县、上思县等地，广东德庆县、信宜市、肇庆市高要区、罗定市等地。国外主产于越南，印度、老挝、印度尼西亚亦产。另外，广东信宜及广西某些地区有 20 世纪 70 年代自越南引种的肉桂。

【商品特征】

1. 药材

（1）企边桂　呈槽状或卷筒状，长 30～40cm，宽或直径 3～10cm，厚 0.2～0.8cm。外表面灰棕色,稍粗糙,有不规则的细皱纹及横向突起的皮孔,有时可见灰白色地衣斑;内表面红棕色,略平坦,有细纵纹,划之显油痕。质硬而脆,易折断,断面不平坦,外层棕色而较粗糙,内层红棕色而油润,两层间有 1 条黄棕色线纹。气香浓烈,味甜、辣。

[规格等级] 企边桂按大小及重量分为 4 个等级。

甲级:皮细有彩云纹,无破裂,每片重 175g 以上,长约 43cm。乙级:皮略粗,破裂不超过 3cm,每片重 160g 以上。丙级:皮略粗,破裂不超过 4.5cm,每片重 150g 以上。丁级:皮粗细不均,多破裂,每片重 150g 以下。

(2) 板桂　呈板片状,长 30～40cm,宽 5～10cm,厚 0.6～0.8cm。两边稍向内弯曲,表面灰褐色,栓皮较厚。内表面棕红色或黄棕色,稍显凹凸不平。质坚硬,油性较少。气香较差,味微甜,辛辣。

[规格等级] 板桂按色泽及含油量分为 3 个等级。

甲级:外皮有光泽,含油分较足。乙级:色泽和所含油分比甲级差。丙级:色泽和所含油分比乙级差。

(3) 油桂　呈不规则片块状,大小不一,厚 0.4～0.8cm,皮较厚而粗糙,略扭曲,油少。嚼之渣多,味微甜而辣。

[规格等级] 油桂按油层厚度分为 3 个等级。

甲级:油层黑色或棕褐色。油层厚度占横断面 40% 以上,无破裂。乙级:油层略带黄色,油层厚度只占横断面 30% 以上,外皮有小孔和裂纹。丙级:油层略带黄色,油层厚度只占横断面 20% 以上。

(4) 桂通　呈双卷状或圆筒形,长 35cm,厚 0.1～0.3cm。外表面灰棕色,有细纵纹及小裂纹,皮孔椭圆形,偶有突起横纹及灰色花纹;内表面暗棕色。质硬而脆,断面紫红色或棕红色,气香,味微甜而辣。统货要求足干,棕色鲜明,皮薄肉厚,卷筒大小均匀,有油分,气香味甜辣,无霉变。

(5) 桂碎　呈大小不规则的片块状或短卷筒状,外表面灰棕色,断面和内表面呈棕色和棕褐色。气香,味微甜而辣。统货要求足干,颜色鲜明黄净。有肉桂香甜辣气味,无结块或碎屑,无霉变,无杂质。

(6) 桂心　统货。要求足干,外层桂皮刮除干净,内外表面棕黄色。卷筒大小均匀,有油分,味甜辣,无霉变。

(7) 进口肉桂　呈双卷状,中央为略向下凹的槽形,两端皆斜向削去外皮,长 40～50cm,宽 6～8cm,厚 0.6～0.7cm。外表面稍粗糙,具皱纹,有灰白色和黄棕色相间的斑块,圆形或半圆形皮孔多见;内表面棕色至棕褐色,光滑有细纵纹,指甲刻划显油痕。有特殊香气,味甜,微辛。

[规格等级] 低山肉桂:外表面粗糙,内表面稍粗糙。皮薄体较轻,断面浅黄色,线纹明显。含挥发油量较少,香气淡,甜味淡,辛味浓。高山肉桂:外表面细致而润滑。皮厚体较重,断面浅黄色线纹不明显。含挥发油量较高,香气浓,甜味浓,辛味淡。

2. 饮片　为红棕色、棕色小碎块,质油润,气香浓烈,味甜而辛辣。

【质量评价】

1. 经验评价　以不破碎、体重、外皮细、肉厚、断面红棕色至紫红色、油性大、香气浓、味甜辣、嚼之渣少者为佳。

2. 含量测定　照挥发油测定法(乙法)测定,药材含挥发油不得少于 1.2% (mL/g)。照高效液相色谱法测定，药材按干燥品计算，含桂皮醛（C9H8O）不得少于1.5%。

【性味功能】味辛、甘，性大热。补火助阳，引火归原，散寒止痛，温通经脉。用于阳痿宫冷，腰膝冷痛，肾虚作喘，虚阳上浮，眩晕目赤，心腹冷痛，虚寒吐泻，寒疝腹痛，痛经经闭。

【产销简述】为药食两用品，全国年产量2万～2.2万吨，其中以广西产量最大，销全国各地和东南亚各国及香港、澳门、台湾地区。进口约500吨。供需基本平衡。

【商品安全】有出血倾向者及孕妇慎用，不宜与赤石脂同用。

【贮藏】用防压、防潮性能较好的木箱或纸箱包装。置阴凉、避风、避光干燥处，高温、高湿季节宜密封保存。

【附注】目前市场肉桂药材的规格等级划分可参考表5-36（出处：T/CACM 1021.66—2018《中药材商品规格等级 肉桂》）。

表5-36 肉桂商品规格等级划分参考

规格	性状描述	
	共同点	区别点
企边桂	长30.0～40.0cm，宽或直径10.0～15.0cm。外表面灰棕色，稍粗糙，具不规则细皱纹及横向突起的皮孔，有时可见灰白色地衣斑；内表面红棕色，划之有油痕。质硬、脆，断面不平坦，外层棕色而较粗糙，内层红棕色而油润，两层间有1条黄棕色线纹。气香浓烈，味甜、辣	槽状，板边平整有卷起，厚度0.3～0.8cm
桂通		卷筒状，单筒或双筒，厚度0.2～0.8cm

杜仲 Duzhong
Eucommiae Cortex

【别名】思仲、木棉、思仙。

【来源】杜仲科植物杜仲 *Eucommia ulmoides* Oliv. 的干燥树皮。

【采制】4～6月剥取，刮去粗皮，堆置"发汗"至内皮呈紫褐色，晒干。

经炮制形成杜仲、盐杜仲等饮片规格。

【产地】主产于贵州遵义市、贵阳市、正安县、湄潭县等地，四川广元市、绵阳市、青川县、平武县等地，陕西略阳县、宁强县、岚皋县、镇坪县等地，湖北襄阳市、兴山县、鹤峰县、郧西县等地，湖南慈利县、桑植县、吉首市等地亦产。

【商品特征】

1.药材 呈板片状或两边稍向内卷，大小不一，厚0.3～0.7cm。外表面淡棕色或灰褐色，有明显的皱纹或纵裂槽纹，有的树皮较薄，未去粗皮，可见明显的皮孔。内表面暗紫色、光滑。质脆，易折断，断面有细密、银白色、富弹性的橡胶丝相连。气微，味稍苦。

[规格等级] 按宽度和厚度将药材分为4个等级。

特等：呈平板状，两端切齐，去净粗皮。表面呈灰褐色，内表面黑褐色，质脆。断处有胶丝相连，味微苦。整张长70～80cm，宽50cm以上，厚0.7cm以上。碎块不超过10%。无卷形、杂质、霉变。一等：整张长40cm以上，宽40cm以上，厚0.5cm以上。碎块不超过10%。余同特等。二等：呈板片状或卷曲状。表面呈灰褐色，里面青褐色，质脆。断处有胶丝相连，味微苦。整张长40cm以上，宽30cm以上，厚0.3cm以上。碎块不超过10%。无杂质、霉变。三等：凡不符合特等及一、二等标准，厚度最薄不得小于0.2cm，包括枝皮、根皮、碎块，均属此等。无杂质、霉变。

2. 饮片

（1）杜仲　呈小方块或丝状。外表面淡棕色或灰褐色，有明显的皱纹。内表面暗紫色，光滑。断面有细密、银白色、富弹性的橡胶丝相连。气微，味稍苦。

（2）盐杜仲　形如杜仲块或丝，表面黑褐色，内表面褐色，折断时胶丝弹性较差。味微咸。

【质量评价】

1. 经验评价　以皮厚、块大、去净粗皮、内表面暗紫色、断面银白色橡胶丝多者为佳。

2. 含量测定　照高效液相色谱法测定，药材以干燥品计算，含松脂醇二葡萄糖苷（$C_{32}H_{42}O_{16}$）不得少于0.10%。

【性味功能】味甘，性温。补肝肾，强筋骨，安胎。用于肝肾不足，腰膝酸痛，筋骨无力，头晕目眩，妊娠漏血，胎动不安。

盐杜仲　引药入肾，直达下焦，温而不燥，补肝肾、强筋骨、安胎的作用增强。用于肾虚腰痛，筋骨无力，妊娠漏血，胎动不安和高血压症。

【产销简述】杜仲是我国特有树种。国内年需求量在3000吨左右，年出口量在1200～1800吨。需求呈逐年递增之势。

【商品安全】为温补药，阴虚火旺者慎用。

【贮藏】打捆。本品易发霉，置阴凉、通风干燥处保存。

【附注】目前市场杜仲药材的规格等级划分可参考表5-37（出处：T/CACM 1021.25—2018《中药材商品规格等级 杜仲》）。

表5-37　杜仲商品规格等级划分参考

规格	等级	性状描述				
		共同点	区别点			
			形状	厚度/cm	宽度/cm	碎块/%
选货	一等	去粗皮。外表面灰褐色，有明显的皱纹或纵裂槽纹，内表面暗紫色，光滑。质脆，易折断，断面有细密、银白色、富弹性的橡胶丝相连。气微，味稍苦	板片状	≥0.4	≥30	≤5
	二等		板片状	0.3～0.4	不限	≤5
统货	—		板片状或浅槽状	≥0.3	不限	≤10

黄柏 Huangbo

Phellodendri Chinensis Cortex

【别名】川黄柏。

【来源】芸香科植物黄皮树 *Phellodendron chinense* Schneid. 的干燥树皮。

【采制】立夏到夏至采收。用利刀将10年左右树龄的树横向割分若干段，再纵向割裂，将皮剥下，树皮晒至半干，压平后刮净粗皮，以显黄色为度，再用竹刷刷去皮屑，晒干。

经炮制形成盐黄柏、黄柏炭等饮片规格。

【产地】主产于四川荥经县、洪雅县、绵阳市、通江县、都江堰市及贵州遵义市、毕节市、安顺市、兴义市等地。陕西凤县、洋县、安康市，湖北竹溪县、崇阳县，云南昭通市、腾冲市等地亦产。四川、贵州的产量大，质量佳。

【商品特征】

1. 药材　本品呈板片状或浅槽状，长宽不一，厚1～6mm。外表面黄褐色或黄棕色，平坦或具纵沟纹，有的可见皮孔痕及残存的灰褐色粗皮；内表面暗黄色或淡棕色，具细密的纵棱纹。体轻，质硬，断面纤维性，呈裂片状分层，深黄色。气微，味极苦，嚼之有黏性。

[规格等级] 商品按形状与大小分两个等级。

一等：呈平板状，去净粗栓皮，表面黄褐色或黄棕色，内表面暗黄色或淡棕色，体轻，质较坚硬。断面鲜黄色。气微，味极苦。长 40cm 以上，宽 15cm 以上。无枝皮、粗栓皮、杂质、虫蛀、霉变。二等：呈板片状或卷筒状，大小不等，厚度不小于 2mm，宽度不限，间有枝皮，余同一等。

2. 饮片

（1）黄柏　呈丝条状。外表面黄褐色或黄棕色。内表面暗黄色或淡棕色，具纵棱纹。切面纤维性，呈裂片状分层，深黄色。味极苦。

（2）盐黄柏　形如黄柏丝，表面深黄色，偶有焦斑。味极苦，微咸。

（3）黄柏炭　形如黄柏丝，表面焦黑色，内部深褐色或棕黑色。体轻，质脆，易折断。味苦涩。

【质量评价】

1. 经验评价　以色鲜黄、粗皮去净、皮厚、皮张均匀、纹细、体洁者为佳。

2. 含量测定　照高效液相色谱法测定，药材按干燥品计算，含小檗碱以盐酸小檗碱（$C_{20}H_{17}NO_4 \cdot HCl$）计，不得少于 3.0%。照高效液相色谱法测定，药材按干燥品计算，含黄柏碱以盐酸黄柏碱（$C_{20}H_{23}NO_4 \cdot HCl$）计，不得少于 0.34%。

【性味功能】味苦，性寒。清热燥湿，泻火除蒸，解毒疗疮。用于湿热泻痢，黄疸尿赤，带下阴痒，热淋涩痛，脚气痿蹙，骨蒸劳热，盗汗，遗精，疮疡肿毒，湿疹湿疮。

1. 盐黄柏　可引药入肾，缓解枯燥之性，增强滋肾阴、泻相火、退虚热的作用。多用于阴虚发热，骨蒸劳热，盗汗，遗精，足膝痿软，咳嗽咯血等。

2. 黄柏炭　清湿热之中兼具涩性，多用于便血、崩漏下血。

【产销简述】黄柏为我国传统大宗中药材之一，市场商品野生和栽培品均有。药厂投料用量较大，销量在 2500 吨左右，需求量呈逐年递增之势。

【商品安全】脾胃虚寒者忌用。

【贮藏】打捆，以篾席包装。本品易虫蛀、发霉、变色，应置通风干燥处，避光、防潮保存。

【附注】目前市场黄柏药材的规格等级划分可参考表 5-38（出处：T/CACM 1021.54—2018《中药材商品规格等级 黄柏》）。

表 5-38　黄柏商品规格等级划分参考

规格	等级	性状描述			
		共同点	区别点		
			形状	厚度/cm	宽度/cm
选货	一等	去粗皮。外表面黄褐色或黄棕色，平坦或具纵沟纹，有的可见皮孔痕及残存的灰褐色粗皮；内表面暗黄色或淡棕色，具细密的纵棱纹。体轻，质硬，断面纤维性，呈裂片状分层，深黄色。气微，味极苦，嚼之有黏性。	板片状	≥0.3	≥30
	二等		板片状	0.1~0.3	不限
统货	—		板片状或浅槽状	≥0.1	不限

四、叶类中药商品

大青叶 Daqingye
Isatidis Folium

【别名】菘蓝叶、大青、板蓝叶、蓝叶。
【来源】十字花科植物菘蓝 Isatis indigotica Fort. 的干燥叶。
【采制】夏、秋两季分 2～3 次采收,除去杂质,晒干。
【产地】主产于河北安国市、唐县,江苏南通市、常州市等地;安徽、甘肃、河南、浙江等省亦产。以河北安国产者为佳。
【商品特征】
1.药材 多皱缩卷曲,有的破碎。完整的叶片展平后呈长椭圆形至长圆状倒披针形,长 5～20cm,宽 2～6cm;上表皱缩卷面暗灰绿色,有的可见色较深稍突起的小点;先端钝,全缘或微波状,基部狭窄下延至叶柄呈翼状;叶柄长 4～10cm,淡棕黄色。质脆。气微,味微酸、苦、涩。
[规格等级] 本品为统货。
2.饮片 不规则的碎段。叶片暗灰绿色,叶上表面有的可见色较深稍突起的小点;叶柄碎片淡棕黄色。质脆。气微,味微酸、苦、涩。
【质量评价】
1.经验评价 以叶大、无柄、叶片完整、色暗灰绿、无杂质者为佳。
2.含量测定 照高效液相色谱法测定,药材按干燥品计算,含靛玉红($C_{16}H_{10}N_2O_2$)不得少于 0.020%。
【性味功能】味苦,性寒。清热解毒,凉血消斑。用于温病高热,神昏,发斑发疹;痄腮,喉痹,丹毒,痈肿。
【产销简述】为常用中药,多地栽培,销全国各地或自产自销,每年约需 8000 吨,供需基本平衡。
【商品安全】脾胃虚寒证忌用。
【贮藏】竹席或编织袋包装。本品受潮易发霉,应置于通风干燥处,防霉保存。
【附注】目前市场大青叶药材的规格等级划分可参考表 5-39(出处:T/CACM 1021.173—2018《中药材商品规格等级大青叶》)。

表 5-39 大青叶商品规格等级划分参考

规格	性状描述
统货	干货。本品多皱缩卷曲,有的破碎。完整叶片展平后呈长椭圆形至长圆状倒披针形,长 5～20cm,宽 2～6cm;上表面暗灰绿色,有的可见色较深稍突起的小点;先端钝,全缘或微波状,基部狭窄下延至叶柄呈翼状;叶柄长 4～10cm,淡棕黄色。质脆。气微,味微酸、苦、涩。无虫蛀、无霉变

番泻叶 Fanxieye
Sennae Folium

【别名】泻叶、旃那叶、泡竹叶。

【来源】豆科植物狭叶番泻 *Cassia angustifolia* Vahl 或尖叶番泻 *Cassia acutifolia* Delile 的干燥小叶。

【采制】狭叶番泻叶在开花前摘取叶片，及时摊晒，经常翻动，不要堆积过厚，以免叶色变黄。干燥后，按叶片大小和品质优劣分级，用水压机打包。尖叶番泻叶在9月间果实将成熟时，剪下枝条，摘取叶片，晒干，按全叶与碎叶分别包装。

【产地】狭叶番泻主产于红海以东至印度一带，现盛栽于印度南端丁内未利，故商品又名印度番泻叶或丁内未利番泻叶，现埃及和苏丹亦产。尖叶番泻主产于埃及的尼罗河中上游，由亚历山大港输出，商品又称埃及番泻叶或亚历山大番泻叶。现我国广东省、海南省及云南西双版纳州等地亦有栽培，但产量不大。

【商品特征】

1. 药材

（1）狭叶番泻叶　呈长卵形或卵状披针形，长1.5～5cm，宽0.4～2cm，叶端急尖，叶基稍不对称，全缘。上表面黄绿色，下表面浅黄绿色，无毛或近无毛，叶脉稍隆起。革质。气微弱而特异，味微苦，稍有黏性。

［规格等级］按黄叶、碎叶及杂质的比例分为3个等级。

特等：叶尖长，色绿，无叶轴、小枝、破碎叶片及其他杂质。一等：叶大而尖，色绿无黄叶，无叶轴、小枝及破碎叶片，其他杂质不超过5%。二等：叶片色绿，其中含碎片，黄叶及杂质不超过8%。三等（统货）：黄叶不超过20%，枝、碎叶及杂质不超过12%。

（2）尖叶番泻叶　呈披针形或长卵形，略卷曲，叶端短尖或微突，叶基不对称，两面均有细短毛茸。

［规格等级］同狭叶番泻叶。

2. 饮片　同药材。

【质量评价】

1. 经验评价　以叶片大、完整、色绿、梗少，无黄叶及泥沙杂质者为佳。

2. 含量测定　照高效液相色谱法测定，药材按干燥品计算，含番泻苷 A（$C_{42}H_{38}O_{20}$）和番泻苷 B（$C_{42}H_{38}O_{20}$）的总量，不得少于1.1%。

【性味功能】味甘、苦，性寒。泻热行滞，通便，利水。用于热结积滞，便秘腹痛，水肿胀满。

【产销简述】目前全年进口200～500吨，历史上供求基本平衡。狭叶番泻叶以印度南端丁内未利产量最大。销全国各地。

【商品安全】孕妇及哺乳期妇女慎用。

【贮藏】竹席装，再用水压机打包。本品易发霉变质，注意防潮，置阴凉、通风干燥处，避光保存。

五、花类中药商品

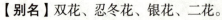

金银花 Jinyinhua

Lonicerae Japonicae Flos

【别名】双花、忍冬花、银花、二花。

【来源】忍冬科植物忍冬 *Lonicera japonica* Thunb. 的干燥花蕾或带初开的花。

【采制】5～6月间，在晴天清晨露水刚干时摘取花蕾，摊席上晾干，或者烘干。晾干时不宜任意翻动，否则容易变黑。忌在烈日下暴晒。

【产地】主产于山东、河南、河北巨鹿县。产于河南新密市、巩义市、荥阳市、封丘县等地的称为"密银花"或"南银花"。产于山东平邑县、费县、蒙阴县、兰陵县等地的称为"东银花"或"济银花"。全国大部分地区均产。

【商品特征】

1. 药材 呈棒状，上粗下细，略弯曲，长2～3cm，上部直径约0.3cm，下部直径约0.15cm。表面黄白色或绿白色（贮久色渐深），密被短柔毛。偶见叶状苞片。花萼绿色，先端5裂，裂片有毛，长约0.2cm。开放者花冠筒状，先端二唇形；雄蕊5，附于筒壁，黄色；雌蕊1，子房无毛。气清香，味淡、微苦。

[规格等级] 按产地分为两种规格，再分别按花的开放程度、所含杂质分为4个等级。

（1）密银花 一等：花蕾呈棒状，上粗下细，微弯曲。表面绿白色，花冠厚，质稍硬，握之有顶手感。气清香，味甘、微苦。无开放花朵，破裂花蕾及黄条不超过5%。无黑条、黑头、枝叶、杂质、虫蛀、霉变。二等：开放花朵不超过5%，黑头、破裂花蕾及黄条不超过10%，余同一等。三等：开放花朵、黑条不超过30%，余同一等。四等：花蕾和开放花朵兼有。色泽不分，枝叶不超过3%。无杂质、虫蛀、霉变。

（2）东银花 一等：花蕾呈棒状、肥壮、上粗下细，略弯曲。表面黄白或青色。气清香，味甘、微苦。开放花朵不超过5%。无嫩蕾、黑头和枝叶。无杂质、虫蛀、霉变。二等：花蕾较瘦，开放花朵不超过15%，黑头不超过3%。余同一等。三等：花蕾瘦小，开放花朵不超过25%，黑头不超过15%，枝叶不超过1%。余同一等。四等：花蕾和开放花朵兼有。色泽不分，枝叶不超过3%。无杂质、虫蛀、霉变。余同一等。

2. 饮片 同药材。

【质量评价】

1. 经验评价 均以花蕾多、完整、色青绿微白、气清香者为佳。

2. 检查 重金属及有害元素：铅不得过5mg/kg；镉不得过1mg/kg；砷不得过2mg/kg；汞不得过0.2mg/kg；铜不得过20mg/kg。

3. 含量测定 用高效液相色谱法测定，药材按干燥品计算，含绿原酸（$C_{16}H_{18}O_9$）不得少于1.5%，含酚酸类以绿原酸（$C_{16}H_{18}O_9$）、3,5-二-O-咖啡酰奎宁酸（$C_{25}H_{24}O_{12}$）和4,5-二-O-咖啡酰奎宁酸（$C_{25}H_{24}O_{12}$）的总量计，不得少于3.8%。含木犀草苷（$C_{21}H_{20}O_{11}$）不得少于0.050%。

【性味功能】味甘，性寒。清热解毒，疏散风热。用于痈肿疔疮，喉痹，丹毒，热毒血痢，风热感冒，温病发热。

【产销简述】由于历史原因和传统用药习惯，全国金银花品种复杂，用途多样。正品金银花（忍冬）大约年产销10000吨，主产地为河南、山东与河北等北方地区；其他金银花（山银花）年产销约10000吨，主要产地为湖南、湖北、四川、贵州等南方地区。产量能满足国内外需求。

【商品安全】脾胃虚寒及疮疡属阴证者慎服。

【贮藏】置阴凉干燥处，防潮，防蛀。

【附注】目前市场金银花药材的规格等级划分可参考表5-40（出处：T/CACM 1021.10—2018《中药材商品规格等级 金银花》）。

表 5-40　金银花规格等级划分参考

规格	等级	性状	颜色	开放花率 /%	枝叶率 /%	黑头黑条率 /%	其他
晒货	一等	花蕾肥壮饱满、均匀	黄白色	0	0	0	无破碎
	二等	花蕾饱满，较均匀	浅黄色	≤1	≤1	≤1	—
	三等	欠均匀	色泽不分	2	≤1.5	≤1.5	—
烘货	一等	花蕾肥壮饱满，匀整	青绿色	0	0	0	无破碎
	二等	花蕾饱满、较匀整	绿白色	≤1	≤1	≤1	—
	三等	欠匀整	色泽不分	2	≤1.5	≤1.5	—

款冬花 Kuandonghua
Farfarae Flos

【别名】冬花、顶冬花、上冬花、灵台冬花。

【来源】菊科植物款冬 *Tussilago farfara* L. 的干燥花蕾。

【采制】12 月或地冻前当花尚未出土时采挖，除去花梗和泥沙，阴干。

【产地】主产于河南蔚县、嵩县、卢氏县、栾川县，甘肃灵台县、泾川县、天水市，山西兴县、临县、静乐县，陕西榆林市、神木市、凤县，等地。此外河北、青海、四川等地均产。以河南产量最大，甘肃灵台县、陕西榆林市质最优，习称"灵台冬花"。

经炮制形成款冬花、蜜款冬花等饮片规格。

【商品特征】

1. 药材　呈长圆棒状。单生或 2～3 个基部连生，长 1～2.5cm，直径 0.5～1cm。上端较粗，下端渐细或带有短梗，外面被有多数鱼鳞状苞片。苞片外表面紫红色或淡红色，内表面密被白色絮状茸毛。体轻，撕开后可见白色茸毛。气香，味微苦而辛。

［规格等级］商品按大小及黑头花的比例等分为两个等级。

一等：呈长圆形。单生或 2～3 个基部连生，苞片呈鱼鳞状，花蕾肥大，个头均匀，色泽鲜艳。表面紫红或粉红色，体轻，撕开可见絮状毛茸。气微香，味微苦。黑头不超过 3%，花柄长不超过 0.5cm。无开头、枝杆、杂质、虫蛀、霉变。二等：个头瘦小，不均匀，表面紫褐色或暗紫色，间有绿、白色，体轻。开头、黑头均不超过 10%，花梗不超过 1cm。余同一等。

2. 饮片

（1）款冬花　同药材。

（2）蜜款冬花　形如款冬花，表面棕黄色或棕褐色，稍带黏性。具蜜香气，味微甜。

【质量评价】

1. 经验评价　以花蕾大、肥壮、色紫红鲜艳、花梗短者为佳。

2. 含量测定　用高效液相色谱法测定，药材按干燥品计算，含款冬酮（$C_{23}H_{34}O_5$）不得少于 0.070%。

【性味功能】味辛、微苦，性温。润肺下气，止咳化痰。用于新久咳嗽，喘咳痰多，劳嗽咯血。

蜜款冬花　润肺止咳作用增强。

【产销简述】以栽培为主，全国年均产约 5000 吨，能够满足国内外市场的需求。

【商品安全】阴虚者慎服。

【贮藏】木箱或硬纸箱包装，置于干燥处保存，防潮，防霉。

【附注】目前市场款冬花药材的规格等级划分可参考表5-41（出处：T/CACM 1021.93 —2018《中药材商品规格等级 款冬花》）。

表 5-41 款冬花规格等级划分参考

规格	等级	性状描述	
		共同点	区别点
选货	一等	干货。长圆棒状。上端较粗，下端渐细，外面被有多数鱼鳞状苞片，体轻，撕开可见絮状白色毛茸。气香，味微苦而辛	花蕾较大，表面淡红色、紫红色。无开头。黑头≤3%，总花梗长度≤0.5cm
	二等		花蕾大小不均匀，表面淡红色、紫红色。开头≤3%，黑头≤3%，总花梗长度≤2cm
统货	—	干货。长圆棒状，外面被有鱼鳞状苞片，体轻，撕开可见絮状白色毛茸。味微苦而辛。花蕾大小不均匀，表面紫红色、紫褐色，间有白绿色。开头≤10%，黑头≤10%，总花梗长度≤2cm	

菊花 Juhua
Chrysanthemi Flos

【别名】甘菊、甘菊花、白菊花。

【来源】菊科植物菊 Chrysanthemum morifolium Ramat. 的干燥头状花序。

【采制】9～11月花盛开时分批采收，阴干或焙干，或熏、蒸后晒干。药材按产地和加工方法不同，分为"亳菊""滁菊""贡菊""杭菊"和"怀菊"。亳菊是将花枝折下或割下，捆成小把，倒挂阴干，然后摘取花序；滁菊是摘取花序，晒至六成干时，用筛子筛成球状，晒干；贡菊直接由新鲜花头烘干；杭菊有杭白菊、杭黄菊两种，杭白菊摘取花序，蒸后晒干，杭黄菊则用炭火烘干；怀菊采收后放在通风良好的地方阴干。

【产地】"亳菊"主产于安徽亳州市、涡阳县及河南商丘市；"滁菊"主产于安徽滁州市；"贡菊"主产于安徽歙县、浙江德清县；"杭菊"主产于浙江嘉兴市、桐乡市、海宁市等地；"怀菊"主产于河南新乡市、武陟县、博爱县等地。

另有产于四川中江县者称"川菊"或"药菊"；产于山东济南市者称"济菊"；产于河北安国市者称"祁菊"；产于湖南平江县者称"平江菊"。

【商品特征】

1. 药材

（1）亳菊　呈倒圆锥形或圆筒形，有时稍压扁成扇形，摊平直径1.5～3cm，花黄白色，花序绝大部分为舌状花，呈长舌状，长约1.8cm，宽约0.3cm。中间有极少短管状花，每一朵花的基部具有一膜质鳞片，花瓣薄而纸质。体轻，质柔润，干时松脆。气清香，味甘、微苦。

［规格等级］亳菊按大小、颜色分为3个等级。

一等：呈圆盘或扁扇形。花朵大、不露心、花瓣密且肥厚、花瓣长而宽、色白、近基部微带红色。体轻，质柔软。气清香，味甘、微苦。无散朵、枝叶，无杂质、虫蛀、霉变。二等：花朵中等、色微黄。余同一等。三等：花朵小、色黄或暗。间有散朵。叶棒不超过5%。余同一等。

（2）滁菊　呈不规则球形或扁球形，摊平直径1.5～2.5cm。花白色或类白色，舌状花长约0.15cm，宽约0.3cm，中间有黄色管状花。气芳香，味甘、微苦。

［规格等级］滁菊按形状、大小、颜色分为3个等级。

一等：呈绒球状或圆形（多为头花），朵大、花粉白色、花心较大、黄色，质柔，气芳香，味甘、微苦，不散瓣，无枝叶、无杂质、虫蛀、霉变。二等：呈绒球状圆形（二水花）。余同一等。三等：绒球状、花朵小、色次（尾花），间有散瓣。余同一等。

（3）贡菊 呈扁球形或不规则球形，摊平直径 1.5～2.5cm。花白色或类白色，舌状花多卷成筒状，管状花少，长 0.1～0.12cm，宽约 0.2cm。气芳香，味甘、微苦。

［规格等级］贡菊按大小及均匀程度分为 3 个等级。

一等：花头较小，球形，花瓣密，白色。花蒂绿色，花心小，淡黄色，均匀不散朵，体轻，质柔软。气芳香，味甘、微苦。无枝叶、无杂质、虫蛀、霉变。二等：花头较小，花朵欠均匀。余同一等。三等：花头小，花朵不均匀，间有散瓣。余同一等。

（4）杭菊 呈碟形或扁球形，摊平直径 2.5～4cm，常数个相连成片。舌状花类白色或黄色，平展或微折叠，彼此粘连，通常无腺点；管状花多数，外露。

［规格等级］杭菊按大小及品相分为 3 个等级。

一等：蒸花呈压缩状，朵大肥厚、玉白色。花心较大、黄色。气清香，味甘、微苦。无霜打花、浦汤花、生花、枝叶、杂质、虫蛀、霉变。二等：花朵厚，较小。花心黄色。余同一等。三等：花朵小。间有不严重的霜打花。余同一等。

（5）怀菊 呈不规则球形或扁球形，摊平直径 1.5～2.5cm。多数为舌状花，舌状花类白色或黄色，不规则扭曲，内卷，边缘皱缩，有时可见腺点；管状花大多隐藏。

［规格等级］怀菊按大小及色泽分为两个等级。

一等：呈圆盘或扁扇形，朵大、瓣长、肥厚。花黄白色，间有淡红或棕红色。质松而柔。气芳香，味微苦。无散朵、枝叶、杂质、虫蛀、霉变。二等：花朵较瘦小，色泽较暗。间有散朵。无杂质、虫蛀、霉变。

2. 饮片 同药材。

【质量评价】

1. 经验评价 均以身干、色白（黄）新鲜，花朵完整不散瓣，香气浓郁，无杂质者为佳，一般以亳菊和滁菊品质最优。

2. 含量测定 用高效液相色谱法测定，药材按干燥品计算，含绿原酸（$C_{16}H_{18}O_9$）不得少于 0.20%，含木犀草苷（$C_{21}H_{20}O_{11}$）不得少于 0.080%，含 3,5-O-二咖啡酰基奎宁酸（$C_{25}H_{24}O_{12}$）不得少于 0.70%。

【性味功能】味甘、苦，性微寒。散风清热，平肝明目，清热解毒。用于风热感冒，头痛眩晕，目赤肿痛，眼目昏花，疮痈肿毒。

【产销简述】菊花属药食两用的大宗常用药材。商品为栽培品，其栽培技术简单，生产能力强，但产量不稳定，产量多时年约 20000 吨，少时约 3000 吨，能够满足国内外需求。

【贮藏】纸箱或布扎捆装。本品易虫蛀、发霉、变色、失气，应放置阴凉干燥处密封保存。

【附注】目前市场菊花药材的规格等级划分可参考表 5-42（出处：T/CACM 1021.115—2018《中药材商品规格等级 菊花》）。

表 5-42　菊花规格等级划分参考

规格		性状描述	
		共同点	区别点
亳菊	选货	呈倒圆锥形或圆筒形，有时稍压扁呈扇形，直径 1.5～3cm，离散。总苞碟状；总苞片 3～4 层，卵形或椭圆形，草质，黄绿色或褐绿色，外面被柔毛，边缘膜质。花托半球形，无托片或托毛。舌状花数层，雌性，位于外围，类白色，劲直，上举，纵向折缩，散生金黄色腺点；管状花多数，两性，位于中央，为舌状花所隐藏，黄色，顶端 5 齿裂。瘦果不发育，无冠毛。体轻，质柔润，干时松脆。气清香，味甘、微苦	花朵均匀，碎朵率≤10%，花梗、枝叶≤1%
	统货		花朵欠均匀，碎朵率≤30%，花梗、枝叶、霜打花≤3%
杭菊	选货	呈碟形或扁球形，直径 2.5～4cm，常数个相连成片。舌状花类白色或黄色，平展或微折叠，彼此粘连，通常无腺点；管状花多数，外露	花朵均匀，碎朵率≤5%，浦汤花、花梗、枝叶≤1%
	统货		花朵欠均匀，碎朵率≤30%。浦汤花、花梗、枝叶≤3%
贡菊	选货	呈扁球形或不规则球形，直径 1.5～2.5cm。舌状花白色或类白色，斜升，上部反折，边缘稍内卷而皱缩，通常无腺点；管状花少，外露	花朵均匀，碎朵率≤5%，花梗、枝叶≤1%
	统货		花朵欠均匀，碎朵率≤50%，花梗、枝叶≤3%
怀菊	统货	呈不规则球形或扁球形，直径 1.5～2.5cm。多数为舌状花，舌状花类白色或黄色，不规则扭曲，内卷，边缘皱缩，有时可见腺点；管状花大多隐藏。碎朵率≤50%。花梗、枝叶≤3%	
滁菊	统货	呈不规则球形或扁球形，直径 1.5～2.5cm。舌状花类白色，不规则扭曲，内卷，边缘皱缩，有时可见淡褐色腺点；管状花大多隐藏	

红花 Honghua
Carthami Flos

【别名】草红花、红蓝花、刺红花。

【来源】菊科植物红花 *Carthamus tinctorius* L. 的干燥花。

【采制】5～6 月间花正开放，花瓣由黄变红时，于晴天晨露未干时摘取管状花（勿伤子房），注意勿采过嫩或过老者，过嫩成品色发黄，过老花色发黑，干枯无油性，质次。将摘得的花晾干、晒干或烘干。

【产地】主产于河南延津县、封丘县、卫辉市等地，四川简阳市、南充市等地。浙江、新疆、江苏、云南及其他地区均有栽培。现以怀红花（河南沁阳市）、杜红花（浙江宁波市）、新疆红花为优。

【商品特征】

1. 药材　为不带子房的管状花，长 1～2cm。表面红黄色或红色。花冠筒细长，先端 5 裂，裂片呈狭条形，长 0.5～0.8cm；雄蕊 5，花药聚合成筒状，黄白色；柱头长圆柱形，顶端微分叉。质柔软。气微香，味微苦。水试可见水染成金黄色，花不褪色。

［规格等级］商品按颜色分为两个等级。

一等：管状花皱缩弯曲，成团或散在。表面深红、鲜红色，微带淡黄色。质地柔软，有香气，味微苦。无枝叶、杂质、虫蛀、霉变。二等：表面浅红、暗红或黄色。余同一等。

2. 饮片　同药材。

【质量评价】

1. 经验评价　以质干、花瓣长、色红黄、鲜艳，质柔软者为佳。

2. 检查 红色素：按紫外-可见分光光度法测定，不得低于 0.20。

3. 含量测定 用高效液相色谱法测定，药材按干燥品计算，含羟基红花黄色素 A（$C_{27}H_{32}O_{16}$）不得少于 1.0%，含山柰素（$C_{15}H_{10}O_6$）不得少于 0.050%。

【性味功能】味辛，性温。活血通经，散瘀止痛。用于经闭，痛经，恶露不行，癥瘕痞块，胸痹心痛，瘀滞腹痛，胸胁刺痛，跌仆损伤，疮疡肿痛。

【商品安全】孕妇忌服。月经过多、有溃疡及有出血倾向的患者慎用。

【产销简述】商品主要为栽培品，近年产量增加，全国年均产约 1500 吨，供销基本平衡。但红花出口量大，同时在染料、食品色素等方面也有应用，因此有较大发展潜力。

【贮藏】晒干放箱内，置干燥处，防止药材发霉、虫蛀及变色。

【附注】目前市场红花药材的规格等级划分可参考表 5-43（出处：T/CACM 1021.15 —2018《中药材商品规格等级 红花》）。

表 5-43 红花规格等级划分参考

规格	性状描述	
	共同点	区别点
选货	干货。管状花皱缩弯曲，成团或散在。不带子房的管状花，长 1～2cm。花冠筒细长，先端 5 裂，裂片呈狭条形，长 0.5～0.8cm；雄蕊 5，花药聚合成筒状，黄白色；柱头长圆柱形，顶端微分叉。质柔软。气微香，味微苦	表面鲜红色，微带淡黄色。杂质 ≤ 0.5%，水分 ≤ 11.0%
统货		表面暗红色或带黄色。杂质 ≤ 2.0%，水分 ≤ 13.0%

西红花 Xihonghua
Croci Stigma

【别名】藏红花、番红花。

【来源】本品为鸢尾科植物番红花 Crocus sativus L. 的干燥柱头。

【采制】9～11 月采收。晴天早晨太阳刚出来时采集花朵，然后摘取柱头，摊放在竹匾内，上盖一张吸水纸，于 55～60℃条件下烘干，即为干红花。若再进行加工，使其油润光亮，则为湿红花，但目前此法已经极少采用。

【产地】主产于西班牙、希腊、阿塞拜疆、伊朗及法国等地，以西班牙产量最大。我国上海、新疆、浙江、江苏、西藏等地有少量栽培。

【商品特征】

1. 药材 呈线形，三分枝，长约 3cm。暗红色，上部较宽而略扁平，顶端边缘显不整齐的齿状，内侧有一短裂隙，下端有时残留一小段黄色花柱。体轻，质松软，无油润光泽，干燥后质脆易断。气特异，微有刺激性，味微苦。

［规格等级］商品有干西红花和湿西红花两种规格，但湿西红花在市场上已很少。目前市场上，根据西红花性状特征，即柱头是否粗壮且色红、三根柱头连在一起且不带黄色的花柱、三根连在一起但带稍许黄色花柱、带有花丝等其他杂质划分成 4 个等级。

2. 饮片 同药材。

【质量评价】

1. 经验评价 以柱头暗红色，黄色花柱少，无杂质，有特殊香气者为佳。

2. 检查 吸光度：紫外-可见分光光度法，在 432nm 的波长处测定吸光度，不得低于 0.50。

3. 含量测定 用高效液相色谱法测定，药材按干燥品计算，含西红花苷－Ⅰ（$C_{44}H_{64}O_{24}$）和西红花苷－Ⅱ（$C_{38}H_{54}O_{19}$）的总量不得少于10.0%，含苦番红花素（$C_{16}H_{26}O_7$）不得少于5.0%。

【**性味功能**】味甘，性平。活血化瘀，凉血解毒，解郁安神。用于经闭癥瘕，产后瘀阻，温毒发斑，忧郁痞闷，惊悸发狂。

【**产销简述**】西红花的主产地在西班牙、希腊等国，由于其产量极低，采收耗时费力，长期以来供不应求。目前，我国已有栽培，可满足市场需求。

【**商品安全**】孕妇慎用。

【**贮藏**】用铁盒、玻璃瓶或纸盒装。密封，置阴凉干燥处保存。注意防潮、避光。

【**附注**】目前市场西红花药材的规格等级划分可参考表5-44（出处：T/CACM 1021.63—2018《中药材商品规格等级 西红花》）。

表5-44 西红花规格等级划分参考

规格	等级	性状描述			
		共同点	区别点		
			长度/cm	断碎药材/%	残留黄色花柱/cm
进口西红花	一级	本品呈线形，暗红色至鲜红色，上部较宽而略扁平，顶端边缘显不整齐的齿状，内侧有一短裂隙，下端有时残留一小段黄色花柱。或花丝被压扁，薄如纸片。体轻，质松软，无油润光泽，干燥后质脆易断。气特异，微有刺激性，味微苦	≥1.8	≤5	0
	二级		≥1.5	≤10	0
	三级		≥1.5	≤15	≤0.2
	四级		≥1.0	≤30	≤0.2
国产西红花	一级	本品呈线形，暗红色，上部较宽而略扁平，顶端边缘显不整齐的齿状，内侧有一短裂隙，下端有时残留一小段黄色花柱。体轻，质松软，无油润光泽，干燥后质脆易断。气特异，微有刺激性，味微苦	≥1.9	≤5	0
	二级		≥1.5	≤10	≤0.1
	三级		≥1.0	≤30	≤0.2

六、果实种子类中药商品

五味子 Wuweizi
Schisandrae Chinensis Fructus

【**别名**】北五味子、辽五味子、山五味子、山花椒。

【**来源**】木兰科植物五味子 Schisandrae Chinensis (Turcz.) Bail. 的干燥成熟果实。习称"北五味子"。

【**采制**】秋季果实成熟时采摘，晒干或蒸后晒干，除去果梗和杂质。

经炮制形成五味子、醋五味子等饮片规格。

【**产地**】主产于辽宁凤城市、本溪市、鞍山市，吉林桦甸市、通化市、抚松县，黑龙江林口县、尚志市、伊春市等，内蒙古等地亦产，栽培或野生。

【**商品特征**】

1. 药材 呈不规则的球形或扁球形，直径5～8mm。表面红色、紫红色或暗红色，皱缩，显油润；有的表面呈黑红色或出现"白霜"。果肉柔软，种子1～2，肾形，表面棕黄色，有光泽，种皮薄而脆。果肉气微，味酸；种子破碎后，有香气，味辛、微苦。

[规格等级] 五味子按颜色分为两个等级。

一等：呈不规则球形或椭圆形。表面紫红色或红褐色，皱缩，肉厚，质柔润，内有肾形种子1～2粒。果肉味酸，种子有香气，味辛微苦。干瘪粒不超过2%，无梗枝、杂质、虫蛀、霉变。

二等：表面黑红、暗红或淡红色，肉较薄，干瘪粒不超过20%，余同一等。

2. 饮片

（1）五味子　同药材。

（2）醋五味子　形如五味子。表面乌黑色，油润，稍有光泽。有醋香气。

【质量评价】

1. 经验评价　以粒大、果皮紫红、肉厚、柔润者为佳。

2. 含量测定　用高效液相色谱法测定，药材按干燥品计算，含五味子醇甲（$C_{24}H_{32}O_7$）不得少于 0.40%。

【性味功能】味酸、甘，性温。收敛固涩，益气生津，补肾宁心。用于久嗽虚喘，梦遗滑精，遗尿尿频，久泻不止，自汗盗汗，津伤口渴，内热消渴，心悸失眠。

醋五味子　酸涩收敛之性增强、涩精止泻作用更强。用于遗精、泄泻、久泻不止；也可用于久咳肺气耗散者。

【产销简述】五味子为我国传统常用中药材，应用历史悠久，栽培或野生。由于野生五味子资源枯竭，产量逐年下降，商品中绝大部分为栽培品。年需求量在4500～5000吨。

【商品安全】五味子酸涩收敛性强，凡表邪未解有实热者慎用。

【贮藏】本品易吸湿返潮、霉变，需置阴凉、通风干燥处保存，但不可干燥过度，以免失润干枯。

【附注】目前市场五味子药材的规格等级划分可参考表5-45（出处：T/CACM 1021.42 — 2018《中药材商品规格等级 五味子》）。

表 5-45　五味子规格等级划分参考

等级	性状描述	
	共同点	区别点
一等	呈不规则球形、扁球形或椭圆形。皱缩，内有肾形种子1～2粒。果肉味酸，种子有香气，味辛微苦	表面红色、暗红色或紫红色，色度B值在 -3.12～-118.9（D65光源），质油润。干瘪粒不超过2%
二等		表面黑红或出现"白霜"，色度B值在 1.63～157.72（D65光源），干瘪粒不超过20%

补骨脂 Buguzhi
Psoraleae Fructus

【别名】破故纸、黑故子。

【来源】豆科植物补骨脂 *Psoralea corylifolia* L. 的干燥成熟果实。

【采制】秋季果实成熟时采收果序，晒干，搓出果实，除去杂质。

经炮制形成补骨脂、盐补骨脂等饮片规格。

【产地】主产于重庆江津区、合川区和四川金堂县、广元市、都江堰市，以及河南商丘市、新乡市、博爱县，陕西兴平市等地。

【商品特征】

1. 药材　呈肾形，略扁，长3～5mm，宽2～4mm，厚约1.5mm。表面黑色、黑褐色或灰褐色，具细微网状皱纹。顶端圆钝，有一小突起，凹侧有果梗痕。质硬。果皮薄，与种子不易分离。种子1枚，子叶2，黄白色，有油性。气香，味辛、微苦。

［规格等级］本品为统货。

2. 饮片

（1）补骨脂　同药材。

（2）盐补骨脂　形如补骨脂。表面黑色或黑褐色，微鼓起。气微香，味微咸。

【质量评价】

1. 经验评价　以粒大、饱满、色黑者为佳。

2. 含量测定　用高效液相色谱法测定，药材按干燥品计算，含补骨脂素（$C_{11}H_6O_3$）和异补骨脂素（$C_{11}H_6O_3$）的总量不得少于0.70%。

【性味功能】味辛、苦，性温。温肾助阳，纳气平喘，温脾止泻；外用消风祛斑。用于肾阳不足，阳痿遗精，遗尿尿频，腰膝冷痛，肾虚作喘，五更泄泻；外用治白癜风，斑秃。

盐补骨脂　辛窜温燥之性缓和，避免伤阴，并引药入肾，增强补肾纳气作用。多用于阳痿，肾病腰痛，滑精，遗尿，尿频，肾虚哮喘等。

【产销简述】补骨脂原产我国河南、四川，故有"怀故子""川故子"之称，历史上以产于重庆合川者为最佳。目前市场供应的补骨脂商品大部分为进口货，主要由缅甸、越南等地经云南瑞丽口岸进口，可满足市场需求。

【商品安全】补骨脂味苦，其性大温，凡里热实证者均禁用，外感风热表现为发热、多汗、口渴、头痛、咽喉肿痛者亦禁用。补骨脂具兴奋平滑肌作用，孕妇忌用。不宜单味药大剂量长期服用。

【贮藏】本品含脂肪油、挥发油，久贮易气味散失、泛油、颜色加深。吸湿后易虫蛀、发霉。置干燥处保存。

【附注】目前市场补骨脂药材的规格等级划分可参考表5-46（出处：T/CACM 1021.161—2018《中药材商品规格等级 补骨脂》）。

表5-46　补骨脂规格等级划分参考

规格	性状描述	
	共同点	区别点
选货	干货。呈肾形，略扁，表面黑色、黑褐色或灰褐色，具细微网状皱纹。顶端圆钝，有一小突起，凹侧有果梗痕。质硬。果皮薄，与种子不易分离。种子1枚，子叶2，黄白色，有油性。气香，味辛，微苦	颗粒饱满、大小均匀，含杂率≤2.5%。瘪粒率≤3.0%
统货		颗粒不饱满，大小不均匀，含杂率<3.0%。瘪粒率≤5.0%

苦杏仁 Kuxingren
Armeniacae Semen Amarum

【别名】北杏仁、杏仁。

【来源】蔷薇科植物山杏 *Prunus armeniaca* L. var. *ansu* Maxim.、西伯利亚杏 *Prunus sibirica* L.、东北杏 *Prunus mandshurica*（Maxim.）Koehne 或杏 *Prunus armeniaca* L. 的干燥成熟种子。

【采制】夏季采收成熟果实，除去果肉和核壳，取出种子，晒干。

经炮制形成苦杏仁、燀苦杏仁、炒苦杏仁等饮片规格。

【产地】主产于我国北方地区。内蒙古的东部，吉林，辽宁，河北保定市、石家庄市、承德市、山西长治市、晋城市、朔州市、陕西渭南市、延安市、河南洛阳市、三门峡市等地区产量较大，销全国各地并有出口。

【商品特征】

1. 药材 呈扁心形，长 1～1.9cm，宽 0.8～1.5cm，厚 0.5～0.8cm。表面黄棕色至深棕色，一端尖，另端钝圆，肥厚，左右不对称，尖端一侧有短线形种脐，圆端合点处向上具多数深棕色的脉纹。种皮薄，子叶 2，乳白色，富油性。气微，味苦。

［规格等级］本品为统货。

2. 饮片

（1）苦杏仁　同药材。

（2）燀苦杏仁　呈扁心形。表面乳白色或黄白色，一端尖，另端钝圆，肥厚，左右不对称，富油性。有特异的香气，味苦。

（3）炒苦杏仁　形如燀苦杏仁，表面黄色至棕黄色，微带焦斑。有香气，味苦。

【质量评价】

1. 经验评价　以颗粒饱满、完整、味苦者为佳。

2. 过氧化值　不得过 0.11%。

3. 含量测定　用高效液相色谱法测定，药材按干燥品计算，含苦杏仁苷（$C_{20}H_{27}NO_{11}$）不得少于 3.0%。

【性味功能】味苦，性微温；有小毒。降气止咳平喘，润肠通便。用于咳嗽气喘，胸满痰多，肠燥便秘。

1. 燀苦杏仁　可杀酶保苷，去皮利于有效物质溶出，提高疗效。其作用与生品同。

2. 炒苦杏仁　性温，长于温肺散寒。

【商品安全】苦杏仁中所含的苦杏仁苷属于氰苷类成分，在体内可分解出氢氰酸而引起中毒，故本品内服不宜过量。

【产销简述】苦杏仁在中药配方、中成药投料及食用方面都有巨大需求，年销量在万吨以上。其基源植物分布广泛、资源蕴藏量大，近年河北、辽宁、山西、甘肃、内蒙古等地积极发展家种，产量有保证，供销基本平衡。

【贮藏】本品易虫蛀、发霉、泛油，应置阴凉干燥处保存。

【附注】目前市场苦杏仁药材的规格等级划分可参考表 5-47（出处：T/CACM 1021.68—2018《中药材商品规格等级 苦杏仁》）。

表 5-47　苦杏仁规格等级划分参考

规格	性状描述	
	共同点	区别点
选货	本品呈扁心形，长 1～1.9cm，宽 0.8～1.5cm，厚 0.5～0.8cm。表面黄棕色至深棕色，一端尖，另端钝圆，肥厚，左右不对称，尖端一侧有短线形种脐，圆端合点处向上具多数深棕色的脉纹。种皮薄，子叶 2，乳白色，富油性。气微，味苦。无走油、无虫蛀和霉变。杂质≤3%	长宽平均较大且饱满，破碎度≤1%
统货		不按直径大小分等，破碎度≤3%

枳壳 Zhiqiao
Aurantii Fructus

【别名】江枳壳、川枳壳、湘枳壳。

【来源】芸香科植物酸橙 Citrus aurantium L. 及其栽培变种的干燥未成熟果实。

【采制】7月果皮尚绿时采收,自中部横切为两半,晒干或低温干燥。

经炮制形成枳壳、麸炒枳壳等饮片规格。

【产地】主产于重庆綦江区、江津区,四川安岳县、内江市,江西樟树市(原清江县)、新干县、新余市,江苏苏州市,浙江金华市,福建闽侯县、永泰县等地。重庆、四川产者称"川枳壳",江西产者称"江枳壳",湖南产者称"湘枳壳",江苏、浙江产者称"苏枳壳",福建产者称"建枳壳"。以江西产者最为闻名,四川产者质量最佳。

【商品特征】

1. 药材 呈半球形,直径3～5cm。外果皮棕褐色至褐色,有颗粒状突起,突起的顶端有凹点状油室;有明显的花柱残迹或果梗痕。切面中果皮黄白色,光滑而稍隆起,厚0.4～1.3cm,边缘散有1～2列油室,瓤囊7～12瓣,少数至15瓣,汁囊干缩呈棕色至棕褐色,内藏种子。质坚硬,不易折断。气清香,味苦、微酸。

[规格等级]商品主要分为川枳壳、江枳壳、湘枳壳等规格。根据果实直径和肉厚均分为两个等级或为统货。

枳壳 一等:横切对开,呈扁圆形。直径3.5cm以上,肉厚0.5cm以上。表面绿褐色或棕褐色,有颗粒状突起。切面黄白色或淡黄色,肉厚,瓤小,质地坚硬。气清香,味苦微酸。无虫蛀、霉变。二等:直径2.5cm以上,肉厚0.35cm以上。余同一等。

2. 饮片

(1)枳壳 呈不规则弧状条形薄片。切面外果皮棕褐色至褐色,中果皮黄白色至黄棕色,近外缘有1～2列点状油室,内侧有的有少量紫褐色瓤囊。

(2)麸炒枳壳 形如枳壳片,色较深,偶有焦斑。

【质量评价】

1. 经验评价 以外皮色棕褐、果肉厚、质坚硬、香气浓者为佳。

2. 含量测定 用高效液相色谱法测定,药材按干燥品计算,含柚皮苷($C_{27}H_{32}O_{14}$)不得少于4.0%,新橙皮苷($C_{28}H_{34}O_{15}$)不得少于3.0%。

【性味功能】味苦、辛、酸,性微寒。理气宽中,行滞消胀。用于胸胁气滞,胀满疼痛,食积不化,痰饮内停,脏器下垂。

麸炒枳壳 峻烈之性缓和,长于理气消食。用于宿食停滞,呃逆嗳气,风疹瘙痒。适用于年老体弱而气滞者。

【商品安全】孕妇慎用。

【产销简述】枳壳自古种源复杂,但历代本草记载均为芸香科植物的柑果。目前市场上多以酸橙及其栽培变种的幼果加工而成,产自江西的"江枳壳"、四川的"川枳壳"和湖南的"湘枳壳"规模大,产量高,占全国总产量的70%以上,其中湖南地区产量占全国40%以上。

【贮藏】本品易虫蛀、发霉、气味易散失,应置阴凉干燥处保存。

【附注】目前市场枳壳药材的规格等级划分可参考表5-48(出处:T/CACM-1021.30—2018《中药材商品规格等级 枳壳》)。

表 5-48　枳壳规格等级划分参考

规格	等级	性状描述	
		共同点	区别点
选货	一等	干货。本品呈半球形，直径 3～5cm。外果皮棕褐色至褐色，有颗粒状突起，突起的顶端有凹点状油室；有明显的花柱残迹或果梗痕。切面中果皮黄白色，光滑而稍隆起，边缘散有 1～2 列油室，瓤囊 7～12 瓣，少数至 15 瓣，汁囊干缩呈棕褐色至棕褐色，内藏种子。质坚硬，不易折断。气清香，味苦、微酸	0.6cm ≤ 中果皮厚 ≤ 1.3cm，气香浓郁
	二等		0.4cm ≤ 中果皮厚 < 0.6cm，气香淡
统货	—	干货。切面中果皮厚 0.4～1.3cm，气清香	

陈皮 Chenpi
Citri Reticulatae Pericarpium

【别名】橘皮。

【来源】芸香科植物橘 *Citrus reticulata* Blanco 及其栽培变种的干燥成熟果皮。

【采制】采摘成熟果实，剥取果皮，晒干或低温干燥。

经炮制形成陈皮丝饮片规格。

【产地】

1. 广陈皮　主产于广东江门市新会区、四会市、江门市等地，品质最佳，为道地药材，产量小。

2. 陈皮　主产于重庆江津区、綦江区，四川简阳市等地，产量较大。福建漳州市、浙江温州市、台州市、黄岩区等地也产。

【商品特征】

1. 药材

（1）广陈皮　常 3 瓣相连，形状整齐，厚度均匀，约 1mm。外表面橙黄色至棕褐色，点状油室较大，对光照视，透明清晰。质较柔软。

［规格等级］广陈皮按颜色及厚度分为 3 个等级。

一等：剖成 3～4 瓣，裂瓣多向外反卷。表面橙红色或棕紫色，显皱缩，有无数大而凹入的油室。内表面白色、略呈海绵状，质柔。片张较厚。断面不齐。气清香浓郁，味微辛。无杂质、虫蛀、霉变、病斑。二等：剖成 3～4 瓣和不规则片张，裂瓣多向外反卷。表面橙红色或红棕色，有无数大而凹入的油室。内表面白色、较光洁。质较柔。片张较薄。断面不齐。气清香、味微苦辛。余同一等。三等：剖成 3～4 瓣。裂片多向外反卷。皮薄而片小。表面红色或带有青色，有无数凹入的油室。内表面类白色。质坚而脆。有香气、味微辛，不甚苦。无杂质、虫蛀、霉变。

（2）陈皮　常剥成数瓣，基部相连，有的呈不规则的片状，厚 1～4mm。外表面橙红色或红棕色，有细皱纹和凹下的点状油室；内表面浅黄白色，粗糙，附黄白色或黄棕色筋络状维管束。质稍硬而脆。气香，味辛、苦。

［规格等级］陈皮按大小及颜色分为两个等级。

一等：呈不规则片状，片张较大。表面橙红色或红黄色，有无数凹入的油点（鬃眼）。对光照视清晰。内表面白黄色。质稍硬而脆。易折断。气香、味辛苦。无杂质、虫蛀、霉变、病斑。二等：呈不规则片状，片张较小，间有破块。表面黄褐色、黄红色或暗绿色。内表面灰黄色，较松泡。质硬而脆，易折断。气香、味微苦。余同一等。

2. 饮片

陈皮丝 呈不规则的条状或丝状。外表面橙红色或红棕色，有细皱纹和凹下的点状油室。内表面浅黄白色，粗糙，附黄白色或黄棕色筋络状维管束。气香，味辛、苦。

【质量评价】

1. 经验评价 广陈皮以外表面紫红色或深红色、油点大而明显、对光视之半透明、香气浓郁者为佳。陈皮以外表面深红色鲜艳，气香者为佳。

2. 检查 黄曲霉毒素：每千克含黄曲霉毒素 B_1 不得过 5μg，黄曲霉毒素 G_2、黄曲霉毒素 G_1、黄曲霉毒素 B_2 和黄曲霉毒素 B_1 总量不得过 10μg。

3. 含量测定 用高效液相色谱法测定，按干燥品计算，陈皮含橙皮苷（$C_{28}H_{34}O_{15}$）不得少于 3.5%；广陈皮含橙皮苷（$C_{28}H_{34}O_{15}$）不得少于 2.0%，含川陈皮素（$C_{21}H_{22}O_8$）和橘皮素（$C_{20}H_{20}O_7$）的总量不得少于 0.42%。

【性味功能】味苦、辛，性温。理气健脾，燥湿化痰。用于脘腹胀满，食少吐泻，咳嗽痰多。

【产销简述】陈皮有悠久的应用历史和栽培历史，是药食同源常用中药，可入药、入茶、入膳、入酒。陈皮是中药材中用量较大的品种之一。近年陈皮逐渐拓宽应用范围，用于提取香精、香料及生产蜜饯等食品，用量也可观。据统计 2021 年国内的用量在 40000 吨左右。此外，每年有一定量的陈皮出口到韩国、日本及东南亚一带，欧美市场的需求也在不断增加。我国陈皮产地广泛，资源丰富，产量能够满足需求。

【贮藏】置阴凉干燥处，防霉，防蛀。

【附注】目前市场陈皮药材的规格等级划分可参考表 5-49（出处：T/CACM 1021.99—2018《中药材商品规格等级 陈皮》）。

表 5-49 陈皮规格等级划分参考

规格	等级	性状描述	
		共同点	区别点
广陈皮	选货 一等	常 3 瓣相连，形状整齐，厚度均匀，约 1mm。点状油室较大，对光照视，透明清晰。质较柔软。气香，味辛、苦	外表面橙红色或棕紫色，显皱缩。内表面白色、略呈海绵状
	选货 二等		外表面橙红色或红棕色，内表面类白色、较光洁
	统货 —	常 3 瓣相连，形状整齐，厚度均匀，约 1mm。点状油室较大，对光照视，透明清晰。质较柔软。气香，味辛、苦	外表面橙红色、红棕色或棕紫色，内表面白色或类白色
陈皮	统货 —	常剥成数瓣，基部相连，有的呈不规则的片状，厚 1～4mm。外表面橙红色或红棕色，有细皱纹和凹下的点状油室；内表面浅黄白色，粗糙，附黄白色或黄棕色筋络状维管束。质稍硬而脆。气香，味辛、苦	

吴茱萸 Wuzhuyu
Euodiae Fructus

【别名】吴芋、吴萸、吴于、米辣子。

【来源】芸香科植物吴茱萸 *Euodia rutaecarpa*（Juss.）Benth.、石虎 *Euodia rutaecarpa*（Juss.）Benth. var. *officinalis*（Dode）Huang 或疏毛吴茱萸 *Euodia rutaecarpa*（Juss.）Benth. var. *bodinieri*（Dode）Huang 的干燥近成熟果实。前者称为"大花吴萸"或"大粒吴萸"，后两者称为"小花吴萸"或"小粒吴萸"。

【采制】8～11 月果实尚未开裂时，剪下果枝，晒干或低温干燥，除去枝、叶、果梗等杂质。

经炮制形成吴茱萸、制吴茱萸等饮片规格。

【产地】主要分布于贵州、四川、云南、湖北、湖南、浙江、福建。其中吴茱萸主产于广西龙州县、百色市，销售全国，并出口。石虎主产于湖南常德市、新晃侗族自治县、保靖县等地，销售全国。疏毛吴茱萸主产于贵州铜仁市、松桃县、印江县等地。疏毛吴茱萸为吴茱萸的主流商品，产量最大，使用最广，并出口。

【商品特征】

1. 药材 呈球形或略呈五角状扁球形，直径2～5mm。表面暗黄绿色至褐色，粗糙，有多数点状突起或凹下的油点。顶端有五角星状的裂隙，基部残留被有黄色茸毛的果梗。质硬而脆，横切面可见子房5室，每室有淡黄色种子1粒。气芳香浓郁，味辛辣而苦。

[规格等级] 吴茱萸按形状、裂口情况、颜色等分为大粒、小粒两种规格。一般为统货。

大粒吴茱萸 呈五棱扁球形，表面黑褐色、粗糙，有瘤状突起或凹陷的油点。顶点具五瓣，多裂口，气芳香浓郁，味辛辣。无枝梗、杂质、霉变。

小粒吴茱萸 果实呈圆球形，裂瓣不明显，多闭口，饱满。表面绿色或灰绿色。香气较淡，味辛辣。无枝梗、杂质、霉变。

2. 饮片

（1）吴茱萸　同药材。

（2）制吴茱萸　形如吴茱萸，表面棕褐色至暗褐色。

【质量评价】

1. 经验评价 以粒小、饱满、色碧绿、开口少、香气浓、无枝梗者为佳。

2. 含量测定 用高效液相色谱法测定，药材按干燥品计算，含吴茱萸碱（$C_{19}H_{17}N_3O$）和吴茱萸次碱（$C_{18}H_{13}N_3O$）的总量不得少于0.15%，柠檬苦素（$C_{26}H_{30}O_8$）不得少于0.20%。

【性味功能】味辛、苦，性热；有小毒。散寒止痛，降逆止呕，助阳止泻。用于厥阴头痛，寒疝腹痛，寒湿脚气，经行腹痛，脘腹胀痛，呕吐吞酸，五更泄泻。

1. 生吴茱萸 多外用，长于祛寒燥湿。用于口疮，高血压症，湿疹，牙疼等。

2. 制吴茱萸 毒性降低，燥性缓和。

【产销简述】吴茱萸为我国传统常用中药材。市场以栽培品为主。目前国内年需求量约为800吨。近年来，韩国、日本及东南亚各国对吴茱萸的需求量日益增加。基本达到供需平衡。

【商品安全】本品长期或超剂量使用可导致肝损伤，引起恶心、呕吐等消化系统不良反应，无论是用量还是疗程均应严格控制。

【贮藏】置阴凉干燥处。

【附注】目前市场吴茱萸药材的规格等级划分可参考表5-50（出处：T/CACM 1021.75—2018《中药材商品规格等级 吴茱萸》）。

表5-50　吴茱萸规格等级划分参考

规格	等级	性状描述	
		共同点	区别点
中花	一等	干货。未成熟果实，呈球形或略呈五角状扁球形。表面暗黄绿色至褐色，粗糙，有多数点状突起或凹下的油点。顶端有五角星状的裂隙，基部残留被有黄色茸毛的果梗。横切面可见子房5室，每室有淡黄色种子1粒	直径2.5～4.0mm，枝梗等杂质率≤3%
	二等		直径2.5～4.0mm，枝梗等杂质率≤7%
小花	—		直径2.0～2.5mm，顶端五角星状裂隙不明显，枝梗等杂质率≤7%

酸枣仁 Suanzaoren
Ziziphi Spinosae Semen

【别名】枣仁、山枣仁、淮枣仁。

【来源】鼠李科植物酸枣 Ziziphus jujuba Mill. var. spinosa（Bunge）Hu ex H. F. Chou 的干燥成熟种子。

【采制】秋末冬初采收成熟果实，除去果肉和核壳，收集种子，晒干。

经炮制形成酸枣仁、炒酸枣仁等饮片规格。

【产地】主产于河北邢台市、内丘县、沙河市、临城县，北京昌平区、延庆区、怀柔区，河南林县、浚县，山西襄垣县、沁县，内蒙古宁城县、赤峰市，陕西延安市、延长县，山东沂源县、莒南县等地。以河北邢台市（旧称"顺德府"）产量大，质量优，"顺德枣仁"属驰名的道地药材。

【商品特征】

1. 药材 呈扁圆形或扁椭圆形，长 5～9mm，宽 5～7mm，厚约 3mm。表面紫红色或紫褐色，平滑有光泽，有的有裂纹。有的两面均呈圆隆状突起；有的一面较平坦，中间有 1 条隆起的纵线纹，另一面稍突起。一端凹陷，可见线形种脐；另端有细小突起的合点。种皮较脆，胚乳白色，子叶 2，浅黄色，富油性。气微，味淡。

[规格等级] 酸枣仁按饱满程度及颜色分为两个等级。

一等：呈扁圆形或扁椭圆形，饱满。表面深红色或紫褐色，有光泽。断面内仁浅黄色，有油性。味甘淡。核壳不超过 2%，碎仁不超过 5%。无黑仁、杂质、虫蛀、霉变。二等：呈扁圆形或扁椭圆形，较瘦瘪。表面深红色或棕黄色，断面内仁浅黄色。有油性。味甘淡。核壳不超过 5%，碎仁不超过 10%。无杂质、虫蛀、霉变。

2. 饮片

（1）酸枣仁　同药材。

（2）炒酸枣仁　形如酸枣仁。表面微鼓起，微具焦斑，略有焦香气，味淡。

【质量评价】

1. 经验评价 以粒大、饱满、光滑油润、外皮色紫红、种仁黄白色、无核壳者为佳。

2. 检查 黄曲霉毒素：本品每千克含黄曲霉毒素 B_1 不得过 5μg，含黄曲霉毒素 G_2、黄曲霉毒素 G_1、黄曲霉毒素 B_2 和黄曲霉毒素 B_1 的总量不得过 10μg。

3. 含量测定 用高效液相色谱法测定，药材按干燥品计算，含酸枣仁皂苷 A（$C_{58}H_{94}O_{26}$）不得少于 0.030%，含斯皮诺素（$C_{28}H_{32}O_{15}$）不得少于 0.080%。

【性味功能】味甘、酸，性平。养心补肝，宁心安神，敛汗，生津。用于虚烦不眠，惊悸多梦，体虚多汗，津伤口渴。

炒酸枣仁 长于养心敛汗。用于心血不足和心气不足的各症。

【产销简述】酸枣仁为我国传统常用药材，以野生资源供应为主。目前国内年需求量 5000～6000 吨，韩国、日本及东南亚各国也有一定的需求量。近年来，由于人为破坏和气候影响，造成了酸枣仁的供应严重不足。

【贮藏】置阴凉干燥处，防蛀。

【附注】目前市场酸枣仁药材的规格等级划分可参考表 5-51（出处：T/CACM 1021.70 — 2018《中药材商品规格等级 酸枣仁》）。

表 5-51　酸枣仁规格等级划分参考

规格	等级	性状描述		区别点
		共同点		
选货	一等	干货。呈扁圆形或扁椭圆形。表面紫红色或紫褐色，平滑有光泽，有的有裂纹。有的两面均呈圆隆状突起；有的一面较平坦，中间有 1 条隆起的纵线纹，另一面稍突起。一端凹陷，可见线形种脐；另端有细小突起的合点。种皮较脆，胚乳白色，子叶 2，浅黄色，富油性。气微，味淡		饱满。核壳≤2%，碎仁≤2%。无黑仁
	二等			较饱满。核壳≤5%，碎仁≤5%
统货	—	干货。呈扁圆形或扁椭圆形，饱满度、碎仁率不一，核壳≤5%		

山茱萸 Shanzhuyu
Corni Fructus

【别名】枣皮、山萸肉、萸肉、芋肉。

【来源】山茱萸科植物山茱萸 *Cornus officinalis* Sieb. et Zucc. 的干燥成熟果肉。

【采制】秋末冬初果皮变红时采收果实，用文火烘或置沸水中略烫后，及时除去果核，干燥。经炮制形成山萸肉、酒萸肉等饮片规格。

【产地】主产于河南西峡县、内乡县、南召县，浙江淳安县、桐庐县，安徽歙县、石台县，陕西、山西、山东也产。以河南的产量最大，品质佳。产于浙江者，品质亦佳，为浙江的道地药材。

【商品特征】

1. 药材　呈不规则片状或囊状，长 1～1.5cm，宽 0.5～1cm。表面紫红色至紫黑色，皱缩，有光泽。顶端有的有圆形宿萼痕，基部有果柄痕。质柔软。气微，味酸、涩、微苦。

[规格等级]　根据市场流通情况，山茱萸分为两个规格。

选货　一等：呈不规则的片状或囊状，长 1～1.5cm，宽 0.5～1cm。皱缩，质柔软，有光泽。气微，味酸、涩、微苦。表面鲜红色，每千克暗红色≤10%，无杂质、虫蛀、霉变。二等：表面暗红色，每千克红褐色≤15%，杂质≤1%。余同一等。三等：表面红褐色，每千克紫黑色≤15%，杂质≤2%。余同一等。四等：表面紫黑色，每千克杂质<3%。余同一等。

统货　表面鲜红、紫红色至紫黑色，每千克杂质<3%。余同一等。

2. 饮片

（1）山萸肉　同药材。

（2）酒萸肉　形如山茱萸，表面紫黑色或黑色，质滋润柔软，微有酒香气。

【质量评价】

1. 经验评价　以身干、无核、皮肉肥厚、色红油润者为佳。

2. 含量测定　用高效液相色谱法测定，药材按干燥品计算，含莫诺苷（$C_{17}H_{26}O_{11}$）和马钱苷（$C_{17}H_{26}O_{10}$）的总量不得少于 1.2%。

3. 检查　重金属及有害元素：铅不得过 5mg/kg；镉不得过 1mg/kg；砷不得过 2mg/kg；汞不得过 0.2mg/kg；铜不得过 20mg/kg。

【性味功能】味酸、涩，性微温。补益肝肾，收涩固脱。用于眩晕耳鸣，腰膝酸痛，阳痿遗精，遗尿尿频，崩漏带下，大汗虚脱，内热消渴。

酒萸肉　借酒力温通、助药势，降低其酸性，滋补作用增强。多用于头目眩晕，腰部冷痛、阳痿早泄、遗尿尿频。

【产销简述】山茱萸是药食同源常用中药，应用历史悠久。自1999～2001年经历山茱萸高价后，全国开始大面积种植。山茱萸年药用量在6000吨左右，保健品、食品等领域需求量逐年增加，此外还要满足韩国和东南亚等国的进口需求。目前，山茱萸年产量为10000吨左右，供需基本平衡。

【贮藏】置干燥处，防蛀。

【附注】目前市场山茱萸药材的规格等级划分可参考表5-52（出处：T/CACM 1021.49 — 2018《中药材商品规格等级 山茱萸》）。

表5-52 山茱萸规格等级划分参考

规格	等级	性状描述	
		共同点	区别点
选货	一等	干货。本品呈不规则的片状或囊状，长1～1.5cm，宽0.5～1cm。皱缩，质柔软，有光泽。气微，味酸、涩、微苦	表面鲜红色，每千克暗红色≤10%，无杂质
	二等		表面暗红色，每千克红褐色≤15%，杂质≤1%
	三等		表面红褐色，每千克紫黑色≤15%，杂质≤2%
	四等		表面紫黑色，每千克杂质<3%
统货	—		表面鲜红、紫红色至紫黑色，每千克杂质<3%

连翘 Lianqiao
Forsythiae Fructus

【别名】落翘、黄花瓣、空壳、连壳。

【来源】木犀科植物连翘 *Forsythia suspense*（Thunb.）Vahl 的干燥果实。

【采制】秋季果实初熟尚带绿色时采收，除去杂质，蒸熟，晒干，习称"青翘"；果实熟透时采收，晒干，除去杂质，习称"老翘"或"黄翘"。

【产地】主产于山西晋城市、安泽县，河南灵宝市、洛宁县，陕西洛南县、韩城市，山东淄博市、济南市莱芜区等地；以山西、河南产量最大。青翘多由山西省采收供应，黄翘多产于河南、陕西等省。

【商品特征】

1. 药材

（1）青翘　呈长卵形至卵形，稍扁，长1.5～2.5cm，直径0.5～1.3cm。表面有不规则的纵皱纹和多数突起的小斑点，两面各有1条明显的纵沟。顶端锐尖，基部有小果梗或已脱落。青翘多不开裂，表面绿褐色，突起的灰白色小斑点较少；质硬；种子多数，黄绿色，细长，一侧有翅。气微香，味苦。

（2）老翘（黄翘）　自顶端开裂或裂成两瓣，表面黄棕色或红棕色，内表面多为浅黄棕色，平滑，具一纵隔；质脆；种子棕色，多已脱落。气微香，味苦。

[规格等级] 根据果实成熟度不同分青翘与老翘，均为统货，无枝叶及枯翘，杂质、霉变。

2. 饮片　同药材。

【质量评价】

1. 经验评价　青翘以色较绿、不开裂者为佳。老翘以色黄、瓣大、壳厚者为佳。

2. 含量测定 用高效液相色谱法测定，药材按干燥品计算，含连翘苷（$C_{27}H_{34}O_{11}$）不得少于0.15%，青翘含连翘酯苷A（$C_{29}H_{36}O_{15}$）不得少于3.5%；老翘含连翘酯苷A（$C_{29}H_{36}O_{15}$）不得少于0.25%。

【性味功能】味苦，性微寒。清热解毒、消肿散结、疏散风热。主要用于痈疽，瘰疬，乳痈，丹毒，风热感冒，温病初起，温热入营，高热烦渴，神昏发斑，热淋涩痛。

【产销简述】目前国内年产销量约9000吨，供求基本平衡。

【商品安全】本品性寒，脾胃虚弱，气虚发热，痈疽已溃、脓稀色淡者忌用。

【贮藏】用竹席或麻袋包装。本品易受潮发霉、虫蛀，应置阴凉干燥处保存。

【附注】目前市场连翘药材的规格等级划分可参考表5-53（出处：T/CACM 1021.37—2018《中药材商品规格等级 连翘》）。

表5-53 连翘规格等级划分参考

规格		性状描述	区别点
		共同点	果柄残留率
青翘	选货	呈狭卵形至卵形，两端狭长，长1.5～2.5cm，直径0.5～1.3cm。表面有不规则的纵皱纹且突起的灰白色小斑点较少，两面各有1条明显的纵沟；多不开裂，表面青绿色、绿褐色。质坚硬，气芳香、味苦，无皱缩	<10%
	统货		不做要求
老翘（黄翘）	统货	呈长卵形或卵形，两端狭尖，多分裂为两瓣，长1.5～2.5cm，直径0.5～1.3cm。表面有一条明显的纵沟和不规则的纵皱纹及突起小斑点，间有残留果柄表面棕黄色，内面浅黄棕色，平滑，内有纵隔。质坚脆。种子多已脱落。气微香，味苦	

马钱子 Maqianzi
Strychni Semen

【别名】番木鳖。

【来源】马钱科植物马钱 *Strychnos nux-vomica* L. 的干燥成熟种子。

【采制】冬季采收成熟果实，取出种子洗净附着的果肉，晒干。

经炮制形成生马钱子、制马钱子、马钱子粉等饮片规格。

【产地】主产于印度东海岸森林地带、越南、缅甸、泰国、斯里兰卡等国。

【商品特征】

1. 药材 呈纽扣状圆板形，常一面隆起，一面稍凹下，直径1.5～3cm，厚0.3～0.6cm。表面密被灰棕色或灰绿色绢状茸毛，自中间向四周呈辐射状排列，有丝样光泽。边缘稍隆起，较厚，有突起的珠孔，底面中心有突起的圆点状种脐。质坚硬，平行剖面可见淡黄白色胚乳，角质状，子叶心形，叶脉5～7条，气微，味极苦。

［规格等级］本品为统货。

2. 饮片

（1）生马钱子 同药材。

（2）制马钱子 形如马钱子，两面均膨胀鼓起，边缘较厚。表面棕褐色或深棕色，质坚脆，平行剖面可见棕褐色或深棕色的胚乳。微有香气，味极苦。

（3）马钱子粉 为马钱子的炮制加工品。为黄褐色粉末。气微香，味极苦。

【质量评价】
1. 经验评价　以个大、肉厚饱满、表面灰棕色微带绿色、有细密毛茸、质坚无破碎者为佳。
2. 含量测定　用高效液相色谱法测定，药材按干燥品计算，含士的宁（$C_{21}H_{22}N_2O_2$）应为 1.20% ～ 2.20%，马钱子碱（$C_{23}H_{26}N_2O_4$）不得少于 0.80%。

【性味功能】味苦，性温；有大毒。通络止痛，散结消肿。用于跌打损伤，骨折肿痛，风湿顽痹，麻木瘫痪，痈疽疮毒，咽喉肿痛。生马钱子一般仅供外用。

【产销简述】年产销量约 40 吨，供销基本平衡。

【商品安全】本品有毒，孕妇禁用，体虚者忌用。不宜多服久服或生用。运动员慎用。有毒成分能经皮肤吸收，外用不宜大面积涂敷。

【贮藏】置干燥处。马钱子粉需密闭保存。

枸杞子 Gouqizi
Lycii Fructus

【别名】西枸杞、地骨子、中宁枸杞、枸杞。

【来源】茄科植物宁夏枸杞 *Lycium barbarum* L. 的干燥成熟果实。

【采制】夏、秋两季果实呈红色时采收，传统多采用晒干法或烘干法干燥，干燥后除去果梗和宿萼。晒干法为将鲜果摊在果栈上，厚度 2 ～ 3cm，放阴凉通风处，晾至皮皱后，再晒至外皮干硬、果肉柔软即可，晾晒时不宜用手翻动，以免变黑。烘干法为将摊有鲜果的果栈逐层叠架，推入烘房内，梯度升温使逐渐干燥，一般 3 ～ 4 天即可干燥。目前大批量加工多采用低温干燥法，或采用以化学方法处理后干燥的新技术，即快速低温干燥法。

【产地】主产于宁夏中宁县、中卫市，质优，为著名的道地药材，称西枸杞子。近年来青海、甘肃、内蒙古、新疆、河北、山西等地亦有栽培，产于河北等地者称血枸杞子。商品主要以栽培为主。

【商品特征】

1. 药材　呈类纺锤形或椭圆形，长 0.6 ～ 2.0cm，直径 0.3 ～ 1.0cm。表面红色或暗红色，顶端有小突起状的花柱痕，基部有白色的果梗痕。果皮柔韧，皱缩；果肉肉质，柔润。种子 20 ～ 50 粒，类肾形，扁而翘，长 1.5 ～ 1.9mm，宽 1.0 ～ 1.7mm，表面浅黄色或棕黄色。气微，味甜。

[规格等级] 根据产地分为西枸杞和血枸杞两种规格。再按大小与颜色将西枸杞分为 5 个等级，血枸杞分为 3 个等级。

西枸杞　一等：呈椭圆形或长卵形。果皮鲜红，紫红或红色，糖质多。质柔软滋润。味甜。每 50g 370 粒以内。无油果、杂质、虫蛀、霉变。二等：果皮鲜红或紫红色。每 50g 580 粒以内，余同一等。三等：果皮红褐或淡红色，糖质较少。每 50g 900 粒以内。余同一等。四等：糖质少。每 50g 1100 粒以内。油果不超过 15%。余同三等。五等：色泽深浅不一，糖质少。味甜。每 50g 1100 粒以上，破子、油果不超过 30%。

血枸杞　一等：呈类纺锤形，略扁。果皮鲜红色或深红色。果肉柔软，味甜微酸。每 50g 600 粒以内。无油果、黑果、杂质、虫蛀、霉变。二等：每 50g 800 粒以内，油果不超过 10%。余同一等。三等：果皮紫红色或淡红色，深浅不一。每 50g 800 粒以外，包括油果。无黑果、杂质、虫蛀、霉变。

2. 饮片 同药材。

【质量评价】

1. 经验评价 以粒大、色红、肉厚、质柔，籽少、味甜者为佳。

2. 检查 重金属及有害元素：铅不得超过 5mg/kg；镉不得超过 1mg/kg；砷不得超过 2mg/kg；汞不得超过 0.2mg/kg；铜不得超过 20mg/kg。

3. 含量测定 用紫外 – 可见分光光度法测定，药材按干燥品计算，含枸杞多糖以葡萄糖（$C_6H_{12}O_6$）计，不得少于 1.8%。用高效液相色谱法测定，药材按干燥品计算，含甜菜碱（$C_5H_{11}NO_2$）不得少于 0.50%。

【性味功能】味甘，性平。滋补肝肾，益精明目。用于虚劳精亏，腰膝酸痛，眩晕耳鸣，阳痿遗精，内热消渴，血虚萎黄，目昏不明。

【产销简述】枸杞子为大宗中药材，也是许多中成药、营养饮料不可缺少的原料。全国目前年均生产量约 50 万吨，市场供需基本平衡。

【商品安全】外感表邪未解，内有实热者忌用。脾胃虚寒，大便溏泻者忌用。劳嗽蒸热之人慎用。

【贮藏】用硬纸板箱内衬防潮油纸包装。本品极易虫蛀、霉变、泛油、变色，应密封，置阴凉干燥处保存，防闷热，防潮，防蛀。

【附注】目前市场枸杞子的规格等级划分可参考表 5-54（出处：T/CACM 1021.50—2018《中药材商品规格等级 枸杞子》）。

表 5-54 枸杞子商品规格等级划分参考

等级	性状描述		
	共同点	区别点	
		50g 粒数	不完善粒 /%
一等	呈类纺锤形或椭圆形，表面红色或暗红色，顶端有小突起状的花柱痕，基部有白色的果梗痕。果皮柔韧，皱缩；果肉肉质，柔润。种子 20～50 粒，类肾形，扁而翘，表面浅黄色或棕黄色。气微，味甜	≤280	≤1.0
二等		≤370	≤1.5
三等		≤580	≤3.0
四等		≤900	≤3.0

砂仁 Sharen
Amomi Fructus

【别名】春砂仁、缩砂仁、缩砂密、砂王。

【来源】姜科植物阳春砂 *Amomum villosum* Lour.、绿壳砂 *Amomum villosum* Lour. var. *xanthioides* T. L. Wu et Senjen 或海南砂 *Amomum longiligulare* T. L. Wu 的干燥成熟果实。

【采制】夏秋二季果实成熟时采收，晒干或低温干燥。

【产地】

1. 阳春砂 主产于广东阳春市、阳江市、高州市、信宜市、广宁县、封开县。以广东阳春市最为著名，为道地药材。

2. 绿壳砂 主产于云南西双版纳州、临沧市、文山州。

3. 海南砂 主产于海南澄迈县、三亚市崖州区，广西博白县、陆川县等地。

【商品特征】
1. 药材

（1）阳春砂　呈卵圆形，具不明显的三钝棱，长1.5～2cm，直径1～1.5cm。外表深棕色，有网状突起的纹理及密生短钝软刺，纵棱（维管束）隐约可见。顶端留有花被残基，基部具果柄断痕或带果柄。果皮薄，易纵向撕裂，内表面淡棕色，纵棱明显。种子团圆形或长圆形，分成3瓣，每瓣有种子6～15粒，紧密排成2～4行，互相黏结成团块。种子呈不规则多面体，长2.5～4mm，宽2～3mm，深棕色或黑褐色，外具膜质而粗糙的假种皮。背面平坦，在较小一端的侧面或斜面有明显凹陷（种脐），合点在较大的一端，种脊沿腹面而上，成一纵沟。种子质坚硬，种仁黄白色。气芳香而浓烈，味辛凉、微苦。

（2）绿壳砂　呈椭圆形或长卵形，长1～1.5cm，直径0.8～1cm。外表面黄棕色至棕色，密具刺片状突起，种子团（砂仁）形状较圆，表面灰棕色至棕色。余与阳春砂相似。气味较阳春砂稍淡。

（3）海南砂　呈长椭圆形或卵圆形，有明显的三棱，长1.5～2cm，直径0.8～1.2cm；表面被片状、分枝的软刺，基部具果梗痕。果皮厚而硬。种子团较小，每瓣有种子3～24粒；种子直径1.5～2mm。气味稍淡。

［规格等级］商品常分为阳春砂、绿壳砂、海南砂等规格，一般为统货，但果柄不能超过2cm。另有净砂，常分为2等或统货。进口品分原砂仁（为种子团）、砂头王（原砂仁中质佳者，颗粒大而均匀饱满）、砂米（散粒种子）、砂壳等规格。

净砂　一等：为除去果皮的种子团，呈钝三棱状的椭圆形或卵圆形，分成3瓣，每瓣约有种子十数粒，籽粒饱满。表面灰褐色，破开后，内部灰白色。味辛凉微辣。种子团完整。每50g 150粒以内。无糖子、果壳、杂质、霉变。二等：种子团较小而瘪瘦。每50g 150粒以外，间有糖子。无果壳、杂质、霉变。余同一等。

2. 饮片　同药材，用时捣碎。

【质量评价】
1. 经验评价　以个大、饱满、坚实、种子色红棕、气香浓、搓之果皮不易脱落者为佳。

2. 含量测定　照挥发油测定法测定，阳春砂、绿壳砂种子团含挥发油不得少于3.0%（mL/g）；海南砂种子团含挥发油不得少于1.0%（mL/g）。用气相色谱法测定，药材按干燥品计算，含乙酸龙脑酯（$C_{12}H_{20}O_2$）不得少于0.90%。

【性味功能】味辛，性温。化湿开胃，温脾止泻，理气安胎。用于湿浊中阻，脘痞不饥，脾胃虚寒，呕吐泄泻，妊娠恶阻，胎动不安。

【产销简述】砂仁为常用中药，市场主流品种为阳春砂。年产销大约1000吨，多年来市场供不应求。

【商品安全】本品性温，易耗损津液，故阴虚火旺、血虚火旺、血虚燥热者忌用；因实热所致脘腹胀痛、呕吐泄泻者不宜服用；发热、口渴、大便秘结者忌大量服用。本品味辛，行散力较强，易耗损正气，加重气虚，故体乏无力、气短、自汗者忌大量久服；由气虚所致的脱肛、子宫脱垂者不宜大量服用。血热所致胎动不安者忌单味药服用，孕妇不宜单味药大量服用。肺结核等慢性发热性疾病忌大量长期服用。

【贮藏】用木箱或纸板箱包装。本品易虫蛀、受潮发霉、久置泛油，应置阴凉干燥处保存。

【附注】目前市场砂仁的规格等级划分可参考表5-55（出处：T/CACM 1021.20—2018《中药材商品规格等级 砂仁》）。

表 5-55 砂仁商品规格等级划分参考

规格	等级	性状描述	
		共同点	区别点
其他产区阳春砂	一等	干货。呈卵圆形、卵形或椭圆形，有不明显的三棱。表面棕褐色、紫褐色或浅褐色，密生刺状突起。果皮薄厚均有。具果柄，一般不超过1cm。种子成团，有细皱纹。气芳香而浓烈，味辛凉，微苦	果皮与种子团紧贴无缝隙。种子团大小和颜色较均匀。种子表面棕红色或棕褐色，无瘪瘦果，籽粒饱满。每100g果实数≤170粒。炸裂果数≤5%
	二等		果皮与种子团之间多少有缝隙。种子表面棕红色或红棕色，有少量瘪瘦果。每100g果实数170～330粒。炸裂果数≤10%
	三等		果皮与种子团之间多少有缝隙。种子表面棕红色至红棕色、橙红色或橙黄色，瘪瘦果较多（占25%以内）。每100g果实数≥330粒。炸裂果数≤15%
春砂仁	统货	干货。呈卵圆形、卵形、近球形或椭圆形，有不明显的三棱。表面棕褐色或黑褐色，密生刺状突起。果皮薄而软，与种子团紧贴无缝隙。具果柄，一般不超过1cm。种子成团，有细皱纹，籽粒大多饱满均一。气芳香而浓烈，味辛凉，微苦。炸裂果数≤10%	
绿壳砂	统货	干货。呈卵形、卵圆形或椭圆形，有不明显的三棱。表面黄棕色或浅褐色，密生刺状突起。体质轻泡。种子团卵圆形或椭圆形，具三钝棱，中有白色隔膜将种子团分成3瓣；种子表面灰棕色或红棕色。气芳香，味辛凉、微苦。气味较阳春砂淡。炸裂果数≤15%	
海南砂	统货	干货。呈长椭圆形或卵圆形，有明显的三棱。表面棕褐色，被片状、分枝的小柔刺。果皮较厚而硬。种子团较小，卵圆形、椭圆形或圆球形；种子表面红棕色或深棕色。气味较淡。炸裂果数≤15%	

七、全草类中药商品

麻黄 Mahuang
Ephedrae Herba

【别名】麻黄草、龙沙。

【来源】麻黄科植物草麻黄 *Ephedra sinica* Stapf、中麻黄 *Ephedra intermedia* Schrenk et C. A. Mey. 或木贼麻黄 *Ephedra equisetina* Bge. 的干燥草质茎。

【采制】秋季割取绿色草质茎，去净泥土及根部，放通风处晾干；或晾至6成干时，再晒干。经炮制形成生麻黄段、蜜麻黄、麻黄绒、蜜麻黄绒等饮片规格。

【产地】草麻黄主产于河北、山西、新疆、内蒙古；中麻黄主产于甘肃、青海、内蒙古及新疆；木贼麻黄主产于新疆、河北、山西、甘肃等地。其中草麻黄产量最大，是麻黄商品主流；木贼麻黄次之；中麻黄产量最小。

【商品特征】

1. 药材

（1）草麻黄 呈细长圆柱形，少分枝，直径1～2mm。有的带少量棕色木质茎。表面淡绿色至黄绿色，有细纵脊线，触之微有粗糙感。节明显，节间长2～6cm。节上有膜质鳞叶，长3～4mm；裂片2（稀3），锐三角形，先端灰白色，反曲，基部联合成筒状，红棕色。体轻，质脆，易折断，断面略呈纤维性，周边绿黄色，髓部红棕色，近圆形。气微香，味涩、微苦。

（2）中麻黄 多分枝，直径1.5～3mm，有粗糙感。节间长2～6cm，膜质鳞叶长2～3mm，裂片3（稀2），先端锐尖。断面髓部呈三角状圆形。

（3）木贼麻黄 较多分枝，直径1～1.5mm，无粗糙感。节间长1.5～3cm。膜质鳞叶长1～2mm；裂片2（稀3），上部为短三角形，灰白色，先端多不反曲，基部棕红色至棕黑色。

[规格等级] 根据来源不同，麻黄分为草麻黄、中麻黄和木贼麻黄 3 种规格。根据市场流通情况，麻黄分为"选货"和"统货"两个规格。

选货 除去木质茎、残根及杂质。细长圆柱形，表面淡绿色至黄绿色。体轻，质脆，易折断。气微香，味涩、微苦。无杂质、虫蛀、霉变。

统货 带少量木质茎及杂质。细长圆柱形，表面淡黄色。体轻，质脆，易折断。味涩、微苦。

2. 饮片

（1）麻黄段　为圆柱形的段，表面淡黄绿色至黄绿色，粗糙，有细纵脊线，节上有细小鳞叶，切面中心红黄色。质轻、脆，易折断。气微香，味涩、微苦。

（2）蜜麻黄　形如麻黄段。表面深黄色，微有光泽，略具黏性。有蜜香气，味甜。

（3）麻黄绒　绒团状，显黄绿色，体轻。

（4）蜜麻黄绒　显深黄色，略带黏性，味微甜。

【质量评价】

1. 经验评价　以色淡绿、内心充实、色红棕、手拉不脱节、味苦涩者为佳。

2. 含量测定　用高效液相色谱法测定，药材按干燥品计算，含盐酸麻黄碱（$C_{10}H_{15}NO \cdot HCl$）和盐酸伪麻黄碱（$C_{10}H_{15}NO \cdot HCl$）的总量不得少于 0.80%。

【性味功能】味辛、微苦，性温。发汗散寒，宣肺平喘，利水消肿。用于风寒感冒，胸闷喘咳，风水浮肿。

1. 生麻黄　发汗解表和利水消肿力强。多用于风寒表实证，风水浮肿，风湿痹痛，阴疽，痰核。

2. 蜜麻黄　性温偏润，辛散发汗作用缓和，以宣肺平喘力胜。润肺止咳。多用于表证较轻，而肺气壅闭，咳嗽气喘较重的患者。

3. 麻黄绒　较麻黄作用缓和，适用于老人幼儿及虚人风寒感冒。

4. 蜜麻黄绒　作用更缓和，适用于表证已解而喘咳未愈的体虚患者。

【产销简述】麻黄为我国传统常用中药材，应用历史悠久，市场以草麻黄为主流商品。目前全国麻黄年需求量约 12000 吨，包括医药工业原料。由于麻黄素是制造冰毒的前体物质，国家对麻黄产销进行严格管制，麻黄市场流通量明显下降。麻黄市场流通的主要为野生药材，供求基本达到平衡。

【商品安全】生品发汗力较强，故表虚自汗及阴虚盗汗，喘咳由于肾不纳气的虚喘者均应慎用麻黄。本品能兴奋中枢神经，多汗、失眠患者慎用。

【贮藏】置通风干燥处。防潮。

【附注】目前市场麻黄的规格等级划分可参考表 5-56（出处：T/CACM 1021.169—2018《中药材商品规格等级 麻黄》）。

表 5-56　麻黄商品规格等级划分参考

规格	基原	性状描述	
		共同点	区别点
选货	草麻黄	干货。除去木质茎、残根及杂质。细长圆柱形，表面淡绿色至黄绿色。体轻，质脆，易折断。气微香，味涩、微苦。无杂质、虫蛀、霉变	少分枝，直径 1~2mm。表面触之微有粗糙感。节上膜质鳞叶裂片 2（稀 3），锐三角形，反曲。断面略呈纤维性，周边绿黄色，髓部红棕色，近圆形
	中麻黄		多分枝，直径 1.5~3mm。表面触之有粗糙感。节上膜质鳞叶裂片 3（稀 2），先端锐尖。断面髓部呈三角状圆形

续表

规格	基原	性状描述	
		共同点	区别点
选货	木贼麻黄	干货。除去木质茎、残根及杂质。细长圆柱形，表面淡绿色至黄绿色。体轻，质脆，易折断。气微香，味涩、微苦。无杂质、虫蛀、霉变	较多分枝，直径1～1.5mm。表面触之无粗糙感。节上膜质鳞叶裂片2（稀3），上部短三角形，先端多不反曲。断面髓部呈圆形
统货		干货。带少量木质茎及杂质。细长圆柱形，表面淡黄色。体轻，质脆，易折断。味涩、微苦	木质茎及杂质不得过5%

淫羊藿 Yinyanghuo
Epimedii Folium

【别名】仙灵脾、三枝九叶草、刚前、黄连祖。

【来源】小檗科植物淫羊藿 *Epimedium brevicornu* Maxim.、箭叶淫羊藿 *Epimedium sagittatum* (Sieb. et Zucc.) Maxim.、柔毛淫羊藿 *Epimedium pubescens* Maxim. 或朝鲜淫羊藿 *Epimedium koreanum* Nakai 的干燥叶。

淫羊藿来源的药材商品习称"小叶淫羊藿"，其他三种植物来源的药材商品习称"大叶淫羊藿"。

【采制】夏、秋季茎叶茂盛时，割取茎叶，除去粗梗与杂质，晒干或阴干。

经炮制形成淫羊藿段、炙淫羊藿等饮片规格。

【产地】

1. 小叶淫羊藿 主产于陕西、山西、河南、广西等地。

2. 大叶淫羊藿 原植物为箭叶淫羊藿者主产于湖北、安徽、四川、浙江等地；原植物为柔毛淫羊藿者主产于四川、湖北、陕西；原植物为朝鲜淫羊藿者主产于辽宁、黑龙江、吉林等地。

【商品特征】

1. 药材

（1）淫羊藿 二回三出复叶；小叶片卵圆形，长3～8cm，宽2～6cm；先端微尖，顶生小叶基部心形，两侧小叶较小，偏心形，外侧较大，呈耳状，边缘具黄色刺毛状细锯齿；上表面黄绿色，下表面灰绿色，主脉7～9条，基部有稀疏细长毛，细脉两面突起，网脉明显；小叶柄长1～5cm。叶片近革质。气微，味微苦。

（2）箭叶淫羊藿 一回三出复叶；小叶片长卵形至卵状披针形，长4～12cm，宽2.5～5cm；先端渐尖，两侧小叶基部明显偏斜，外侧多呈箭形。下表面疏被粗短伏毛或近无毛。叶片革质。

（3）柔毛淫羊藿 一回三出复叶；叶下表面及叶柄密被绒毛状柔毛。

（4）朝鲜淫羊藿 二回三出复叶；小叶较大，长4～10cm，宽3.5～7cm，先端长尖。叶片较薄。

[规格等级] 按品种划分规格，均为统货。

2. 饮片

（1）淫羊藿段 呈丝片状。上表面绿色、黄绿色或浅黄色，下表面灰绿色，网脉明显，中脉及细脉凸出，边缘具黄色刺毛状细锯齿。近革质。气微，味微苦。

（2）炙淫羊藿　形如淫羊藿丝。表面浅黄色显油亮光泽。微有羊脂油气。

【质量评价】

1. 经验评价　以无根、梗少、叶多、色黄绿、整齐不碎者为佳。

2. 含量测定　用紫外-可见分光光度法测定，药材按干燥品计算，含总黄酮以淫羊藿苷（$C_{33}H_{40}O_{15}$）计，不得少于5.0%。用高效液相色谱法测定，按干燥品计算，药材含朝藿定A（$C_{39}H_{50}O_{20}$）、朝藿定B（$C_{38}H_{48}O_{19}$）、朝藿定C（$C_{39}H_{50}O_{19}$）和淫羊藿苷（$C_{33}H_{40}O_{15}$）的总量，朝鲜淫羊藿不得少于0.50%；淫羊藿、柔毛淫羊藿、箭叶淫羊藿均不得少于1.5%。

【性味功能】味辛、甘，性温。归肝、肾经。补肾阳，强筋骨，祛风湿。用于肾阳虚衰，阳痿遗精，筋骨痿软，风湿痹痛，麻木拘挛。

炙淫羊藿　增强了温肾助阳的作用，多用于阳痿、不孕。

【产销简述】本品为临床常用中药材。除供临床和制剂使用外，还用作提取物的原料。淫羊藿提取物在中药制剂和保健品中的应用越来越广泛。药材年需求量约5000吨。野生或栽培。供求基本平衡。

【贮藏】置通风干燥处。

【附注】目前市场淫羊藿的规格等级划分可参考表5-57（出处：T/CACM 1021.22—2018《中药材商品规格等级 淫羊藿》）。

表5-57　淫羊藿商品规格等级划分参考

规格	等级	性状描述	
		共同点	区别点
小叶淫羊藿	一等	干货。除去根、茎和杂质。三出复叶；小叶片卵圆形，叶长与宽近相等，长3～8cm，宽2～6cm；先端微尖，顶端小叶基部心形，两侧小叶较小，偏心形，外侧较大，呈耳状，边缘具黄色刺毛状细锯齿；叶下表面茶绿色，主脉7～9条，基部有稀疏细长毛，细脉两面突起，网脉明显；小叶柄长1～5cm。叶片近革质。气微，味微苦	叶新鲜，上表面呈青绿至黄绿色。叶占比≥90%，碎叶占比≤1%
	二等		叶上表面呈淡绿色至淡黄绿色。80%≤叶占比<90%，1%<碎叶占比≤2%
大叶淫羊藿	一等	干货。除去根、茎和杂质。其中，朝鲜淫羊藿小叶片较淫羊藿大，长4～10cm，宽3.5～7cm。顶端小叶片卵状心形，两侧叶片基部明显不对称，叶缘具细刺状锯齿，叶下表面灰绿色，小叶柄2～7.5cm。叶片较薄。柔毛淫羊藿小叶片卵状披针形，长宽比约2:1，长4～13cm，宽3～8cm，近革质。叶下表面及叶柄处密被绒毛状短柔毛，小叶柄长3～7cm。箭叶淫羊藿三出复叶，小叶片长卵形至卵状披针形，长4～12cm，宽2.5～5cm，先端渐尖，两侧小叶基部明显偏斜，外侧呈箭形。下表面疏被粗短伏毛或近无毛。叶革质。气微，味微苦	叶新鲜，上表面呈绿色至深绿色。叶占比≥85%，碎叶占比≤1%
	二等		叶上表面呈淡绿色至黄绿色。75%≤叶占比<85%，1%<碎叶占比≤2%
	统货	干货。除去根、茎和杂质。其中，朝鲜淫羊藿小叶片较淫羊藿大，长4～10cm，宽3.5～7cm。顶端小叶片卵状心形，两侧叶片基部明显不对称，叶缘具细刺状锯齿，叶下表面灰绿色，小叶柄2～7.5cm。叶片较薄。柔毛淫羊藿小叶片卵状披针形，长宽比约2:1，长4～13cm，宽3～8cm，近革质。叶下表面及叶柄处密被绒毛状短柔毛，小叶柄长3～7cm。箭叶淫羊藿三出复叶，小叶片长卵形至卵状披针形，长4～12cm，宽2.5～5cm，先端渐尖，两侧小叶基部明显偏斜，外侧呈箭形。下表面疏被粗短伏毛或近无毛。叶片革质。残留茎细长圆柱形，光滑，中空。气微，味微苦。70%≤叶占比<75%，2%<碎叶占比≤3.5%	

广藿香 Guanghuoxiang
Pogostemonis Herba

【别名】藿香、刺蕊草、枝香、大叶薄荷。

【来源】唇形科植物广藿香 *Pogostemon cablin* (Blanco) Benth. 的干燥地上部分。

【采制】枝叶茂盛时采割,日晒夜闷,反复至干。

经炮制形成广藿香段饮片规格。

【产地】主产于广东阳春市、雷州市、遂溪县、茂名市等地,海南万宁市、屯昌县、海口市琼山区、琼海市等地。多为栽培品。

【商品特征】

1.药材 本品茎略呈方柱形,多分枝,枝条稍曲折,长30~60cm,直径0.2~0.7cm;表面被柔毛;质脆,易折断,断面中部有髓;老茎类圆柱形,直径1~1.2cm,被灰褐色栓皮。叶对生,皱缩成团,展平后叶片呈卵形或椭圆形,长4~9cm,宽3~7cm;两面均被灰白色绒毛;先端短尖或钝圆,基部楔形或钝圆,边缘具大小不规则的钝齿;叶柄细,长2~5cm,被柔毛。气香特异,味微苦。

[规格等级] 历史上,按照产地不同分为石牌广藿香、高要广藿香、海南广藿香3种规格,均为统货。

石牌广藿香 干货。除净根,枝叶相连。老茎多呈圆形,茎节较密;茎嫩略呈方形密被毛茸。断面白色,髓心较小,叶面灰黄色,叶背灰绿色。气纯香、味微苦而凉。散叶不超过10%。无死香、杂质、虫蛀、霉变。

高要广藿香 干货。全草除净根。枝叶相连。枝干较细,茎节较密;嫩茎方形,密被毛茸。断面白色,髓心较大。叶片灰绿色。气清香,味微苦而凉。散叶不超过15%。余同石牌广藿香。

海南广藿香 干货。全草除净根。枝叶相连。枝干粗大,近方形,茎节密;嫩茎方形,具稀疏毛茸。断面白色髓心大,叶片灰绿色,较厚。气香浓,叶微苦而凉。散叶不超过20%。余同石牌广藿香。

2.饮片

广藿香段 为不规则的段。茎略呈方柱形,表面灰褐色、灰黄色或带红棕色,被柔毛。切面有白色髓。叶破碎或皱缩成团,完整者展平后呈卵形或椭圆形,两面均被灰白色绒毛;基部楔形或钝圆,边缘具大小不规则的钝齿;叶柄细,被柔毛。气香特异,味微苦。

【质量评价】

1.经验评价 以茎枝粗壮、结实、断面发绿、叶肥厚柔软、气味浓郁为佳。

2.检查 叶:不得少于20%。

3.含量测定 用高效液相色谱法测定,药材按干燥品计算,含百秋李醇($C_{15}H_{26}O$)不得少于0.10%。

【性味功能】味辛,性微温。芳香化浊,和中止呕,发表解暑。用于湿浊中阻,脘痞呕吐,暑湿表证,湿温初起,发热倦怠,胸闷不舒,寒湿闭暑,腹痛吐泻,鼻渊头痛。

【产销简述】广藿香为我国传统常用中药,应用历史悠久,因城市发展,广藿香道地产区石牌地区已成为广州市区,无法种植广藿香。目前市场以栽培的海南藿香为主,销往全国各地。目前国内年需求量4000~5000吨。供求基本平衡。

【贮藏】本品含有挥发油,易散失气味,受潮易霉变,应置阴凉干燥避光处保存,贮藏时间不宜过久。

【附注】目前市场广藿香的规格等级划分可参考表5-58（出处：T/CACM 1021.88—2018《中药材商品规格等级 广藿香》）。

表5-58 广藿香商品规格等级划分参考

规格	性状描述
统货	干货。本品茎略呈方柱形，多分枝，枝条稍曲折，长30～60cm，直径0.2～0.7cm；表面被柔毛，质脆，易折断，断面中部有髓；老茎类圆柱形，直径1～1.2cm被灰褐色栓皮。叶对生，皱缩成团，展平后叶片呈卵圆形或椭圆形，长4～9cm，宽3～7cm；两面均被灰白色绒毛；先端短尖或钝圆，基部楔形或钝圆，边缘具大小不规则的钝齿，叶柄细，长2～5cm，被柔毛。气香特异，味微苦

薄荷 Bohe
Menthae Haplocalycis Herba

【别名】野薄荷、夜息香、苏薄荷、仁丹草。

【来源】唇形科植物薄荷 Mentha Haplocalyx Briq. 的干燥地上部分。

【采制】夏、秋两季茎叶茂盛或花开至三轮时，选晴天，分次采割，晒干或阴干。

经炮制形成薄荷段饮片规格。

【产地】主产于江苏太仓市、南通市及浙江、安徽、江西、湖南等地。以江苏太仓市出产的薄荷质量最佳，江苏、安徽所产者称为"苏薄荷"。

【商品特征】

1.药材 茎呈方柱形，有对生分枝，长15～40cm，直径0.2～0.4cm；表面紫棕色或淡绿色，棱角处具茸毛，节间长2～5cm；质脆，断面白色，髓部中空。叶对生，有短柄；叶片皱缩卷曲，完整者展平后呈宽披针形、长椭圆形或卵形，长2～7cm，宽1～3cm；上表面深绿色，下表面灰绿色，稀被茸毛，有凹点状腺鳞。轮伞花序腋生，花萼钟状，先端5齿裂，花冠淡紫色。揉搓后有特殊清凉香气，味辛凉。

［规格等级］薄荷按产地分为苏薄荷、杭薄荷等；按季节分为头刀薄荷和二刀薄荷；按来源分为野生薄荷和栽培薄荷。一般均为统货。根据市场流通情况，多将薄荷分为"干燥地上部分"和"全叶"两个规格。

干燥地上部分 一等：茎表面呈紫棕色或绿色，叶上表面深绿色，下表面灰绿色。揉搓后有浓郁的特殊清凉香气。叶≥50%。二等：茎表面呈淡绿色，叶上表面淡绿色，下表面黄绿色。揉搓后清凉香气淡。叶在40%～50%。统货：茎表面呈紫棕色或淡绿色，叶呈黄棕色、灰绿色。揉搓后清凉香气淡，味辛凉。叶≥30%。

全叶 叶对生，有短柄，叶片皱缩卷曲，展平后呈宽披针形，长椭圆形或卵形，微具茸毛。上表面深绿色，下表面灰绿色。揉搓后有浓郁的特殊清凉香气，味辛凉。

2.饮片

薄荷段 呈不规则的段。茎方柱形，表面紫棕色或淡绿色，具纵棱线，棱角处具茸毛。切面白色，中空。叶多破碎，上表面深绿色，下表面灰绿色，稀被茸毛。轮伞花序腋生，花萼钟状，先端5齿裂，花冠淡紫色，揉搓后有特殊清凉香气，味辛凉。

【质量评价】

1.经验评价 药材以无根、叶多、色深绿、气味浓者为佳。药材含叶不得少于30%。

2.含量测定 用挥发油测定法测定，药材按干燥品计算，含挥发油不得少于0.80%（mL/g）；

用气相色谱法测定，按干燥品计算，药材含薄荷脑（$C_{10}H_{20}O$）不得少于 0.20%。

【性味功能】味辛，性凉。疏散风热，清利头目，利咽，透疹，疏肝行气。用于风热感冒，风温初起，头痛，目赤，喉痹，口疮，风疹，麻疹，胸胁胀闷。

【产销简述】薄荷为我国特产药材之一，产量居世界第一位。薄荷具有医用和食用双重功能。在食用方面，薄荷既可作为调味剂，又可作香料，还可配酒、冲茶等，应用广泛。薄荷商品全部来源于家种，年需求量约 5000 吨，市场供需基本平衡。

【商品安全】表虚汗多者忌服。

【贮藏】本品含有挥发油，易散失气味，受潮易霉变，应置阴凉干燥避光处保存，贮藏时间不宜过久。

【附注】目前市场薄荷的规格等级划分可参考表 5-59（出处：T/CACM 1021.28—2018《中药材商品规格等级 薄荷》）。

表 5-59 薄荷商品规格等级划分参考

规格	等级	性状描述	
		共同点	区别点
干燥地上部分	一等	干货。茎多呈方柱形，有对生分枝，棱角处具茸毛。质脆、断面白色，髓部中空。叶对生，有短柄，叶片皱缩卷曲，展平后呈宽披针形、长椭圆形或卵形。轮伞花序腋生。搓揉后有特殊清凉香气。味辛凉	茎表面呈紫棕色或绿色，叶上表面深绿色，下表面灰绿色。揉搓后有浓郁的特殊清凉香气。叶≥50%
	二等		茎表面呈淡绿色，叶上表面淡绿色，下表面黄绿色。揉搓后清凉香气淡。含叶量 40%～50%
	统货	干货。茎多呈方柱形，有对生分枝，表面呈紫棕色或淡绿色，棱角处具茸毛；质脆、断面白色，髓部中空。叶对生，有短柄，叶片皱缩卷曲，展平后呈宽披针形、长椭圆形或卵形。轮伞花序腋生。叶呈黄棕色、灰绿色。揉搓后清凉香气淡，味辛凉。叶≥30%	
全叶		干货。叶对生，有短柄，叶片皱缩卷曲，展平后呈宽披针形、长椭圆形或卵形，微具茸毛。上表面深绿色，下表面灰绿色。揉搓后有浓郁的特殊清凉香气，味辛凉	

肉苁蓉 Roucongrong
Cistanches Herba

【别名】苁蓉、大芸、寸芸、查干告亚（蒙语）。

【来源】列当科植物肉苁蓉 *Cistanche deserticola* Y. C. Ma 或管花肉苁蓉 *Cistanche tubulosa*（Schenk）Wight 的干燥带鳞叶的肉质茎。

【采制】春季苗刚出土时或秋季冻土之前采挖，除去茎尖。切段，晒干。

春季采挖的肉苁蓉，鲜品切断置沙土中半埋半露，较全部曝晒干燥更快，干后称为"甜苁蓉""淡苁蓉"，质量好。秋季采挖的肉苁蓉，因水分大，不易干燥，故将肥大者投入盐湖中腌 1～3 年，称为"盐苁蓉""咸苁蓉"，质量较次。药用时须洗去盐分，再切片加工。

经炮制形成肉苁蓉片、管花肉苁蓉片、酒苁蓉、酒管花苁蓉片等饮片规格。

【产地】肉苁蓉主产于内蒙古阿拉善盟、巴彦淖尔市，新疆和田地区、喀什地区、伊犁州阿勒泰地区，甘肃永昌县、山丹县、高台县，青海共和县、兴海县等地。以内蒙古阿拉善左旗产量最大。管花肉苁蓉主产于新疆。

【商品特征】

1. 药材

（1）肉苁蓉　呈扁圆柱形，稍弯曲，长 3～15cm，直径 2～8cm。表面棕褐色或灰棕色，密被覆瓦状排列的肉质鳞叶，通常鳞叶先端已断。体重，质硬，微有柔性，不易折断，断面棕褐色，有淡棕色点状维管束，排列成波状环纹。气微，味甜、微苦。

（2）管花肉苁蓉　呈类纺锤形、扁纺锤形或扁柱形，稍弯曲，长5～25cm，直径2.5～9cm。表面棕褐色至黑褐色。断面颗粒状，灰棕色至灰褐色，散生点状维管束。

[规格等级]肉苁蓉按采集时间和加工方法分为两种规格。

甜苁蓉　统货，干货。呈圆柱形略扁，微弯曲。表面赤褐色或暗褐色。有多数鳞片覆瓦状排列。体重，质坚硬或柔韧，断面棕褐色，有淡棕色斑点散生或呈波状环纹，气微、味微甜，枯心不超过10%。去净芦头、无干梢、杂质、虫蛀、霉变。

咸苁蓉　统货，干货。呈圆柱形或扁长条形，表面黑褐色，有多数鳞片呈覆瓦状排列，附有盐霜。质柔软，断面黑色或黑绿色，有光泽，味咸，枯心不超过10%。无干梢、杂质、霉变。

2. 饮片

（1）肉苁蓉片　呈不规则形的厚片。表面棕褐色或灰棕色。有的可见肉质鳞叶。切面有淡棕色或棕黄色点状维管束，排列成波状环纹。气微，味甜、微苦。

（2）管花肉苁蓉片　切面散生点状维管束，余同肉苁蓉片。

（3）酒苁蓉片　形如肉苁蓉片。表面黑棕色，切面点状维管束，排列成波状环纹。质柔润，略有酒香气，味甜，微苦。

（4）酒管花苁蓉片　切面散生点状维管束，余同酒苁蓉片。

【质量评价】

1. 经验评价　淡苁蓉以个大、身肥、鳞细、颜色灰褐色至黑褐色、油性大、茎肉质而软者为佳。咸苁蓉色黑质糯、细鳞粗条、体扁者为佳。

2. 含量测定　用高效液相色谱法测定，药材按干燥品计算，肉苁蓉含松果菊苷（$C_{35}H_{46}O_{20}$）和毛蕊花糖苷（$C_{29}H_{36}O_{15}$）的总量不得少于0.30%；管花肉苁蓉含松果菊苷（$C_{35}H_{46}O_{20}$）和毛蕊花糖苷（$C_{29}H_{36}O_{15}$）的总量不得少于1.5%。

【性味功能】味甘、咸，性温。补肾阳，益精血，润肠通便。用于肾阳不足，精血亏虚，阳痿不孕，腰膝酸软，筋骨无力，肠燥便秘。

【产销简述】受近几年社会需求增加影响，肉苁蓉野生资源遭到了破坏性挖掘，产能严重下降。同时，在高价刺激下，栽培生产快速发展，形成了以栽培肉苁蓉为主导的市场格局。目前，国内野生肉苁蓉产量500～600吨，主要以内蒙古和新疆产区供应为主；家种肉苁蓉产量4000吨左右，以新疆产区供应为主。肉苁蓉国内年需求量在3500吨左右。

【商品安全】相火偏旺、大便滑泄、实热便结者忌服。

【贮藏】本品易虫蛀、发霉，应置干燥通风处密闭贮藏。

【附注】目前市场肉苁蓉的规格等级划分可参考表5-60（出处：T/CACM 1021.39—2018《中药材商品规格等级 肉苁蓉》）。

表5-60　肉苁蓉商品规格等级划分参考

规格	等级	性状描述	
		共同点	区别点
肉苁蓉（软苁蓉）	选货一等	呈扁圆柱形，稍弯曲，表面棕褐色或灰棕色，密被覆瓦状排列的肉质鳞叶，通常鳞	色泽均匀，质地柔韧，肉质肥厚，肉质茎长度25cm以上，中部直径3.5cm以上，每千克少于5根，去除茎尖，无枯心，无干梢、杂质、虫蛀、霉变

续表

规格	等级	性状描述	
		共同点	区别点
肉苁蓉（软苁蓉）	选货 二等	叶先端已断。体重，质硬，微有柔性，不易折断，断面棕褐色，有淡棕色点状纤维管束，排列成波状环纹。气微，味甜、微苦	质坚硬，微有柔性。肉质茎长度 15～25cm，中部直径 2.5cm 以上，每千克有 5～10 根，去除茎尖，枯心不超过 10%，无干梢、杂质、虫蛀、霉变
	统货		个体长度不均，肉质茎长 3cm 以上，粗细不均匀，中部直径 2cm 以上，去除茎尖，枯心不超过 20%，无干梢、杂质、虫蛀、霉变
管花肉苁蓉（硬苁蓉）	选货 一等	呈类纺锤形、扁纺锤形或扁柱形，稍弯曲。表面棕褐色至黑褐色，鳞叶痕粗大。断面颗粒状，灰棕色至灰褐色，散生点状维管束。质地坚硬，无柔韧性	长度 15～25cm，中部直径 6～9cm，每千克少于 5 根，去除茎尖，无枯心，干梢、杂质、虫蛀、霉变
	选货 二等		长度 10～15cm，中部直径 2.5～5cm，每千克有 5～10 根，去除茎尖，枯心不超过 10%，无干梢、杂质、虫蛀、霉变
	统货		个体长度不均，长 5cm 以上，粗细不均匀，直径 2.5cm 以上。去除茎尖，枯心不超过 20%，无干梢、杂质、虫蛀、霉变

穿心莲 Chuanxinlian
Andrographis Herba

【别名】 一见喜、苦草。

【来源】 爵床科植物穿心莲 *Andrographis paniculata*（Burm. f.）Nees 的干燥地上部分。

【采制】 秋初茎叶茂盛时采收。割取地上部分晒干，捆把即可。

经炮制形成穿心莲段饮片规格。

【产地】 主产于广东饶平县、汕头市澄海区、潮州市等地，广西、福建等省区。云南、四川、江西、江苏等地也有栽培。

【商品特征】

1. 药材 茎呈方柱形，多分枝，长 50～70cm，节稍膨大；质脆，易折断。单叶对生，叶柄短或近无柄；叶片皱缩、易碎，完整者展平后呈披针形或卵状披针形，长 3～12cm，宽 2～5cm，先端渐尖，基部楔形下延，全缘或波状；上表面绿色，下表面灰绿色，两面光滑。气微，味极苦。

[规格等级] 本品为统货。

2. 饮片

穿心莲段 本品呈不规则的段。茎方柱形，节稍膨大。切面不平坦，具类白色髓。叶片多皱缩或破碎，完整者展平后呈披针形或卵状披针形，先端渐尖，基部楔形下延，全缘或波状；上表面绿色，下表面灰绿色，两面光滑。气微，味极苦。

【质量评价】

1. 经验评价 以干燥、无杂质、色绿、味极苦者为佳。

2. 检查 叶：不得少于 25%。

3. 含量测定 用高效液相色谱法测定，药材按干燥品计算，含穿心莲内酯（$C_{20}H_{30}O_5$）、新穿心莲内酯（$C_{26}H_{40}O_8$）、14-去氧穿心莲内酯（$C_{20}H_{30}O_4$）和脱水穿心莲内酯（$C_{20}H_{25}O_4$）的总量不得少于 1.2%。

【性味功能】味苦，性寒。清热解毒，凉血，消肿。用于感冒发热，咽喉肿痛，口舌生疮，顿咳劳嗽，泄泻痢疾，热淋涩痛，痈肿疮疡，蛇虫咬伤。

【产销简述】市场穿心莲以栽培品为主。由于近几年的价格呈现了历史高峰，刺激了生产的大发展，年产量已超过 12000 吨。由于药材及注射剂和提取物的需求下降明显，导致穿心莲的整体需求快速下滑，目前国内年需求量 7000～8000 吨。

【贮藏】置干燥通风处保存。防潮、防热、防光，以防变色。

【附注】目前市场穿心莲的规格等级划分可参考表 5-61（出处：T/CACM 1021.211—2018《中药材商品规格等级 穿心莲》）。

表 5-61　穿心莲商品规格等级划分参考

规格	性状描述	
	共同点	区别点
选货	本品茎呈方柱形，多分枝，长 50～70cm，节稍膨大；质脆易折断。单叶对生，叶柄短或近无柄；叶片皱缩、易碎，完整者展平后呈披针形或卵状披针形，长 3～12cm，宽 2～5cm，先端渐尖，基部楔形下延，全缘或波状；上表面绿色，下表面灰绿色，两面光滑。气微，味极苦	叶含量≥90%，且枝条为小枝居多
统货		叶含量≥30%

茵陈 Yinchen
Artemisiae Scopariae Herba

【别名】绵茵陈、茵陈蒿、白蒿、绒蒿。

【来源】菊科植物滨蒿 *Artemisia scoparia* Waldst. et Kit. 或茵陈蒿 *Artemisia capillaris* Thunb. 的干燥地上部分。

【采制】春季幼苗高 6～10cm 时采收或秋季花蕾长成至花初开时采割，除去杂质和老茎，晒干。春季采收的习称"绵茵陈"，秋季采割的称"花茵陈"。

经炮制形成绵茵陈、花茵陈等饮片规格。

【产地】主产于安徽滁州市、安庆市，陕西三原县、铜川市，江西都昌县，江苏南京市江宁区，句容市，湖北黄冈市、孝感市等地。以安徽、湖北、江西、江苏产量大；以陕西产者质量最佳，习称"西茵陈"。

【商品特征】

1. 药材

（1）绵茵陈　多卷曲成团状，灰白色或灰绿色，全体密被白色茸毛，绵软如绒。茎细小，长 1.5～2.5cm，直径 0.1～0.2cm，除去表面白色茸毛后可见明显纵纹；质脆，易折断。叶具柄；展平后叶片呈一至三回羽状分裂，叶片长 1～3cm，宽约 1cm；小裂片卵形或稍呈倒披针形、条形，先端锐尖。气清香，味微苦。

（2）花茵陈　茎呈圆柱形，多分枝，长 30～100cm，直径 2～8mm；表面淡紫色或紫色，有纵条纹，被短柔毛；体轻，质脆，断面类白色。叶密集，或多脱落；下部叶二至三回羽状深裂，裂片条形或细条形，两面密被白色柔毛；茎生叶一至二回羽状全裂，基部抱茎，裂片细丝状。头状花序卵形，多数集成圆锥状，长 1.2～1.5mm，直径 1～1.2mm，有短梗；总苞片 3～4 层，卵形，苞片 3 裂；外层雌花 6～10 个，可多达 15 个，内层两性花 2～10 个。瘦果长圆形，黄棕色。气芳香，味微苦。

［规格等级］按采收时间分为绵茵陈、花茵陈两种规格，均为统货。

2. 饮片

（1）绵茵陈　呈松散的团状，灰白色或灰绿色，全体密被白色茸毛，绵软如绒，气清香，味微苦。

（2）花茵陈　类圆形片，或块、茎、叶、花序、果实混杂。断面类白色，周边淡紫色或紫色，体轻，质脆，气芳香，味微苦。

【质量评价】

1. 经验评价　以质嫩、绵软、色灰白、香气浓者为佳。

2. 含量测定　用高效液相色谱法测定，药材按干燥品计算，绵茵陈含绿原酸（$C_{16}H_{18}O_9$）不得少于0.50%；花茵陈含滨蒿内酯（$C_{11}H_{10}O_4$）不得少于0.20%。

【性味功能】味苦、辛，性微寒。清利湿热，利胆退黄。用于黄疸尿少，湿温暑湿，湿疮瘙痒。

【产销简述】茵陈为野生资源，全国分布广，资源蕴藏量大，价格长期较为低廉，偶有波动，该品年销量2000～3000吨。

【贮藏】用麻袋、编织袋或草席等包装，置阴凉处保存，防潮。且贮存不宜过久，最多不宜超过3年，否则色变黄，香气减退。

【附注】目前市场茵陈的规格等级划分可参考表5-62（出处：T/CACM 1021.198—2018《中药材商品规格等级 茵陈》）。

表5-62　茵陈商品规格等级划分参考

规格	性状描述	区别点
绵茵陈统货	多卷曲成团状，灰白色或灰绿色，全体密被白色茸毛，绵软如绒。茎细小，长1.5～2.5cm，直径0.1～0.2cm，除去表面白色茸毛后可见明显纵纹；质脆，易折断。叶具柄；展平后叶片呈一至三回羽状分裂，叶片长1～3cm，宽约1cm；小裂片呈卵形或稍呈倒披针形，条形，先端尖锐。气清香，味微苦	绵茵陈多卷曲成团状，灰白色或灰绿色，全体密被白色茸毛
花茵陈统货	茎呈圆柱形，多分枝，长30～100cm，直径2～8mm；表面淡紫色或紫色，有纵纹条，被短柔毛；体轻，质脆，断面类白色。叶密集，或多脱落；下部叶二至三回羽状深裂，裂片条形或细条形，两面密被白色柔毛；茎生叶一至二回羽状全裂，基部抱茎，裂片细丝状；头状花序卵形，多数集成圆锥状，长1.2～1.5 mm，直径1～1.2mm，有短梗；总苞片3～4层，卵形，苞片3裂；外层雌花6～10个，可多达15个，内层两性花2～10个；瘦果长圆形，黄棕色。气芳香，味微苦	花茵陈茎呈圆柱形，多分枝，表面淡紫色或紫色；头状花序卵形，多数集成圆锥状；瘦果长圆形，黄棕色

石斛 Shihu
Dendrobii Caulis

【别名】黄草、金钗石斛、枫斗。

【来源】兰科植物金钗石斛 *Dendrobium nobile* Lindl.、霍山石斛 *Dendrobium huoshanense* C. Z. Tang et S. J. Cheng、鼓槌石斛 *Dendrobium chrysotoxum* Lindl. 或流苏石斛 *Dendrobium fimbriatum* Hook. 的栽培品及其同属植物近似种的新鲜或干燥茎。

【采制】全年均可采收，鲜用者除去根和泥沙；干用者采收后，除去杂质，用开水略烫或烘软，再边搓边烘晒，至叶鞘搓净，干燥。霍山石斛11月至翌年3月采收，除去叶、根须及泥沙等杂质，洗净，鲜用，或加热除去叶鞘制成干条；或边加热边扭成螺旋状或弹簧状，干燥，称霍山石斛枫斗。

经炮制形成鲜石斛、干石斛和霍山石斛等饮片规格。

【产地】 主产于四川布拖县、昭觉县，广西靖西市、凌云县、田林县，安徽霍山县，云南砚山县等地，江南诸省均有分布。传统认为金钗石斛主产于广西靖西市者为最佳。

【商品特征】

1. 药材

（1）鲜石斛　呈圆柱形或扁圆柱形，长约30cm，直径0.4～1.2cm。表面黄绿色，光滑或有纵纹，节明显，色较深，节上有膜质叶鞘。肉质多汁，易折断。气微，味微苦而回甜，嚼之有黏性。

（2）金钗石斛　呈扁圆柱形，长20～40cm，直径0.4～0.6cm，节间长2.5～3cm。表面金黄色或黄中带绿色，有深纵沟。质硬而脆，断面较平坦而疏松。气微，味苦。

（3）霍山石斛　干条呈直条状或不规则弯曲形，长2～8cm，直径1～4mm。表面淡黄绿色至黄绿色，偶有黄褐色斑块，有细纵纹，节明显，节上有的可见残留的灰白色膜质叶鞘；一端可见茎基部残留的短须根或须根痕，另一端为茎尖，较细。质硬而脆，易折断，断面平坦，灰黄色至灰绿色，略角质状。气微，味淡，嚼之有黏性。鲜品稍肥大，肉质，易折断，断面淡黄绿色至深绿色。气微，味淡，嚼之有黏性且少有渣。枫斗呈螺旋形或弹簧状，通常为2～5个旋纹，茎拉直后性状同干条。

（4）鼓槌石斛　呈粗纺锤形，中部直径1～3cm，具3～7节。表面光滑，金黄色，有明显突起的棱。质轻而松脆，断面海绵状。气微，味淡，嚼之有黏性。

（5）流苏石斛等　呈长圆柱形，长20～150cm，直径0.4～1.2cm，节明显，节间长2～6cm。表面黄色至暗黄色，有深纵槽。质疏松，断面平坦或呈纤维性。味淡或微苦，嚼之有黏性。

[规格等级] 商品有石斛和鲜石斛两类。石斛因品种及加工方法的不同，规格较为复杂，按其来源分为环草石斛、马鞭石斛、黄草石斛、金钗石斛等。环草石斛按其色泽及软硬程度分3个等级；马鞭石斛按其粗细分为小马鞭石斛统货、大马鞭石斛统货；黄草石斛按其长短粗细分为黄草节统货、小黄草统货、大黄草统货；金钗石斛为统货；鲜石斛为统货。

环草石斛　一等：色金黄，身细坚实，柔软，横直纹如蟋蟀翅脉，无白色，无芦头、须根、杂质。二等：与一等基本相同，但部分质地较硬。三等：色黄，条较粗，身较硬，无芦头、须根，无杂质。

马鞭石斛　小马鞭石斛：条粗3mm以内。色黄结实，无枯死草，无芦头、须根，无霉。大马鞭石斛：条粗超过3mm，其余同小马鞭石斛。

黄草石斛　黄草节：足干，色黄结实，切面灰白色。不捶破，无枯死草，无芦头、须根，无霉变，条长1～5cm，直径5mm以内。小黄草：与黄草节基本相同，条长30cm左右，条粗3mm以内。大黄草：与黄草节基本相同，条长30cm以上。

金钗石斛　统货，不分等级。足干，色黄，无须根，无枯死草，不捶破，无霉变。

鲜石斛　统货，不分等级。全株色鲜艳，无枯死草，无腐烂茎叶，无泥沙及杂质。

2. 饮片

（1）鲜石斛　呈圆柱形或扁圆柱形的段。直径0.4～1.2cm。表面黄绿色，光滑或有纵纹，肉质多汁。气微，味微苦而回甜，嚼之有黏性。

（2）干石斛　本品呈扁圆柱形或圆柱形的段。表面金黄色、绿黄色或棕黄色，有光泽，有深纵沟或纵棱，有的可见棕褐色的节。切面黄白色至黄褐色，有多数散在的筋脉点。气微，味淡或微苦,嚼之有黏性。

(3) 霍山石斛 同药材。

【质量评价】

1. 经验鉴别 鲜石斛以青绿色、肥满、嚼之发黏者为佳;干品以色金黄、有光泽、质柔韧者为佳。

2. 含量测定 用气相色谱法测定,金钗石斛按干燥品计算,含石斛碱($C_{16}H_{25}NO_2$)不得少于0.40%。用紫外-可见分光光度法测定,霍山石斛按干燥品计算,含多糖以无水葡萄糖($C_6H_{12}O_6$)计,不得少于17.0%。用高效液相色谱法测定,鼓槌石斛按干燥品计算,含毛兰素($C_{18}H_{22}O_5$)不得少于0.030%。

【性味功能】味甘,性微寒。益胃生津,滋阴清热。用于热病津伤,口干烦渴,胃阴不足,食少干呕,病后虚热不退,阴虚火旺,骨蒸劳热,目暗不明,筋骨痿软。

【产销简述】石斛是目前国内近百种药品和保健品的必备原料,我国市场需求量每年均在1000吨以上,而且逐年呈上升趋势。石斛人工种植的兴起极大地缓解了石斛稀缺的困境,通过以发展促保护,使之从珍稀濒危药材变为大众养生食材。据统计,中国石斛属植物种植总面积达45.4万亩,综合产值逾500亿元,石斛鲜品(含铁皮石斛)产量8万余吨,被民间作为食材广泛使用。

【商品安全】能敛邪,故温热病不宜早用;又能助湿,若湿温病尚未化燥伤津者,以及脾胃虚寒,大便溏薄、舌苔厚腻者均忌用。

【贮藏】干品置通风干燥处,防潮;鲜品置阴凉潮湿处,防冻。

【附注】目前市场石斛的规格等级划分可参考表5-63(出处:T/CACM 1021.113—2018《中药材商品规格等级 石斛》)。

表5-63 石斛商品规格等级划分参考

	规格		性状描述	
			共同点	区别点
药典品种	鲜石斛	统货	鲜品。呈圆柱形或扁圆柱形,长约30cm,直径0.4~1.2cm。表面黄绿色,光滑或有纵纹,节明显,色较深,节上有膜质叶鞘。肉质多汁,易折断。气微,味微苦而回甜,嚼之有黏性	
	金钗石斛	统货	干品。呈扁圆柱形,长20~40cm,直径0.4~0.6cm,节间长2.5~3cm。表面金黄色或黄中带绿色,有深纵沟。质硬而脆,断面较平坦而疏松。气微,味苦	
	鼓槌石斛	统货	干品。呈粗纺锤形,中部直径1~3cm,具3~7节。表面光滑,金黄色,有明显突起的棱。质轻而松脆,断面海绵状。气微,味淡,嚼之有黏性	
	流苏石斛	统货	干品。呈长圆柱形,长20~150cm,直径0.4~1.2cm,节明显,节间长2~6cm。表面黄色至暗黄色,有深纵槽。质疏松,断面平坦或具纤维性。味淡或微苦,嚼之有黏性	
药典同属植物近似品种	矮石斛	选货	干品。呈纺锤形,常弯曲,长2.0~4.0cm,直径0.4~1.0cm,具2~5节,节间长0.1~1.4cm。表面金黄色或棕黄色,有细密浅纵皱纹。质坚,易折断,断面灰白色,略显纤维性。味淡,嚼之有黏性	颜色均匀,大小一致
		统货		颜色不均,大小不分
	齿瓣石斛	统货	干品。呈长圆柱形,长20~60cm,直径0.2~0.4cm。表面黄绿色或灰绿色,有的带有紫色,有细纵皱纹,节明显,节上可见残留的膜质叶鞘,多破碎成纤维状。质坚实,略韧,断面不平坦,略显纤维性。气微,味淡,嚼之有黏滞感,有渣	
	束花石斛	统货	干品。呈细长圆柱形,长50~150cm,直径0.3~0.6cm,常弯曲不挺直。表面金黄色或枯黄色,棱条不明显而现纵皱纹。体轻质实,易折断,断面略具纤维性。气淡,嚼之有黏性	
	细叶石斛	统货	干品。呈长圆柱形,长可达80cm,直径0.2~1.0cm,节间2.5~4.5cm,接近根部1~3节较细,以上较粗。表面黄色,暗黄色或金黄色,具深槽。近基部1~2节光滑无槽。上部多分枝,分枝细,形同竹丫,直径0.1~0.2cm,节间0.5~2cm,光滑或具稀少的棱,节上可见花梗脱落后的疤痕。质硬,不易折断,断面不平,略呈纤维状,无臭,味淡	

续表

规格		性状描述	
		共同点	区别点
药典同属植物近似品种	叠鞘石斛 统货	干品。呈长圆柱形，长可达200cm，直径0.3～1.0cm，节间长2.5～4.0cm。表面黄色至黄绿色，具纵槽，上部多曲折，近基部光滑无槽。质脆易折断，断面纤维性。气微，味微苦，嚼之有黏性	
	美花石斛 统货	干品。呈细长圆柱形，常弯曲、盘缠成疏松团状，长10～20cm，直径0.1～0.2cm，节间长1.0～2.0cm。表面金黄色或枯黄色，有旋状纵皱纹。质实体轻，易折断，断面颗粒状或略呈纤维状。无嗅，味淡，嚼之有黏性	
	细茎石斛 统货	干品。呈圆柱形，通常长25～40cm，直径0.3～0.5cm。表面黄绿色或棕绿色。质硬而脆，易折断，断面平坦，灰白色。气微，味微苦，嚼之少黏滞感，有渣	
	霍山石斛 统货	干品。呈类圆柱形或类圆锥形，长1～12cm，直径0.1～0.4cm。外表面黄绿色，有细皱纹。质硬而脆，易折断，断面平坦。气微，味淡，嚼之微有黏性	

铁皮石斛 Tiepishihu
Dendrobii Officinalis Caulis

【别名】铁皮枫斗、耳环石斛。

【来源】兰科植物铁皮石斛 Dendrobium officinale Kimura et Migo 的干燥茎。

【采制】11月至翌年3月采收，除去杂质，剪去部分须根，边加热边扭成螺旋形或弹簧状，烘干；或切成段，干燥或低温烘干。前者习称"铁皮枫斗"（耳环石斛）；后者习称"铁皮石斛"。

【产地】主产于浙江建德市、杭州市临安区、乐清市，云南勐海县、芒市、瑞丽市等地。江南诸省均有分布。销全国各地，亦有出口。耳环石斛产于湖北老河口市者为最佳。

【商品特征】

1. 药材

（1）铁皮枫斗　呈螺旋形或弹簧状，通常为2～6个旋纹，茎拉直后长3.5～8cm，直径0.2～0.4cm。表面黄绿色或略带金黄色，有细纵皱纹，节明显，节上有时可见残留的灰白色叶鞘；一端可见茎基部留下的短须根。质坚实，易折断，断面平坦，灰白色至灰绿色，略角质状。气微，味淡，嚼之有黏性。

（2）铁皮石斛　呈圆柱形的段，长短不等。

[规格等级] 按加工方法分为两种规格，其中铁皮枫斗按外形分3个等级。

铁皮枫斗　一等：足干，螺旋形紧贴，2～4个旋纹，身细结实。全部具"龙头凤尾"，黄绿色或金黄色，无杂质，无霉变。二等：足干，螺旋形稍松不紧贴，2～4个旋纹，身稍粗较结实。其余同一等。三等：螺旋形较松散不紧贴，身粗不甚结实，不具"龙头凤尾"。其余同一等。

铁皮石斛　为统货。

2. 饮片　同药材。

【质量要求】

1. 经验评价　以粗肥、色黄绿、饱满、结实，"龙头""凤尾"俱全者为佳。

2. 含量测定　用紫外-可见分光光度法，药材按干燥品计算，含铁皮石斛多糖以无水葡萄糖（$C_6H_{12}O_6$）计，不得少于25.0%。用高效液相色谱法测定，药材按干燥品计算，含甘露糖（$C_6H_{12}O_6$）应为13.0%～38.0%。

3. 检查　甘露糖与葡萄糖峰面积比：应为2.4～8.0。

【性味功能】同"石斛"。

【产销简述】同"石斛"。

【贮藏】同"石斛"。

【附注】目前市场铁皮石斛的规格等级划分可参考表 5-64（出处：T/CACM 1021.12—2018《中药材商品规格等级 铁皮石斛》）。

表 5-64 铁皮石斛商品规格等级划分参考

规格	等级	形状	旋纹	平均单重/g	直径/cm	表面特征	质地	断面	气味	其他
铁皮枫斗	特级	螺旋形	一般2~4个旋纹	0~0.5	—	色暗绿色或黄绿色，表面略具角质样光泽，有细纵皱纹	质坚实，易折断	断面平坦，略呈角质状	气微味淡，嚼之有黏性	久嚼有浓厚的黏滞感，残渣极少
	优级	螺旋形	一般4~6个旋纹	≥0.5	—					久嚼有浓厚的黏滞感，略有残渣
	一级	螺旋形或弹簧状	一般2~4个旋纹	0~0.5	—	色黄绿色或略金黄色，有细纵皱纹				久嚼有浓厚的黏滞感，略有残渣
	二级	螺旋形或弹簧状	一般4~6个旋纹	≥0.5	—					久嚼有浓厚的黏滞感，有少量纤维性残渣
铁皮石斛	一级	呈柱形的段，长短均匀	—	—	0.2~0.4	色黄绿色或略带金黄色，两端不得发霉	质坚实，易折断	断面平坦，略呈角质状	气微味淡，嚼之有黏性	久嚼有浓厚的黏滞感，略有残渣
	二级	呈圆柱形的段，长短不一	—	—	0.2~0.4					久嚼有浓厚的黏滞感，有少量纤维性残渣

八、藻菌地衣类中药商品

冬虫夏草 Dongchongxiacao
Cordyceps

【别名】虫草、冬虫草、夏草冬虫。

【来源】麦角菌科真菌冬虫夏草菌 *Cordyceps sinensis*（BerK.）Sacc. 寄生在蝙蝠蛾科昆虫幼虫上的子座和幼虫尸体的干燥复合体。

【采制】子座出土、孢子未发散时挖取，晒至六七成干，除去似纤维状的附着物及其他杂质，晒干或低温干燥。

【产地】主产于西藏的那曲市、昌都市、山南市，青海玉树州、杂多县、囊谦县，四川石渠县、德格县、色达县等地，云南香格里拉市、德钦县等地，此外甘肃、新疆亦产。通常认为怒江、澜沧江上游产量大、质量好，习称"藏草""青海草"。

【商品特征】

1. 药材 由虫体与从虫头部长出的真菌子座相连而成。虫体似蚕，长3~5cm，直径0.3~0.8cm；表面深黄色至黄棕色，有环纹20~30个，近头部的环纹较细；头部红棕色；足8对，中部4对较明显；质脆，易折断，断面略平坦，淡黄白色。子座细长圆柱形，长4~7cm，直径约0.3cm；表面深棕色至棕褐色，有细纵皱纹，上部稍膨大；质柔韧，断面类白色。气微腥,味微苦。

[规格等级] 目前市场按产地分为藏虫草和川虫草两大类商品。藏虫草条大,虫体粗壮,子座粗短,表面深黄色,分虫草王、散虫草、把虫草。川虫草虫体较小,子座较细长,表面黄棕色至黄褐色,原为统货,现按每千克虫草的条数划分等级。两类商品均按每千克虫草数量划分为5个等级。

王中王:每千克含虫草条数900条,质量最佳,产量极少。虫草王:每千克含虫草条数1000~1400条。一等:每千克含虫草条数1500~1900条。二等:每千克含虫草条数2000~2400条。三等:每千克含虫草条数2500条以上。

2. 饮片　同药材。

【质量评价】

1. 经验评价　以虫体饱满肥大、色黄、断面充实、色白、子座粗壮、香气浓者为佳。

2. 含量测定　用高效液相色谱法测定,本品含腺苷（$C_{10}H_{13}N_5O_4$）不得少于0.010%。

3. 检查　重金属及有害元素:铅不得过5mg/kg;镉不得过1mg/kg;汞不得过0.2mg/kg;铜不得过20mg/kg。

【贮藏】用铁盒装,内衬一层防潮纸。置阴凉干燥处,防蛀。贮存过程中注意防潮、防虫和防霉。小货可把虫草放进密封的玻璃瓶中,再放些花椒或牡丹皮于其中,放置冰箱中,可防虫蛀;若需保存半年以上,用干燥剂可以更好地防潮。

【性味功能】性平,味甘。补肾益肺,止血化痰。用于肾虚精亏,阳痿遗精,腰膝酸痛,久咳虚喘,劳嗽咯血。

【商品安全】阴虚火旺者,不宜单独使用。

【产销简述】据国家林业和草原局统计,冬虫夏草年需求量为100~1000吨。由于生产环境特殊,资源较少,冬虫夏草正常年产量30~40吨,最高年产量为60~70吨。冬虫夏草产量与冬虫夏草菌、蝙蝠蛾科昆虫和生产环境密切相关,任何一个环节的破坏,都会给冬虫夏草的产量带来重大影响,如果不加以控制,冬虫夏草资源将有逐渐枯竭的可能。

【附注】

1. 近年来,冬虫夏草人工繁育技术取得较多突破,其产业化已由传统半野生培植方式发展为室内培植方式。"冬虫夏草（繁育品）"已被广东省中药材标准（第三册）收录。其性状、气味与野生品均有差异。

2. 历史上曾经按照产地分为炉草、灌草、滇草,按照大小分为虫草王、散虫草和把虫草等规格。

3. 目前市场冬虫夏草的规格等级划分可参考表5-65（出处:T/CACM 1021.33—2018《中药材商品规格等级 冬虫夏草》）。

表5-65　冬虫夏草商品规格等级划分参考

规格	等级	性状描述	
		共同点	区别点
选货	一等	由虫体与从虫头部长出的真菌子座相连而成。虫体似蚕,长3~5cm,直径0.3~0.8cm;表面深黄色至黄棕色,有环纹20~30个,近头部的环纹较细;头部红棕色;足8对,中部4对较明显;质脆,易	每千克条数≤1500,无断草、无穿条、无瘪草、无死草、无黑草
	二等		每千克条数1500~2000,无断草、无穿条、无瘪草、无死草、无黑草

续表

规格	等级	性状描述	
		共同点	区别点
选货	三等	折断，断面略平坦，淡黄白色。子座细长圆柱形，长4～7cm，直径约0.3cm；表面深棕色至棕褐色，有细纵皱纹，上部稍膨大；质柔韧，断面类白色。气微腥，味微苦	每千克条数2000～2500，无断草、无穿条、无瘪草、无死草、无黑草
	四等		每千克条数2500～3000，无断草、无穿条
	五等		每千克条数3000～3500，无断草、无穿条
	六等		每千克条数3500～4000，无断草、无穿条
	七等		每千克条数4000～4500，无断草、无穿条
统货	—		不限制数条，无断草、无穿条

茯苓 Fuling
Poria

【别名】云苓、云茯苓、白茯苓。

【来源】多孔菌科真菌茯苓 *Poria cocos*（Schw.）Wolf 的干燥菌核。

【采制】野生茯苓常在7月至次年3月到松林中采挖。人工栽培茯苓于接种后第二年7～9月采挖。挖出后鲜茯苓除去泥沙，堆置"发汗"后，摊开晾至表面干燥，再"发汗"，反复数次至现皱纹、内部水分大部散失后，阴干，为"茯苓个"；鲜茯苓削去或茯苓个稍蒸后趁热扒去外皮后切片，为"茯苓片"；切成方形或长方形块者为"茯苓块"；茯苓中有松根者为茯神；皮为"茯苓皮"；切去茯苓皮后显淡红色的部分为赤茯苓；切去赤茯苓后的白色部分为"白茯苓"。

经炮制形成茯苓、朱茯苓等饮片规格。

【产地】野生品主产于云南丽江市、维西县、香格里拉市等地；栽培品主产于云南丽江市、玉龙县，安徽金寨县、岳西县，湖北罗田县、英山县、麻城市等地。野生者以云南出产者质量最优，习称"云苓"。栽培者以湖北、安徽产量大，产于安徽者习称"安苓"。

【商品特征】

1. 药材

（1）茯苓个　呈类球形、椭圆形、扁圆形或不规则团块，大小不一。外皮薄而粗糙，棕褐色至黑褐色，有明显的皱缩纹理。体重，质坚实，断面颗粒性，有的具裂隙，外层淡棕色，内部白色，少数淡红色，有的中间抱有松根。气微，味淡，嚼之黏牙。

（2）茯苓块　为去皮后切制的茯苓，呈立方块状或方块状厚片，大小不一。白色、淡红色或淡棕色。

（3）茯苓片　为去皮后切制的茯苓，呈不规则厚片，厚薄不一。白色、淡红色或淡棕色。

［规格等级］按药用部位和加工形状，将茯苓药材分为9种规格。其中茯苓个和白苓片均可分为两个等级；白苓块、赤苓块、茯神块、骰方、白碎苓、赤碎苓和茯神木均为统货。

（1）个苓　一等：呈不规则圆球形或块状。表面黑褐色或棕褐色。体坚实皮细。断面白色。味淡。大小圆扁不分。无杂质、霉变。二等：呈不规则圆球形或块状。表面黑褐色或棕色。体轻泡、皮粗、质松。断面白色至黄赤色。味淡。间有皮沙、水锈、破块、破伤。无杂质、霉变。

（2）白茯苓

白苓片　一等：薄片。白色或灰白色。质细。毛边（不修边）。厚度每厘米7片，片面长宽不得小于 3cm。无杂质、霉变。二等：薄片。白色或灰白色。质细。毛边（不修边）。厚度每厘米 5 片，片面长宽不得小于 3cm。无杂质、霉变。

白苓块 统货。白色。厚度 0.4～0.6cm，长宽 4～5cm，边缘苓块，可不成方形，间有长、宽 1.5cm 以上的碎块。无杂质、霉变。

骰方 统货。为茯苓去净外皮切成立方形块。白色。质坚实。长、宽、厚在 1cm 以内，均匀整齐。间有不规则的碎块，但不超过 10%。无粉末、杂质、霉变。

白碎苓 统货。为加工茯苓时的白色或灰白色的大小碎块或碎屑，均属此等。无粉末、杂质、虫蛀、霉变。

（3）赤茯苓

赤苓块 统货。赤黄色。厚度 0.4～0.6cm，长宽 4～5cm。边缘苓块，可不成方形。间有 1.5cm 以上的碎块。无杂质、霉变。

赤碎苓 统货。为加工茯苓时的赤黄色大小碎块或碎屑，均属此等。无粉末、杂质、虫蛀、霉变。

（4）茯神

茯神块 统货。为茯苓去净外皮切成扁平方形块。色泽不分，每块含有松木心。厚度 0.4～0.6cm，长宽 4～5cm。木心直径不超过 1.5cm。边缘苓块可不成方形。间有 1.5cm 以上的碎块。无杂质、霉变。

茯神木 统货。为茯苓中间生长的松木，多为弯曲不直的松根，似朽木状。色泽不分，质松体轻。每根周围必须带有三分之二的茯苓肉。木杆直径最大不超过 2.5cm。无杂质、霉变。

2. 饮片

（1）茯苓　形如茯苓（块、片）。

（2）朱茯苓　形如茯苓（块、片）。表面呈朱红色。

【质量评价】

经验评价　茯苓个以体重、坚实、外皮棕褐、无裂隙、断面色白细腻（赤茯苓以色绯红）、无砂粒嵌入、嚼之黏牙力强者为佳。茯苓块以块状不碎、色白者为佳。

【性味功能】味甘、淡，性平。利水渗湿，健脾，宁心。用于水肿尿少，痰饮眩悸，脾虚食少，便溏泄泻，心神不安，惊悸失眠。

1. 茯神　宁心安神。用于心虚惊悸，失眠健忘。

2. 朱茯苓　宁心安神。用于失眠，惊悸，健忘。

【产销简述】茯苓是临床运用较多的传统中药材之一。我国每年的药用、食用和出口的需求量高达 5 万吨左右，销全国各地，出口日本、韩国及东南亚等地区。

【贮藏】本品易虫蛀、发霉、变色，应置于阴凉干燥处，防潮。不宜暴晒，以免变色和裂纹。

【附注】

1. 目前市场茯苓药材的规格等级划分可参考表 5-66（出处：T/CACM 1021.13—2018《中药材商品规格等级 茯苓》）。

表 5-66 茯苓药材的规格等级划分

规格	等级	性状描述	
		共同点	区别点
个苓	选货	大小不等，呈不规则圆球形或块状，表面黑褐色或棕褐色。断面白色。气微，味淡	体坚实、皮细、完整。部分皮粗、质松，间有泥沙、水锈、破伤，不超过总数的20%
	统货		质地不均，部分松泡，皮粗或细、间有泥沙、水锈、破伤
茯苓片	选货 一等	不规则圆片状或长方形，大小不等，含外皮，边缘整齐，厚度不小于3mm	色白，质坚实，边缘整齐
	选货 二等		色灰白，部分边缘略带淡红色或淡棕色，质松泡，边缘整齐
	统货		色灰白，部分边缘略带淡红色或淡棕色，质地不均，边缘整齐
白苓块	选货 一等	呈扁平方块，边缘苓块可不成方形。无外皮，色白，大小不等，宽度不小于2cm，厚度在1cm左右	质坚实
	选货 二等		质松泡，部分边缘为淡红色或淡棕色
	统货		质地不均，部分边缘为淡红色或淡棕色
白苓丁	选货 一等	呈立方形块，部分形状不规则，边长一般在0.5～1.5cm	色白，质坚实，间有少于5%的不规则碎块
	选货 二等		色灰白，质松泡，间有少于10%的不规则碎块
	统货		色白或灰白，质地不均，间有不少于10%的不规则碎块
白碎苓	统货	加工过程中产生的白色或灰白色茯苓，碎块或碎屑，体轻、质松	
赤苓块	统货	呈扁平方块，边缘苓块可不成方形，无外皮，色淡红或淡棕，质松泡，大小不等，宽度最低不小于2cm	
赤苓丁	选货	呈立方形块，部分形状不规则，长度在0.5～1.5cm	色淡红或淡棕，质略坚实，间有少于10%的不规则碎块
	统货		间有不少于20%的不规则碎块
赤碎苓	统货	为加工过程中产生的淡红色或淡棕色大小形状不规则的碎块或碎屑，体轻、质松	
茯苓卷	统货	呈卷状薄片，白色或灰白色，质细，无杂质，长度一般为6～8cm，厚度小于1mm	
茯苓刨片	统货	呈不规则卷状薄片，白色或灰白色，质细，易碎，含10%～20%的碎片	

2.茯苓皮 为茯苓菌核的干燥外皮，呈长条形或不规则块片，大小不一。外表面棕褐色至黑褐色，有疣状突起，内面淡棕色并常带有白色或淡红色的皮下部分。质较松软，略具弹性。气微、味淡，嚼之黏牙。利水消肿，用于水肿、小便不利。

灵芝 Lingzhi
Ganoderma

【别名】三秀、灵芝草、木灵芝、菌灵芝。

【来源】多孔菌科真菌赤芝 *Ganoderma lucidum* (Leyss. ex Fr.) Karst. 或紫芝 *Ganoderma sinense* Zhao, Xu et Zhang 的干燥子实体。

【采制】全年采收，除去杂质，剪除附有朽木、泥沙或培养基质的下端菌柄，阴干或在40～50℃烘干。

【产地】赤芝产于华东、西南及河北、山西、江西、广西等省区；紫芝产于浙江、江西、湖南、广西等省区。两者现均有人工栽培。

【商品特征】

1.赤芝 外形呈伞状，菌盖肾形、半圆形或近圆形，直径10～18cm，厚1～2cm。皮壳坚硬，黄褐色至红褐色，有光泽，具环状棱纹和辐射状皱纹，边缘薄而平截，常稍内卷。菌肉白色至淡棕色。菌柄圆柱形，侧生，少偏生，长 7～15cm，直径 1～3.5cm，红褐色至紫褐色，光亮。菌管内有多数孢子，孢子细小，黄褐色。气微香，味苦涩。

2. 紫芝 皮壳紫黑色，有漆样光泽。菌肉锈褐色。菌柄长 17～23cm。

3. 栽培品 子实体较粗壮、肥厚，直径 12～22cm，厚 1.5～4cm。皮壳外常被有大量粉尘样的黄褐色孢子。

【质量评价】

1. 经验评价 以个大、厚实，具光泽，色赤褐、菌柄短者为佳。

2. 含量测定 按紫外-可见分光光度法测定，药材含灵芝多糖以无水葡萄糖（$C_6H_{12}O_6$）计，不得少于 0.90%；含三萜及甾醇以齐墩果酸（$C_{30}H_{48}O_3$）计，不得少于 0.50%。

【性味功能】味甘，性平。补气安神，止咳平喘。用于心神不宁，失眠心悸，肺虚咳喘，虚劳短气，不思饮食。

【产销简述】野生灵芝资源占比较小，目前市场流通的主要以家种资源为主。灵芝主要用于保健品及提取物制备，随着近年来人们的保健意识增强，需求量有小幅缓慢上升的趋势。灵芝每年的需求量大概在 4500 吨左右。灵芝从种植到采收仅需 4～6 个月，种植周期短、补给速度快、市场需求量较为稳定，供求基本稳定。

【贮藏】置干燥处，防霉，防蛀。

【附注】目前市场灵芝药材的规格等级划分可参考表 5-67（出处：T/CACM 1021.11—2018《中药材商品规格等级 灵芝》）。

表 5-67 灵芝药材的规格等级划分

规格	等级	朵形	色泽	质地	菌盖直径/cm	菌盖厚度/cm	菌柄长度/cm	气味
野生灵芝	统货	菌盖完整，有丛生、叠生混入	盖面红褐色至棕褐色，稍有光泽。腹面浅褐色	木栓质，致密	≤10	≤1.0	长短不一	气微香，味苦涩
野生紫芝	统货		地质不均，部分松泡，皮粗或细、间有泥沙、水锈、破伤					气微香，味淡
段木赤芝（未产孢）	特级	菌盖完整，肾形、半圆形或近圆形	盖面红褐色至紫红色，有光泽，腹面黄白色或浅褐色	木栓质，质重，密实	≥20	≥2.0	≤2.5	气微香，微苦涩
	一级		盖面红褐色，有光泽，腹面黄白色或浅褐色，干净		≥15	≥1.0		
	统货	菌盖完整，肾形、半圆形或近圆形，或有丛生、叠生混入	盖面黄褐色至红褐色，腹面黄白色或浅褐色		≥10		长短不一	
段木赤芝（产孢）	统货	菌盖完整，肾形、半圆形或近圆形，或有丛生、叠生混入	盖面黄褐色至红褐色，皱缩，光泽度不佳，腹面棕褐色或可见明显管孔裂痕	木栓质，质地稍疏松	≥10			气微香，微苦涩
代料赤芝（未产孢）	统货	外形呈伞状，菌盖完整，肾形、半圆形或近圆形	盖面黄褐色至红褐色，腹面黄白色或浅褐色	木栓质，质地稍疏松	≥0.5		长短不一	气微香，微苦涩
代料赤芝（产孢）	统货		盖面黄褐色至红褐色，皱缩，光泽度不佳，腹面棕褐色或可见明显管孔裂痕	木栓质，质地稍疏松	≥6			气微香，微苦涩

续表

规格	等级	朵形	色泽	质地	菌盖直径（cm）	菌盖厚度（cm）	菌柄长度（cm）	气味
段木紫芝	统货	外形呈伞状，菌盖完整，肾形、半圆形或近圆形	盖面紫黑色，有漆样光泽，腹面锈褐色	木栓质，质重，密实	≥10	≥1.0	长短不一	气微香，味淡
代料紫芝	统货			木栓质，质地稍疏松	≥6	≥0.5		

九、树脂类及其他类中药商品

（一）树脂类及其他类中药商品概述

树脂类中药是指来源于种子植物组织的一类正常代谢产物或分泌物的药材。一般为固体、半固体、无定形，少数为液体。根据化学组成分为单树脂类、胶树脂类、油胶树脂类、油树脂类和香树脂类。观察其商品性状特征时，除了要观察形状、大小等特征外，要重视水试、火试等特点。树脂类中药一般均具有特殊气味，贮藏时容易散失气味和氧化，应密封、置阴凉干燥处存放。

其他类中药是指上述分类未能包含的中药，均直接或间接来源于植物，包括加工品、蕨类植物的孢子、虫瘿、植物体分泌或渗出的非树脂类混合物等。观察其商品性状特征时，也要重视水试、火试等特点。

（二）树脂类及其他类中药商品

乳香 Ruxiang
Olibanum

【别名】乳头香、天泽香、浴香。

【来源】橄榄科植物乳香树 *Boswellia carterii* Birdw. 及同属植物鲍达乳香树 *Boswellia bhawdajiana* Birdw. 树皮渗出的油胶树脂。

【采制】春、夏二季采收，以春季盛产。从树干的皮部由下向上顺序切伤，开一狭沟，使树脂从伤口处渗出，流入沟中，凝成乳头粒状或块状，即可采取，称为"乳香珠"；如树脂流散地下，或黏附树皮中，含有一定杂质，则称为"原乳香"。

经炮制形成醋乳香、炒乳香等饮片规格。

【产地】主产于非洲东北部的热带地区索马里、埃塞俄比亚，前者称"索马里乳香"，后者称"埃塞俄比亚乳香"。阿拉伯半岛南部地区阿曼、也门等也有分布。

【商品特征】

1. 药材

（1）乳香珠 呈长卵形滴乳状、类圆形颗粒，大者长达2cm。表面黄白色，半透明，被有黄白色粉末，久存则颜色加深。质脆，遇热软化。破碎面有玻璃样或蜡样光泽。具特异香气，味微苦，嚼时开始碎成小块，迅即软化成胶块样，黏附牙齿，唾液呈乳白色，并微有香辣感。

（2）原乳香 呈碎粒状或黏结成大小不等的团块，大者长达5cm。表面黄色、灰白色，常见黏附有树皮及细砂粒，不透明。

［规格等级］按形态分为乳香珠和原乳香两种规格，均为统货。

2. 饮片

（1）醋乳香　表面深黄色，显油亮，略有醋气。

（2）炒乳香　表面油黄色，微透明，质坚脆。

【质量评价】

1. 经验评价　以色淡黄、颗粒状、半透明、无杂质、气芳香者为佳。

2. 检查　杂质：乳香珠不得过2%，原乳香不得过10%。

3. 含量测定　按挥发油测定法测定，索马里乳香含挥发油不得少于6.0%（mL/g），埃塞俄比亚乳香含挥发油不得少于2.0%（mL/g）。

【性味功能】味辛、苦，性温。活血定痛，消肿生肌。用于胸痹心痛，胃脘疼痛，痛经经闭，产后瘀阻，癥瘕腹痛，风湿痹痛，筋脉拘挛，跌打损伤，痈肿疮疡。

1. 生乳香　气味辛烈，对胃的刺激较强，易引起呕吐，但活血消肿，止痛力强，多用于瘀血肿痛或外用。

2. 醋乳香　刺激性缓和，增强活血止痛、收敛生肌的功效。

3. 炒乳香　作用与醋乳香基本相同。

【产销简述】本品全部为进口，我国年均进口150～180吨，质优者市场供应长期偏紧，但一般未见脱销现象，价格相对稳定。

【商品安全】本品辛温香燥，无瘀滞、痈疽已溃者及孕妇忌服用。本品又可伤胃，内服用量不宜过大，胃弱者慎用。

【贮藏】本品易走失香气，受热易变色、变软、黏结成块。宜贮藏在密闭容器内，置阴凉干燥处。

血竭 Xuejie
Draconis Sanguis

【别名】麒麟竭、麒麟血。

【来源】棕榈科植物麒麟竭 *Daemonorops draco* Bl. 果实渗出的树脂经加工制成。

【采制】采集麒麟竭成熟果实，充分晒干，加贝壳同入笼中强力振摇，松脆的树脂块即脱落，筛去果实鳞片杂质，用布包起树脂，入热水中使软化成团，取出放冷，即为"原装血竭"；加入辅料如达玛树脂、原白树脂等，称为"加工血竭"。

【产地】主产于印度尼西亚的加里曼丹和苏门答腊及印度、马来西亚等国。加工血竭多从印度尼西亚输入血竭原料，在新加坡掺入辅料而成。

【商品特征】

1. 药材

（1）原装血竭　略呈类圆四方形或不定形块状，大小不等，表面铁黑色或黑红色，常附有因摩擦而成的红粉。质硬而脆，断面有光泽或粗糙而无光泽，黑红色，研粉为血红色。气微，味淡。在水中不溶，在热水中软化。

（2）加工血竭　略呈扁圆四方形，底部平圆，顶端有包扎成型时所成的纵折纹。表面暗红色或黑红色，有光泽，常盖有商标金印。质硬而脆，断面红色，稍具光泽，粉末砖红色。嚼之有砂粒感。

［规格等级］按加工方法分原装血竭与加工血竭两种规格，一般为统货。

2. 饮片 碎粒或细末。特征同上。

【质量评价】

1. 经验评价 以外表面色黑似铁，研末红似血，火烧呛鼻，有苯甲酸样香气者为佳。

2. 检查 松香：取药材粉末的乙醇超声提取液，与松香对照品在同一块硅胶 GF_{254} 薄层板上展开，紫外光灯（254 nm）下，不得与松香对照品在相同位置上显相同颜色的斑点；再以 10%硫酸乙醇溶液 105℃下加热显色，紫外光灯（365 nm）下不得与松香对照品在相同位置上显相同蓝白色荧光斑点。醇不溶物：取药材粉末，经乙醇索氏提取至提取液无色，取出滤纸筒，挥去乙醇，于 105℃干燥 4 小时，精密称定，计算，不得过原药材重量的 25.0%。

3. 含量测定 用高效液相色谱法测定，药材含血竭素（$C_{17}H_{14}O_3$）不得少于 1.0%。

【性味功能】味甘、咸，性平。活血定痛，化瘀止血，生肌敛疮。用于跌打损伤，心腹瘀痛，外伤出血，疮疡不敛。

【产销简述】全国年均进口 10 吨，因货源少，始终供不应求。

【商品安全】孕妇及无瘀血者忌用。

【贮藏】置阴凉干燥处。

【附注】目前市场上亦有国产血竭，为百合科植物海南龙血树 *Dracaena cambodiana* Pierre ex Gagnep. 含树脂木质部提取的树脂，称为"龙血竭"。

冰片 Bingpian
Borneolum Syntheticum

【别名】合成冰片、机制冰片、合成龙脑、机片。

【来源】以松节油、樟脑等为原料经化学方法合成得到的结晶。

【产地】主要由广州、上海、南京、天津、湖南等地生产制造。

【商品特征】为无色透明或白色半透明的片状结晶，边缘不整齐，表面有如冰的裂纹。质松脆，可剥离成薄片，手捻即碎。气清香，味辛、凉。具挥发性，点燃可发生浓烟，并有带光火焰。在乙醇、三氯甲烷或乙醚中易溶，在水中几乎不溶。熔点应为 205～210℃。

【质量评价】

1. 经验评价 以片大而薄、色洁白、质松脆、清香气浓者为佳。

2. 检查 pH 值：取粉末的水浸提液，分成 2 份，分别滴加甲基红指示液和酚酞指示液，均不得显红色。不挥发物：样品水浴加热挥发后，遗留残渣不得过 0.035%。重金属、砷盐：含重金属不得过 5 mg/kg，含砷量不得过 2 mg/kg。樟脑：含樟脑（$C_{10}H_{16}O$）不得过 0.50%。

3. 含量测定 用气相色谱法测定，含龙脑（$C_{10}H_{18}O$）不得少于 55.0%。

【性味功能】味辛、苦，性微寒。开窍醒神，清热止痛。用于热病神昏、惊厥，中风痰厥，气郁暴厥，中恶昏迷，胸痹心痛，目赤，口疮，咽喉肿痛，耳道流脓。

【产销简述】近年来市场需求量逐步上升，合成冰片、艾片和天然冰片等各种冰片的国内年需求量达 1400 余吨，年产量达 2500 余吨，能够满足国内和国际市场需求。

【商品安全】孕妇慎用。

【贮藏】本品易挥发和燃烧，应密封，避光，置阴凉处保存。

【附注】市场的冰片包括合成冰片、天然冰片、艾片和梅片，后3种均是从植物中提取得到的，属于天然来源。合成冰片的主要成分为外消旋龙脑；天然冰片为樟科植物樟 *Cinnamomum camphora*（L.）Presl 的新鲜枝、叶经提取加工制成，主要成分为右旋龙脑，点燃时有浓烟，火焰呈黄色；艾片为菊科植物艾纳香 *Blumea balsamifera*（L.）DC. 叶中提取得到的结晶，主要成分为左旋龙脑，点燃时有黑烟，火焰呈黄色，无残迹遗留；梅片为进口冰片，目前国内市场已经很少见，为龙脑香科植物龙脑香 *Dryobalanops aromatica* Gaertn. f. 的树枝或树干提取所得的结晶，主要成分为右旋龙脑，燃烧时几无黑烟。

五倍子 Wubeizi
Galla Chinensis

【来源】漆树科植物盐肤木 *Rhus chinensis* Mill.、青麸杨 *Rhus potaninii* Maxim. 或红麸杨 *Rhus punjabensis* Stew. var. *Sinica*（Diels）Rehd. et Wils. 叶上的虫瘿，主要由五倍子蚜 *Melaphis chinensis*（Bell）Baker 寄生而形成。

【采制】秋季采摘，置沸水中略煮或蒸至表面呈灰色，杀死蚜虫，取出，干燥。

【产地】主产于贵州遵义市、紫云县、江口县，重庆酉阳县，四川大竹县、峨眉山市，湖北竹山县、房县、竹溪县，湖南桑植县、张家界市、龙山县等地。

【商品特征】

1. 药材 按外形不同，分为"肚倍"和"角倍"。

（1）肚倍 呈长圆形或纺锤形囊状。长2.5～9cm，直径1.5～4cm。表面灰褐色或灰棕色，微有柔毛。质硬脆，易破碎，断面角质样，有光泽，壁厚2～3 mm，内壁光滑，有黑褐色蚜虫尸体及灰色粉末状排泄物。气特异，味涩。

（2）角倍 呈菱形，具不规则的钝角状分枝，柔毛较明显，壁较薄。

[规格等级] 分"肚倍"和"角倍"两种规格，一般为统货。

2. 饮片 呈不规则碎片状。表面灰褐色或灰棕色，微有柔毛，内壁光滑。质硬而脆，断面角质样，有光泽。气特异，味涩。

【质量评价】

1. 经验评价 以个大、完整、色灰褐、壁厚者为佳。

2. 含量测定 按照鞣质含量测定法测定，药材含鞣质不得少于50.0%；样品水解后用高效液相色谱法测定没食子酸的含量，药材含鞣质以没食子酸（$C_7H_6O_5$）计，不得少于50.0%。

【性味功能】味酸、涩，性寒。敛肺降火，涩肠止泻，敛汗，止血，收湿敛疮。用于肺虚久咳，肺热痰嗽，久泻久痢，自汗盗汗，消渴，便血痔血，外伤出血，痈肿疮毒，皮肤湿烂。

【产销简述】本品为野生资源，全国年均产量5000～6000吨，贵州、四川、云南、湖北、湖南、广西、陕西等省产量占全国的95%，其中贵州产量1300～2000吨。五倍子直接供应给制药企业或作为单宁酸的原料供应给食品和日用化工企业，国内外总需求量可达1万吨。

【商品安全】湿热泄痢者忌服。

【贮藏】置通风干燥处保存。本品易破碎，注意防压。

【附注】目前市场五倍子药材的规格等级划分可参考表5-68（出处：T/CACM 1021.81—2018《中药材商品规格等级 五倍子》）。

表 5-68　五倍子商品规格等级标准

规格	等级	标准
肚倍	选货	长≥4.5 cm，直径2.5～4 cm，单个重量>4.5 g，大小较均匀一致。每500克少于95个。破碎率<10%
	统货	长2.5～9 cm，直径1.5～4 cm，大小差异较大。每500g不少于95个。破碎率<20%
角倍	选货	长≥5 cm，直径2.5～4 cm，单个重量大于4 g，大小较均匀一致。每500g少于115个。破碎率<15%
	统货	长2.5～9 cm，直径1.5～4 cm，大小差异较大。每500g不少于115个。破碎率<25%

第六章
动物类中药商品

扫一扫，查阅本章数字资源，含PPT、音视频、图片等

动物类中药商品是指以动物的全体或某一部分、动物的生理或病理产物、动物体的加工品等供药用的一类中药。

第一节　动物类中药商品的特性

一、动物类中药商品的分类及品种

动物类中药在我国有着悠久的应用历史，在中医药宝库中占据着极其重要的地位。早在3000多年前我国就开始了蜂蜜的使用，在2000多年前就开始了牡蛎的养殖。《神农本草经》载有动物药65种，《新修本草》载有动物药128种，《本草纲目》载有动物药461种，《本草纲目拾遗》又补充动物药160种，历代本草共记载动物药600余种。现代的《中药大辞典》(1977年)收载动物药740种，《中国动物药志》(1995年)收载动物药975种，《中华本草》(1999年)收载动物药1047种，《动物本草》(2001年)收载动物药1731种。《中国药典》(2020年版)共收载中药2711种，其中中药材及饮片618种，动物类药材、饮片、提取物共51种，占中药材及饮片总数的8.25%。

动物类中药商品来源于药用动物。《中国中药资源志要》(1994年)记载我国有药用动物414科1590种，《中国动物药资源》(2007年)记载我国有药用动物454科2215种，《精编中国动物药》收载药用动物达2603种。药用动物主要分布于动物学自然分类系统中的10个门，包括（由低等到高等）原生动物门（Protozoa）、多孔动物门（Porifera）、腔肠动物门（Coelenterata）、扁形动物门（Platyhelminthes）、线形动物门（Nematomorpha）、环节动物门（Annelida）、软体动物门（Mollusca）、节肢动物门（Arthropoda）、棘皮动物门（Echinodermata）和脊索动物门（Chordata）。药用动物较多的有脊索动物门、节肢动物门和软体动物门。其中脊索动物门占药用动物种类的60%以上，爬行纲、哺乳纲等是药用价值较大的纲，比如爬行纲的五步蛇（蕲蛇）、银环蛇（金钱白花蛇）、乌梢蛇，哺乳纲的梅花鹿、马鹿等均是常用的药用动物。

古代本草中，动物药多根据动物的不同类别、药用部位、动物的习性特点或药材的特征进行分类。如《唐本草》把动物药分为人、兽、禽、虫、鱼5部；《本草纲目》将动物药由虫到兽、由无脊椎动物到脊椎动物、由低等动物到高等动物，分为虫、鳞、介、禽、兽、人6部，部下又分条目。这种排列次序和分类方法，已具有初步的进化论思想。

现代动物类中药的分类方法较多。如依据药用动物在自然界的分类地位进行分类，依据药用部位进行分类，依据动物药所含化学成分进行分类，依据药理作用或功效进行分类。其中较为

常用的是按照药用部位进行分类：①动物的干燥全体，如全蝎、蜈蚣。②除去内脏的动物体，如蛤蚧、金钱白花蛇。③动物体的某一部分，如鹿茸、龟甲。④动物的生理产物，如麝香、蟾酥。⑤动物的病理产物，如牛黄、僵蚕。⑥动物体某一部分的加工品，如阿胶、血余炭。

二、动物类中药商品的质量要求

《中国药典》中记载了常用动物类中药的质量标准，在《中国药典》（2020年版）中关于动物药的质量要求包括来源、性状、鉴别、检查、浸出物和含量测定等。

对于动物类中药商品的来源，应用动物的分类学和解剖学基础知识，根据动物药的形态及解剖特征进行动物分类学鉴定，必要时结合DNA分子鉴定等方法以确定其品种来源。

对于动物类中药商品的性状特征，首先要注意动物药的类别、药用部位，其次要仔细观察其形态、大小、颜色、表面特征（纹路、突起、裂缝、附属物等）、质地、断面特征（颜色、纹理等）、气、味、水试和火试现象等。不同类动物药观察的侧重点不同：昆虫类药材要注意其形状、大小、虫体各部位的颜色和特征、气味等；蛇类药材还要注意其鳞片特征；角类药材应注意其类型是角质角还是骨质角、洞角还是实角，有无骨环等；骨类药材应注意骨的解剖面特点；分泌物类药材应注意其气味、颜色；排泄物类药材要注意其形态和大小；贝壳类药材应注意其形状、大小、外表面的纹理颜色。

动物类中药显微鉴别常要根据不同的鉴别对象制作粉末制片、组织切片和磨片等。动物药材粉末中常见的显微特征有横纹肌纤维、骨碎片、皮肤碎片、毛发和角碎片等，通过对粉末特征的观察可鉴别动物类中药商品。

动物类中药理化鉴别通常包括一般理化鉴别、薄层色谱鉴别、色谱法、光谱法和色谱-光谱联用等方法，有的动物类药材还要测定相对密度（如蜂蜜）和熔点（如虫白蜡）。由于动物类中药含有大量的蛋白质及其水解产物，也可采用聚丙烯酰胺凝胶蛋白电泳法（polyacrylamide gel electrophoresis，PAGE）、蛋白质等电点检测法或蛋白质运动黏度法进行理化鉴别。DNA分子鉴别是一项新的鉴定技术，已越来越多地应用于中药的鉴别，通常采用聚合酶链式反应（polymerase chain reaction，PCR）方法对药材或饮片的DNA进行提取、扩增，进而进行凝胶电泳检测并鉴别。《中国药典》（2020年版）收载了动物类中药商品中的蛇类药材如乌梢蛇、蕲蛇等的DNA分子鉴别。在动物类中药鉴别过程中可根据药材的具体情况选择其中一种或几种方法进行鉴别。

对于动物类中药商品的检查，一般进行水分和灰分测定、杂质检查、重金属和有害元素检查、黄曲霉素检查等，部分中药还进行还原糖的测定（如蜂蜜）、膨胀度的测定（如哈蟆油）、酸碱度的测定（如水蛭）、酸值和皂化值的测定（如虫白蜡）等，用以控制动物药的内在质量。

动物类中药商品的浸出物测定一般以水、乙醇或稀乙醇等为溶媒，测定总浸出物的量。

动物类中药商品的含量测定多采用高效液相色谱法、滴定法等对药材或饮片中的某一个或某几个成分的含量进行测定。

除上述相关质量要求外，动物类中药商品常依据来源、加工方法等划分规格，依据形状、大小、色泽、重量等划分等级。也有很多药材为统货。

三、动物类中药商品的包装、储运和销售要求

动物类中药商品由于富含蛋白质和脂肪，极易虫蛀和霉变，通常采用木箱或硬纸箱包装，内衬防潮油纸，密封。有的需用金属盒包装；易虫蛀的药材可置石灰缸内，30℃以下保存；贝壳类

常用袋装；贵重药材如牛黄应置玻璃瓶内密封；珍珠用软纸包好，放玻璃瓶或瓷瓶内；动物类药材一般应置阴凉干燥处，防蛀，防霉，防变色。数量少时，可与花椒等药材共贮藏。

第二节　常用动物类中药商品

地龙 Dilong
Pheretima

【别名】蚯蚓、土龙、曲蟮。

【来源】钜蚓科动物参环毛蚓 *Pheretima aspergillum*（E.Perrier）、通俗环毛蚓 *Pheretima vulgaris* Chen、威廉环毛蚓 *Pheretima guillelmi*（Michaelsen）或栉盲环毛蚓 *Pheretima pectinifera* Michaelsen 的干燥体。

前一种习称"广地龙"，后三种习称"沪地龙"。

【采制】野生蚯蚓一般在每年5～9月间捕收，其中5～7月是最佳采集时期；人工饲养的蚯蚓应适时捕收。捕获后将蚯蚓用草木灰、木屑和米糠拌和，去其体外黏液，用刀或剪刀将其从头至尾剖开，除去泥沙、杂质，摊平贴在竹竿、芦苇茎或其他物体上，晒干或烘干。

经炮制形成生地龙段和酒地龙段两种饮片规格。

【产地】广地龙主产于广东湛江市、茂名市、佛山市、广西玉林市、钦州市，海南定安县等地，以广东产者为道地药材。沪地龙主产于上海奉贤区、南汇区、松江区及江苏等地。

【商品特征】

1. 药材

（1）广地龙　呈长条状薄片，弯曲，边缘略卷，长15～20cm，宽1～2cm。全体具环节，背部棕褐色至紫灰色，腹部浅黄棕色；第14～16环节为灰白色生殖带，较光亮，习称"白颈"。体前端稍尖，尾端钝圆，刚毛圈粗糙而硬，色稍浅，雄生殖孔在第18环节腹侧刚毛圈一小孔突上，外缘有数个环绕的浅皮褶，内侧刚毛圈隆起，前面两边有横排（一排或两排）小乳突，每边10～20个不等。受精囊孔两对，位于7/8至8/9环节间一椭圆形突起上，约占节周5/11。体轻，略呈革质，不易折断。气腥，味微咸。

（2）沪地龙　长8～15cm，宽0.5～1.5cm。全体具环节，背部棕褐色至黄褐色，腹部浅黄棕色；受精囊孔3对，在6/7至8/9环节间，第14～16环节为生殖带，不明显，第18环节有1对雄性生殖孔。通俗环毛蚓的雄交配腔能全部翻出，呈花菜状或阴茎状；威廉环毛蚓的雄交配腔孔呈纵向裂缝状；栉盲环毛蚓的雄生殖孔内侧有1个或多个小乳突。

［规格等级］一般为统货。广东产体积肥大，去内脏，做成片状，近方形，背部黑色，两侧色黄，横纹清楚，质量最佳，为出口药材。广西产个小，未去内脏，圆筒形，质稍次。

2. 饮片

（1）生地龙段　薄片状小段，边缘略卷，具环节，背部棕褐色至紫灰色，腹部浅黄棕色，生殖环较光亮。体轻，略呈革质，质韧不易折断。气腥，味微腥。

（2）酒地龙段　形如生地龙段，表面色泽加深，有焦斑及酒气。

【质量评价】

1. 经验评价　一般以条大、肉厚、干燥、剖开、摊平成卷、无泥杂、色棕褐、无臭味者为佳。

2. 检查 重金属：不得超过 30mg/kg。黄曲霉毒素：每千克含黄曲霉毒素 B_1 不得过 5μg，黄曲霉毒素 G_2、黄曲霉毒素 G_1、黄曲霉毒素 B_2 和黄曲霉毒素 B_1 的总量不得过 10μg。

【性味功能】味咸，性寒。清热定惊、通络、平喘、利尿。用于高热神昏、惊痫抽搐、半身不遂、肺热喘咳、喉痹、关节痹痛、水肿尿少等。

酒地龙 通经活络作用增强，用于偏正头痛，寒湿痹痛，骨折肿痛。

【产销简述】地龙为我国传统常用动物类中药，应用历史悠久，以野生资源为主。"广地龙"由于体型更大、加工方便，一直是药用市场商品流通的主流。沪地龙多自产自销。全国年均生产约 1500 吨，其中内销 1200 吨，出口 100～150 吨。近 20 年来，地龙市场供需均呈上升趋势，地龙价格整体呈上升态势。

【商品安全】地龙性寒，故阳气虚损、脾胃虚弱、肾虚喘促、血虚不能濡养筋脉者不宜使用。

【贮藏】袋装或桶贮。本品易虫蛀、发霉，应密封、置干燥通风处，防霉，防蛀。

【附注】目前市场地龙药材的规格等级划分可参考表 6-1（出处：T/CACM 1021.103—2018《中药材商品规格等级 地龙》）。

表 6-1 地龙商品规格等级划分参考

规格	性状描述
广地龙	干货。呈长条状薄片，弯曲，边缘略卷，长 15～20cm，宽 1～2cm。全体具环节，背部棕褐色至紫灰色，腹部浅黄棕色；第 14～16 环节为生殖带，习称"白颈"，较光亮。体前端稍尖，尾端钝圆，刚毛圈粗糙而硬，色稍浅。雄生殖孔在第 18 环节腹侧刚毛圈一小孔突上，外缘有数环绕的浅皮褶，内侧刚毛圈隆起，前面两边有横排（一排或两排）小乳突，每边 10～20 个不等。受精囊孔两对，位于 7/8 至 8/9 环节间一椭圆形突起上，约占节周 5/11。体轻，略呈革质，不易折断。气腥，味微咸
沪地龙	干货。长 8～15cm，宽 0.5～1.5cm。全体具环节，背部棕褐色至黄褐色，腹部浅黄棕色；第 14～16 环节为生殖带，较光亮。第 18 环节有一对雄生殖孔。通俗环毛蚓的雄交配腔能全部翻出，呈花菜状或阴茎状；威廉环毛蚓的雄交配腔孔呈纵向裂缝状；栉盲环毛蚓的雄生殖孔内侧有 1 或多个小乳突。受精囊孔 3 对，在 6/7 至 8/9 环节间

全蝎 Quanxie
Scorpio

【别名】全虫、蝎子。

【来源】钳蝎科动物东亚钳蝎 *Buthus martensii* Karsch 的干燥体。

【采制】蝎子生长 3 年后即可收获。清明至立夏捕捉，除去泥沙，置沸水或沸盐水中，煮至全身僵硬，捞出，置通风处，阴干，为春蝎，质优。夏秋间亦可捕捉，腹内杂质较多，质次。用沸水煮者，称为淡全蝎；用盐水煮者，称为盐全蝎。

【产地】主产于河南南阳市、鹿邑县、禹州市，山东青州市。河北、辽宁、湖北、安徽、云南、浙江、陕西等地亦产。传统认为河南南阳市和湖北老河口市一带的产品质佳，山东产量最大。

【商品特征】
1. 药材
本品头胸部与前腹部呈扁平长椭圆形，后腹部呈尾状，皱缩弯曲，完整者体长约 6cm。头胸部呈绿褐色，前面有 1 对短小的螯肢和 1 对较长大的钳状脚须，形似蟹螯，背面覆有梯形背甲，腹面有足 4 对，均为 7 节，末端各具 2 爪钩；前腹部由 7 节组成，第 7 节色深，背甲上有 5 条隆脊线。背面绿褐色，后腹部棕黄色，6节，节上均有纵沟，末节有锐钩状毒刺，毒刺下方无距。气微腥，味咸。

［规格等级］按照加工方法分为盐全蝎和淡全蝎两种规格。一般均为统货。"淡全蝎"舌舔无盐味。"盐全蝎"干后体表可见盐霜，无盐粒、无泥沙等杂质。个体大小不一，完整者体长≥4.5cm，破碎率≤40%。亦有依据长短、虫体大小、完整程度及被盐情况划分等级的。一等：体长≥5.5cm。体表无盐霜、大小均匀、完整，破碎率≤15%；二等：体长4.5～5.5cm。体表有少量盐霜，破碎率≤30%。也有的以产地为规格分为南全蝎（河南）、东全蝎（山东）。

2. 饮片 同药材。

【质量评价】

1. 经验评价 以身干、色鲜、完整、黄绿色、腹中少泥、无杂质者为佳。尤以淡全蝎为优品。

2. 检查 黄曲霉毒素：每千克含黄曲霉毒素 B_1 不得过 5μg，黄曲霉毒素 G_2、黄曲霉毒素 G_1、黄曲霉毒素 B_2 和黄曲霉毒素 B_1 的总量不得过 10μg。

【性味功能】味辛，性平，有毒。息风镇痉，通络止痛，攻毒散结。用于肝风内动，痉挛抽搐，小儿惊风，中风口㖞，半身不遂，破伤风，风湿顽痹，偏正头痛，疮疡，瘰疬。

【产销简述】全蝎为传统名贵药材，市场需求量大。市场上为野生品或经过人工投食的"育肥货"。全蝎使用量巨大，年均需求量800吨，野生资源消耗非常严重。近年来全蝎价格不断走高，资源存在供需缺口。

【商品安全】孕妇禁用。

【贮藏】塑料箱或瓷缸贮，内衬防潮油纸，密封。本品易虫蛀、发霉、变色，置阴凉干燥处保存。为防虫蛀，可撒花椒同贮。

【附注】目前市场全蝎药材的规格等级划分可参考表6-2（出处：T/CACM 1021.105—2018《中药材商品规格等级 全蝎》）。

表6-2 全蝎商品规格等级划分参考

等级	性状描述	
	共同点	区别点
一等	干货。虫体干燥得当，干而不脆，个体大小均匀，虫体较完整，背面绿褐色，后腹部棕黄色，气微腥，无异味。"淡全蝎"舌舔无盐味。"盐全蝎"体表无盐霜、无盐粒、无泥沙等杂质	体长≥5.5cm。体表无盐霜、大小均匀、完整，破碎率≤15%
二等		体长4.5～5.5cm。体表有少量盐霜，破碎率≤30%
统货	干货。背面绿褐色，后腹部棕黄色，气微腥，无异味。"淡全蝎"舌舔无盐味。"盐全蝎"干后体表可见盐霜，无盐粒、无泥沙等杂质。个体大小不一，完整者体长≥4.5cm。破碎率≤40%	

蟾酥 Chansu
Bufonis Venenum

【别名】癞蛤蟆浆、蟾蜍眉脂、蛤蟆酥、蟾宝。

【来源】蟾蜍科动物中华大蟾蜍 *Bufo bufo gargarizans* Cantor 或黑框蟾蜍 *Bufo melanostictus* Schneider 的干燥分泌物。

【采制】多于夏、秋二季捕捉，高峰期为6～7月。洗净其体表，用铜镊子挤取耳后腺及皮肤腺的白色浆液，用铜筛滤净泥土及杂质，置于瓷器中（忌铁器），加工，干燥。刮入圆形容器中加工成扁圆形团块或棋子状，分别称为"团蟾酥""棋子酥"，涂于玻板上晒干者称为"片蟾酥"。

经炮制形成蟾酥粉、酒蟾酥、乳蟾酥等饮片规格。

【产地】主产于江苏镇江市、泰兴市、苏州市，河北遵化市、玉田县、蓟县（现蓟州区），山东莒南县、临沂市，浙江海宁市等地。其中中华大蟾蜍主产于华北，黑框蟾蜍主产于华中。

【商品特征】

1. 药材 呈扁圆形团块或片状，棕褐色或红棕色。团块状者质坚，不易折断，断面棕褐色，角质样，微有光泽；片状者质脆，易碎，断面红棕色，半透明。气微腥，味初甜而后有持久的麻辣感，粉末嗅之作嚏。

（1）山东产 多呈扁圆形圆饼状，厚 1～1.5cm；或五子棋状，大小不一。半透明，淡黄色、黄棕色及黑紫棕色不等，表面光滑，质坚硬，不易折断，断面胶质样，有光泽，中间常夹杂有黑色物质。气微腥，嗅之作嚏不止，入口麻舌经久不消。

（2）河北产 形略同山东产品，唯厚度较薄，约 0.5cm。

（3）江浙产 多呈不规则薄片，大小不一，厚约 0.5cm。半透明，胶质样，淡黄色或草黄色，不夹杂血肉，一面平坦，一面具有纵条纹（因习惯涂于竹叶上干燥，故印有竹叶脉纹），质脆易碎断。

[规格等级] 按形状分东酥、片酥和棋子酥 3 种规格，一般均为统货。

东酥（团酥、光东酥） 呈扁圆形、团块状或饼状，厚 4～10mm，重 67～100g。

片酥（片子酥、盘酥） 呈圆形浅盘状或长方形片状，厚约 2mm，重约 15g。

棋子酥（杜酥） 呈扁圆形，似围棋子状，约重 15g。

2. 饮片

（1）蟾酥粉 呈棕褐色粉末状，气味同药材。

（2）酒蟾酥 形状同蟾酥粉，略具酒气。

（3）乳蟾酥 呈灰棕色粉末，刺激性比蟾酥粉弱。

【质量评价】

1. 经验评价 一般以红色或者紫黑色，半透明，断面光亮如胶（角质状）、有光泽者为佳。

2. 特征图谱 用高效液相色谱法测定，供试品特征图谱中应呈现日蟾毒它灵、蟾毒它灵、蟾毒灵、华蟾酥毒基、脂蟾毒配基 5 个特征峰，并应与对照药材参照物色谱峰中的 5 个特征峰相对应，其中峰 4 应与华蟾酥毒基参照物峰的保留时间相一致。

3. 含量测定 用高效液相色谱法测定，药材按干燥品计算，含蟾毒灵（$C_{24}H_{34}O_4$）、华蟾酥毒基（$C_{26}H_{34}O_6$）和脂蟾毒配基（$C_{24}H_{32}O_4$）的总量不得少于 7.0%。

【性味功能】味辛，性温，有毒。解毒，止痛，开窍醒神。用于痈疽疔疮，咽喉肿痛，中暑神昏，痧胀腹痛吐泻等。

【产销简述】蟾酥自古以来就是一味名贵的中药材，为我国较为紧缺的药材之一，市场上以野生资源为主。全国年产约 2 吨。因产量小，需求大，价格仍有上涨趋势。

【商品安全】孕妇慎用。蟾酥毒性成分主要为强心苷配糖体，内服可引起心悸、窦性心动过速、心律不齐及胃肠道刺激等症状，应严格按照药典用量用药以保证安全。

【贮藏】以纸包装，装硬纸盒或小木盒内。本品易发霉、黏结，应密闭，置干燥处保存，防潮。

【附注】目前市场蟾酥药材的规格等级划分可参考表6-3（出处：T/CACM 1021.217—2018《中药材商品规格等级 蟾酥》）。

表6-3 蟾酥商品规格等级划分参考

规格	性状描述	
	共同点	区别点
团蟾酥	表面棕褐色或红棕色。气微腥，味初甜后有持久的麻辣感，粉末嗅之作嚏	扁圆形团块状或圆饼状，边缘稍薄，中间略厚，一面凸或微凸，一面平或微凹，表面光滑或者粗糙；质坚，不易折断，断面棕褐色，角质状，微有光泽；直径3～7cm
片蟾酥		规则或不规则片状，表面光滑或者粗糙。质脆，易碎，断面红棕色，半透明；厚约2mm

哈蟆油 Hamayou
Ranae Oviductus

【别名】林蛙油、哈士蟆油。

【来源】蛙科动物中国林蛙 *Rana temporaria chensinensis* David 雌蛙的干燥输卵管。

【采制】每年9～10月捕捉，以霜降期捕捉最好。一般分为鲜剥法和干剥法两种。鲜剥法：将雌蛙用热水烫死后，直接剖腹取出输卵管，将其干燥加工成线状油。干剥法：将雌蛙整个进行干燥，经软化后取出输卵管加工成块状油。

【产地】主产于吉林桦甸市、抚松县、靖宇县等，辽宁清原县、新宾县、本溪市，黑龙江尚志市、宁安市、木兰县等地。以吉林产者为佳。

【商品特征】

1. 药材

（1）块状油　呈不规则块状，弯曲而重叠，表面黄白色，呈脂肪样光泽，摸之有滑腻感，在温水中浸泡体积可膨胀；气腥，味微甘，嚼之有黏滑感。

［规格等级］商品按大小、颜色等分为4个等级。

一等：黄白色，大块整齐，有光泽，不带皮膜，无血筋及卵子等其他杂物，干而不湿。二等：色黄不黑，皮膜及其他杂物不超过1%。三等：外表颜色较深，筋皮、卵子及其他杂物不超过5%。不符合一、二、三等者均属四等，但杂物不得超过10%。

（2）线状油　呈线条型，表面浅黄色或浅褐色，偶带红色或青灰色，呈干燥褶皱状，偶有黑色或灰色线状物。质硬，易折断。气腥，味微甘。

［规格等级］商品按大小、颜色等分为3个等级。

一等：黄白色，颜色均匀一致，无结缔组织，无任何杂质，不含清油、冻油、死油、血清。二等：黄白色，颜色不均匀，带有灰色，含少量结缔组织，少量杂质；不含冻油、死油，清油、血清含量≤10%。三等：黄白色至灰黑色，含结缔组织和杂质，清油、血清含量≤20%，冻油微量，不得含有死油。

2. 饮片　同药材。

【质量评价】

1. 经验评价　一般以块大、肥厚、质干、色白、有光泽、无皮膜者为佳。

2. 膨胀度　本品膨胀度不得低于55%。

【性味功能】味甘、咸，性平。补肾益精、养阴润肺。用于病后体弱，神疲乏力，心悸失眠，盗汗，痨嗽咳血。

【产销简述】哈蟆油为我国名贵动物药，市场以人工养殖品为主。目前国内年产量60～70吨，其中吉林产约18吨。主要销往南方沿海各省、香港及东南亚一带。供应出口约10吨。

【商品安全】阳虚、感冒者不宜食用。本品含雌激素样物质，可致儿童性早熟，故儿童不宜服用。红斑狼疮患者忌用。

【贮藏】本品易虫蛀、发霉、泛油。置通风干燥处，防潮，防蛀。

【附注】目前市场哈蟆油药材的规格等级划分可参考表6-4（出处：中华人民共和国林业行业标准LY/T 2502-2015《野生动物产品 东北林蛙油》）。

表6-4　哈蟆油商品规格等级划分参考

规格	等级	性状描述	
		共同点	区别点
块状油	一等	不含冻油、死油	白色至淡黄色，颜色均匀一致，无结缔组织，无任何杂质，不含青油、血油
	二等		黄白色至灰色，含少量结缔组织，少量杂质，青油、血油含量≤10%
	三等		黄白色至灰黑色，含结缔组织和杂质，青油、血油含量≤20%，含微量冻油，不得含有死油
线状油	一等	不含血油、冻油、死油	白色至淡黄色，颜色均匀一致，无结缔组织，无任何杂质，不含青油
	二等		黄白色至灰色，含少量结缔组织，少量杂质，青油含量≤10%
	三等		黄白色至灰黑色，含结缔组织和杂质，青油含量≤20%

蛤蚧 Gejie
Gecko

【别名】大壁虎、对蛤蚧、仙蟾、蛤蟹。

【来源】壁虎科动物蛤蚧 *Gekko gecko* Linnaeus 的干燥体。

【采制】全年均可捕捉，剖开腹部，取出内脏，用布抹净血液，再用竹片撑开身体使全体扁平，四肢顺直并用纱布条把尾系在竹条上，以防断尾，以微火焙干，将两只以腹面相对合成一对，扎好。

经炮制形成蛤蚧块、酒蛤蚧等饮片规格。

【产地】主产于广西龙州县、百色市、容县等地。广东、云南、贵州等地亦产。

【商品特征】

1.药材　呈扁片状，头颈部及躯干部长9～18cm，头颈部约占1/3，腹背部宽6～11cm，尾长6～12cm。头略呈扁三角状，两眼多凹陷成窟窿，口内有细齿，生于颚的边缘，无异型大齿。吻部半圆形，吻鳞不切鼻孔，与鼻鳞相连，上鼻鳞左右各1片，上唇鳞12～14对，下唇鳞（包括颏鳞）21片。腹背部呈椭圆形，腹薄。背部呈灰黑色或银灰色，有黄白色、灰绿色或橙红色斑点散在或密集成不显著的斑纹，脊椎骨和两侧肋骨突起。四足均具5趾；趾间仅具蹼迹，足趾底有吸盘。尾细而坚实，微现骨节，与背部颜色相同，有6～7个明显的银灰色环带，有的再生尾较原生尾短，且银灰色环带不明显。全身密被圆形或多角形微有光泽的细鳞；气腥，味微咸。

［规格等级］按横腰执中横量长度分为5个等级。商品以"对"为单位，常以1只长尾、1

只短尾搭配出售。

一等（特装）：横腰执中横量 8.6cm 以上。二等（五装）：横腰执中横量 7.7～8.5cm。三等（十装）：横腰执中横量 7.2～7.6cm。四等（廿装）：横腰执中横量 6.8～7.1cm。五等（卅装）：横腰执中横量 6～6.7cm。断尾蛤蚧：再生尾不足 6cm 均作下一等级处理。

2. 饮片

（1）蛤蚧块 呈不规则的片状小块。表面灰黑色或银灰色，有棕黄色的斑点及鳞甲脱落的痕迹。切面黄白色或灰黄色。脊椎骨和肋骨突起。气腥，味微咸。

（2）酒蛤蚧 呈不规则片状小块，微有酒香气，味微咸。

【质量评价】

经验评价 一般以干爽、色鲜明、撑面平整、体大、肥壮、尾全（再生尾 6cm 以上）、不破碎、无烘焦、无破裂、无虫蛀者为佳。

【性味功能】味咸，性平。补肺益肾，纳气定喘，助阳益精。用于肺肾不足，虚喘气促，痨嗽咯血，阳痿，遗精。

【产销简述】蛤蚧是我国传统滋补药，市场以人工养殖品为主。目前全国年需求量在 40 万～50 万对，年产约 25 万对，市场不足部分主要自越南、印度尼西亚等东南亚国家进口。

【商品安全】外感风寒喘嗽及阳虚火旺者禁用。有激素样作用和降血糖作用，婴幼儿、低血糖患者及孕妇不宜大量、长期服用。

【贮藏】用木箱严密封装，常用花椒拌存。置阴凉干燥处，防虫，防霉，防蛀。

金钱白花蛇 Jinqianbaihuashe
Bungarus Parvus

【别名】小白花蛇、白花蛇。

【来源】眼镜蛇科动物银环蛇 *Bungarus multicinctus* Blyth 的幼蛇干燥体。

【采制】夏、秋二季捕捉，剖开腹部，除去内脏，擦净血迹，用乙醇浸泡处理后，盘成圆形，用竹签固定，干燥。

【产地】主产于广西百色市、田东县、都安县，广东揭阳市、普宁市等地，现广东、河南等地有家养。

【商品特征】

1. 药材 呈圆盘状，盘径 3～6cm，蛇体直径 0.2～0.4cm。头盘在中间，尾细，常纳口内。口腔内上颌骨前端有毒沟牙一对，鼻间鳞 2 片，无颊鳞，上下唇鳞通常各为 7 片。背部黑色或灰黑色，有白色环纹 45～58 个，黑白相间，白环纹在背部宽 1～2 行鳞片，向腹面渐增宽，黑环纹宽 3～5 行鳞片，背正中明显突起一条脊棱，脊鳞扩大呈六角形，背鳞细密，通身 15 行，尾下鳞单行。气微腥，味微咸。

[规格等级] 商品按盘径分为 3 个等级。

一等（小条）：圆盘直径为 3～3.5cm。二等（中条）：圆盘直径为 6～7cm。三等（大条）：圆盘直径为 10～15cm。

2. 饮片 同药材。

【质量评价】

经验评价 以小条、身干、有光泽、肉黄白、无霉变走油者为佳。

【性味功能】味甘、咸，性温。祛风，通络，止痉。用于风湿顽痹，麻木拘挛，中风口眼㖞斜，半身不遂，抽搐痉挛，破伤风，麻风，疥癣。

【产销简述】金钱白花蛇主要依靠野生资源，目前国内年均需求量 40～60 吨，市场供不应求，混伪品较多。

【商品安全】有毒。阴虚血少及内热生风者禁服。孕妇忌服。

【贮藏】置干燥处，防霉，防蛀。可与花椒同贮。

麝香 Shexiang
Moschus

【别名】原麝香、寸香、元寸、当门子。

【来源】鹿科动物林麝 *Moschus berezovskii* Flerov、马麝 *Moschus sifanicus* Przewalski 或原麝 *Moschus moschiferus* Linnaeus 成熟雄体香囊中的干燥分泌物。

【采制】野麝多在冬季至次春猎取，猎获雄麝后，割取香囊，阴干，习称"毛壳麝香"；剖开香囊，除去囊壳，习称"麝香仁"。家麝于冬季或春季从 3 岁以上的雄麝香囊中取香一次，或春季和秋季两次取香，阴干或放置干燥器内密闭干燥。

经炮制形成麝香仁饮片规格。

【产地】产于多个地区，野生或人工驯化饲养。按产地可分为西麝香（陕西、甘肃等地）、川麝香（四川、云南、青海、西藏等地）、口麝香（内蒙古及东北）。

西麝香：主产于陕西的凤县、留坝县、勉县；甘肃陇南市、天水市等地。

川麝香：主产于四川阿坝州、甘孜州、四川北部的松潘县、金川县、小金县等地及岷山的雪山草原；云南怒江州；青海玉树州等地。

口麝香：主产于内蒙古阿拉善盟、通辽市科尔沁区、贺兰山山脉及阴山山脉；东北大小兴安岭、长白山区等。

【商品特征】

1. 药材

（1）毛壳麝香　呈扁圆形或类椭圆形的囊状体，直径 3～7cm，厚 2～4cm。开口面的皮革质，棕褐色，略平，密生白色或灰棕色短毛，从两侧围绕中心排列，中间有 1 小囊孔。另一面为棕褐色略带紫色的皮膜，微皱缩，偶显肌肉纤维，略有弹性，剖开后可见中层皮膜呈棕褐色或灰褐色，半透明，内层皮膜呈棕色，内含颗粒状、粉末状的麝香仁和少量细毛及脱落的内层皮膜（习称"银皮"）。

（2）麝香仁　为去净外壳的净麝香。

野生品　呈不规则圆球形或颗粒状，表面多呈紫黑色，油润光亮，微有麻纹，断面深棕色或黄棕色，习称"当门子"；粉末状者多呈棕褐色或黄棕色，并有少量脱落的内层皮膜和细毛。气香浓烈而特异，味微辣、微苦带咸。

饲养品　呈颗粒状、短条形或不规则的团块；表面不平，紫黑色或深棕色，显油性，微有光泽，并有少量毛和脱落的内层皮膜。

［规格等级］分为上述两种规格，一般为统货。

2. 饮片

麝香仁　为净制麝香仁药材（去除内层皮膜和细毛）后所得，性状同麝香仁药材。

【质量评价】

1. 经验评价　毛壳麝香以饱满、皮薄、仁多、捏之有弹性、香气浓烈者为佳。麝香仁以当门子多，颗粒色紫黑，粉末色棕褐，质柔润，香气浓烈者为佳。

2. 检查　不得检出动物组织、植物组织、矿物和其他掺伪物，不得有霉变。

3. 含量测定　采用气相色谱法测定，药材按干燥品计算，含麝香酮（$C_{16}H_{30}O$）不得少于2.0%。

【性味功能】味辛，性温，开窍醒神，活血通经，消肿止痛。用于热病神昏，中风痰厥，气郁暴厥，中恶昏迷，经闭，癥瘕，难产死胎，胸痹心痛，心腹暴痛，跌仆伤痛，痹痛麻木，痈肿瘰疬，咽喉肿痛。

【产销简述】我国是世界上出产麝香最多的国家，目前占有全球麝香市场超过85%的份额。以康藏高原及四川阿坝草原为中国麝香之主要产地，销全国并出口。其中四川地区及其他省区已开始饲养并从活体香囊中取香，给麝香的生产开辟了新的途径。

【商品安全】本品辛温，辛香走窜，使用麝香会增加子宫的收缩和兴奋，内服或外用均能堕胎，孕妇禁用。

【贮藏】本品含有麝香酮等挥发性成分，温度过高易致香气走失，日光紫外线会加速其成分氧化、还原及挥发、失性，毛壳麝香和当归共贮藏较好，最佳方法为冷藏；麝香仁应贮于棕色瓶中，密闭，置阴凉干燥处，遮光，防潮，防蛀。

【附注】人工麝香：麝香在我国已有两千多年的药用历史，具有极高的医药价值。麝的野生资源因长期猎麝取香导致破坏严重。麝于1988年被定为国家二级保护野生动物，于2003年被列为一级保护动物。自"人工麝香"成功研制后，1993年，卫生部将"人工麝香"批准为国家一类中药新药，1994年投放市场。在全国先后有31个省、自治区、直辖市的近千家制药企业、科研院所、医院制剂使用。目前，人工麝香广泛应用于中成药和蒙药、藏药、维药等民族药的生产。至今含人工麝香的常用中成药品种有400余种，并形成很多国宝级的急救用药或特色药。2015年"人工麝香研制及其产业化"获国家科学技术进步一等奖，为我国麝资源恢复和生态环境可持续发展作出了巨大贡献。

鹿茸 Lurong
Cervi Cornu Pantotrichum

【别名】花鹿茸（黄毛茸）、马鹿茸（青毛茸）。

【来源】鹿科动物梅花鹿 *Cervus nippon* Temminck 或马鹿 *Cervus elaphus* Linnaeus 的雄鹿未骨化密生茸毛的幼角。前者习称"花鹿茸"，后者习称"马鹿茸"。

【采制】一般分锯茸和砍茸两种。锯茸：雄鹿从第三年开始锯茸，每年可采收1～2次。每年采两次者，第一次在清明后45～50天（5月下旬），习称"头茬茸"，第二次在立秋前后（8月上旬），习称"二茬茸"。每年采一次者，约在7月下旬。用机械或药物将鹿保定后，迅速将茸锯下，伤口敷止血药七厘散等，或以草木灰涂抹按压止血，并予临时包扎。锯下之茸，立即加工。生产排血茸（锯茸），应先行排血，再洗去茸毛上的不洁物；生产带血茸（锯血茸），则先行洗茸，再用面粉糊（用鹿血调和）封堵锯口。然后在锯口上部约1cm处钉钉、拴绳、编号，接着进行煮炸、烘烤、风干处理，煮炸和烘烤的温度控制在70～80℃，最终得到干燥、洁净的鹿茸成品。

砍茸：适用于生长 6～10 年的病鹿、伤残鹿及老年鹿。一般在 6～7 月采收。先将鹿头砍下，再将鹿茸连脑盖骨锯下，刮除残肉、筋膜，绷紧脑皮，然后将鹿茸固定于茸架上，如上法反复用沸水烫炸，处理时间较锯茸长。最后风干并修整即得。

经炮制形成鹿茸片、鹿茸粉等饮片规格。

【产地】花鹿茸主产于东北长白山区，如吉林双阳区、辉南县，辽宁西丰县等地；黑龙江、河北等地亦产，品质优。马鹿茸主产于东北长白山区，大、小兴安岭，如黑龙江、吉林、内蒙古等地；新疆、青海、四川、云南等地亦产。东北产者，习称"东马鹿茸"，品质较优；西北产者，习称"西马鹿茸"。目前，市售鹿茸均为人工饲养产品。

【商品特征】

1. 药材

（1）花鹿茸　呈圆柱状分枝，具一个分枝者习称"二杠"，主枝习称"大挺"，长 17～20cm，锯口直径 4～5cm；离锯口约 1cm 处分出侧枝，习称"门庄"，长 9～15cm，直径较大，挺略小。外皮红棕色或棕色，多光润，表面密生红黄色或棕黄色细茸毛，上端较密，下端较疏；分岔间具 1 条灰黑色筋脉，皮茸紧贴。锯口黄白色，外围无骨质，中部密布细孔。具两个分枝者，习称"三岔"，大挺长 23～33cm，直径较二杠细，略呈弓形，微扁，枝端略尖，下部多有纵棱筋及突起疙瘩；皮红黄色，茸毛较稀而粗。体轻。气微腥，味微咸。

二茬茸与头茬茸相似，但挺长而不圆或下粗上细，下部有纵棱筋。皮灰黄色，茸毛较粗糙，锯口外围多已骨化。体较重。无腥气。

[规格等级] 花鹿茸（即黄毛茸）按分枝数、重量及外形分为 4 个规格、多个等级。

二杠锯茸　一等：体呈圆柱形，具有八字分岔一个，大挺、门桩相称，短粗嫩壮，顶头钝圆。皮毛红棕或棕黄色。锯口黄白色，有蜂窝状细孔，无骨化圈。不拧嘴，不抽沟，无破皮、悬皮、乌皮，不存折，不臭，无虫蛀。每支 85g 以上。二等：存折不超过一处，虎口以下稍显棱纹。每支 65g 以上，余同一等。三等：枝杆较瘦。兼有悬皮、乌皮、破皮不露茸，存折不超过两处，虎口以下有棱纹。每支 45g 以上，余同一等。四等：兼有独挺、怪角。不符合一、二、三等者，均属此类。

三岔锯茸　一等：体呈圆柱形，具分岔两个。挺圆茸质松嫩，嘴头饱满。皮毛红棕或棕黄色，无乌皮（黑皮茸除外），不抽沟，不拧嘴，无破皮、悬皮、存折，无怪角。下部稍有纵棱筋，骨豆不超过茸长的 30%。每支重 250g 以上。二等：存折不超过一处，突起纵棱筋长不超过 2cm，骨豆不超过茸长的 40%，每支重 200g 以上，余同一等。三等：条杆稍瘦，茸质嫩。稍有破皮不露茸，存折不超过一处，纵棱筋、骨豆较多。每支重 150g 以上，余同一等。四等：体畸形或怪角，顶端不窜尖，皮毛色乌暗，凡不符合一、二、三等者，均属此等。

初生茸　统货。体呈圆柱形，圆头质嫩，锯口有蜂窝状细孔，无骨化、不臭、无虫蛀。

再生茸　统货。体呈圆柱形，兼有独挺，圆头质嫩。锯口有蜂窝状细孔，无骨化、不臭、无虫蛀。

（2）马鹿茸　较花鹿茸粗大，分枝较多，侧枝一个者习称"单门"，两个者习称"莲花"，三个者习称"三岔"，四个者习称"四岔"，有的更多。按产地分为"东马鹿茸"和"西马鹿茸"。

1）东马鹿茸　"单门"大挺长 25～27cm，直径约 3cm。外皮灰黑色，茸毛灰褐色或灰黄色，锯口面外皮较厚，灰黑色，中部密布细孔，质嫩；"莲花"大挺长可达 33cm，下部有棱筋，锯口面蜂窝状小孔稍大；"三岔"皮色深，质较老；"四岔"茸毛粗而稀，大挺下部具棱筋及疙瘩，分枝顶端多无毛，习称"捻头"。

2）西马鹿茸 大挺多不圆，顶端圆扁不一，长30～100cm。表面有棱，多抽缩干瘪，分枝较长且弯曲，茸毛粗长，灰色或黑灰色。锯口色较深，常见骨质。气腥臭，味咸。

［规格等级］马鹿茸（青毛茸）按产地分为东马鹿茸和西马鹿茸，再分别按加工方法分为两个规格，按分枝数、重量及外形分为多个等级。

东马鹿茸

锯茸 一等：体呈枝岔、类圆柱形。皮毛灰黑色或灰黄色。枝干粗壮，嘴头饱满，皮嫩的三岔、莲花、人字等茸，无骨豆，不拧嘴，不偏头，无破皮、不发头、无骨折，不臭、无虫蛀。每支重275～450g。二等：质嫩的四岔茸嘴头不超过13cm，骨豆不超过主干长度的5%。破皮长度不超过3.3cm。三等：体呈枝岔、类圆柱形，皮毛灰黑或灰黄色。嫩五岔和三岔老茸。骨豆不超过主干长度的60%，破皮长度不超过4cm，不窜尖。四等：体呈枝岔、圆柱形或畸形，皮毛灰黑或灰黄色，老五岔、老毛杠、老再生茸。破皮长度不超过4cm。五等：茸皮不全的老五岔、老毛杆、老再生茸。

锯血茸 一等：不臭，无虫蛀，无骨化，茸内充分含血，分布均匀，肥嫩上冲的莲花、三岔茸。不偏头，不抽沟，无破皮，不畸形。主枝及嘴头无折伤，茸头饱满，不空、不瘪。每支重不低于500g。二等：不足一等的莲花、三岔茸及肥嫩的四岔、人字茸。每支重300g以上。三等：不足一、二等的莲花、三岔茸、四岔茸及肥嫩的畸形茸。每支重不低于250g。

西马鹿茸 同东马鹿茸。

（3）砍茸 茸形与锯茸相同，亦可分二杠或三岔等规格。两茸相距约7cm，脑骨前端平齐，后端有1对弧形骨，习称"虎牙"。脑骨白色，外附脑皮，皮上密生茸毛。气微腥，味微咸。

2. 饮片

（1）鹿茸片 茸尖部切片习称蜡片、嘴片，为圆形薄片。表面浅棕色或黄白色，半透明，微有光泽，外围红棕色或棕色，质坚韧。茸中上部切片习称粉片、蛋黄片，切面黄白色或粉白色，中间有极细小的蜂窝状细孔。茸中下部切片习称血片、纱片，切面棕色，布满蜂窝状细孔。茸基部切片习称老角片、骨片，表面粉白色或浅棕色，中间有蜂窝状细孔，外围无骨质或略具骨质，周边粗糙，红棕色或棕色，质坚脆。

（2）鹿茸粉 为浅褐色粉末，颗粒均匀，无粘连，气略腥，味甘咸。

【质量评价】

经验评价 鹿茸以粗壮、饱满、皮毛完整、质嫩、油润、无骨棱者为佳。

【性味功能】味甘、咸，性温。壮肾阳，益精血，强筋骨，调冲任，托疮毒。用于肾阳不足，精血亏虚，阳痿滑精，宫冷不孕，羸瘦，神疲，畏寒，眩晕，耳鸣，耳聋，腰脊冷痛，筋骨痿软，崩漏带下，阴疽不敛。

【产销简述】我国野生梅花鹿已被列为国家一级保护动物，现商品来源主要为人工饲养的加工品，鹿茸为我国东北地区的特产，产量丰富。除内销外，主要出口日本、韩国、朝鲜、东南亚等地。随着养鹿业的快速发展，鹿茸及其系列产品（鹿血、鹿鞭、鹿胎、鹿角、鹿角霜等）的产量与日俱增，超过了新西兰、澳大利亚。年产量突破800吨。商品中应注意区分部分国外低价马鹿茸和驯鹿茸在国内市场冒充花鹿茸销售。

【商品安全】本品宜从小量开始，缓缓增加，不可骤用大量，以免阳升风动，头晕目赤，或伤阴动血。凡发热者均当忌服。

【贮藏】置阴凉干燥处，密闭，防蛀。

【附注】目前市场鹿茸药材的规格等级划分可参考表6-5（出处：T/CTCM 1021.58—2018《中

药材商品规格等级 鹿茸》)。

表 6-5 鹿茸商品规格等级划分参考

规格	等级	性状描述	
		共同点	区别点
花鹿茸（二杠茸）	一等	干货。体呈圆柱形，具有八字分岔一个，大挺、门庄相称，短粗嫩壮，顶头钝圆。皮毛红棕或棕黄色。锯口黄白色，有蜂窝状细孔，无骨质圈。不臭，无虫蛀。气微腥，味微咸	不拧嘴、不抽沟、不破皮、悬皮、乌皮、不存折
	二等		不拧嘴，有抽沟、破皮、悬皮、乌皮、存折等现象，虎口以下稍显棱纹
	三等	干货。体呈圆柱形，具有八字分岔一个，不臭，无虫蛀，兼有独挺和怪角。气微腥，味微咸。不符合一、二等者，均属此等	
花鹿茸（三岔）	统货	干货。体呈圆柱形，具两个分枝	
再生茸（二茬茸）	统货	干货。形状与二杠相似，但大挺长而圆，或下粗上细，下部有纵棱筋，皮质黄色茸毛粗糙，间有细长的针毛，锯口外围多已骨质化，体较重，其他同二杠茸，不臭、无虫蛀。气微腥，味微咸	
马鹿茸	一等	干货，体呈枝岔、类圆柱形。皮毛灰黑色或灰黄色。不臭，不虫蛀。气微腥，味微咸	枝干粗壮，嘴头饱满，质嫩的三岔、莲花、人字等茸，无骨豆，不拧嘴，不偏头，不破皮，不发头，不骨折
	二等		质嫩的四岔茸，有骨豆、破皮、拧嘴、偏头等现象的三岔茸、人字茸等
	三等	干货，体呈枝岔圆柱形或畸形，皮毛灰黑色或灰黄色，不臭、不虫蛀，有破皮、窜尖等现象。气微腥，味微咸。不符合一、二等者，均属此等	老五岔、老毛杠和嫩再生茸

牛黄 Niuhuang
Bovis Calculus

【别名】丑宝、犀黄、西黄。

【来源】牛科动物牛 Bos taurus domesticus Gmelin 的干燥胆结石。习称"天然牛黄"。

【采制】宰牛时，如发现牛黄，应立即滤去胆汁，将其取出，用卫生纸、灯心草或通草丝包好、扎牢，阴干。忌风吹日晒，以防碎裂或变色，影响质量。在胆囊中产生的习称"胆黄"或"蛋黄"；在胆管、肝管中产生的习称"管黄"或"肝黄"。

【产地】全国各地全年有产。主产于新疆乌鲁木齐市、伊犁州，西藏昌都市，内蒙古包头市、呼和浩特市，广西百色市、河池市等地，以西北、西南、东北等地产量较大。国外主产于印度、加拿大、阿根廷、乌拉圭等国。

【商品特征】多呈卵形、类球形、三角形或四方形，大小不一，直径 0.6～3（4.5）cm，少数呈管状或碎片。表面黄红色至棕黄色，有的表面挂有一层黑色光亮的薄膜，习称"乌金衣"，有的粗糙，具疣状突起，有的具龟裂纹。体轻，质酥脆，易分层剥落，断面金黄色，可见细密的同心层纹，有的夹有白心。气清香，味苦而后甘，有清凉感，嚼之易碎，不黏牙。取本品少量，加清水调和，涂于指甲上，能将指甲染成黄色，习称"挂甲"。

[规格等级] 按产生部位和形状不同，分胆黄和管黄两种，以胆黄质量为佳。

胆黄 呈卵形、类球形或三角形。表面金黄色或黄褐色，有光泽。质松脆。断面棕黄色或金黄色，有自然形成的层纹。气清香，味微苦后甜。大小块不分，间有碎块。无管黄、杂质、霉变。

管黄 呈管状，或胆汁渗入的各种块黄。表面黄褐色或棕褐色。断面棕褐色，有自然形成层。气清香，味微苦。无杂质、霉变。

【质量评价】

1. 经验评价 以完整、表面金黄色或棕黄色，有光泽，质松脆，断面棕黄色或金黄色、有层纹、气清香、味先苦而后微甜、有清凉感者为佳。

2. 检查 游离胆红素：用高效液相色谱法测定，供试品色谱中，在与胆红素对照品色谱峰保留时间相对应的位置上出现的色谱峰面积应小于对照品色谱峰面积或不出现色谱峰。

3. 含量测定 用薄层扫描法测定，药材按干燥品计算，含胆酸（$C_{24}H_{40}O_5$）不得少于 4.0%；用高效液相色谱法测定，药材按干燥品计算，含胆红素（$C_{33}H_{36}N_4O_6$）不得少于 25.0%。

【性味功能】味甘，性凉。清心，豁痰，开窍，凉肝，息风，解毒。用于热病神昏，中风痰迷，惊痫抽搐，癫痫发狂，咽喉肿痛，口舌生疮，痈肿疔疮。

【产销简述】牛黄为珍稀物种，历来市场紧缺，用药量大，价格昂贵。牛黄的代用品人工牛黄和体外培育牛黄现已研制成功，替代天然牛黄应用于临床和中成药生产。人工牛黄成本较低、制造方便，很大程度上满足了日常用药需求，但在有效成分和药效等方面人工牛黄均较天然牛黄仍有较大差距，始终无法真正替代天然牛黄。体外培育牛黄的理化性质、化学成分及药理作用与天然牛黄较为相似，但由于生产的局限性，体外培育牛黄的产量仍难以满足需求。

【商品安全】非实热证不宜用，孕妇慎用。

【贮藏】遮光，密闭，置阴凉干燥处，防潮，防压。

【附注】《中国药典》2005 版起收载人工牛黄、体外培育牛黄，均单列。

1. 人工牛黄（Bovis Calculus Artifactus） 由牛胆粉、胆酸、猪去氧胆酸、牛磺酸、胆红素、胆固醇、微量元素等加工制成。为黄色疏松粉末。味苦，微甘。按干燥品计算，含胆酸（$C_{24}H_{40}O_5$）不得少于 13.0%，含胆红素（$C_{33}H_{36}N_4O_6$）不得少于 0.63%。

2. 体外培育牛黄（Bovis Calculus Sativus） 以牛的新鲜胆汁作母液，加入去氧胆酸、胆酸、复合胆红素钙等制成。呈球形或类球形，直径 0.5～3cm。表面光滑，呈黄红色至棕黄色。体轻，质松脆，断面有同心层纹。气香，味苦而后甘，有清凉感，嚼之易碎，不黏牙。按干燥品计算，含胆酸（$C_{24}H_{40}O_5$）不得少于 6.0%，含胆红素（$C_{33}H_{36}N_4O_6$）不得少于 35.0%。

羚羊角 Lingyangjiao
Saigae Tataricae Cornu

【别名】高鼻羚羊角、羚角、灵羊角。

【来源】牛科动物赛加羚羊 *Saiga tatarica* Linnaeus 的角。

【采制】全年可采，猎取后将角从基部锯下，洗净，晒干。以 8～10 月捕捉锯下的角色泽最好，角色莹白；春季猎得者色青微黄；冬季猎得者因受霜雪侵袭，角质变粗糙，表面有裂纹，品质较次。

经炮制形成羚羊角镑片、羚羊角粉等饮片规格。

【产地】主产于西伯利亚及小亚细亚一带，如俄罗斯、哈萨克斯坦、蒙古等。新疆北部边境地区亦产，国内产量甚少，主要依靠进口。

【商品特征】

1. 药材 呈长圆锥形，略呈弓形弯曲，长 15～33cm；类白色或黄白色，基部稍呈青灰色。嫩枝对光透视有"血丝"或紫黑色斑纹，光润如玉，无裂纹，老枝则有细纵裂纹。除尖端部分外,有10～16个隆起环脊,间距约2cm,用手握之,四指正好嵌入凹处。角的基部横截面圆形,直径3～4cm,内有坚硬质重的角柱,习称"骨塞",骨塞长约占全角的1/2或1/3,表面有突起的纵棱与其外面角鞘内的凹沟紧密嵌合,从横断面观,其结合部呈锯齿状。除去"骨塞"后,角的下半段呈空洞,全角呈半透明,对光透视,上半段中央有一条隐约可辨的细孔道直通角尖,习称"通天眼"。质坚硬。气微,味淡。

[规格等级] 根据羚羊角形状大小及加工方法,羚羊角分为大枝羚羊角、小枝羚羊角、老角(老劈柴、例山货)、羚羊角尖等规格。

大枝羚羊角 角长15～25(30)cm,每枝重200～250g,底部直径3cm,角体丰满,表面类白色,有光泽,常有8～18个环脊,质嫩无裂纹,近尖端有血丝,中下段角内有骨塞,为羚羊角之佳品。

小枝羚羊角 角较短小而壮满,长10～15cm,重30～180g,环脊约10个。

老角(老劈柴、例山货) 系大枝羚羊角年久枯萎或死后遗留于山中的死角,亦有大、小枝之分,呈死灰色或黄褐色,多骨塞,质次。

羚羊角尖 为锯片时剩下的尖部,效力最强,品质最佳。

2. 饮片

(1)羚羊角镑片 为纵向薄片或丝状,多折曲,类白色或黄白色,表面光滑,半透明,有光泽,纹丝直而微呈波状。质坚韧,不易拉断。气微,味淡。

(2)羚羊角粉 为类白色细粉,气微,味淡。

【质量评价】
经验评价 羚羊角以质嫩、色白、光润、内含红色斑纹、无裂隙者为佳。

【性味功能】味咸,性寒。平肝息风,清肝明目,散血解毒。用于肝风内动,惊痫抽搐,妊娠子痫,高热痉厥,癫痫发狂,头痛眩晕,目赤翳障,温毒发斑,痈肿疮毒。

【产销简述】赛加羚羊为濒危物种,是国家一级重点保护野生动物,禁止捕猎,药源十分紧缺。

【商品安全】本品性寒,脾虚慢惊者忌用。过敏体质者慎用。

【贮藏】置阴凉通风干燥处。

【附注】目前市场羚羊角药材的规格等级划分可参考表6-6(出处:T/CTCM 1021.210—2018《中药材商品规格等级 羚羊角》)。

表6-6 羚羊角商品规格等级划分参考

等级	性状描述			
	共同点	区别点		
		质地	表面	裂纹
一等	长圆锥形,略呈弓形弯曲,长15～33cm;类白色或黄白色。除尖端部分外,有10～16个隆起环脊,间距约2cm,用手握之,四指正好嵌入凹处。角的基部横截面圆形,直径3～4cm,内有坚硬质重的角柱,习称"骨塞",骨塞长约占全角的1/2或1/3,表面有突起的纵棱与其外面角鞘内的凹沟紧密嵌合,从横断面观,其结合部呈锯齿状。除去"骨塞"后,角的下半段呈空洞,全角呈半透明,对光透视,上半段中央有一条隐约可辨的细孔道直通角尖,习称"通天眼"。质坚硬。气微,味淡	嫩	光洁如玉,"血丝""通天眼"可见	无裂纹
二等		稍老	较粗糙,无光泽,"血斑""血丝""通天眼"可见	有裂纹
三等			粗糙,无光泽	
四等			无光泽,有灰白色斑痕,基部有青茬	裂纹较多
五等		老	无光泽,不透明,骨化基部有青茬,瓣裂	深裂纹

第七章
矿物类中药商品

扫一扫，查阅本章数字资源，含PPT、音视频、图片等

矿物类中药是指由地质作用形成的天然单质、化合物或由天然矿物加工而成的一类中药。矿物类中药商品主要包括可供药用的天然矿物（如朱砂、石膏）、矿物的加工品（如轻粉、芒硝）及动物骨骼化石（如龙骨、石燕）等药材及其炮制品、中成药。

第一节　矿物类中药商品的特性

一、矿物类中药商品的分类

在矿物学发展过程中，主要有以下几种分类方法：①根据化学成分分类。这种分类方法是以矿物的化学成分分析为依据进行分类。化学成分是组成矿物的物质基础，因而作为大类和类的划分依据，这种分类方法有其重要意义。②根据晶体化学分类。凡同一类（或亚类）中具有相同晶体结构类型的矿物归为一个族。由于晶体化学分类方法把矿物的化学成分与其内部结构联系起来，阐明了这二者与矿物的形态、物理性质等之间的关系，因此这种分类方法是目前通用的矿物分类方法。③根据地球化学分类。以元素的地球化学特征为依据的地球化学分类。由于地球化学在阐述某些矿物的共生组合规律和地球化学特征上有其独特之处，因而这种分类也有一定的意义。④根据矿物成因分类。以矿物成因为依据的一种分类方法。

目前，矿物类中药商品是以矿物中所含的主要成分为依据进行分类，通常根据其所含阴离子或阳离子的种类进行分类：①按阳离子的种类分类。分为汞化合物类，如朱砂、轻粉等；铁化合物类，如自然铜、赭石等；铅化合物类，如密陀僧、铅丹等；铜化合物类，如胆矾、铜绿等；铝化合物类，如白矾、赤石脂等；砷化合物类，如雄黄、信石等；镁化合物类，如滑石等；钙化合物类，如石膏、寒水石等；钠化合物类，如硼砂等；其他类，如炉甘石、硫黄等。②按阴离子的种类分类。将朱砂、雄黄、自然铜等归为硫化合物类；石膏、芒硝、白矾归为硫酸盐类；磁石、赭石、信石归为氧化物类；炉甘石、鹅管石归为碳酸盐类；轻粉归为卤化物类。《中国药典》（2020年版）采用此法进行分类。

二、矿物类中药商品的化学成分

矿物类中药材商品的化学成分除少数是自然元素以外，绝大多数是自然化合物。大部分是固体，少数是液体（如水银）或气体（如硫化氢）。主要为无机化合物，如朱砂主含硫化汞（HgS）、自然铜主含二硫化铁（FeS_2）等；有的为含结晶水的化合物，如石膏主含含水硫酸钙（$CaSO_4 \cdot 2H_2O$）、芒硝主含含水硫酸钠（$Na_2SO_4 \cdot 10H_2O$）；少数为单质，如硫黄主含硫（S）。

三、矿物类中药商品的质量要求

对矿物类中药商品的质量要求,主要包括感官特征、鉴别试验、质量评价等。外形特征明显的中药,首先应根据矿物的一般性质观察形状、颜色、条痕、质地、气味等,还应检查其硬度、解理、断口、有无磁性等。

在矿物类中药商品的质量评价中,常规的物理、化学分析方法仍用于药品的定性、定量分析。随着现代科学技术的发展,许多新技术也被应用,主要包括X射线衍射分析法、热分析法、原子发射光谱分析法、荧光分析法等。对含有有毒成分的矿物药,必须对其进行毒性成分限量指标的测定。限量指标一般包括毒副作用成分含量及重金属、砷盐的含量等,如《中国药典》(2020年版)规定石膏含重金属不得过10mg/kg,含砷量不得过2mg/kg。

四、矿物类中药商品的贮藏与养护

矿物类中药多为无机物,不易发生虫蛀、霉变、走油等变质现象,但有的易发生潮解(咸秋石)、风化(芒硝)、分解(轻粉),有的有毒(砒霜、雄黄、红粉等),有的忌火煅(雄黄、朱砂等)。在包装储运、销售和贮藏养护时应注意:①贮存量少,要防止光化、氧化及温度、湿度所引起的变质。②一般可采用容器密封法养护,注意防潮、防高温。③在对有毒矿物药(如信石等)的储藏养护过程中,要划定仓间或仓位,专柜加锁保管,并专人专账管理。包装容器上必须印有毒药标志。在运输过程中要采取有效措施,以防止发生事故。

第二节 常用矿物类中药商品

朱砂 Zhusha
Cinnabaris

【别名】辰砂、丹砂。

【来源】硫化物类矿物辰砂族辰砂,主含硫化汞(HgS)。

【采制】采挖后,选取纯净者,用磁铁吸净含铁的杂质,再用水淘去杂石和泥沙。经水飞法水飞,晾干或40℃以下干燥,加工制成朱砂粉。

【产地】主产于湖南、贵州、四川等地。以贵州铜仁市所产,历史上集散于湖南辰州(沅陵县)的质量较好,故又有"辰砂"之名。

【商品特征】

1. 药材 为粒状或块状集合体,呈颗粒状或块片状。鲜红色或暗红色,条痕红色至褐红色,具光泽。体重,质脆,片状者易破碎,粉末状者有闪烁的光泽。气微,味淡。

[规格等级] 商品按形状与颜色分为3种规格。

朱宝砂 呈细小颗粒或粉末状,色红明亮,触之不染手。

镜面砂 呈不规则板片状、斜方形或长条形,大小厚薄不一,边缘不整齐,色红而鲜艳,光亮如镜面微透明,质较脆。

豆瓣砂 呈粒状,方圆形或多角形,色暗红或呈灰褐色,质坚,不易碎。

2. 饮片

朱砂粉 为朱红色极细粉末,体轻,以手搓之无粒状物。以磁铁吸之,无铁末。气微,味淡。

【质量评价】

1. 经验评价　以色鲜红、有光泽、体重、质脆者为佳。

2. 检查　铁：照铁盐检查法检查，如显颜色，与标准铁溶液4mL制成的对照液比较，不得更深（0.1%）。二价汞：照汞、砷元素形态及价态测定法中汞元素形态及其价态测定法测定，本品含二价汞以汞（Hg）计，不得过0.10%。

3. 含量测定　用滴定法测定，本品含硫化汞（HgS）不得少于96.0%。

【性味功能】味甘，性微寒，有毒。清心镇惊，安神，明目，解毒。用于心悸易惊，失眠多梦，癫痫发狂，小儿惊风，视物昏花，口疮，喉痹，疮疡肿毒。

【产销简述】朱砂含硫化汞，有大毒。现代研究表明汞对人体肝、肾等器官会产生危害，故其使用量已大大减少，如藿香正气丸、安神补气丸、脑立清等中成药已更改处方，不再使用朱砂。本品供销基本平衡。

【商品安全】本品多入丸散，不宜入煎剂。有毒，不宜大量服用，也不宜少量久服；孕妇及肝肾功能不全者禁用。

【贮藏】本品为毒性中药，用塑料袋包装，拆装或炮制后置密闭容器内，贴上标签，要有明显标志。贮藏于干燥、低温、避光处。

雄黄 Xionghuang
Realgar

【别名】黄石、鸡冠石、天阳石、腰黄。

【来源】硫化物类矿物雄黄族雄黄的矿石。主含二硫化二砷（As_2S_2）。

【采制】全年均可采挖，除去杂质石块、泥土。经水飞法加工制成雄黄粉。

【产地】主产于湖南、贵州、云南等地。

【商品特征】

1. 药材　呈不规则的块状或粒状集合体，大小不一。全体呈深红色或橙红色。块状者表面常覆有橙黄色粉末，以手触之易被染成橙黄色。晶体为柱状，具金刚光泽，质脆，易碎，断面具树脂光泽。条痕橙黄色。微有特异臭气，味淡。燃之易熔融成红紫色液体，并生黄白色烟，有强烈蒜臭气。

[规格等级]　商品按形状、颜色、大小、光泽等分为5种规格。

天字雄黄　不规则块状物，长至6cm，厚至3cm，外表橙红色夹暗红色，有玻璃闪光，质酥脆。

地字雄黄　块状、粒状，较小，以色红透熟者佳。

元字雄黄　不规则小块，直径2～3cm，外表与天字雄黄相似，质较坚。

黄字雄黄　为前述品种的粉末或碎片。

明雄黄或腰黄　为熟透的雄黄，多呈块状，色鲜红，光亮透明如琥珀，又称雄黄精或明雄，质最佳，但产量甚少。

2. 饮片

雄黄粉　为橙红色或橙黄色细粉，易黏手，有特异臭气，味淡。

【质量评价】

1. 经验鉴别　以色红、块大、质松脆、有光泽者为佳。

2. 检查 三价砷和五价砷：三价砷和五价砷的总量以砷（As）计，不得过 7.0%。

3. 含量测定 用碘量法测定，本品含砷量以二硫化二砷（As_2S_2）计，不得少于 90.0%。

【性味功能】味辛，性温，有毒。解毒杀虫，燥湿祛痰，截疟。用于痈肿疔疮，蛇虫咬伤，虫积腹痛，惊痫，疟疾。

【产销简述】雄黄主要在中成药牛黄解毒丸（片）、安宫牛黄丸、六应丸等中使用，中成药销售量与雄黄药材用量有较大关系。现因雄黄中砷的毒性，用药量逐渐减少。经营商家手中货量不大，近期货源走动一般，行情平稳运行。

【商品安全】内服宜慎，不宜久服，孕妇禁用。

【贮藏】本品为毒性中药，置密闭容器内，贴上标签，要有明显的标志。贮藏于干燥、低温处。本品遇火易燃烧，应单独存放，注意防火。

赭石 Zheshi
Haematitum

【别名】代赭石、钉头赭石、赤铁矿、红石头。

【来源】氧化物类矿物刚玉族赤铁矿的矿石。主含三氧化二铁（Fe_2O_3），其次为中等量的硅酸、铝化物及少量的镁、锰、碳酸钙及黏土等。含铁量一般为 40%～60%。

【采制】全年可采，采后，选取表面有钉头状突起部分的称"钉头代赭石"，除去泥土、杂石。取净赭石，砸成碎块，照煅淬法煅至红透，醋淬，碾成粗粉，制成煅赭石。

【产地】主产于河北、山西、广东等地。

【商品特征】

1. 药材 本品为鲕状、豆状、肾状集合体，多呈不规则扁平状，大小不一。全体棕红色或灰黑色，条痕樱红色或红棕色，有的具金属光泽。一面有圆形乳头状的"钉头"，另一面与突起的相对应处有同样大小的凹窝。体重，质硬，砸碎后断面显层叠状，且每层均依"钉头"而呈波浪状弯曲。气微，味淡。

［规格等级］本品为统货。

2. 饮片

（1）赭石 呈不规则形的块状，棕红色至暗棕红色，有的可见圆形突起或凹窝，有的具金属光泽。体重，质硬，断面常见层叠状。气微，味淡。

（2）煅赭石 呈不规则的碎粒及粗粉，表面黑灰色，断面显层叠状或波浪状弯曲，质松脆，微有醋气。

【质量评价】

1. 经验鉴别 以红棕色、断面层次明显、有"钉头"、无杂石者为佳。

2. 含量测定 用滴定法测定，本品含铁（Fe）不得少于 45.0%。

【性味功能】味甘、淡，性寒。平肝潜阳，重镇降逆，凉血止血。用于眩晕耳鸣，呕吐，噫气，呃逆，喘息，吐血，衄血，崩漏下血。

【产销简述】本品市场供需平衡。

【商品安全】孕妇慎用。

【贮藏】置竹篓或木箱内，干燥，防尘。

石膏 Shigao
Gypsum Fibrosum

【别名】纤维石膏、大石膏、软石膏、细理石。

【来源】硫酸盐类矿物硬石膏族石膏。主要为含水硫酸钙（$CaSO_4 \cdot 2H_2O$）。

【采制】采挖后，除去杂石及泥沙。经打碎、明煅法分别制成石膏、煅石膏饮片。

【产地】主产于湖北应城市。山东、山西、河南等地亦产。

【商品特征】

1. 药材　为纤维状的集合体，呈长块状、板块状或不规则块状。白色、灰白色或淡黄色，有的半透明。体重，质软，纵断面具绢丝样光泽。气微，味淡。

[规格等级]将石膏分为"大块"和"块粒"两个规格。根据石膏块粒长直径的长短，将石膏块粒分为"大粒""中粒""小粒"3个等级。

大块石膏为纤维状的集合体，呈不规则块状。大粒石膏为均匀的块粒，长1.2～4.2cm。中粒石膏为均匀的块粒，长0.8～2.4cm。小粒石膏为均匀的块粒，长0.3～1.2cm。

2. 饮片

（1）生石膏　本品呈长条状或为不规则的块，长小于3cm，宽小于1cm。白色、灰白色或淡黄色，有的半透明。体重，质软，纵断面具绢丝样光泽。气微，味淡。

（2）煅石膏　为白色粉末或酥松块状物，表面透出微红色光泽，不透明。体较轻，质软，易碎，捏之成粉。气微，味淡。

【质量评价】

1. 经验鉴别　以色白、块大、质松脆、纵断面如丝、无夹层、无杂石者为佳。

2. 检查　重金属：不得过10mg/kg。砷盐：不得过2mg/kg。

3. 含量测定　用滴定法测定，生石膏含水硫酸钙（$CaSO_4 \cdot 2H_2O$）不得少于95.0%，煅石膏含硫酸钙（$CaSO_4$）不得少于92.0%。

【性味功能】味甘、辛，性大寒。清热泻火，除烦止渴。用于外感热病，高热烦渴，肺热喘咳，胃火亢盛，头痛，牙痛。

煅石膏　味甘、辛、涩，性寒。收湿，生肌，敛疮，止血。外治溃疡不敛，湿疹瘙痒，水火烫伤，外伤出血。

【产销简述】本品为常用中药，市场供销比较稳定。

【商品安全】多外用，研末撒敷患处或调敷，大多用制石膏绷带。

【贮藏】于缸内或木箱内，置阴凉干燥处，防尘。

芒硝 Mangxiao
Natrii Sulfas

【别名】朴硝、皮硝、马牙硝。

【来源】硫酸盐类矿物芒硝族芒硝，经加工精制而成的结晶体。主含含水硫酸钠（$Na_2SO_4 \cdot 10H_2O$）。

【采制】取天然产的芒硝（俗称"土硝"），加水溶解，放置，沉淀，滤过，滤液加热浓缩，放冷后析出结晶，习称"朴硝"或"皮硝"。再将朴硝重新结晶即为芒硝。

【产地】主产于河北、天津、山东等地。

【商品特征】

1. 药材 为棱柱状、长方形或不规则块状及粒状。无色透明或类白色半透明,暴露空气中稍久逐渐风化而被一层白色粉末。质脆,易碎,断面呈玻璃样光泽。气微,味咸。

[规格等级] 根据精制情况,将芒硝分为"芒硝"和"朴硝"两个规格,均为统货。

芒硝 块状或粒状,无色或类白色。

朴硝 块状,表面常附有白色粉末。白色或黄白色。或可见少许杂质(不直接入药)。

2. 饮片 同药材。

【质量评价】

1. 经验鉴别 以无色、透明、呈长条棱柱结晶者为佳。

2. 检查 重金属:不得过 10mg/kg。铁盐与锌盐:取本品 5g,加水 20mL 溶解后,加硝酸 2 滴,煮沸 5 分钟,滴加氢氧化钠试液中和,加稀盐酸 1mL、亚铁氰化钾试液 1mL 与适量的水使成 50mL,摇匀,放置 10 分钟,不得发生浑浊或显蓝色。镁盐:取本品 2g,加水 20mL 溶解后,加氨试液与磷酸氢二钠试液各 1mL,5 分钟内不得发生浑浊。氯化物:取本品水溶液,与标准氯化钠溶液 7.0mL 制成的对照液比较,不得更浓(0.035%)。干燥失重:取本品,在 105℃干燥至恒重,减失重量应为 51.0%~57.0%。砷盐:含砷量不得过 10mg/kg。酸碱度:取本品 1.0g,加水 20mL 使溶解。取 10mL,加甲基红指示剂 2 滴,不得显红色;另取 10mL,加溴麝香草酚蓝指示液 5 滴,不得显蓝色。

3. 含量测定 用滴定法测定,药材按干燥品计算,含硫酸钠(Na_2SO_4)不得少于 99.0%。

【性味功能】味咸、苦,性寒。泻下通便,润燥软坚,清火消肿。用于实热积滞,腹满胀痛,大便燥结,肠痈肿痛;外治乳痈,痔疮肿痛。

【产销简述】本品供销基本平衡。

【商品安全】孕妇慎用;不宜与硫黄、三棱同用。

【贮藏】本品易风化失去结晶水成粉状,受潮易溶解,受热易融化,应贮藏于罐内或木箱,密闭,在 30℃以下阴凉干燥处保存,防潮、防风吹日晒。本品有腐蚀性,存放应注意对贮藏器具的腐蚀性损坏。

【附注】目前市场芒硝药材的规格等级划分可参考表 7-1(出处:T/CACM 1021.220—2018《中药材商品规格等级 芒硝》)。

表 7-1 芒硝商品规格等级划分参考

规格	等级	性状描述	
		共同点	区别点
芒硝	净统	为棱柱状、长方形或不规则块状及粒状。透明或半透明。质脆,易碎,断面呈玻璃样光泽。气微,味咸	块状或粒状,无色或类白色。以干燥品计,含 $Na_2SO_4 \geqslant 99.0\%$
朴硝	粗统		块状,表面常附有白色粉末。白色或黄白色。或可见少许杂质。以干燥品计,含 $Na_2SO_4 \geqslant 97.0\%$

下篇
中药提取物与中成药商品

第八章
中药提取物

扫一扫，查阅本章数字资源，含PPT、音视频、图片等

第一节 中药提取物概述

一、中药提取物的概念

古代中药的最初使用形式为直接服用或涂敷草药，后逐渐演变为以饮片配伍入药，并经煎煮制备成汤剂使用。汤剂可视为最初的中药提取物，直至今日，汤剂仍作为传统的中药内服剂型广泛用于中医临床。随着社会进步和现代中药产业的不断发展，中药提取物已作为一种新型的中药原料药从中药产业链中凸显出来。国家计委办公厅在2001年《关于印发现代中药产业化专项实施方案的通知》中指出"现代中药是以中医药理论为基础，发挥中医药优势和特色，利用现代科学技术生产的安全、高效、稳定、可控的中药，包括中药材、中药饮片、中药提取物和中成药"，中药提取物已成为中药家族中重要一员。中药提取物是国际天然医药保健品市场上的一种新产品，是现代植物药先进技术的载体。该类产品是在符合《中药材生产质量管理规范（GAP）》《药品生产质量管理规范（GMP）》要求下进行生产，同时采用了先进的工艺和质量检测技术，体现了中药产业的技术进步和中药现代化的发展要求。

中药提取物指以中药材为原料，经提取、浓缩或分离、干燥等过程制成的符合一定质量标准的提取物，是介于中药材和中成药之间的一种产品类型，是中药用药的一种新方式，作为原料广泛用于天然药物制剂、保健食品等，有良好的市场前景。

中药提取物不同于植物提取物，其来源包括植物、动物和矿物，少部分为人工制品如酒、神曲、醋，是在中医药理论指导下用来预防、诊断及治疗疾病的产品；是药材的深度加工品。中药提取物具有开发投入较少、技术含量高、产品附加值大、国际市场广泛等优势和特点。

国家食品药品监督管理总局2014年7月29日发布的《中药提取物备案管理实施细则》中第二条规定："本细则所指中药提取物，是中成药国家药品标准的处方项下载明，并具有单独国家药品标准，且用于中成药投料生产的挥发油、油脂、浸膏、流浸膏、干浸膏、有效成分、有效部位等成分。本细则所指中药提取物不包括：中成药国家药品标准中附有具体制法或标准的提取物；按新药批准的中药有效成分或有效部位；冰片、青黛、阿胶等传统按中药材或中药饮片使用的产品；盐酸小檗碱等按化学原料药管理，并经过化学修饰的产品。"

《中国药典》（2020年版）中的"植物油脂和提取物"指从植、动物中制得的挥发油、油脂、有效部位和有效成分。其中，提取物包括以水或醇为溶剂经提取制成的流浸膏、浸膏或干浸膏、含有一类或数类有效成分的有效部位和含量达到90%以上的单一有效成分。

二、中药提取物的分类

（一）中药提取物的分类概述

我国目前已有中药提取物品种约200种。根据用途可分为药用提取物、食用提取物、日化提取物等。根据溶媒可分为水提取物、乙醇提取物、乙酸乙酯提取物等。根据溶解性能可分为水溶性提取物、脂溶性提取物等。按照提取植物的成分不同，分为苷、酸、多酚、多糖、萜类、黄酮、生物碱等；氨基酸、肽、蛋白质、酶及辅酶、多糖、脂质、核酸及其衍生物。按照性状不同，可分为植物油、浸膏、粉等。除此之外，还有按照提取工艺、原料或组方性质、活性物质纯度等多种分类方式。

（二）中药提取物的分类方法

中药提取物可按其原料性质，工艺种类，提取物性质、质量及功效等分为以下几类。

1. 按工艺分类 该分类方法在我国使用较为广泛，大致可将中药提取物分为3种：简单提取物、精制提取物和纯化提取物。

（1）简单提取物 指经过水或乙醇提取、未加分离的单一中药浸膏粉或流浸膏，这些浸膏粉有明确的质量控制标准。

（2）精制提取物 指按照一定工艺和技术制备的提取物，如连翘、刺五加、银杏叶提取物等；还包括有效部位，如大豆异黄酮、人参茎叶皂苷、三七总皂苷等。

（3）纯化提取物 指纯度达到95%以上的单体化合物，如莽草酸、芦丁、甘草酸、紫杉醇等。

2. 按提取物性质分类 如植物类提取物、动物类提取物、菌类提取物、矿物类提取物等。其中植物类提取物以全株植物（或植物的某一部位）为原材料，占中药提取物的绝大部分。

3. 按组方性质分类

（1）单味中药提取物 如枳实、麻黄、当归、人参、益母草、黄芪、升麻、虎杖等提取物，还有目前国际市场热销的提取物，如贯叶连翘、葡萄子、缬草、银杏叶、水飞蓟等。单味药提取物在欧洲有相当长的使用历史，有系统的临床试验结果，疗效确切、副作用小、安全，并有完善的标准与规范。这也为我国的单味中药提取物的开发生产提供了经验。

（2）复方中药提取物 由于单味药提取物应用效果上的局限性，近年来，复方提取物迅速发展。我国目前这类提取物还很少，主要是满足一些医院制剂的需求，国内很少见有市售产品，虽在经方配方颗粒中有一定的应用，但在国内未被允许合法使用。鉴于中药复方成分的复杂性，该类提取物应该加强基础研究，在有充分的质量保证前提下有限地探索发展。例如，补中益气汤、小柴胡汤、大承气汤、葛根汤提取物等，它们是在"标准汤剂"概念上形成的新型产品。标准汤剂充分体现了中药复方的优势，是中药复方研究及生产规范化、标准化的基石。

（3）纯化提取物 包括活性部位和单体化合物，如大豆异黄酮、人参皂苷、白藜芦醇、石杉碱甲、茶叶儿茶素，以及从中药中寻找出的先导化合物青蒿素、靛玉红、联苯双酯等。

4. 按形态分类 提取物含水（或溶剂）量不同，其形态也不一样，据此可分为干提取物（或固体提取物）、液体提取物、软提取物（或流浸膏）等。《欧洲药典》列出了提取物通则，并分为液态提取物、软提取物和干提取物。目前，《中国药典》和有关药品标准中尚未采用"中药提取物"这一概念，取而代之的是"浸膏""流浸膏"，是指药材用适宜的溶液提取，蒸去部分或全部溶剂，调整浓度至规定标准而成的制剂，流浸膏通常用渗漉法制备，而浸膏以煎煮法或渗漉法制备。《中国药典》（2020年版）一部把它们纳入"植物油脂和提取物"项下，共收录47种，包括了流浸膏、浸膏、植物油脂、单体成分、粉末等。其中提取物收录的流浸膏有大黄、甘草、当归、远志、姜、益母草、浙贝、颠茄；提取物有山楂叶、北豆根、连翘、茵陈、黄芩、银杏叶；浸膏有大黄、甘草、刺五加、肿节风、颠茄；油脂类包括丁香罗勒油、八角茴香油、广藿香油、肉桂油、牡荆油、松节油、茶油、莪术油、桉油、麻油、满山红油、薄荷素油、薄荷脑；单体成分有灯盏花素、岩白菜素、环维黄杨星D、穿心莲内酯、黄藤素；其他，如丹参总酚酸、丹参酮、人参茎叶总皂苷、人参总皂苷、三七三醇皂苷、三七总皂苷、积雪草总苷、水牛角浓缩粉、香果脂。

5. 按活性物质的纯化程度分类 根据活性物质纯化的程度可分为有效浸膏（或粗提物）、有效部位（如多糖类、黄酮类、蒽醌类、挥发油类）、有效部位群、有效成分（或单体化合物）。有效部位是某类有效成分，如人参皂苷、茶叶儿茶素等；有效部位群是由两个或两个以上有效部位组成的。有效成分是具有一定生物活性，对疾病能产生有效作用的单体化合物，该类提取物的纯度一般在90%甚至95%以上，主要是满足国外市场的需求，如青蒿素、莽草酸、石杉碱甲、甘草酸、麻黄碱等，该类产品的附加值高。

6. 按质量的量化水平分类 欧洲的一些学者根据提取物质量的量化水平将其分为完全提取物、量化提取物、标准化提取物。量化提取物指所含特定成分（单一或复合物）不能独立地发挥治疗和临床作用的提取物，这些组分的含量分析偏差应不超过规定量的±25%，量化成分的调整可通过非活性成分的适量加减或同一原药材的不同浓度的提取物来获得。标准化提取物是指含有能独立发挥治疗和临床作用的特定成分（单一或复合物）的提取物，这些成分的含量分析偏差应不超过规定量的±10%，其标准化可通过用非活性成分稀释或加入同种原材料的不同浓度的提取物来实现。同时还提出纯化提取物的概念，即特定成分的含量已通过纯化工艺得到提高的提取物，纯化提取物可包括标准化提取物和量化提取物。

7. 按作用与功效分类

（1）抗抑郁剂 贯叶连翘提取物、缬草提取物等。

（2）抗氧化剂 葡萄子提取物、灰树花提取物、松树皮提取物等。

（3）免疫调节剂 紫锥菊提取物、人参提取物、刺五加提取物、绞股蓝提取物、黄芪提取物、灵芝提取物等。

（4）镇静剂 缬草提取物、啤酒花提取物等。

（5）植物雌激素和妇女保健类 当归提取物、红车轴草提取物、黑升麻提取物、大豆提取物（大豆异黄酮）等。

（6）减肥类 乌龙茶提取物、枳实提取物、麻黄提取物等。

（7）运动营养类 蒺藜提取物、枳实提取物等。

（8）护肝类 水飞蓟提取物、五味子提取物等。

（9）改善心血管系统功能类 银杏叶提取物、丹参提取物、莲子心提取物、红景天提取物等。

（10）改善记忆类 千层塔提取物、积雪草提取物等。

（11）抗病原微生物类 大蒜提取物、白柳皮提取物、北美黄连提取物、石榴皮提取物等。

（12）男性保健类 淫羊藿提取物等。

（13）功能甜味剂 甘草提取物、甜叶菊提取物等。

三、中药提取物的质量要求

中药提取物作为一种新兴的产品正日渐受到重视，它是采用先进的工艺技术，对中药材或中药复方进行提取加工而得到的一种具有相对明确药效物质基础、质量标准严格的中药产品，可作为中药的新型"饮片"及中药制剂的原料药。中药提取物是从中药产业中分化出来的新兴领域，中药提取物的生产对原材料、提取工艺、质量控制等方面均有严格的要求。

1. 原材料 原药材应在符合GAP的条件下进行生产，对于中药材生产的基地选定、品种、栽培技术、采收与加工、质量控制等都有相应的严格规定。

2. 提取工艺 中药提取物对生产条件、生产技术要求较高，传统的中药提取物方法主要是水提醇沉和醇提水沉两种，常用的提取方法（如煎煮法、回流法、浸渍法、渗漉法等）在保留有效成分、去除无效成分方面，存在着有效成分损失大、周期长、工序多、提取率不高等缺点。近年来，在中药提取物的提取、分离、纯化和干燥过程中，已有大量先进设备和技术应用于中药提取物的提取分离、纯化和分析检测，大大提高了中药制剂工程技术和装备水平。这些新技术和方法的应用，使得中药提取物既符合传统的中医理论，又能达到提高有效成分的收率和纯度的目的。如在银杏叶内酯、大豆异黄酮提取中应用了大孔吸附树脂分离技术，在石杉碱甲的提取中应用了离子交换树脂分离和吸附色谱技术，在紫杉醇和白果内酯的提取中应用了超临界萃取、高速逆流分配和工业色谱技术，在大生产提取中应用了微囊化包合技术等；另外，膜分离技术在茶叶的有效成分提取方面发挥了重要的作用。这些技术和装备的应用大大提高了中药制药工程技术和装备水平。

3. 质量控制 中药提取物有严格的质量标准，均标明所用植物基原、提取部位、主要成分、性状、色泽、气味、味感、溶解度、溶媒。需特别注意对有效成分和有害物质的定性定量检测，及指纹图谱的应用。在中药提取物的质量控制中，HPLC、HPTLC、GC、GC-MS、HPLC-MS、UV和原子分光等分析仪器和技术已得到广泛应用。

第二节 常用中药提取物

银杏叶提取物 Yinxingye Tiquwu
Ginkgo Leaves Extract

本品为银杏科植物银杏 *Ginkgo biloba* L. 的干燥叶经加工制成的提取物。

【制法】取银杏叶，粉碎，用稀乙醇加热回流提取，合并提取液，回收乙醇并浓缩至适量，加在已处理好的大孔吸附树脂柱上，依次用水及不同浓度的乙醇洗脱，收集相应的洗脱液，回收乙醇，喷雾干燥；或回收乙醇，浓缩成稠膏，真空干燥，粉碎，即得。

【商品特征】为浅棕黄色至棕褐色的粉末。味微苦。

【鉴别】

1. 取本品的正丁醇提取液为供试品溶液，以银杏叶对照提取物为对照，照薄层色谱法试验，展开后置紫外光灯（365nm）下检视。供试品色谱中，在与对照提取物色谱相应的位置上，显相同颜色的荧光斑点。

2. 取本品的甲醇-25%盐酸溶液（4:1）提取液为供试品溶液，照高效液相色谱法测定，供试品色谱中应呈现与银杏叶总内酯对照提取物色谱峰保留时间相对应的色谱峰。

【检查】

1. 水分 不得过 5.0%。

2. 炽灼残渣 不得过 0.8%。

3. 重金属 不得过 20mg/kg。

4. 黄酮苷元峰面积比 槲皮素与山奈酚的峰面积比应为 0.8～1.2，异鼠李素与槲皮素的峰面积比值应大于 0.15。

5. 总银杏酸 不得过 5mg/kg。

【指纹图谱】取本品的 80% 甲醇提取物为供试品溶液，以芦丁对照品溶液为参照物溶液，以银杏叶对照提取物溶液为对照提取物溶液，照高效液相色谱法测定，供试品指纹图谱中应呈现 17 个与对照提取物指纹图谱相对应的色谱峰，其中 6 号峰与参照物峰保留时间相对应；全峰匹配，按中药色谱指纹图谱相似度评价系统计算供试品指纹图谱与对照提取物指纹图谱的相似度，应不得低于 0.90。

【含量测定】照高效液相色谱法测定，本品按干燥品计算，含总黄酮醇苷不得少于 24.0%；含萜类内酯以白果内酯（$C_{15}H_{18}O_8$）、银杏内酯 A（$C_{20}H_{24}O_9$）、银杏内酯 B（$C_{20}H_{24}O_{10}$）和银杏内酯 C（$C_{20}H_{24}O_{11}$）的总量计，不得少于 6.0%。

【贮藏】遮光，密封。

人参总皂苷 Renshen Zongzaogan
Total Ginsenoside Ginseng Root

本品为五加科植物人参 *Panax ginseng* C.A.Mey. 的干燥根及根茎经加工制成的总皂苷。

【制法】取人参，切成厚片，加水煎煮二次，第一次 2 小时，第二次 1.5 小时，煎液滤过，合并滤液，通过 D101 型大孔吸附树脂柱，水洗脱至无色，再用 60% 乙醇洗脱，收集 60% 乙醇洗脱液，滤液浓缩至相对密度为 1.06～1.08（80℃）的清膏，干燥，粉碎，即得。

【商品特征】本品为黄白色或淡黄色的粉末；微臭，味苦；具吸湿性。

本品在甲醇或乙醇中易溶，在水中溶解，在乙醚或石油醚中几乎不溶。

【鉴别】

1. 取本品 0.1g，置试管中，加水 2mL，用力振摇，产生持久性泡沫。

2. 取本品甲醇提取液为供试品溶液，以人参对照药材、人参皂苷 Rb_1 对照品、人参皂苷 Rg_1 对照品与人参皂苷 Re 对照品为对照，照薄层色谱法试验，展开后，喷以 10% 硫酸乙醇溶液，在 105℃加热至斑点显色清晰，分别置日光和紫外光灯（365nm）下检视。供试品色谱中，在与对照药材色谱和对照品色谱相应的位置上，日光下显相同颜色的斑点，紫外光下显相同颜色的荧光斑点。

【检查】

1. 粒度 能通过 120 目筛的粉末不少于 95%。

2. 干燥失重 减失重量不得超过 5.0%。

3. 总灰分 不得过 6.0%。

4. 炽灼残渣 不得过 6.0%。

5. 重金属及有害元素 铅不得过 3mg/kg；镉不得过 0.2mg/kg；砷不得过 2mg/kg；汞不得过 0.2mg/kg；铜不得过 20mg/kg。

6. 有机氯农药残留量 六六六（总 BHC）不得超过 0.1mg/kg；滴滴涕（总 DDT）不得超过 1mg/kg；五氯硝基苯（PCNB）不得超过 0.1mg/kg。

【特征图谱】取本品的甲醇提取液，以人参皂苷 Rg_1 对照品、人参皂苷 Re 对照品和人参皂苷 Rd 对照品为对照，照高效液相色谱法测定，供试品特征图谱中应呈现 7 个特征峰，其中 3 个峰应分别与相应的参照物峰保留时间相同；与人参皂苷 Rd 参照物峰相应的峰为 S 峰，计算特征峰 3～7 的相对保留时间，其相对保留时间应在规定值的 ±5% 之内，规定值为 0.84（峰 3）、0.91（峰 4）、0.93（峰 5）、0.95（峰 6）、1.00（峰 7）。

【含量测定】

1. 照紫外 - 可见分光光度法测定 按干燥品计算，含人参总皂苷以人参皂苷 Re（$C_{48}H_{82}O_{18}$）计，应为 65%～85%。

2. 用高效液相色谱法测定 本品按干燥品计算，含人参皂苷 Rg_1（$C_{42}H_{72}O_{14}$）、人参皂苷 Re（$C_{48}H_{82}O_{18}$）和人参皂苷 Rd（$C_{48}H_{82}O_{18}$）的总量计，应为 15%～25%。

【贮藏】密闭，置干燥处。

广藿香油 Guanghuoxiang You
Patchouli Oil

本品为唇形科植物广藿香 *Pogostemon cablin*（Blanco）Benth. 的干燥地上部分经水蒸气蒸馏提取的挥发油。

【商品特征】本品为红棕色或绿棕色的澄清液体；有特异的芳香气，味辛、微温。

本品与三氯甲烷、乙醚或石油醚任意混溶。

相对密度：应为 0.950～0.980。比旋度：取本品约 10g，精密称定，置 100mL 量瓶中，加 90% 乙醇适量使溶解，再用 90% 乙醇稀释至刻度，摇匀，放置 10 分钟，在 25℃依法测定（通则 0621），比旋度应为 –66°～–43°。折光率：应为 1.503～1.513。

【鉴别】取本品的石油醚（60～90℃）提取液，以百秋李醇对照品和广藿香酮对照品为对照，照薄层色谱法试验，展开后以 5% 三氯化铁乙醇溶液浸渍显色，加热至斑点显色清晰。供试品色谱中在与百秋李醇对照品相应的位置上，显相同的紫蓝色斑点；在与广藿香酮对照品相应的位置上，显相同颜色的斑点。

【检查】乙醇中的不溶物取本品 1mL，加 90% 乙醇 10mL，摇匀，溶液应澄清（25℃）。

【含量测定】照气相色谱法（通则 0521）测定。本品含百秋李醇（$C_{15}H_{26}O$）不得少于 26%。

【贮藏】遮光，密封，置阴凉处。

第九章 中成药商品

扫一扫，查阅本章数字资源，含PPT、音视频、图片等

第一节 中成药商品概述

一、中成药商品的基本概念与特性

1. 中成药的含义 中成药是在中医药理论指导下，以中药饮片为原料，按照国家药品管理部门规定的处方、生产工艺和质量标准，采用相应的制备工艺和加工方法，依据病情需要制成的具有一定剂型规格的，可以直接应用于预防、治疗和保健的中药制剂。因此，作为供临床应用的中成药，不但要具备相应的药名、用法用量、规格和特定的质量标准及检验方法，而且要有确切的疗效，明确的适用范围、应用禁忌与注意事项。

2. 中成药的特性 中成药是我国传统的特有药品，具有鲜明的特性：①处方必须符合传统中医药的组方配伍原则，处方组成固定，疗效确切。②在剂型选择上注重中药功效和疾病性质的相互结合，剂型多样，品种规格繁多。③在生产和管理上不能随意生产，必须有药品监督管理部门的批准文号和生产批号。生产已实现工业化和机械化，产品具有特定的质量标准和准确的质量检测方法。④质量稳定，安全有效。⑤贮藏、运输、携带和服用方便。⑥在临床应用中注重中医特色的辨证论治。⑦治疗病种多，应用范围广。⑧部分中成药不仅可以作为医生处方用药，患者也可以依据个人的用药常识自行购买服用。

同时，中成药也有不足，主要表现在处方组成和剂型的固定不变上，不能随症加减。此外，尽管中成药的毒副作用一般较小，但在使用中也要注意其毒副作用和不良反应。

二、中成药商品的分类及各剂型特点

中成药是以中药饮片为原料加工而成，其所具有的固定形式和特性，称为剂型。中成药除了丸、散、膏、丹等传统剂型，还包括片剂、胶囊剂、颗粒剂、注射剂等现代剂型。

目前我国现有中成药8000余种，剂型40余种，涉及内、外、妇、儿、骨伤、皮肤、五官等科别，在临床上应用广泛。

常用剂型简介如下。

1. 丸剂 丸剂指用饮片细粉或提取物加适宜的黏合剂或其他辅料制成的球形或类球形固体制剂。根据黏合剂的不同，分为蜜丸、水蜜丸、水丸、糊丸、浓缩丸、蜡丸、滴丸、糖丸和微丸等。多用于慢性病或调理气血；有的还用于急救，如安宫牛黄丸、复方丹参滴丸。

特点：服用后溶散缓慢，作用持久；可延缓毒性或刺激性中药的吸收，减弱毒性和不良反

应，掩盖其不良气味；制备过程可容纳黏稠及液体的药物、不宜久煎的贵重及芳香性药物（如麝香）等；剂量较准确，服用较方便，便于携带和储存；制作方法简单，适于药厂大生产及医疗单位自制。但丸剂服用量较大，小儿服用困难；制作技术不当时，其溶散时限难以控制；由于多采用原饮片粉碎加工而成，生产流程长，易受微生物污染。

2. 散剂　散剂指一种或多种饮片或与适宜的辅料经粉碎、均匀混合制成的粉末状制剂。分为口服散剂和局部用散剂，为中药传统剂型之一。

特点：表面积较大，易分散，服用后易吸收，奏效快，具有机械性保护作用；制备简便，经济，成本低；剂量可随症加减。但服用较困难；粉末的嗅味、刺激性、吸湿性及化学活动性等相应增大，部分成分易起变化，挥发性成分易散失。腐蚀性强及易吸潮变质的中药不宜制成散剂。

3. 颗粒剂　颗粒剂指原料药物（饮片细粉或提取物）与适宜的辅料混合制成具有一定粒度的干燥颗粒状制剂。可分为可溶颗粒（通称为颗粒）、混悬颗粒、泡腾颗粒、肠溶颗粒，根据释放特性不同还有缓释颗粒等。

特点：作用迅速、生物利用度好，克服了汤剂煎煮不便的缺点；固体剂型，服用、携带、储存方便，并经提取处理，体积缩小，清洁卫生；服用时可冲服或吞服，含糖量较多，口感好。但储存或包装不当易吸潮、软化或结块，影响质量。

4. 片剂　片剂指原料药物（浸膏或饮片细粉）或与适宜的辅料制成的圆形或异形的片状固体制剂。临床应用较多。片剂以口服普通片为主，另有含片、舌下片、口腔贴片、咀嚼片、分散片、可溶片、泡腾片、阴道片、阴道泡腾片、缓释片、控释片、肠溶片与口崩片等。

特点：溶出度及生物利用度较丸剂好；剂量较准确，药物含量差异较小；质量较稳定，借包衣可防止药物氧化变质或潮解；体积小，服用、携带、贮运等较方便；机械化生产，产量大，成本低，卫生标准易掌握。但因加入赋形剂压缩成型，溶出度较散剂及胶囊剂慢；含挥发性成分者，如储存期较长其含量会下降。

5. 锭剂　锭剂指饮片细粉与适宜黏合剂（或利用饮片细粉本身的黏性）制成不同形状的固体制剂。多外用，少内服。常呈长方形、纺锤形、圆柱形或圆锥形等。

特点：使用方便，并可根据不同的作用制成不同的形状。

6. 胶囊剂　胶囊剂指原料药物或与适宜辅料充填于空心胶囊或密封于软质囊材中制成的固体制剂。

胶囊剂可分为硬胶囊和软胶囊。根据释放特性不同还有肠溶胶囊、缓释胶囊、控释胶囊等。

（1）硬胶囊剂（通称为胶囊）　指采用适宜的制剂技术，将一定量的饮片提取物加饮片细粉或加适宜辅料制成的均匀粉末、颗粒、半固体或液体，充填于空心胶囊中制成。或将饮片细粉直接充填于空心胶囊中制成。

特点：外观光洁、美观，能掩盖药物不适的苦味及臭味，便于服用；辅料用量少，在胃肠道中崩解快，吸收好，药物的生物利用度高；可提高药物的稳定性，尤其适于对光敏感、遇湿热不稳定的中药；能定时定位释放药物，如肠溶性胶囊。但饮片的水溶液或稀乙醇溶液、某些易溶性药物（溴化物、碘化物等）、刺激性较强的药物、风化性药物、吸湿性药物，不宜制成硬胶囊剂。

（2）软胶囊剂　指将一定量的提取物、液体原料药物直接密封，或将固体原料药物溶解或分散在适宜的辅料中制备成溶液、混悬液、乳状液或半固体，密封于球形、椭圆形或其他形状的软质囊材中。

特点：软胶囊剂除具有硬胶囊剂的特点外，还具有可塑性强、弹性大的特点；可弥补其他固体剂型的不足，如含油量高或液体药物，可制成软胶囊剂；一些剂量小，难溶于水，消化道内不易吸收的药物，可先溶于油中，再制成软胶囊剂；可增加吸收，提高疗效，稳定性较好。

（3）肠溶胶囊剂　指用肠溶材料包衣的颗粒或小丸充填于胶囊而制成的硬胶囊，或用适宜的肠溶材料制备而得的硬胶囊或软胶囊。肠溶胶囊不溶于胃液，但能在肠液中崩解而释放活性成分。

特点：除了以上胶囊剂的特点外，还具有能够定时定位释放药物的优点，如可先将药物制成颗粒，然后用不同释放速度的高分子材料包衣（或制成微囊），按需要的比例混匀后装入空胶囊中，制成肠溶胶囊。

7. 栓剂　栓剂指由饮片提取物或药粉与适宜基质等制成供腔道给药的固体制剂。其形状与重量因施用腔道和使用目的的不同而异。为传统的剂型之一。

特点：常温下为固体，纳入人体腔道后，体温下能迅速熔融或溶解，并与分泌液混合，逐渐释放有效成分而产生局部或全身的作用；药物经腔道黏膜吸收，可减少药物对肝脏的毒性和副作用，避免胃肠液对药物的影响，也避免药物对胃黏膜的刺激作用。

8. 合剂　合剂指饮片用水或其他溶剂，采用适宜方法提取、纯化、浓缩制成的内服液体制剂（单剂量包装者也称口服液）。是在汤剂的基础上改革和发展起来的剂型。

特点：具有汤剂的优点，服用后吸收快，生效迅速；具有较固定的工艺和质量标准，能较好地浸出饮片中的多种有效成分，并经防腐及灭菌处理，密封包装，质量较稳定，临床疗效确切；可成批生产，免去临用煎药的麻烦；经提取、纯化、浓缩过程，服用剂量小，并常加入矫味剂，易于服用；若单剂量包装，则剂量准确，携带、保存和服用更方便。但不能随症加减；因常用乙醇精制，成品可能含有适量乙醇，故不能代替汤剂；生产设备、工艺条件要求高（无菌洁净干燥）；储存期间只允许有微量轻摇易散的沉淀。

9. 酒剂　酒剂指饮片用蒸馏酒提取调配而制成的澄清液体制剂，也称药酒，为传统制剂之一。现代主要以白酒为溶媒，含醇量一般在40%～50%，少数用黄酒，含醇量30%左右。

特点：酒本身气香特异，甘辛大热，能通血脉、散寒化瘀止痛；酒易发散，可助长药效；酒又是良好的溶剂，有利于饮片中多种有效成分的溶出。但儿童、孕妇、心脏病及高血压患者不宜服用。

10. 酊剂　酊剂指饮片用规定浓度的乙醇提取或溶解制成的澄清液体制剂，亦可用流浸膏稀释制成。不加糖或蜂蜜矫味和着色。供口服或外用。

特点：乙醇对饮片各种成分的溶解有一定选择性，故酊剂杂质含量较少，成分较纯净，有效成分含量高；剂量小，服用方便，且不易霉败。但乙醇本身有一定的药理作用，应用受到限制。可用水稀释后服用，但由于溶媒的改变，可能产生沉淀。

11. 注射剂　中药注射剂指从饮片中提取的有效物质制成的可供注入人体内的灭菌溶液或乳状液，以及供临用前配成溶液的无菌粉末或浓溶液。

特点：剂量准确，药效迅速，作用可靠；药物不受消化系统的影响直接进入人体组织，吸收快；适用于不宜口服的中药制剂；给药方便，适于不能口服给药的患者，有利于抢救危重病人。对原料药质量要求高，制作过程复杂，设备条件和工艺流程复杂，制剂质量要求和成本高。

12. 流浸膏剂、浸膏剂　流浸膏剂、浸膏剂是指饮片用适宜的溶剂提取，蒸去部分溶剂或全部溶剂，调整至规定浓度而成的制剂。流浸膏剂常为单味药制剂，也可为复方制剂，是近年来发展较快的剂型之一。少数直接供药用，大多数作为配制酊剂、合剂、糖浆剂或其他制剂的原料。其含醇量和有效成分的含量可作为质量控制标准。

特点：流浸膏剂常含20%以上的乙醇作防腐剂，有利于储存；浸膏剂不含或含极少溶剂，有效成分较稳定，可以久贮，但易吸湿软化或失水硬化；浸膏剂由于浓缩和干燥的时间长，有效成分受损失较流浸膏剂大。

13. 糖浆剂 糖浆剂指含有饮片、提取物和芳香物质的浓蔗糖水溶液。是在传统汤剂、煎膏剂的基础上，吸取西药糖浆的优点而发展起来的一种中药剂型。

特点：剂量小，服用方便，吸收较快；味甜，改善口感，掩盖某些中药的不适气味，易于内服，尤其适于儿童服药。但因含糖等营养物质，易受微生物污染而霉败变质；含糖量较低的品种，需防腐处理。

14. 膏药 膏药又称"硬膏剂"，膏药指饮片、食用植物油与红丹（铅丹）或官粉（铅粉）炼制成膏料，摊涂于裱背材料上制成的供皮肤贴敷的外用制剂。前者称为黑膏药，为传统的剂型之一，如万应膏；后者称为白膏药，膏体多为黄白色。

特点：常温下为固体，加温可贴于皮肤上，36～37℃时则软化而释放药物成分，起局部或全身的治疗作用；有机械性保护和封闭作用；弥补内服药效的不足，作用比软膏剂持久。但使用不方便，必须有加热条件；易于污染皮肤和衣服。

15. 贴膏剂 贴膏剂指将原料药物与适宜的基质制成膏状物、涂布于背衬材料上供皮肤贴敷、可产生全身性或局部作用的一种薄片状柔性制剂。贴膏剂包括凝胶贴膏（原巴布膏剂或凝胶膏剂）和橡胶贴膏（原橡胶膏剂）。

特点：所含成分较稳定，黏着力强，可直接贴于患处，不需预热软化；不易产生配伍禁忌，对机体无害；不易污染皮肤和衣服，携带和使用均较方便，使患者乐于使用。但膏层较薄，药效维持时间较短。

16. 软膏剂 软膏剂指原料药物与油脂性或水溶性基质混合制成的均匀的半固体外用制剂。多用于治疗外科疮肿、皮肤病、跌打损伤或慢性皮肤病，禁用于急性损害部位。

特点：使用方便，局部涂抹即可通过皮肤吸收而产生疗效；膏体均匀、细腻，对皮肤无不良刺激；具有适当的黏稠性，涂布于皮肤或黏膜上而不易融化；可起保护、润滑局部或全身的治疗作用。但易于污染皮肤和衣物；久贮易产生变质现象。

17. 茶剂 茶剂指饮片或提取物（液）与茶叶或其他辅料混合制成的内服制剂。分为茶块、袋装茶或煎煮茶。

特点：茶剂制法简单、服用方便。但易与鞣质产生沉淀的药物不宜制作成含茶叶的茶剂。

三、中成药商品的质量要求

中成药商品从采购、零售到使用，中间要经过许多流通环节，诸多因素均会引起中成药商品的质量变化，因此必须对中成药商品的质量进行严格要求。

（一）中成药商品质量管理要求

1. 中成药商品质量管理的特点 主要包括以下几个特点：①根据《药品经营质量管理规范》（GSP），对中成药商品进行全面的质量管理，包括中成药的购进、储运、销售等环节，建立包括组织结构、职责制度、过程管理、设备质量检测等方面的质量体系，并使之有效运行。②中成药生产厂家多，设备条件差异大，造成中成药产品质量参差、不稳定的局面。③中成药常常处方大、饮片品种多、成分复杂，不少饮片内在质量的检验方法还不够成熟，导致中成药的质量常常难以把握。因此，中成药的生产过程必须实行原料药采购基地化、生产工艺操作规范化、质量标准制定科学化、产品包装国际化的生产规范，实现中成药的全方位的质量管理。④中成药剂型多、产品繁多，每个剂型和品种的要求不同，应根据剂型要求不同进行保管和贮运。

2. 健全药品质量管理体系要求

（1）药品质量管理机构 目前，我国已初步形成从国家到地方，从医药到卫生部门，从生产到经营单位，从国营、合资企业到个体经营的药品质量监督体系。

国家药品监督管理局主管全国药品质量监督管理工作。药品检验机构是在各级食品监督管理部门领导下，执行国家对药品质量监督、检验的法定专业技术机构。各级医药公司、中药生产企业的质量监督管理机构或专职质检员，负责监督、检验本单位中成药原料药及中成药的质量。

（2）质检部门的人员条件 企业负责人中应有具有药学专业技术职称的人员，负责质量管理工作。质量管理机构的负责人，应是执业药师，并能坚持原则、有实践经验，可独立解决生产经营过程中的质量问题。药品检验部门从事质检工作的人员，应具有药学或相关专业学历，或具有药学专业技术职称，经专业培训并考核合格后持证上岗。

（3）质检部门的设备条件 质检部门要有与经营规模、范围相适应的药品检验场所，配备符合条件的检验室及相应的检验仪器和设备。

（4）质检部门的职责要求 主要职责是对企业经营的全部商品进行质量检验，负责监督产品技术标准和进货合同有关质量规定的贯彻执行。具体要求如下：①严格按照法定标准和合同规定的质量条款对购进药品、销后退回药品的质量进行逐批验收。合格后入库和在付款凭证上签章，不合格的不准收货。②应按有关规定做好原始检验记录。检验记录应保存至超过药品有效期1年，但不得少于3年。③首营品种（含新规格、新剂型、新包装等）应进行合法性和质量基本情况的审核，审核合格后方可经营。还应进行药品内在质量的检验。④经常访问用户，了解使用者对商品质量的评价和要求。在零售场所内提供咨询服务，指导顾客安全、合理用药。企业还应设置意见簿和公布监督电话，对顾客的批评或投诉要及时解决。⑤配合质量管理部门充实和健全质量档案。

（二）中成药商品的质量要求

1. 中成药商品的质检程序

（1）质检人员应根据原始凭证、发货票、入库通知单等所列各项要求进行检查 严格按照法定标准和合同规定的质量条款对购进药品、销后退回药品的质量进行逐批验收。验收时应同时对药品的包装、标签、说明书及有关要求的证明或文件进行逐一检查。

（2）按规定进行抽样、化验 验收抽取的样品应具有代表性。药品检验部门抽样检验批数应达到总进货批数的规定比例。

（3）填写质检记录 质检人员按检验的药品项目做好详细记录，并签字保存备查。企业的药品检验部门承担本企业药品质量的检验任务，提供准确、可靠的检验数据。验收应按有关规定做好验收记录。验收记录应保存至超过药品有效期1年，但不得少于3年。

2. 中成药商品的质量检查 中成药商品在储存中受到外在和内在因素的影响，常见的变异现象包括虫蛀、霉变、酸败、挥发、沉淀等。在使用中成药商品时，要注意检查其质量的优劣和有无变质现象。中成药商品常见剂型的一般质量要求如下。

（1）丸剂 外观应圆整均匀、色泽一致。蜜丸应细腻滋润、软硬适中。蜡丸表面应光滑无裂纹，丸内不得有蜡点和颗粒。滴丸应圆整均匀，色泽一致，无粘连现象，表面无冷凝介质黏附。

（2）散剂 应干燥、疏松、混合均匀、色泽一致。

（3）颗粒剂 应干燥，颗粒均匀，色泽一致，无吸潮、结块、潮解等现象。

（4）片剂　外观应完整光洁、色泽均匀；有适宜的硬度。

（5）锭剂　应平整光滑、色泽一致，无皱缩、飞边、裂隙、变形及空心。

（6）胶囊剂　应整洁，不得有黏结、变形、渗漏或囊壳破裂现象，并应无异臭。

（7）栓剂　应无因受热、受潮而变形、发霉、变质现象。

（8）合剂（口服液）　合剂若加蔗糖，蔗糖量一般应不高于20%（g/mL）。除另有规定外，合剂应澄清。在储存期间不得有发霉、酸败、异物、变色、产生气体或其他变质现象，允许有少量摇之易散的沉淀。

（9）酒剂　在储存期间允许有少量摇之易散的沉淀。

（10）糖浆剂　含蔗糖量应不低于45%（g/mL）。除另有规定外，糖浆剂应澄清。在储存期间不得有发霉、酸败、产生气体或其他变质现象，允许有少量摇之易散的沉淀。

（11）胶剂　应为色泽均匀、无异常臭味的半透明固体。

（12）煎膏剂（膏滋）　应无焦臭、异味，无糖的结晶析出。

（13）膏药　膏体应油润细腻、光亮、老嫩适度、摊涂均匀、无飞边缺口，加温后能粘贴于皮肤上且不移动。黑膏药应乌黑、无红斑；白膏药应无白点。

（14）贴膏剂　膏料应涂布均匀，膏面应光洁，色泽一致，无脱膏、失黏现象；背衬面应平整、洁净、无漏膏现象。

（15）软膏剂　应均匀、细腻、具有适当的黏稠性，易涂布于皮肤或黏膜上并无刺激性；应无酸败、变色、变硬、融化、油水分离等变质现象。

（三）中成药质量问题的处理

1. 验收时发现的质量问题　应按规定的要求和程序上报；查明质量不合格的原因，分清质量责任，及时处理并制定预防措施；及时向供货方提出查询，要求对方尽快解决。在问题未得到解决之前，做好不合格中成药的标识、存放和保管；对处理情况进行汇总和分析，并做好记录。

2. 库存时发现的质量问题　对由于异常原因可能出现质量问题的在库中成药，应抽样送检；对检查中发现的问题及时通知质量管理机构复查处理；或根据变质现象的轻重，认真查找原因，采取补救措施，防止变质现象扩大造成重大损失。要建立药品养护档案。对已失去药用价值的中成药商品，经质检部门检验，报财务部门报损。

3. 售出中成药商品发生的质量问题　对质量查询、投诉、抽查和销售过程中发现的质量问题要查明原因，分清责任，采取有效的处理措施，并做好记录。已售出的中成药如发现质量问题，应立即向有关管理部门报告，及时追回商品，并做好记录。

四、中成药商品的包装、储运和销售要求

（一）中成药商品的包装

包装是药品质量的重要组成部分，具有保护药品、便于运输、储存和使用的作用。包装可分为内包装和外包装。中成药包装上应有标签。

1. 外包装　必须印有品名、规格、数量、批号、有效期、注意事项、批准文号、商标、厂牌等，还要有包装标志，如"易碎""小心轻放""请勿倒置""防潮""防热""防冻"等，箱内必须附有合格证。

2. 内包装　包括药品的瓶、塞、纸盒、塑料袋、纸袋、铁听等容器及容器外的标签、瓶内的

填充物等。根据中成药的性质，还应进行避光、密闭、密封、熔封等包装。内包装要清洁干燥，纸箱封牢，捆扎紧固等。

3.标签 是包装的一个重要组成部分，标签内容应包括品名、规格、主要成分的含量、厂牌、批号、用途、用法、用量、禁忌、批准文号、注册商标、有效期、储存条件等。标签印字应清晰规范、粘贴牢固标准。

（二）中成药商品的储存和运输

1.储存 由于中成药剂型多，品种复杂、性质各异，有的经过长途运输，外界条件对其质量影响较大。因此，加强入库验收、规范储存条件、做好在库养护是流通过程中保证中成药质量的重要中间环节。

（1）入库验收 仓库保管员凭验收员签字或盖章收货。要货单相符、质量合格、包装完好、符合储运要求，标志清晰完好等。否则有权拒收，一律不得入库，并报告企业有关部门处理。

（2）储存 库内实行色标管理。为保证中成药的质量，应按规定的储存条件专库、分类存放。①易生虫中成药，如水泛丸、蜜丸、糊丸、散剂、片剂、颗粒剂，应储存在干燥阴凉的库房，库房内的温度不超过28℃，相对湿度不超过70%，如温度过高、湿度过大，应及时做好降温吸潮措施。经常做好库房的清洁卫生工作。②易发霉中成药，库内温度以保持在28℃以下、相对湿度不超过68%为宜。要勤加检查，一般以5～7天检查一次为宜。③易挥发散失气味中成药，应储存在既凉爽干燥又不通风的库房里，库内温度应保持在28℃以下，相对湿度以不超过70%为宜。同时采用按件密封，以防气味散失。④易融化、泛油中成药，应储存在低温、干燥、通风和阳光不能直射的库房内。库内温度不高于25℃，相对湿度以70%～75%为宜。⑤易发酵、变味中成药，应储存在低温通风的库房内，库内温度应保持在28℃以下，相对湿度在75%左右，不要让阳光直接照射。⑥对含有毒性成分的中成药，应严格遵守《药品管理法》和卫生行政部门颁布的有关药政管理规定。储存、运输、保管工作必须严密，有条不紊。注意标志明显，严禁混杂，应专人专库或专柜、双锁制保管。⑦怕压中成药应控制堆放高度。⑧处方药与非处方药、内用药与外用药应分放。⑨易串味药及危险品应与其他药分放。

（3）在库养护 保管人员对中成药要合理储存；检查储存条件，进行仓库温、湿度管理；进行定期质量检查，做好检查记录；对由于异常原因可能出现质量问题的中成药抽样送检；对检查中发现的问题及时通知质量管理机构复查处理；定期汇总、分析并上报养护检查、近效期及长期储存中成药的质量信息；建立中成药养护档案。

2.运输 运输是中成药购进和销售活动的中间环节，注意搬运、装卸中成药应轻拿轻放，严格按照外包装图示标志要求堆放和采取防护措施。对有温度要求的中成药运输，应根据季节温度变化和运程采取必要的保温或冷藏措施。麻醉药、一类精神药、医疗用毒性药和危险品的运输应按有关规定办理。由生产企业直调药品时，须经经营企业质量验收合格后方可发运。

（三）中成药商品的销售

中成药商品的销售应依据有关法律、法规和规章，将中成药销售给具有合法资质的单位。销售特殊管理的药品应严格按照国家有关规定执行。销售人员应正确介绍中成药的功能主治，不得虚假夸大和误导用户。应开具合法票据，并按规定建立销售记录，做到票、账、货相符。销售票据和记录应按规定保存。中成药营销宣传应严格执行国家有关广告管理的法律、法规，宣传内容必须以国家药品监督管理部门批准的药品使用说明书为准。

第二节　常用中成药商品

安宫牛黄丸 Aangong Niuhuang Wan

【处方】牛黄 100g，水牛角浓缩粉 200g，麝香或人工麝香 25g，珍珠 50g，朱砂 100g，雄黄 100g，黄连 100g，黄芩 100g，栀子 100g，郁金 100g，冰片 25g。

【制法】以上十一味，珍珠水飞或粉碎成极细粉；朱砂、雄黄分别水飞成极细粉；黄连、黄芩、栀子、郁金粉碎成细粉；将牛黄、水牛角浓缩粉、麝香或人工麝香、冰片研细，与上述粉末配研，过筛，混匀，加适量炼蜜制成大蜜丸 600 丸或 1200 丸，或包金衣，即得。

【规格】每丸重 1.5g［规格（1）］或 3g［规格（2）］。

【商品特征】本品为黄橙色至红褐色的大蜜丸，或为包金衣的大蜜丸，除去金衣后显黄橙色至红褐色；气芳香浓郁，味微苦。

【鉴别】

1.显微鉴定　不规则碎片灰白色或灰黄色，稍具光泽，表面有灰棕色色素颗粒，并有不规则纵长裂缝（水牛角浓缩粉）。不规则碎块无色或淡绿色，半透明，有光泽，有时可见细密波状纹理（珍珠）。不规则细小颗粒暗棕红色，有光泽，边缘暗黑色（朱砂）。不规则碎块金黄色或橙黄色，有光泽（雄黄）。纤维束鲜黄色，壁稍厚，纹孔明显；石细胞鲜黄色（黄连）。韧皮纤维淡黄色，梭形，壁厚，孔沟细（黄芩）。果皮含晶石细胞类圆形或多角形，直径 17～31μm，壁厚，胞腔内含草酸钙方晶（栀子）。糊化淀粉粒团块几乎无色（郁金）。

2.化学定性　用薄层色谱法，以胆酸对照品为对照鉴别牛黄；以盐酸小檗碱对照品为对照鉴别黄连；以黄芩苷对照品为对照鉴别黄芩；以冰片对照品为对照鉴别冰片。用气相色谱法，以麝香酮对照品为对照鉴别麝香或人工麝香。

【检查】按薄层色谱法，供试品色谱中，在与猪去氧胆酸对照品色谱相应的位置上，不得显相同颜色的斑点。

【含量测定】

1.牛黄　照高效液相色谱法，本品每丸含牛黄以胆红素（$C_{33}H_{36}N_4O_6$）计，规格（1）不得少于 9.3mg，规格（2）不得少于 18.5mg。

2.黄芩、黄连　照高效液相色谱法，本品每丸含黄芩以黄芩苷（$C_{21}H_{18}O_{11}$）计，规格（1）不得少于 5.0mg，规格（2）不得少于 10.0mg；含黄连以盐酸小檗碱（$C_{20}H_{17}NO_4 \cdot HCl$）计，规格（1）不得少于 2.3mg，规格（2）不得少于 4.5mg。

【功能主治】清热解毒，镇惊开窍。用于热病，邪入心包，高热惊厥，神昏谵语；中风昏迷及脑炎、脑膜炎、中毒性脑病、脑出血、败血症见上述证候者。

【用法用量】口服。一次 2 丸［规格（1）］或一次 1 丸［规格（2）］，一日 1 次；小儿 3 岁以内一次 1/2 丸［规格（1）］或一次 1/4 丸［规格（2）］，4～6 岁一次 1 丸［规格（1）］或一次 1/2 丸［规格（2）］，一日 1 次；或遵医嘱。

【注意】孕妇慎用。

【贮藏】密封。

【剂型衍变】目前安宫牛黄丸的衍生剂型有安宫牛黄散、安宫牛黄片、安宫牛黄胶囊、安宫牛黄栓等；另有清开灵颗粒、清开灵滴丸、清开灵片、清开灵泡腾片、清开灵分散片、清开灵口服液、清开灵注射液、注射用清开灵（冻干）、清开灵胶囊、清开灵软胶囊等。

川贝枇杷糖浆 Chuanbei Pipa Tangjiang

【处方】川贝母流浸膏 45mL，桔梗 45g，枇杷叶 300g，薄荷脑 0.34g。

【制法】以上四味，川贝母流浸膏系取川贝母经渗漉制备。桔梗和枇杷叶加水煎煮，滤过，滤液浓缩至适量，加入蔗糖 400g 及防腐剂适量，溶解，滤过，滤液与川贝母流浸膏混合，放冷，加入薄荷脑和含适量杏仁香精的乙醇溶液，加水至 1000mL，搅匀，即得。

【规格】每袋装 10mL；每支装 10mL，150mL；每瓶装 10mL，75mL，80mL，90mL，100mL，120mL，150mL，168mL，180mL，200mL，300mL。

【商品特征】本品为棕红色的黏稠液体；气香，味甜、微苦、凉。

【鉴别】化学定性　用薄层色谱法，以枇杷叶对照药材为对照鉴别枇杷叶。

【检查】相对密度应不低于 1.13。

【含量测定】薄荷脑　照气相色谱法，本品每毫升含薄荷脑（$C_{10}H_{20}O$）应不少于 0.20mg。

【功能主治】清热宣肺，化痰止咳。用于风热犯肺、痰热内阻所致的咳嗽痰黄或咳痰不爽、咽喉肿痛、胸闷胀痛；感冒、支气管炎见上述证候者。

【用法用量】口服。一次 10mL，一日 3 次。

【贮藏】密封，置阴凉处。

【剂型衍变】目前川贝枇杷糖浆的衍生剂型有川贝枇杷颗粒、川贝枇杷露、川贝枇杷片、川贝枇杷胶囊、川贝枇杷膏等；另有蜜炼川贝枇杷膏、蛇胆川贝枇杷膏、治咳川贝枇杷滴丸、治咳川贝枇杷露等。

复方丹参滴丸 Fufang Danshen Diwan

【处方】丹参 90g，三七 17.6g，冰片 1g。

【制法】以上三味，冰片研细；丹参、三七加水煎煮醇沉淀，浓缩成稠膏。取聚乙二醇适量，熔融，加入上述稠膏和冰片细粉，混匀，滴入冷却的液体石蜡中，制成滴丸，或包薄膜衣，即得。

【规格】每丸重 25mg；薄膜衣滴丸每丸重 27mg。

【商品特征】本品为棕色的滴丸，或为薄膜衣滴丸，除去包衣后显黄棕色至棕色；气香，味微苦。

【鉴别】化学定性　用薄层色谱法，以冰片对照品为对照鉴别冰片；以三七对照药材、三七皂苷 R_1 对照品、人参皂苷 Rb_1 对照品、人参皂苷 Rg_1 对照品、人参皂苷 Re 对照品为对照鉴别三七；以丹参素钠对照品为对照鉴别丹参。

【指纹图谱】本品应呈现八个与对照指纹图谱相对应的特征峰，相似度不得低于 0.90。

【含量测定】丹参　照高效液相色谱法，本品每丸含丹参以丹参素（$C_9H_{10}O_5$）计，不得少于 0.10mg。

【功能主治】活血化瘀，理气止痛。用于气滞血瘀所致的胸痹，症见胸闷、心前区刺痛；冠心病心绞痛见上述证候者。

【用法用量】吞服或舌下含服。一次 10 丸，一日 3 次。28 天为一个疗程。或遵医嘱。

【注意】孕妇慎用。

【贮藏】密封。

【剂型衍变】目前复方丹参滴丸的衍生剂型有复方丹参片、复方丹参片（薄膜衣片）、复方丹参含片、复方丹参丸、复方丹参丸（浓缩丸）、复方丹参口服液、复方丹参颗粒、复方丹参喷雾剂、复方丹参胶囊、复方丹参肠溶胶囊、复方丹参软胶囊等。

藿香正气水 Houxiang Zhengqi Shui

【处方】苍术 160g，陈皮 160g，厚朴（姜制）160g，白芷 240g，茯苓 240g，大腹皮 240g，生半夏 160g，甘草浸膏 20g，广藿香油 1.6mL，紫苏叶油 0.8mL。

【制法】以上十味，苍术、陈皮、厚朴（姜制）、白芷分别用 60% 乙醇渗漉法提取，茯苓热水煮沸后温浸提取，生半夏冷水浸泡透心后干姜水煮提，大腹皮用水煎煮法提取，甘草浸膏打碎后水煮化开；合并上述提取液，滤过，浓缩。广藿香油、紫苏叶油用乙醇溶解。合并以上溶液，混匀，用乙醇与水适量调整乙醇含量，并使全量成 2050mL，静置，滤过，罐装，即得。

【规格】每支 10mL，每盒 10 支或 6 支。

【商品特征】本品为深棕色的澄清液体（贮存略有沉淀）；味辛、苦。

【鉴别】化学定性 用薄层色谱法，以苍术对照药材为对照鉴别苍术；以陈皮对照药材、橙皮苷对照品为对照鉴别陈皮；以厚朴酚对照品、和厚朴酚对照品为对照鉴别厚朴；以百秋李醇对照品为对照鉴别广藿香油；以白芷对照药材、欧前胡素对照品、异欧前胡素对照品为对照鉴别白芷；以甘草对照药材、甘草酸铵对照品为对照鉴别甘草。

【检查】乙醇量应为 40%～50%。

【含量测定】

1.厚朴 照高效液相色谱法，本品每毫升含厚朴以厚朴酚（$C_{18}H_{18}O_2$）及和厚朴酚（$C_{18}H_{18}O_2$）总量计，不得少于 0.58mg。

2.陈皮 照高效液相色谱法，本品每毫升含陈皮以橙皮苷（$C_{28}H_{34}O_{15}$）计，不得少于 0.18mg。

【功能主治】解表化湿，理气和中。用于外感风寒、内伤湿滞或夏伤暑湿所致的感冒，症见头痛昏重、胸膈痞闷、脘腹胀痛、呕吐泄泻；胃肠型感冒见上述证候者。

【用法用量】口服。1 次 5～10mL，一日 2 次，用时摇匀。

【贮藏】密封。

【剂型衍变】目前藿香正气水的衍生剂型有藿香正气丸、藿香正气丸（浓缩丸）、藿香正气片、藿香正气颗粒、藿香正气合剂、藿香正气胶囊、藿香正气软胶囊、藿香正气口服液、藿香正气滴丸等；另有加味藿香正气丸、加味藿香正气软胶囊等。

六味地黄丸 Liuwei Dihuang Wan

【处方】熟地黄 160g，酒萸肉 80g，牡丹皮 60g，山药 80g，茯苓 60g，泽泻 60g。

【制法】以上六味，粉碎成细粉，过筛，混匀。用乙醇泛丸，干燥，制成水丸；或每 100g 粉末加炼蜜 35～50g 与适量的水，制丸，干燥，制成水蜜丸；或加炼蜜 80～110g 制成小蜜丸或大蜜丸，即得。

【规格】大蜜丸，每丸重 9g；水丸，每袋装 5g。

【商品特征】本品为棕黑色的水丸、水蜜丸，棕褐色至黑褐色的小蜜丸或大蜜丸；味甜而酸。

【鉴别】

1. 显微鉴定 淀粉粒三角状卵形或矩圆形，直径 24～40μm，脐点短缝状或人字状（山药）。不规则分枝状团块无色，遇水合氯醛试液溶化；菌丝无色，直径 4～6μm（茯苓）。薄壁组织灰棕色至黑棕色，细胞多皱缩，内含棕色核状物（熟地黄）。草酸钙簇晶存在于无色薄壁细胞中，有时数个排列成行（牡丹皮）。果皮表皮细胞橙黄色，表面观类多角形，垂周壁连珠状增厚（酒萸肉）。薄壁细胞类圆形，有椭圆形纹孔，集成纹孔群；内皮层细胞垂周壁波状弯曲，较厚，木化，有稀疏细孔沟（泽泻）。

2. 化学定性 用薄层色谱法，以莫诺苷对照品、马钱苷对照品为对照鉴别酒萸肉；以丹皮酚对照品为对照鉴别牡丹皮；以泽泻对照药材为对照鉴别泽泻。

【含量测定】照高效液相色谱法，本品含酒萸肉以莫诺苷（$C_{17}H_{26}O_{11}$）和马钱苷（$C_{17}H_{26}O_{10}$）的总量计，水丸每克不得少于 0.9mg；水蜜丸每克不得少于 0.75mg；小蜜丸每克不得少于 0.50mg；大蜜丸每丸不得少于 4.5mg。本品含牡丹皮以丹皮酚（$C_9H_{10}O_3$）计，水丸每克不得少于 1.3mg；水蜜丸每克不得少于 1.05mg；小蜜丸每克不得少于 0.70mg；大蜜丸每丸不得少于 6.3mg。

【功能主治】滋阴补肾。用于肾阴亏损，头晕耳鸣，腰膝酸软，骨蒸潮热，盗汗遗精，消渴。

【用法用量】口服。水丸一次 5g，水蜜丸一次 6g，小蜜丸一次 9g，大蜜丸一次 1 丸；一日 2 次。

【贮藏】密封。

【剂型衍变】目前六味地黄丸的衍生剂型有六味地黄丸（浓缩丸）、六味地黄丸（异型小蜜丸）、六味地黄丸（薄膜衣丸）、六味地黄片、六味地黄咀嚼片、六味地黄口服液、六味地黄滴丸、六味地黄胶囊、六味地黄软胶囊、六味地黄膏、六味地黄颗粒（无糖型）等。

双黄连口服液 Shuanghuanglian Koufuye

【处方】金银花 375g，黄芩 375g，连翘 750g。

【制法】以上三味，黄芩加水煎煮，分别用 2mol/L 盐酸、40% 氢氧化钠溶液调节 pH 值，乙醇洗涤，备用。金银花、连翘加水煎煮，75% 乙醇沉淀，回收乙醇至无醇味，加入上述黄芩提取物，并加水适量，以 40% 氢氧化钠溶液调节 pH 值至 7.0，搅匀，冷藏（4～8℃）72 小时，滤过，滤液加入蔗糖 300g，搅拌使溶解，或再加入香精适量，调节 pH 值至 7.0，加水制成 1000mL［规格（1）、规格（2）］或 500mL［规格（3）］，搅匀静置 12 小时，滤过，灌装，灭菌，即得。

【规格】每支装 10mL（每毫升相当于饮片 1.5g）［规格（1）］；每支装 20mL（每毫升相当于饮片 1.5g）［规格（2）］；每支装 10mL（每毫升相当于饮片 3.0g）［规格（3）］。

【商品特征】本品为棕红色的澄清液体；味甜，微苦［规格（1）、规格（2）］。或为深棕色的澄清液体；味苦，微甜［规格（3）］。

【鉴别】化学定性 用薄层色谱法，以黄芩苷对照品为对照鉴别黄芩；以绿原酸对照品为对照鉴别金银花；以连翘对照药材为对照鉴别连翘。

【检查】

1. 相对密度 应不低于 1.12［规格（1）、规格（2）］或不低于 1.15［规格（3）］。

2. pH 值 应为 5.0～7.0。

【含量测定】

1. 黄芩 照高效液相色谱法,本品每毫升含黄芩以黄芩苷($C_{21}H_{18}O_{11}$)计,不得少于 10.0mg [规格(1)、规格(2)] 或 20.0mg [规格(3)]。

2. 金银花 照高效液相色谱法,本品每毫升含金银花以绿原酸($C_{16}H_{18}O_9$)计,不得少于 0.60mg [规格(1)、规格(2)] 或 1.20mg [规格(3)]。

3. 连翘 照高效液相色谱法,本品每毫升含连翘以连翘苷($C_{27}H_{34}O_{11}$)计,不得少于 0.30mg [规格(1)、规格(2)] 或 0.60mg [规格(3)]。

【功能主治】疏风解表,清热解毒。用于外感风热所致的感冒,症见发热、咳嗽、咽痛。

【用法用量】口服。一次 20mL [规格(1)、规格(2)] 或 10mL [规格(3)],一日 3 次。小儿酌减或遵医嘱。

【贮藏】密封,避光,置阴凉处。

【剂型衍变】目前双黄连口服液的衍生剂型有双黄连注射液、双黄连滴注液、双黄连粉针剂、注射用双黄连(冻干)、双黄连泡腾片、双黄连片、双黄连分散片、双黄连含片、双黄连咀嚼片、双黄连栓、双黄连栓(小儿消炎栓)、双黄连糖浆、双黄连胶囊、双黄连软胶囊、双黄连颗粒、双黄连颗粒(无蔗糖)、双黄连滴丸、双黄连合剂、双黄连气雾剂、双黄连滴剂、双黄连滴眼剂等。

云南白药 Yunnan Baiyao

【处方】三七等。

【制法】经加工制成散剂。

【规格】每瓶装 4g,保险子 1 粒。

【商品特征】本品为灰黄色至浅棕黄色的粉末;具特异香气,味略感清凉,并有麻舌感。保险子为红色的球形或类球形水丸,剖面呈棕色或棕褐色;气微,味微苦。

【鉴别】

1. 显微鉴别 淀粉粒多为单粒,呈类圆形、卵圆形,直径 3～60μm;复粒为 2～3 分粒组成。草酸钙针晶成束或散在,长 80～250μm。石细胞长方形或椭圆形,长径 80～150μm,短径 30～60μm,沟纹明显。导管为网纹、梯纹及螺纹,直径 10～100μm。

取保险子,研细,镜检可见淀粉粒单粒类圆形或卵圆形,直径 3～40μm,复粒为 2～4 分粒组成。草酸钙针晶成束或散在,长 40～250μm。导管为网纹、梯纹及螺纹,直径 8～26μm。

2. 化学定性 用薄层色谱法,以人参皂苷 Rg_1 对照品、三七皂苷 R_1 对照品、云南白药对照提取物为对照鉴别云南白药。

【含量测定】照高效液相色谱法,本品每克含人参皂苷 Rg_1($C_{42}H_{72}O_{14}$)不得少于 3.0mg。

【功能主治】化瘀止血,活血止痛,解毒消肿。用于跌打损伤,瘀血肿痛,吐血、咳血、便血、痔血、崩漏下血,手术出血,疮疡肿毒及软组织挫伤,闭合性骨折,支气管扩张及肺结核咳血,溃疡病出血,以及皮肤感染性疾病。

【用法用量】刀、枪、跌打诸伤,无论轻重,出血者用温开水送服;瘀血肿痛与未流血者用酒送服;妇科各症,用酒送服;但月经过多、红崩,用温水送服。毒疮初起,服 0.25g,另取药粉,用酒调匀,敷患处,如已化脓,只需内服。其他内出血各症均可内服。

口服。一次 0.25～0.5g，一日 4 次（2～5 岁按 1/4 剂量服用；6～12 岁按 1/2 剂量服用）。凡遇较重的跌打损伤可先服保险子一粒，轻伤及其他病证不必服。

【注意】 孕妇忌用；服药一日内，忌食蚕豆、鱼类及酸冷食物。

【贮藏】 密封，置干燥处。

【剂型衍变】 目前云南白药的衍生剂型有云南白药片、云南白药胶囊、云南白药气雾剂、云南白药膏、云南白药酊、云南白药创可贴、云南白药痔疮膏等。

主要参考书目

［1］谈留芳．商品学．北京：科学出版社，2010．

［2］万融．商品学概论．北京：中国人民大学出版社，2022．

［3］王晶娟，周小江．中药商品学．4版．北京：人民卫生出版社，2021．

［4］朱圣和．现代中药商品学．北京：人民卫生出版社，2006．

［5］国家药典委员会．中华人民共和国药典：2020年版·一部．北京：中国医药科技出版社，2020．

［6］徐国钧．中国药材学．北京：中国医药科技出版社，1996．

［7］康廷国，闫永红．中药鉴定学．北京：中国中医药出版社，2021．

［8］刘勇．医药商品学．北京：中国医药科技出版社，2019．

［9］龙兴超，马逾英．全国中药材购销指南．北京：人民卫生出版社，2010．

［10］王惠清．中药材产销．成都：四川科学技术出版社，2007．

［11］刘敏．商品学基础．北京：科学出版社，2010．

［12］窦志铭．商品学基础．北京：高等教育出版社，2019．

［13］吴启南，闫永红．中药材商品学．北京：中国中医药出版社，2013．

［14］刘红宁．药事管理学．北京：中国中医药出版社，2021．

［15］谢明，田侃．药事管理与法规．北京：人民卫生出版社，2021．

［16］邓富民．质量管理学．北京：科学出版社，2021．

［17］黄璐琦，王永炎．中药材质量标准研究．北京：人民卫生出版社，2006．

［18］李敏．中药材市场动态及应用前景．上海：上海科学技术出版社，2007．

［19］黄璐琦．中药材商品规格等级标准汇编．北京：中国医药科技出版社，2019．

［20］张冰．中药安全与合理应用导论．北京：中国中医药出版社，2017．

［21］黄璐琦．新编中国药材学．北京：中国医药科技出版社，2020．

［22］黄璐琦，詹志来，郭兰萍．中药材商品规格等级标准汇编．北京：中国中医药出版社，2018．

［23］肖小河．中药材商品规格标准化研究．北京：人民卫生出版社，2016．

全国中医药行业高等教育"十四五"规划教材
全国高等中医药院校规划教材(第十一版)

教材目录

注:凡标☆号者为"核心示范教材"。

(一)中医学类专业

序号	书名	主编		主编所在单位	
1	中国医学史	郭宏伟	徐江雁	黑龙江中医药大学	河南中医药大学
2	医古文	王育林	李亚军	北京中医药大学	陕西中医药大学
3	大学语文	黄作阵		北京中医药大学	
4	中医基础理论☆	郑洪新	杨 柱	辽宁中医药大学	贵州中医药大学
5	中医诊断学☆	李灿东	方朝义	福建中医药大学	河北中医药大学
6	中药学☆	钟赣生	杨柏灿	北京中医药大学	上海中医药大学
7	方剂学☆	李 冀	左铮云	黑龙江中医药大学	江西中医药大学
8	内经选读☆	翟双庆	黎敬波	北京中医药大学	广州中医药大学
9	伤寒论选读☆	王庆国	周春祥	北京中医药大学	南京中医药大学
10	金匮要略☆	范永升	姜德友	浙江中医药大学	黑龙江中医药大学
11	温病学☆	谷晓红	马 健	北京中医药大学	南京中医药大学
12	中医内科学☆	吴勉华	石 岩	南京中医药大学	辽宁中医药大学
13	中医外科学☆	陈红风		上海中医药大学	
14	中医妇科学☆	冯晓玲	张婷婷	黑龙江中医药大学	上海中医药大学
15	中医儿科学☆	赵 霞	李新民	南京中医药大学	天津中医药大学
16	中医骨伤科学☆	黄桂成	王拥军	南京中医药大学	上海中医药大学
17	中医眼科学	彭清华		湖南中医药大学	
18	中医耳鼻咽喉科学	刘 蓬		广州中医药大学	
19	中医急诊学☆	刘清泉	方邦江	首都医科大学	上海中医药大学
20	中医各家学说☆	尚 力	戴 铭	上海中医药大学	广西中医药大学
21	针灸学☆	梁繁荣	王 华	成都中医药大学	湖北中医药大学
22	推拿学☆	房 敏	王金贵	上海中医药大学	天津中医药大学
23	中医养生学	马烈光	章德林	成都中医药大学	江西中医药大学
24	中医药膳学	谢梦洲	朱天民	湖南中医药大学	成都中医药大学
25	中医食疗学	施洪飞	方 泓	南京中医药大学	上海中医药大学
26	中医气功学	章文春	魏玉龙	江西中医药大学	北京中医药大学
27	细胞生物学	赵宗江	高碧珍	北京中医药大学	福建中医药大学

序号	书名	主编		主编所在单位	
28	人体解剖学	邵水金		上海中医药大学	
29	组织学与胚胎学	周忠光	汪涛	黑龙江中医药大学	天津中医药大学
30	生物化学	唐炳华		北京中医药大学	
31	生理学	赵铁建	朱大诚	广西中医药大学	江西中医药大学
32	病理学	刘春英	高维娟	辽宁中医药大学	河北中医药大学
33	免疫学基础与病原生物学	袁嘉丽	刘永琦	云南中医药大学	甘肃中医药大学
34	预防医学	史周华		山东中医药大学	
35	药理学	张硕峰	方晓艳	北京中医药大学	河南中医药大学
36	诊断学	詹华奎		成都中医药大学	
37	医学影像学	侯键	许茂盛	成都中医药大学	浙江中医药大学
38	内科学	潘涛	戴爱国	南京中医药大学	湖南中医药大学
39	外科学	谢建兴		广州中医药大学	
40	中西医文献检索	林丹红	孙玲	福建中医药大学	湖北中医药大学
41	中医疫病学	张伯礼	吕文亮	天津中医药大学	湖北中医药大学
42	中医文化学	张其成	臧守虎	北京中医药大学	山东中医药大学
43	中医文献学	陈仁寿	宋咏梅	南京中医药大学	山东中医药大学
44	医学伦理学	崔瑞兰	赵丽	山东中医药大学	北京中医药大学
45	医学生物学	詹秀琴	许勇	南京中医药大学	成都中医药大学
46	中医全科医学概论	郭栋	严小军	山东中医药大学	江西中医药大学
47	卫生统计学	魏高文	徐刚	湖南中医药大学	江西中医药大学
48	中医老年病学	王飞	张学智	成都中医药大学	北京大学医学部
49	医学遗传学	赵丕文	卫爱武	北京中医药大学	河南中医药大学
50	针刀医学	郭长青		北京中医药大学	
51	腧穴解剖学	邵水金		上海中医药大学	
52	神经解剖学	孙红梅	申国明	北京中医药大学	安徽中医药大学
53	医学免疫学	高永翔	刘永琦	成都中医药大学	甘肃中医药大学
54	神经定位诊断学	王东岩		黑龙江中医药大学	
55	中医运气学	苏颖		长春中医药大学	
56	实验动物学	苗明三	王春田	河南中医药大学	辽宁中医药大学
57	中医医案学	姜德友	方祝元	黑龙江中医药大学	南京中医药大学
58	分子生物学	唐炳华	郑晓珂	北京中医药大学	河南中医药大学

（二）针灸推拿学专业

序号	书名	主编		主编所在单位	
59	局部解剖学	姜国华	李义凯	黑龙江中医药大学	南方医科大学
60	经络腧穴学☆	沈雪勇	刘存志	上海中医药大学	北京中医药大学
61	刺法灸法学☆	王富春	岳增辉	长春中医药大学	湖南中医药大学
62	针灸治疗学☆	高树中	冀来喜	山东中医药大学	山西中医药大学
63	各家针灸学说	高希言	王威	河南中医药大学	辽宁中医药大学
64	针灸医籍选读	常小荣	张建斌	湖南中医药大学	南京中医药大学
65	实验针灸学	郭义		天津中医药大学	

序号	书 名	主 编		主编所在单位	
66	推拿手法学☆	周运峰		河南中医药大学	
67	推拿功法学☆	吕立江		浙江中医药大学	
68	推拿治疗学☆	井夫杰	杨永刚	山东中医药大学	长春中医药大学
69	小儿推拿学	刘明军	邰先桃	长春中医药大学	云南中医药大学

（三）中西医临床医学专业

序号	书 名	主 编		主编所在单位	
70	中外医学史	王振国	徐建云	山东中医药大学	南京中医药大学
71	中西医结合内科学	陈志强	杨文明	河北中医药大学	安徽中医药大学
72	中西医结合外科学	何清湖		湖南中医药大学	
73	中西医结合妇产科学	杜惠兰		河北中医药大学	
74	中西医结合儿科学	王雪峰	郑 健	辽宁中医药大学	福建中医药大学
75	中西医结合骨伤科学	詹红生	刘 军	上海中医药大学	广州中医药大学
76	中西医结合眼科学	段俊国	毕宏生	成都中医药大学	山东中医药大学
77	中西医结合耳鼻咽喉科学	张勤修	陈文勇	成都中医药大学	广州中医药大学
78	中西医结合口腔科学	谭 劲		湖南中医药大学	
79	中药学	周祯祥	吴庆光	湖北中医药大学	广州中医药大学
80	中医基础理论	战丽彬	章文春	辽宁中医药大学	江西中医药大学
81	针灸推拿学	梁繁荣	刘明军	成都中医药大学	长春中医药大学
82	方剂学	李 冀	季旭明	黑龙江中医药大学	浙江中医药大学
83	医学心理学	李光英	张 斌	长春中医药大学	湖南中医药大学
84	中西医结合皮肤性病学	李 斌	陈达灿	上海中医药大学	广州中医药大学
85	诊断学	詹华奎	刘 潜	成都中医药大学	江西中医药大学
86	系统解剖学	武煜明	李新华	云南中医药大学	湖南中医药大学
87	生物化学	施 红	贾连群	福建中医药大学	辽宁中医药大学
88	中西医结合急救医学	方邦江	刘清泉	上海中医药大学	首都医科大学
89	中西医结合肛肠病学	何永恒		湖南中医药大学	
90	生理学	朱大诚	徐 颖	江西中医药大学	上海中医药大学
91	病理学	刘春英	姜希娟	辽宁中医药大学	天津中医药大学
92	中西医结合肿瘤学	程海波	贾立群	南京中医药大学	北京中医药大学
93	中西医结合传染病学	李素云	孙克伟	河南中医药大学	湖南中医药大学

（四）中药学类专业

序号	书 名	主 编		主编所在单位	
94	中医学基础	陈 晶	程海波	黑龙江中医药大学	南京中医药大学
95	高等数学	李秀昌	邵建华	长春中医药大学	上海中医药大学
96	中医药统计学	何 雁		江西中医药大学	
97	物理学	章新友	侯俊玲	江西中医药大学	北京中医药大学
98	无机化学	杨怀霞	吴培云	河南中医药大学	安徽中医药大学
99	有机化学	林 辉		广州中医药大学	
100	分析化学（上）（化学分析）	张 凌		江西中医药大学	

序号	书名	主编		主编所在单位	
101	分析化学（下）（仪器分析）	王淑美		广东药科大学	
102	物理化学	刘雄	王颖莉	甘肃中医药大学	山西中医药大学
103	临床中药学☆	周祯祥	唐德才	湖北中医药大学	南京中医药大学
104	方剂学	贾波	许二平	成都中医药大学	河南中医药大学
105	中药药剂学☆	杨明		江西中医药大学	
106	中药鉴定学☆	康廷国	闫永红	辽宁中医药大学	北京中医药大学
107	中药药理学☆	彭成		成都中医药大学	
108	中药拉丁语	李峰	马琳	山东中医药大学	天津中医药大学
109	药用植物学☆	刘春生	谷巍	北京中医药大学	南京中医药大学
110	中药炮制学☆	钟凌云		江西中医药大学	
111	中药分析学☆	梁生旺	张彤	广东药科大学	上海中医药大学
112	中药化学☆	匡海学	冯卫生	黑龙江中医药大学	河南中医药大学
113	中药制药工程原理与设备	周长征		山东中医药大学	
114	药事管理学☆	刘红宁		江西中医药大学	
115	本草典籍选读	彭代银	陈仁寿	安徽中医药大学	南京中医药大学
116	中药制药分离工程	朱卫丰		江西中医药大学	
117	中药制药设备与车间设计	李正		天津中医药大学	
118	药用植物栽培学	张永清		山东中医药大学	
119	中药资源学	马云桐		成都中医药大学	
120	中药产品与开发	孟宪生		辽宁中医药大学	
121	中药加工与炮制学	王秋红		广东药科大学	
122	人体形态学	武煜明	游言文	云南中医药大学	河南中医药大学
123	生理学基础	于远望		陕西中医药大学	
124	病理学基础	王谦		北京中医药大学	
125	解剖生理学	李新华	于远望	湖南中医药大学	陕西中医药大学
126	微生物学与免疫学	袁嘉丽	刘永琦	云南中医药大学	甘肃中医药大学
127	线性代数	李秀昌		长春中医药大学	
128	中药新药研发学	张永萍	王利胜	贵州中医药大学	广州中医药大学
129	中药安全与合理应用导论	张冰		北京中医药大学	
130	中药商品学	闫永红	蒋桂华	北京中医药大学	成都中医药大学

（五）药学类专业

序号	书名	主编		主编所在单位	
131	药用高分子材料学	刘文		贵州医科大学	
132	中成药学	张金莲	陈军	江西中医药大学	南京中医药大学
133	制药工艺学	王沛	赵鹏	长春中医药大学	陕西中医药大学
134	生物药剂学与药物动力学	龚慕辛	贺福元	首都医科大学	湖南中医药大学
135	生药学	王喜军	陈随清	黑龙江中医药大学	河南中医药大学
136	药学文献检索	章新友	黄必胜	江西中医药大学	湖北中医药大学
137	天然药物化学	邱峰	廖尚高	天津中医药大学	贵州医科大学
138	药物合成反应	李念光	方方	南京中医药大学	安徽中医药大学

序号	书　名	主　编		主编所在单位	
139	分子生药学	刘春生	袁　媛	北京中医药大学	中国中医科学院
140	药用辅料学	王世宇	关志宇	成都中医药大学	江西中医药大学
141	物理药剂学	吴　清		北京中医药大学	
142	药剂学	李范珠	冯年平	浙江中医药大学	上海中医药大学
143	药物分析	俞　捷	姚卫峰	云南中医药大学	南京中医药大学

（六）护理学专业

序号	书　名	主　编		主编所在单位	
144	中医护理学基础	徐桂华	胡　慧	南京中医药大学	湖北中医药大学
145	护理学导论	穆　欣	马小琴	黑龙江中医药大学	浙江中医药大学
146	护理学基础	杨巧菊		河南中医药大学	
147	护理专业英语	刘红霞	刘　娅	北京中医药大学	湖北中医药大学
148	护理美学	余雨枫		成都中医药大学	
149	健康评估	阚丽君	张玉芳	黑龙江中医药大学	山东中医药大学
150	护理心理学	郝玉芳		北京中医药大学	
151	护理伦理学	崔瑞兰		山东中医药大学	
152	内科护理学	陈　燕	孙志岭	湖南中医药大学	南京中医药大学
153	外科护理学	陆静波	蔡恩丽	上海中医药大学	云南中医药大学
154	妇产科护理学	冯　进	王丽芹	湖南中医药大学	黑龙江中医药大学
155	儿科护理学	肖洪玲	陈偶英	安徽中医药大学	湖南中医药大学
156	五官科护理学	喻京生		湖南中医药大学	
157	老年护理学	王　燕	高　静	天津中医药大学	成都中医药大学
158	急救护理学	吕　静	卢根娣	长春中医药大学	上海中医药大学
159	康复护理学	陈锦秀	汤继芹	福建中医药大学	山东中医药大学
160	社区护理学	沈翠珍	王诗源	浙江中医药大学	山东中医药大学
161	中医临床护理学	裘秀月	刘建军	浙江中医药大学	江西中医药大学
162	护理管理学	全小明	柏亚妹	广州中医药大学	南京中医药大学
163	医学营养学	聂　宏	李艳玲	黑龙江中医药大学	天津中医药大学
164	安宁疗护	邸淑珍	陆静波	河北中医药大学	上海中医药大学
165	护理健康教育	王　芳		成都中医药大学	
166	护理教育学	聂　宏	杨巧菊	黑龙江中医药大学	河南中医药大学

（七）公共课

序号	书　名	主　编		主编所在单位	
167	中医学概论	储全根	胡志希	安徽中医药大学	湖南中医药大学
168	传统体育	吴志坤	邵玉萍	上海中医药大学	湖北中医药大学
169	科研思路与方法	刘　涛	商洪才	南京中医药大学	北京中医药大学
170	大学生职业发展规划	石作荣	李　玮	山东中医药大学	北京中医药大学
171	大学计算机基础教程	叶　青		江西中医药大学	
172	大学生就业指导	曹世奎	张光霁	长春中医药大学	浙江中医药大学

序号	书名	主编		主编所在单位	
173	医患沟通技能	王自润	殷越	大同大学	黑龙江中医药大学
174	基础医学概论	刘黎青	朱大诚	山东中医药大学	江西中医药大学
175	国学经典导读	胡真	王明强	湖北中医药大学	南京中医药大学
176	临床医学概论	潘涛	付滨	南京中医药大学	天津中医药大学
177	Visual Basic 程序设计教程	闫朝升	曹慧	黑龙江中医药大学	山东中医药大学
178	SPSS 统计分析教程	刘仁权		北京中医药大学	
179	医学图形图像处理	章新友	孟昭鹏	江西中医药大学	天津中医药大学
180	医药数据库系统原理与应用	杜建强	胡孔法	江西中医药大学	南京中医药大学
181	医药数据管理与可视化分析	马星光		北京中医药大学	
182	中医药统计学与软件应用	史周华	何雁	山东中医药大学	江西中医药大学

（八）中医骨伤科学专业

序号	书名	主编		主编所在单位	
183	中医骨伤科学基础	李楠	李刚	福建中医药大学	山东中医药大学
184	骨伤解剖学	侯德才	姜国华	辽宁中医药大学	黑龙江中医药大学
185	骨伤影像学	栾金红	郭会利	黑龙江中医药大学	河南中医药大学洛阳平乐正骨学院
186	中医正骨学	冷向阳	马勇	长春中医药大学	南京中医药大学
187	中医筋伤学	周红海	于栋	广西中医药大学	北京中医药大学
188	中医骨病学	徐展望	郑福增	山东中医药大学	河南中医药大学
189	创伤急救学	毕荣修	李无阴	山东中医药大学	河南中医药大学洛阳平乐正骨学院
190	骨伤手术学	童培建	曾意荣	浙江中医药大学	广州中医药大学

（九）中医养生学专业

序号	书名	主编		主编所在单位	
191	中医养生文献学	蒋力生	王平	江西中医药大学	湖北中医药大学
192	中医治未病学概论	陈涤平		南京中医药大学	
193	中医饮食养生学	方泓		上海中医药大学	
194	中医养生方法技术学	顾一煌	王金贵	南京中医药大学	天津中医药大学
195	中医养生学导论	马烈光	樊旭	成都中医药大学	辽宁中医药大学
196	中医运动养生学	章文春	邬建卫	江西中医药大学	成都中医药大学

（十）管理学类专业

序号	书名	主编		主编所在单位	
197	卫生法学	田侃	冯秀云	南京中医药大学	山东中医药大学
198	社会医学	王素珍	杨义	江西中医药大学	成都中医药大学
199	管理学基础	徐爱军		南京中医药大学	
200	卫生经济学	陈永成	欧阳静	江西中医药大学	陕西中医药大学
201	医院管理学	王志伟	翟理祥	北京中医药大学	广东药科大学
202	医药人力资源管理	曹世奎		长春中医药大学	
203	公共关系学	关晓光		黑龙江中医药大学	

序号	书 名	主 编	主编所在单位	
204	卫生管理学	乔学斌 王长青	南京中医药大学	南京医科大学
205	管理心理学	刘鲁蓉 曾 智	成都中医药大学	南京中医药大学
206	医药商品学	徐 晶	辽宁中医药大学	

（十一）康复医学类专业

序号	书 名	主 编	主编所在单位	
207	中医康复学	王瑞辉 冯晓东	陕西中医药大学	河南中医药大学
208	康复评定学	张 泓 陶 静	湖南中医药大学	福建中医药大学
209	临床康复学	朱路文 公维军	黑龙江中医药大学	首都医科大学
210	康复医学导论	唐 强 严兴科	黑龙江中医药大学	甘肃中医药大学
211	言语治疗学	汤继芹	山东中医药大学	
212	康复医学	张 宏 苏友新	上海中医药大学	福建中医药大学
213	运动医学	潘华山 王 艳	广东潮州卫生健康职业学院	黑龙江中医药大学
214	作业治疗学	胡 军 艾 坤	上海中医药大学	湖南中医药大学
215	物理治疗学	金荣疆 王 磊	成都中医药大学	南京中医药大学